JN028824

わかる
わかる!

第一種
衛生管理者
試験

改訂2版

大江秀人 著

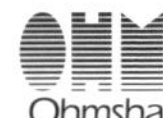

まえがき

『**わかるわかる！　第一種衛生管理者試験**』は，初版刊行（2013年３月）以来，受験者のみなさまにご好評をいただき，**度重なる増刷**（第７刷！）**を重ねてきました**．

しかしながら，刊行から７年ほどが経過し，その間に数々の法令改正，新たな行政通達や新出問題が増えてきて，受験者がより新たな情報をもとにして学習を進めていただくには，いままでの内容では量的に必ずしも十分なものとはいえなくなってきました．

これを解消するため，このたび，「**改訂２版**」を刊行することにいたしました．今回の改訂版で約60ページ増やしたことにより，**上記の懸案事項はすべて本書に盛り込むことができました**．

具体的には，**第１編**では化学物質のリスクアセスメント，ストレスチェック，面接指導の時間外労働時間の時間要件（80時間），フレックスタイム制の清算時間（最大３か月），有給休暇の取得（最低年５日）等に関する法令改正をわかりやすく解説しています．**第２編**では，リスクアセスメントについて詳細にわかりやすく解説し，また，新たな行政通達である「快適な職場環境の形成」，「腰痛予防対策」，「労働者の健康保持増進」，「心の健康の保持増進」を詳しく解説をしています．

さらに，初版刊行後に公表された過去問題のうち，**新出問題すべてについて**，本文で問題の解説はもとより，（主として）**１問１答形式の問題集にして取り込んでいます**．

また，本書の最大の強みである（**わかるわかる!**）を要所要所に大幅に増やすとともに，一部既存の箇所の加筆修正をすることにより，一層理解されやすいようにしました．

よりパワーアップした本書を十分に活用され，“**第一種衛生管理者試験合格**”の栄冠を獲得されますよう，心からお祈りいたします．

2020年6月

大江　秀人

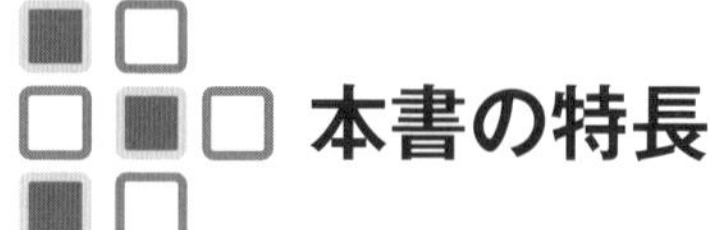

本書の特長

本書は，次の２つを基本コンセプトとしている．

> **1. わかりやすく！**
> **2. 「過去出題問題」の文章になじむ！**

〈基本コンセプト　その１〉　わかりやすく！

第一種衛生管理者の試験問題は，関係法令，労働衛生，労働生理と非常に広範囲にわたっている．特に，有害業務に関する問題に，多くの受験者が苦労をしているのが現状である．これは，自分の職場で扱う有害物質はごく数種類であるのに，実際出題された問題を見ると，いままで見聞きしたこともない有害物質が数多く含まれているからである．また，有害物質のみならず，労働生理や労働基準法についても，自分の専門外だという人がかなり見受けられる．

そこで，「わかりやすく！」をモットーにし，丸暗記でなく，理解して暗記ができることを，コンセプトの１番目とした．

(1) ワンポイントアドバイス（**わかるわかる!**）を要所要所に設けている．ここでは，平易な言葉で，イメージ的にとらえやすいようにし，わかりやすさを追求．
　　──────→**これぞ，他書に類を見ない究極のわかりやすさ！**

(2) 本文全体を**箇条書き**で簡潔明瞭にわかりやすく記述している．
　　──────→**非常に，読みやすい！**

(3) ポイントを，**表でまとめ**ている．──────→**頭の中がすっきり整理できる！**

(4) 図を随所に取り入れ，それに基づく説明をしている．
　　──────→**図を見ながら読むと，数倍よくわかる！**

(5) 「過去出題問題」をはじめ，**難しい部分は，平易にわかりやすく**解説している．
　　──────→**初心者でも，よくわかる！**

(6) 本書の中の関連事項を参照しやすくするため，参照先の「編，節，項，号」のほかに，「ページ数」も記載している．
　　──────→**参照ページへ，簡単に，楽に，飛ぶことができる！**

〈基本コンセプト　その2〉　**「過去出題問題」の文章になじむ！**

衛生管理者試験は，毎月実施され，しかも多い月では4回も実施されている．そのため試験問題は，自動車学校の学科問題と同じように，問題のパターンがいくつかあって，その言い回しを変えたりして，順番に繰り返し出題されているのが実態である．

ということから，本書は，「過去出題問題」の文章に数多くなじむことをコンセプトの2番目とした．

(1) 公開された「過去出題問題」を，出題された文章そのままの形で本文中に取り込んだ．

――――→ **本文を読みながら，自然と試験問題になじめる！**

(2) 節の終わりに，過去出題問題を一つひとつばらして，1問1答式にして掲載した．

――――→ **いくつもの問題を読んで（解いて）いくうちに，試験問題文のパターンが身につく！**

――――→ **「よく出題される範囲はどこか」という傾向がわかる！**

〈本書の特色〉

(1) ワンポイントアドバイス **わかるわかる!** を大幅に増やした．増加した内容は，最近の法令改正，行政通達や最新出題問題に関する事項を主としており，それら新出問題についての理解が容易にできるようにした．

(2) 「**わかるわかる!** タイトル一覧」を目次のあとに設けており，タイトルの鳥瞰（ちょうかん）ができ，かつ，検索もしやすい．

(3) 法令改正（行政通達含む）と最新出題傾向（新出問題）に即した内容にしている．

(4) 類似問題を，**類 題** として掲載し，同種の問題にも対処できる応用力が身につくようにした．

(5) 過去出題問題文のみ，背景を 網かけ としている．これにより，本文と過去出題問題との区別が瞬時にでき，学習の際にいずれかの選択が容易にできる．

本書の使い方

(1) とにかく読んでいっていただきたい．本書は，試験問題になじんでもらうために，出題された問題の文章そのままで記述しているところがかなりある．一読しただけでは理解できなくても，わかるわかる！欄を読んでもらえば理解できるよう平易な文章で記述しているので，併読して進めていただきたい．
　また，他の項目で詳しく解説されている事項や，相互に関連づけて覚えておきたい重要事項については，参照ページ数も付記しているので，適宜活用していただきたい．

(2) 節の終わりに，過去出題問題を○×で答える1問1答式を主として掲載しているので，解説を含めてどんどん読んでいっていただきたい．要は，試験問題になじむことが必要であるから（最初から問題を解こうとするのは，時間の無駄になる）．
　そして，読んでいく中で，「ちょっと理解しにくいなあ」というところは，また本文を読み直していただきたい．それでも理解しにくければ，飛ばして次に進んでいただきたい．そのうち，わかってくるようになる．

(3) 1問1答式の問題は，読みながら問題文の文末まで，しっかり読んでいただきたい．実際，文章の一部を少し変えた形で出題されることがかなりあるからである（問題文の一部を変えて出題されることにより，正肢が誤肢になってしまうので，これに引っかからないように注意！）．

(4) 過去出題問題の中で本問のあとに，類似問題を 類題 と表示している．この場合本問の「　」（かっこ）で囲まれている文を，類題の「　」内の文に読み替えていただきたい．

(5) 類題 の問題については，「こういう形でも出題されているのだ」と思いながら確実にマスターしていただきたい．

(6) 誤り（×）の設問には解説を付けているが，類題 については，誤り（×）の場合であっても解説を付けていない箇所もあるので，誤り（×）の理由は本問から推測をしていただきたい．また，正しい（○）場合でも間違いやすい又は難しい問題については，（注：）として解説を記している箇所がある．

(7) 本書の内容は，基本的な事項から試験問題レベルまで広範囲にわたって網羅しているため，この本１冊を確実にマスターすれば合格レベルの知識が身につく．

(8) 本試験での「科目別の出題される問題数」は，次のとおりであるので，この配点を頭に入れて学習を進めていただきたい．なお，試験問題は五肢択一方式で出題されている．

関係法令		労働衛生		労働生理	合計
有害	有害以外	有害	有害以外		
10 問	7 問	10 問	7 問	10 問	44 問

＊法令名は，次の略語を用いている．

- ・法←労働安全衛生法
- ・則←労働安全衛生規則
- ・有機則←有機溶剤中毒予防規則
- ・鉛則←鉛中毒予防規則
- ・粉じん則←粉じん障害防止規則
- ・酸欠則←酸素欠乏症等防止規則
- ・測定法←作業環境測定法
- ・基準法←労働基準法
- ・女性則←女性労働基準規則
- ・派遣法←労働者派遣法
- ・令←労働安全衛生法施行令
- ・事務所則←事務所衛生基準規則
- ・特化則←特定化学物質障害予防規則
- ・電離則←電離放射線障害防止規則
- ・高圧則←高気圧作業安全衛生規則
- ・検定則←機械等検定規則
- ・石綿則←石綿障害予防規則
- ・労基則←労働基準法施行規則
- ・年少則←年少者労働基準規則
- ・派遣則←労働者派遣法施行規則

目　次

第1編　関係法令

第1章　労働安全衛生法

第2章　労働安全衛生規則の衛生基準

第2編 労働衛生

第3編　労働生理

第 10 章　感 覚 器 系

第 11 章　疲労，ストレス及び睡眠等

第 12 章　運動機能検査等

わかるわかる！タイトル一覧

【第２編 労働衛生】

【第 3 編　労 働 生 理】

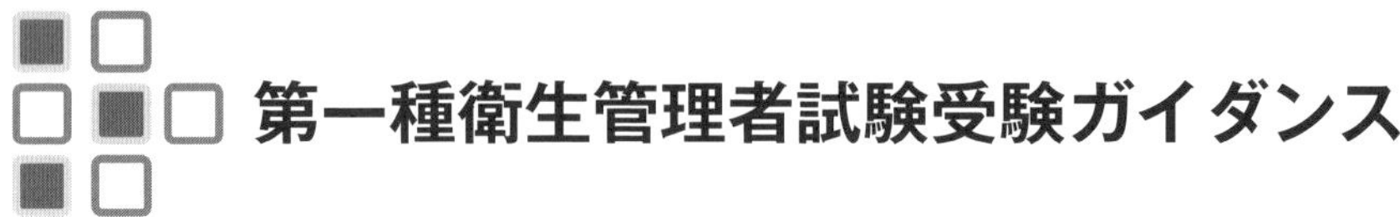

第一種衛生管理者試験受験ガイダンス

1 第一種衛生管理者試験とは

第一種衛生管理者試験は労働安全衛生法に基づく試験であり，試験に合格し，免許の交付を受けると，事業場で衛生管理者としてその任にあたることができます．特に，常時50人以上の労働者を使用する事業場では衛生管理者を選任しなければならないこととされているため，今後もその重要性は増していくと考えられています．

2 受験資格

おもな受験資格を下表に示します．詳細な点につきましては，試験実施機関にお尋ねください（「7 試験実施場所」をご参照ください）．

	受験資格
①	学校教育法による大学または高等専門学校を卒業した者で，その後1年以上労働衛生の実務に従事した経験を有するもの
②	学校教育法による高等学校または中等教育学校を卒業した者で，その後3年以上労働衛生の実務に従事した経験を有するもの
③	高等学校卒業程度認定試験に合格した者，外国において学校教育における12年の課程を修了した者など学校教育法施行規則第150条（旧規則第69条）の規定により高校卒と同等以上と認められる者で，その後3年以上労働衛生の実務に従事した経験を有するもの
④	10年以上労働衛生の実務に従事した経験を有する者
⑤	外国において，学校教育における14年以上の課程を修了した者で，その後1年以上労働衛生の実務に従事した経験を有するもの

3 試験科目

第一種衛生管理者試験の試験科目は，関係法令，労働衛生，労働生理の3科目となっています．関係法令，労働衛生においては，有害業務にかかわるものも出題されます．

4 出題形式

試験は筆記試験（五肢択一）であり，マークシート方式が採用されています．出題数は，1科目10問以上，合計44問とされています．

5 受験料

6,800円（受験料は変わることがありますので，必ずご確認ください）

6 試験実施機関

公益財団法人　安全衛生技術試験協会　**https://www.exam.or.jp/**

〒101-0065　東京都千代田区西神田3-8-1　千代田ファーストビル東館9階

TEL　03-5275-1088

7 試験実施場所

名　称	所在地	電話番号
北海道安全衛生技術センター	〒061-1407 北海道恵庭市黄金北3-13	0123-34-1171
東北安全衛生技術センター	〒989-2427 宮城県岩沼市里の杜1-1-15	0223-23-3181
関東安全衛生技術センター	〒290-0011 千葉県市原市能満2089	0436-75-1141
中部安全衛生技術センター	〒477-0032 愛知県東海市加木屋町丑寅海戸51-5	0562-33-1161
近畿安全衛生技術センター	〒675-0007 兵庫県加古川市神野町西之山字迎野	079-438-8481
中国四国安全衛生技術センター	〒721-0955 広島県福山市新涯町2-29-36	084-954-4661
九州安全衛生技術センター	〒839-0809 福岡県久留米市東合川5-9-3	0942-43-3381

第1編　関係法令

【攻略のポイント】

1 新出問題は比較的少ないので，本書で理解をし，さらに本書の過去出題問題を徹底的に学習し，確実に得点していただきたい．

2 わかるわかる! 欄に，重要事項をイメージ的に捉えやすくできるように記載しているので，理解と記憶するときの「助」としていただきたい．

3 法改正の項目については，施行後１年間くらいはあまり出題されない傾向にあるので，法施行後すぐには必要以上に神経質になる必要はない．

4 労働基準法の出題は全44問中３問であるが，そのうち１問は「有害業務に係るもの」であり，この出題範囲は極めて限られているので，確実に得点していただきたい．

5 出題頻度が高いのは，衛生管理体制全般，衛生管理者，衛生委員会，健康診断，衛生基準全般，有機則，粉じん則，酸欠則，労基法のうち，労働時間と妊産婦等の就業制限などである．試験直前対策として，重点的に見直す際等の参考としていただきたい．

＊ 厚生労働省（労働基準関係）組織図

・厚生労働省
｜
・都道府県労働局（都道府県に各１か所設置，47か所）
｜
・労働基準監督署（全国主要市町村に設置）

第1章 労働安全衛生法

1.1 総 則

(1) 労働安全衛生法の目的（法１条）

この法律は，労働基準法と相まって，労働災害の防止のための危害防止基準の確立，責任体制の明確化及び自主的活動の促進の措置を講ずる等その防止に関する総合的計画的な対策を推進することにより，職場における労働者の安全と健康を確保するとともに，快適な職場環境の形成を促進することを目的とする．

わかるわかる！ 法の目的を達成するための，事業場としての３つの対策

▶危害防止基準の確立とは，例えば，安全衛生作業標準書，安全衛生規程等を確立することをいう．

▶責任体制の明確化とは，例えば，安全衛生管理体制を明確にすることである．

▶自主的活動の促進とは，例えば，安全パトロールや化学物質の自主管理等の活動をいう．

これらのことを行い，目的を達成していこうとするものである．

過去出題問題

1（　）労働安全衛生法の目的に関する次の文中の［　　］内に入れるＡからＣの用語の組合せとして，正しいものは（1）から（5）のうちどれか．

「この法律は，労働基準法と相まって，労働災害の防止のための危害防止基準の確立，［Ａ］の明確化及び［Ｂ］の促進の措置を講ずる等その防止に関する総合的計画的な対策を推進することにより，職場における労働者の安全と健康を確保するとともに，［Ｃ］の形成を促進することを目的とする．」

	A	B	C
(1)	責任体制	安全衛生管理	安全文化
(2)	責任体制	自主的活動	快適な職場環境
(3)	事業者責任	健康管理	良好な作業環境
(4)	管理体制	安全衛生管理	快適な職場環境
(5)	管理体制	自主的活動	安全文化

解答 1 (2)

1.2 安全衛生管理体制

働く人にとって，安全と健康（衛生）は，最も大切であるため，業務上の組織とは別に，安全衛生面での管理体制を明確にすることが定められている．

事業場の規模や業種に応じて，総括安全衛生管理者，安全管理者，衛生管理者，安全衛生推進者，衛生推進者等の選任が必要である．

(1) 安全衛生管理体制

安全衛生管理の組織を構成するものとして，総括安全衛生管理者，安全管理者，衛生管理者，産業医，安全衛生推進者，衛生推進者，作業主任者がある．

これらは，作業主任者以外は事業場ごとの規模によって選任が定められている．

1.3 総括安全衛生管理者（法10条）

(1) 業種と選任規模（令2条）

業種の区分ごとに定めた数以上の労働者数を使用する場合は，総括安全衛生管理者を選任しなければならない．

□表1□

業種の区分	業　種	事業場の労働者数
屋外・工業的	建設業，運送業，清掃業，林業，鉱業	常時　100人以上
屋内・工業的	製造業（物の加工業を含む），電気業，ガス業，熱供給業，水道業，通信業，各種商品卸売業，家具・建具・じゅう器等卸売業，各種商品小売業，家具·建具·じゅう器小売業，燃料小売業，旅館業，ゴルフ場業，自動車整備業及び機械修理業	常時　300人以上
非工業的	その他の業種（上記以外の小売業，金融，保険，警備，医療業など）	常時1 000人以上

わかるわかる! 業種の区分

▶屋外・工業的業種は労働災害や安全衛生上において注意すべきことが最も多いので，100人以上の労働者がいれば総括安全衛生管理者の選任が必要となる．非工業的業種では重大労働災害の発生のおそれが少ないので，1 000人以上いなければ総括安全衛生管理者を選任しなくてもよいことになる．

▶家具・建具・じゅう器小売業は屋内・工業的業種に分類される（普通の小売業は非工業的業種で，「その他の業種」に属している）．理由は，家具，建具は重量物もあるので取扱い中に労働災害を起こしやすいからである．

▶各種商品小売業とは，デパート等のことである（各種商品を販売している）．デパートもいろいろなものを扱っているため，上記同様に屋内・工業的業種となる．

(2) 資格（法 10 条）

総括安全衛生管理者は，事業場においてその事業を統括管理する者をもって充てなければならない．

わかるわかる！ 総括安全衛生管理者はどんな人

▶具体的には，工場長や製造所長，支店長等その事業場を統括管理する者が総括安全衛生管理者を兼務することがほとんど．学歴・安全衛生経験年数は不問．事業場当たり 1 人を選任すればよい．

(3) 選任（則 2 条）

総括安全衛生管理者を選任すべき事由が発生した日から 14 日以内に選任し，遅滞なく報告書を所轄労働基準監督署長に提出しなければならない．

わかるわかる！ 選任すべき事由が発生した日

▶「選任すべき事由が発生した日」とは，事業場の常時使用する労働者が定められた人数以上になった日，又は総括安全衛生管理者に欠員が生じた日等（人事異動や死亡等により）である．

わかるわかる！ 選任と提出を混同するな！

選任すべき事由が発生した日 → 14 日以内に選任 → 選任 → 遅滞なく提出（監督署長に） → 提出

＊選任とは，事業場の中で該当者を定めることであり，提出とはそのことを所轄労働基準監督署長に報告書で提出することである．

(4) 総括安全衛生管理者の職務（法 10 条）

総括安全衛生管理者の職務は，次のとおりである．

① 安全管理者，衛生管理者又は救護業務技術管理者に対して指揮をすること．

② 次の 7 つの業務を統括管理すること．

a. 労働者の危険又は健康障害を防止するための措置に関すること．

b. 労働者の安全又は衛生教育の実施に関すること．

c. 健康診断の実施その他健康の保持増進のための措置に関すること．

d. 労働災害の原因の調査及び再発防止対策に関すること．

e.　安全衛生に関する方針の表明に関すること．

f.　設備，原材料，蒸気，粉じん等による，又は作業行動その他業務に起因する危険性又は有害性等の調査及びその結果に基づき講ずる措置に関すること．

g.　安全衛生に関する計画の作成，実施，評価及び改善に関すること．

わかるわかる!　総括安全衛生管理者は，責任をもって安全衛生に関する事項を統括管理する人

▶表1（3ページ）に示す業種別一定規模以上の事業場には，総括安全衛生管理者を選任させて，安全管理者又は衛生管理者を指揮させるとともに，上記に定められた業務を，責任をもって取りまとめさせることにしたものである．

わかるわかる!　リスクアセスメント等

▶e～gは，労働安全衛生マネジメントシステムの具体的な内容である．これらが総括安全衛生管理者の業務に入っているということは，労働安全衛生マネジメントシステムを全社的に推進していこうという表れである．

▶fは，そのシステムを実施していく上での中核をなすもので，リスクアセスメントといわれている．

▶リスクアセスメントとは，職場に潜む危険源や有害源をピックアップし，その各々について危険有害度合いをルールに沿って（点数等にて）評価付けする．その結果，許容できない危険有害源に対しては対策を打っていこうというものである．要は，事後対策ではなくて，事前に危険有害源を摘み取ろうとする「先取りの安全衛生管理」なのである．リスクアセスメントの詳細については，第2編第2章（218ページ）を参照されたい．

▶この労働安全衛生マネジメントシステムの中核をなすリスクアセスメントは，後述する衛生管理者の職務や衛生委員会の調査審議事項にもあげられている．

(5) 代理者（則3条）

総括安全衛生管理者が，旅行，疾病，事故その他やむを得ない事由によって職務を行うことができないときは，代理者を選任しなければならない．

(6) 勧告（法10条）

都道府県労働局長は，労働災害を防止するため必要があると認めるときは，総括安全衛生管理者の業務の執行について事業者に勧告することができる．

わかるわかる!　都道府県労働局長の勧告

▶ある会社の労働災害が連続多発し問題があるときは，都道府県労働局長はその会社の事業者（社長等）に対して，「総括安全衛生管理者の管理力が悪いぞ」という趣旨の勧告をすることができる．ただし，解任命令までは出すことができない．

過去出題問題

1（　）「常時 300 人以上の労働者を使用する事業場では，業種にかかわらず」，総括安全衛生管理者を選任しなければならない．

類題　a（　）「常時 350 人の旅館業」では？
b（　）「常時 300 人の各種商品小売業」では？
c（　）「常時 500 人の金融業」では？
d（　）「常時 350 人の医療業」では？
e（　）「常時 300 人の通信業」では？
f（　）「常時 300 人のゴルフ場業」では？

2（　）総括安全衛生管理者は，当該事業場において「その事業の実施を統括管理する者」をもって充てなければならない．

類題　a（　）「その事業の実施を統括管理する者又はこれに準ずる者」では？

3（　）総括安全衛生管理者は，安全衛生についての一定の経験を有する者でなければならない．

4（　）総括安全衛生管理者は，選任すべき事由が発生した日から 14 日以内に選任しなければならない．

5（　）総括安全衛生管理者を選任したときは，遅滞なく，選任報告書を，所轄労働基準監督署長に提出しなければならない．

6（　）総括安全衛生管理者の職務の 1 つに，衛生管理者を指揮することがある．

7（　）「安全衛生推進者又は衛生推進者の指揮」に関することは，総括安全衛生管理者が統括管理する業務として，法令上，規定されていない．

類題　a（　）「労働者の安全又は衛生のための教育の実施」では？
b（　）「健康診断の実施その他健康の保持増進のための措置」では？
c（　）「労働者の危険又は健康障害を防止するための措置」では？
d（　）「安全衛生に関する方針の表明」では？

8（　）総括安全衛生管理者が旅行，疾病，事故その他やむを得ない事由によって職務を行うことができないときは，代理者を選任しなければならない．

9（　）都道府県労働局長は，労働災害を防止するため必要があると認めるときは，総括安全衛生管理者の業務の執行について事業者に勧告することができる．

解答

1	×	a	○	b	○	c	×	d	×	e	○	f	○
2	○	a	×	3	×	4	○	5	○	6	○	7	○
a	×	b	×	c	×	d	×	8	○	9	○		

解説

1 ▶業種によって選任義務が異なり，非工業的業種は常時 1 000 人以上が選任義務である（令 2 条）.

2a▶準ずる者を充てることはできない.

3 ▶総括安全衛生管理者は，その事業を統括管理する者であればよくて，学歴，安全衛生経験は不要である（法 10 条）.

7 ▶（注：規定されていない．安全衛生推進者又は衛生推進者が選任されている事業場の規模は，常時 10 人以上 50 人未満の労働者を使用する事業場であるが，この規模では総括安全衛生管理者はそもそも存在しない.）

1.4 衛生管理者（法 12 条）

(1) 業種と選任規模（令 4 条）

常時 50 人以上の労働者を使用する事業場（業種を問わず，すべての業種）では，衛生管理者を選任しなければならない.

わかるわかる! 常時 50 人以上

▶常時 50 人以上とは，常態として使用する労働者（アルバイト，パート，派遣社員を含む）が 50 人以上ということである.

▶事業場とは，1 つの企業に例えば A 工場，B 工場，C 工場と 3 つの工場がある場合，各々の工場を事業場という．その中で，50 人以上労働者がいる工場のみが衛生管理者の選任が必要となる.

(2) 事業場の規模と衛生管理者数（則 7 条 4 号）

事業場の規模に応じて，表 2 の人数以上の衛生管理者を選任しなければならない.

□表 2□

事業場の規模（常時使用労働者数）		衛生管理者数
50 人以上	200 人以下	1 人以上
200 人を超え	500 人以下	2 人以上
500 人を超え	1 000 人以下	3 人以上
1 000 人を超え	2 000 人以下	4 人以上
2 000 人を超え	3 000 人以下	5 人以上
3 000 人を超える場合		6 人以上

(3) 資格（則 10 条）

衛生管理者は，次の資格を有する者の中から選任しなければならない．

- 都道府県労働局長の免許を受けた者（第一種衛生管理者免許・第二種衛生管理者免許・衛生工学衛生管理者免許）
- 医師又は歯科医師
- 労働衛生コンサルタント
- その他厚生労働大臣が定める者

(4) 専属（則 7 条 2 号）

衛生管理者はその事業場に専属の者を選任すること．ただし，2 人以上の衛生管理者を選任する場合において，当該衛生管理者の中に労働衛生コンサルタントがいるときは，当該者のうち労働衛生コンサルタント 1 人だけについては，専属の者でなくてもよい．

わかるわかる!　専　属

▶専属者とは，その事業場のみに勤務する者（いわゆる従業員）のことである．

▶例えば，4 人選任しなければならない事業場では原則 4 人とも専属（従業員）の者でなければならないが，例外として 1 人だけは専属でない（従業員でない）労働衛生コンサルタントでもよい．

▶労働衛生コンサルタントとは，労働衛生コンサルタント試験（国家試験）合格者であって，コンサルタント会に登録した者をいう．

(5) 専任（則 7 条 5 号）

次に掲げるいずれかの事業場は，衛生管理者のうち少なくとも 1 人を専任の衛生管理者とすること．

- 常時 1 000 人を超える労働者を使用する事業場
- 常時 500 人を超える労働者を使用する事業場で，下記の有害業務*に常時 30 人以上の労働者を従事させる事業場

＊有害業務とは，次の 10 業務である．

a.　坑内労働

b.　多量の高熱物体を取り扱う業務及び著しく暑熱な場所における業務（暑熱業務）

c.　多量の低温物体を取り扱う業務及び著しく寒冷な場所における業務（寒冷業務）

d.　有害放射線にさらされる業務（放射線業務）

e.　じんあい又は粉末を著しく飛散する場所における業務（粉じん業務）

f.　異常気圧下における業務（異常気圧下業務）

g.　身体に著しい振動を与える業務（振動業務）

h.　重量物の取扱い等重激なる業務（重量物業務）

i.　強烈な騒音を発する場所における業務（騒音業務）

j.　有害物の粉じん，蒸気又はガスを発散する場所における業務（有害物取扱い業務）

わかるわかる! 専任の衛生管理者

▶専任の衛生管理者とは，その事業場で1日の勤務時間を専ら衛生管理業務に費やし，ほかの兼務業務を行わない者のことである．

(6) 選任（則7条）

① 衛生管理者を選任すべき事由が発生した日から14日以内に選任し，遅滞なく報告書を所轄労働基準監督署長に提出しなければならない．

わかるわかる! 選　任

▶選任については，総括安全衛生管理者（本編1.3節(3)項（4ページ））を参照のこと．まったく同じである．

② 業種別の衛生管理者になれる資格要件を，次の表3にまとめる．

□ 表3□

	業　種	資　格
1	農林畜水産業，鉱業，建設業，製造業（物の加工業を含む），電気業，ガス業，水道業，熱供給業，運送業，自動車整備業，機械修理業，医療業，清掃業	a. 第一種衛生管理者免許を有する者 b. 衛生工学衛生管理者免許を有する者 c. 医師・歯科医師 d. 労働衛生コンサルタント e. 厚生労働大臣が定める者
2	その他の業種（例えば，金融，保険，スーパーマーケット，百貨店，商社，商店，卸売業，小売業など）	上記の者に加えて，第二種衛生管理者免許を有する者

わかるわかる! どの業種にどの免許が必要か？

▶表3・第1枠の資格を有する者（第一種衛生管理者免許や衛生工学衛生管理者免許を有する者など）は，すべての業種で選任することができる．

▶第二種衛生管理者免許のみを有する者は，第2枠の業種でしか選任することができない．別の言い方をすれば，第1枠の業種（限定13業種）では選任できない．

▶医療業（病院や医院）は第1枠であり，第二種衛生管理者免許では不可である．

▶百貨店やスーパーのような大規模な小売業も，小規模の小売業も，小売業はすべて第2枠であり，第二種衛生管理者免許でも選任できる．なお，3ページの表1は小売業が2つの枠に分かれているが，これはあくまでも総括安全衛生管理者を選任するための分類であるので，これと混同しないこと．

(7) 衛生工学衛生管理者（則7条6号）

常時500人を超える労働者を使用する事業場で，特に有害な業務に常時30人以上の労働者を従事させる事業場は，衛生管理者のうち1人を，衛生工学衛生管理者免許を受けた者から選任しなければならない．

特に有害な業務とは，本節(5)項のa～j（8～9ページ）までのうち，次の6業務とする．
a（坑内労働），b（暑熱業務），d（放射線業務），e（粉じん業務），
f（異常気圧下業務），j（有害物取扱い業務）

わかるわかる！ 衛生工学衛生管理者免許とは？

- ▶衛生管理者免許には，第一種免許，第二種免許と衛生工学免許の3つがある．
- ▶有害なガス，蒸気，粉じん等の有害因子を発散する作業場には，作業環境を改善するために，それら有害因子の発散の抑制等についての衛生工学的対策が必要である．これに対処すべき，より専門的な免許がこの衛生工学衛生管理者免許である．
- ▶法令で，常時500人を超える労働者を使用する事業場で，特に有害な業務に常時30人以上の労働者を従事させる事業場は，第一種衛生管理者のうち1人を，衛生工学衛生管理者免許を受けた者の中から選任することが義務づけられている．
- ▶この免許は，中央労働災害防止協会（中災防）の行う講習を受け，最後の修了試験に合格後，必要な申請をすること等により取得できる．なお，受講資格は，第一種免許を有する者か，大学又は高等専門学校において工学又は理学に関する課程を修めて卒業した者等になっている．
- ▶端的にいえば，第一種衛生管理者よりも上位に位置し，かつ，衛生工学的要素がさらに多い免許といえる．講習内容も衛生工学的事項が約半分を占めている．

(8) 衛生管理者の職務（法12条）

① 衛生管理者の職務は，総括安全衛生管理者の統括管理する職務（本編1.3節（4）項②（4～5ページ））のうち，衛生に係る技術的事項を管理することである．すなわち，次の事項である．

a. 労働者の危険又は健康障害を防止するための措置に関すること．

b. 労働者の安全又は衛生のための教育の実施に関すること．

c. 健康診断の実施その他健康の保持増進のための措置に関すること．

d. 労働災害の原因の調査及び再発防止対策に関すること．

e. 安全衛生に関する方針の表明に関する業務のうち，衛生に係る技術的事項を管理すること．

f. 危険性又は有害性等の調査及びその結果に基づき講ずる措置のうち，衛

生に係るものに関すること．

g.　安全衛生に関する計画の作成，実施，評価及び改善に関すること．

わかるわかる!　衛生管理者の職務

▶総括安全衛生管理者の統括管理する職務は，本編 1.3 節(4) 項（4 ページ）に列挙しているが，総括安全衛生管理者はあくまでもこれらを統括する役目であり，実質的な仕事については，これらの業務のうち，衛生管理的な事項は衛生管理者の，安全管理的な事項は安全管理者の役目であるとしている．

▶なお，「衛生に係る技術的事項」とは，必ずしも衛生に関する専門技術的事項に限る趣旨ではなく，衛生に関する具体的事項をいうものである．すなわち，衛生に関するもろもろの具体的なことの管理者ということである．

(9) 衛生管理者の定期巡視及び権限の付与（則 11 条）

① 少なくとも毎週 1 回作業場等を巡視し，設備，作業方法又は衛生状態に有害のおそれがあるときは直ちに，労働者の健康障害を防止するため必要な措置を講じなければならない．

② 事業者は，衛生管理者に対し，衛生に関する措置をなし得る権限を与えなければならない．

(10) 代理者（則 7 条 2 項）

衛生管理者が，旅行，疾病，事故その他やむを得ない事由によって休業し，職務を行うことができないときは代理者を選任しなければならない．

(11) 増員又は解任（法 12 条 2 項）

労働基準監督署長は，労働災害を防止するため必要があると認めるときは，事業者に対し，衛生管理者の増員又は解任を命ずることができる．

わかるわかる!　衛生管理者についてのキーワード

▶総括安全衛生管理者については，労働局長・勧告がキーワードであるが，衛生管理者については，労働基準監督署長・増員又は解任命令がキーワードとなる点が大きく異なる．

(12) 免許証の再交付又は書替え（則 67 条）

免許証の交付を受けた者で，当該免許に係る業務に現に就いているもの又は就こうとするものは，

- これを滅失又は損傷したときは，免許証の再交付を受けなければならない．
- 本籍又は氏名を変更したときは，免許証の書替えを受けなければならない．

●書類の提出先は，免許証の交付を受けた都道府県労働局長又はその者の住所を管轄する都道府県労働局長である．

過去出題問題

1（ ）「常時 300 人の労働者を使用する事業場において，衛生管理者を 2 人選任」した．

類題 a（ ）「常時 1 800 人の事業場で，4 人選任」では？

b（ ）「常時 1 000 人を超え 2 000 人以下の事業場で，少なくとも 4 人選任」では？

2（ ）常時 450 人の労働者を使用する製造業の事業場において，第一種衛生管理者免許を有する者のうちから衛生管理者を 2 人選任している．

3（ ）常時 800 人の労働者を使用する事業場において，衛生管理者 3 人のうち 2 人を，事業場に専属でない労働衛生コンサルタントから選任した．

4（ ）常時 1 200 人の商社で，衛生管理者 4 人のうち 3 人を事業場に専属の者から選任し，他の 1 人を事業場に専属でない労働衛生コンサルタントのうちから選任している．

5（ ）常時 1 000 人の労働者を使用する事業場では，少なくとも 1 人の労働衛生コンサルタントの資格を有する者のうちから衛生管理者を選任しなければならない．

6（ ）常時使用する労働者が 3 000 人以上の事業場では，全員，専任の衛生管理者として選任しなければならない．

7（ ）常時使用する労働者が 2 500 人の事業場では，衛生管理者 5 人のうち 1 人のみを専任とした．

8（ ）常時 600 人の労働者を使用し，そのうち強烈な騒音を発する場所における業務に常時 50 人の労働者を従事させている事業場では，衛生管理者はすべて専任の衛生管理者としなければならない．

9（ ）衛生管理者を選任したので，遅滞なく，所定の報告書を所轄労働基準監督署長に提出した．

10（ ）常時使用する労働者が 50 人になってから「12 日後」に，衛生管理者を選任した．

類題 a（ ）「30 日以内」では？

11（ ）常時 200 人の労働者を使用する百貨店において，総括安全衛生管理者は選任していないが，第一種衛生管理者免許を有する者のうちから，衛生管理者を1人選任している．

12（ ）「常時60人の労働者を使用する商店」において，「第二種」衛生管理者免許を有する者のうちから衛生管理者を「1人選任」した．

類題 a（ ）「常時350人の病院」において，「第二種」で「2人選任」では？

b（ ）「常時60人の医院」において，「第二種」で「1人選任」では？

c（ ）「常時130人のスーパーマーケット」において，「第二種」で「1人選任」では？

d（ ）「常時200人の百貨店」において，「第二種」で「1人選任」では？

e（ ）「常時300人の卸売業」において，「第二種」で「2人選任」では？

f（ ）「常時60人の運送業」において，「第二種」で「1人選任」では？

g（ ）「常時150人の卸売業」において，「第一種」で「1人選任」では？

h（ ）「常時200人の燃料小売業」において，「第二種」で「1人選任」では？

i（ ）「常時60人の清掃業」において，「第二種」で「1人選任」では？

13（ ）「常時150人の労働者を使用する病院」において，衛生工学衛生管理者免許を有する者のうちから衛生管理者を1人選任している．

14（ ）常時800人の労働者を使用する製造業の事業場で，800人の中に，「多量の高温物体を取り扱う業務」に100人以上常時従事する者が含まれている場合，衛生管理者は，すべて第一種衛生管理者免許を有する者のうちから選任している．

類題 a（ ）「多量の低温物体を取り扱う業務」では？

15（ ）衛生管理者の職務として，「衛生推進者の指揮」に関することがある．

類題 a（ ）「労働者の安全又は衛生のための教育の実施に関する業務のうち，衛生に係る技術的事項を管理すること」では？

b（ ）「労働者の危険又は健康障害を防止するための措置」では？

c（ ）「労働災害の原因の調査」では？

d（ ）「安全衛生に関する方針の表明に関する業務のうち，衛生に係る技術的事項を管理すること」では？

e（ ）「健康診断の実施その他健康の保持増進のための措置に関する業務のうち，衛生に係る技術的事項を管理すること」では？

f（ ）「労働災害の原因の調査及び再発防止対策に関する業務のうち，衛生に係る技術的事項を管理すること」では？

g（ ）「労働者の健康を確保するため必要があると認めるとき，事業者に対し，労働者の健康管理等について必要な勧告をすること」では？

16（ ）衛生管理者の職務として，少なくとも週 1 回作業場を巡視することがある.

17（ ）事業者は，衛生管理者を選任し，その者に［ A ］が統括管理すべき業務のうち，衛生に係る技術的事項を管理させなければならない．衛生管理者は，少なくとも［ B ］作業場等を巡視し，設備，［ C ］又は衛生状態に有害のおそれがあるときは，直ちに，労働者の健康障害を防止するため必要な措置を講じなければならない.

	A	B	C
(1)	総括安全衛生管理者	毎週 1 回	作業方法
(2)	産業医	毎週 1 回	原材料
(3)	統括安全衛生責任者	毎日 1 回	休養施設
(4)	総括安全衛生管理者	毎月 1 回	原材料
(5)	産業医	毎月 1 回	作業方法

18（ ）事業者は，衛生管理者に対し，衛生に関する措置をなし得る権限を与えなければならない.

19（ ）衛生管理者が疾病のため休業し職務を行うことができないので，代理者を選任した.

20（ ）所轄労働基準監督署長は，労働災害を防止するため必要があると認めるときは，事業者に対し，衛生管理者の増員又は解任を命ずることができる.

21（ ）衛生管理者として選任している労働者が氏名を変更したときは，所轄労働基準監督署長に，免許証書替申請書を提出する.

22（ ）労働者が衛生管理者免許証の交付を受けたときは，事業者は所轄労働基準監督署長に報告しなければならない.

解答		1	○	a	○	b	○	2	○	3	×	4	○	5	×
6	×	7	○	8	×	9	○	10	○	a	×	11	○	12	○
a	×	b	×	c	○	d	○	e	○	f	×	g	○	h	○
i	×	13	○	14	×	a	○	15	×	a	○	b	○	c	○
d	○	e	○	f	○	g	×	16	○	17	(1)	18	○	19	○
20	○	21	×	22	×										

解説

3 ▶専属でない労働コンサルタントを選任できるのは1人のみである（則7条2号）.

5 ▶労働衛生コンサルタントの資格を有する者を，1人も衛生管理者に選任しなくても構わない.

6 ▶専任者は少なくとも1人選任すればよく，全員を専任にする義務はない.

8 ▶常時500人を超える労働者を使用し，かつ，有害業務に常時30人以上の労働者を従事させる事業場は，衛生管理者のうち少なくとも1人を専任の衛生管理者としなければならない．設問の「強烈な騒音を発する場所における業務」は当該有害業務に該当するので専任者が必要であるが，専任者は少なくとも1人でよく，衛生管理者全員を専任にしなければならないというのが誤り.

11▶（注：百貨店は3ページ表1中の「各種商品小売業」に該当するので，常時300人以上の場合に総括安全衛生管理者が必要になる．また，衛生管理者の資格要件は9ページ表3中の「その他の業種」に該当するので，第一種でも第二種でもどちらの免許でもよい．選任者数は，7ページ表2により，「50人以上200人以下」に該当するので1人の選任でよい.）

14▶常時500人を超える労働者を使用する事業場で，かつ，有害な業務（設問の「多量の高温物体を取り扱う業務」がこれに該当する）に30人以上従事させる事業場は，衛生管理者のうち1人を，衛生工学衛生管理者免許を受けた者から衛生工学衛生管理者として選任しなければならない（則7条6号）．設問は，衛生工学衛生管理者が1人もいないので，誤り（なお，「多量の**低温**物体を取り扱う業務」は，衛生工学衛生管理者選任の要否を問う有害業務には該当しないので，混同しないこと）.

15▶衛生管理者と衛生推進者の選任は，労働者50人を境にいずれかとすることが定められているため，同一事業場で，同時に存在していること自体がありえない（令4条，則12条の2）.

15g▶事業者に対し，労働者の健康管理等について必要な勧告をすることは，衛生管理者の職務と定められていない．事業者に対して勧告できるのは産業医である.

21▶衛生管理者として選任している労働者が氏名を変更したときは，都道府県労働局長に，免許証書替申請書を提出する（則67条）.

22▶衛生管理者に合格した（免許証の交付を受けた）からといって，報告は不要.

1.5 産業医（法 13 条）

(1) 業種と選任規模（令 5 条，則 13 条）

① 常時 50 人以上の労働者を使用する事業場（業種を問わず，すべての業種で）では，産業医を選任しなければならない．

② 常時 3 000 人を超える事業場は 2 人以上の産業医を選任しなければならない．

(2) 専属（則 13 条）

次に掲げるいずれかの事業場にあっては，その事業場に専属の産業医を選任すること．

- 常時 1 000 人以上の労働者を使用する事業場
- 下記に示す有害な業務*に常時 500 人以上の労働者を使用する事業場

＊有害な業務とは次の 12 業務である．

a. 本編 1.4 節 (5) 項に掲げる a ～ j の 10 業務（8 ～ 9 ページ）．

b. 深夜業務

c. 病原体による汚染のおそれが著しい業務

わかるわかる！ 専属の産業医

▶産業医の専属に関する問題で，有害業務に該当するものとしては，深夜業務がよく出題される．

▶常時 800 人程度の労働者を使用する事業場でも，そのうち常時 500 人以上の労働者が深夜業務に従事する事業場であれば，専属の産業医を選任しなければならない．

(3) 選任等（則 13 条，則 14 条）

① 産業医を選任すべき事由が発生した日から 14 日以内に選任し，遅滞なく報告書を所轄労働基準監督署長に提出しなければならない．

② 産業医の資格と備えるべき要件

産業医は，労働者の健康管理等を行うのに必要な医学に関する知識について一定の要件を備えた者でなければならない．

③ 事業者は，医師のうちから産業医を選任し，その者に労働者の健康管理等を行わせなければならない．

わかるわかる！ 産業医になれる医師の要件

医師であれば誰でも産業医になれるわけではない．厚生労働大臣が定める医学に関する研修を修了する等の一定の要件を備えた者でなければなることができない．

(4) 事業者に対する勧告（法13条）

産業医は，労働者の健康を確保するため必要があると認められるときは，事業者に対し，労働者の健康管理等について必要な勧告をすることができる．

(5) 産業医の職務（則14条）

① 産業医の職務は，基本的には労働者の健康管理を行うことである．具体的には次のうち，医学に関する専門的知識を必要とする事項とする．

a. 健康診断及び面接指導等の実施並びにその結果に基づく労働者の健康を保持するための措置に関すること．

b. 長時間労働者等の面接指導並びに必要な措置の実施及びこれらの結果に基づく労働者の健康を保持するための措置に関すること．

c. 労働者の心理的な負担の程度を把握するための検査（ストレスチェック）の実施並びに面接指導の実施及びその結果に基づく労働者の健康を保持するための措置に関すること．

d. 作業環境の維持管理に関すること．

e. 作業の管理に関すること．

f. 前各号に掲げるもののほか，労働者の健康管理に関すること．

g. 健康教育，健康相談その他労働者の健康の保持増進を図るための措置に関すること．

h. 衛生教育に関すること．

i. 労働者の健康障害の原因調査及び再発防止のための措置に関すること．

② 産業医は，①のａ～ｉに掲げる事項について，総括安全衛生管理者に対して勧告し，又は衛生管理者に対して指導し，若しくは助言することができる．

(6) 産業医に対する権限の付与等（則14条の4）

① 事業者は，産業医に対し，(5)項①のａ～ｉに掲げる事項をなし得る権限を与えなければならない．

② その権限には，ａ～ｉに関する，次の権限が含まれるものとする．

a. 事業者又は総括安全衛生管理者に対して意見を述べること．

b. ａ～ｉに掲げる事項を実施するために必要な情報を労働者から収集すること．

c. 労働者の健康を確保するため緊急の必要がある場合において，労働者に対して必要な措置をとるべきことを指示すること．

(7) 産業医の定期巡視（則 15 条）

産業医は，少なくとも毎月 1 回（産業医が，事業者から，毎月 1 回以上，次の①及び②に掲げる情報の提供を受けている場合であって，事業者の同意を得ているときは，少なくとも 2 月に 1 回）作業場等を巡視し，作業方法又は衛生状態に有害のおそれがあるときは，直ちに，労働者の健康障害を防止するため必要な措置を講じなければならない．

① 衛生管理者が行う巡視の結果．

② 上記のほか，労働者の健康障害を防止し，又は労働者の健康を保持するために必要な情報であって，衛生委員会又は安全衛生委員会における調査審議を経て事業者が産業医に提供することとしたもの．

わかるわかる！ 産業医の役割増加と定期巡視の回数

▶近年，過重労働による健康障害の防止やメンタルヘルス対策等の重要性が増す中，産業医に求められる役割も変化し，権限も強化され，対応すべき業務は増加している．

▶このような中，これらの対策のための情報収集にあたり，職場巡視とそれ以外の手段を組み合わせることも有効と考えられることから，毎月，一定の情報が事業者から産業医に提供される場合には，産業医の定期巡視の頻度を"2 箇月に 1 回"にすることを可能にした（平成 29 年 6 月施行の法改正）．

(8) 代理者

産業医の代理者については，選任の義務はない．

(9) 総括安全衛生管理者等に対する勧告，指導若しくは助言（則 14 条）

産業医は，上記 (5) 項①の a ～ i に掲げる事項について，総括安全衛生管理者に対して勧告し，又は衛生管理者に対して指導し，若しくは助言することができる．

わかるわかる！ 産業医の立場

▶産業医は，総括安全衛生管理者の指揮下には入らない．むしろ，勧告する立場にある．

▶また，事業者に対しても必要な勧告をすることができる立場にある（前ページ (4) 項）．

過去出題問題

1（　）常時 50 人以上の労働者を使用する事業場の事業者は，産業医を選任しなければならない．

2（　）「常時 2 000 人を超える」労働者を使用する事業場では，産業医を 2 人以上選任しなければならない．

類題 a（　）「常時 3 000 人を超える」では？

3（　）常時 1 000 人以上の労働者を使用する事業場では，その事業場に専属の産業医を選任しなければならない．

4（　）深夜業を含む業務に常時 500 人以上の労働者を使用する事業場で選任する産業医は，その事業場に専属の者でなければならない．

5（　）常時 500 人以上の労働者を使用する事業場又は深夜業を含む業務に常時 100 人以上の労働者を従事させる事業場では，その事業場に専属の産業医を選任しなければならない．

6（　）常時 300 人の労働者を使用する事業場において，その事業場に専属の者ではないが，一定の要件を満たす開業医を産業医として選任している．

7（　）産業医の選任報告書は，産業医を選任すべき事由が発生した日から 14 日以内に選任し，所轄労働基準監督署長に提出しなければならない．

8（　）産業医は，労働者の健康管理等を行うのに必要な医学に関する知識について一定の要件を備えた医師のうちから選任しなければならない．

9（　）事業者は，選任した産業医に，労働者の健康管理等を行わせなければならない．

10（　）産業医は，労働者の健康を確保するため必要があると認めたときは，事業者に対し，労働者の健康管理等について必要な勧告をすることができる．

11（　）産業医の職務として「衛生教育」に関することは，法令に定められている．ただし，医学に関する専門的知識を必要とするものに限るものとする．

類題 a（　）「作業環境の維持管理」では？
b（　）「安全衛生に関する方針の表明」では？
c（　）「作業の管理」では？
d（　）「労働者の健康障害の原因の調査及び再発防止のための措置」では？
e（　）「健康教育，健康相談その他労働者の健康の保持増進を図るための措置に関すること」では？

12（　）産業医は，「少なくとも毎月 1 回」作業場等を巡視し，作業方法又は衛生状態に有害のおそれがあるときは，直ちに，必要な措置を講じなければならない．

類 題 a（ ）「少なくとも3月に1回」では？

解 答

1	○	2	×	a	○	3	○	4	○	5	×	6	○
7	○	8	○	9	○	10	○	11	○	a	○	b	×	c	○
d	○	e	○	12	○	a	×						

解 説

2 ▶ 常時3 000人を超える労働者を使用する事業場では，産業医を2人以上選任しなければならない（則13条）．

5 ▶ 常時1 000人以上の労働者を使用する事業場又は深夜業を含む業務に常時500人以上の労働者を従事させる事業場では，その事業場に専属の産業医を選任しなければならない．

1.6 衛生推進者（法12条の2，則12条の2，則12条の3）

(1) 非工業的業種（金融・保険・商店・飲食店等（本編1.3節（1）項（3ページ））で，常時10人以上50人未満の労働者を使用する事業場では，衛生推進者を選任しなければならない．

(2) 衛生推進者を選任すべき事由が発生した日から14日以内に選任しなければならないが，所轄労働基準監督署長への報告書を提出する義務はない．その代わり，衛生推進者の氏名を作業場の見やすい箇所に掲示する等により関係労働者に周知させなければならない．

(3) 衛生推進者の資格免許は存在しない．当該業務を担当するために必要な能力を有すると認められる者のうちから選任する．

(4) 衛生推進者は，事業場に専属の者を選任する．ただし，労働安全コンサルタント又は労働衛生コンサルタントを衛生推進者として選任する場合は，当該コンサルタントは専属でなくてもよい．

わかるわかる! 安全衛生推進者

▶安全衛生推進者は，前記の非工業的業種以外（すなわち，屋外・工業的業種又は屋内・工業的業種）の事業場において選任が必要である．ほかの要件は（2）項，（3）項，（4）項と同じである．

過去出題問題

1（　）常時50人以上の労働者を使用する事業場の事業者は，安全衛生推進者又は衛生推進者を選任しなければならない．

2（　）安全衛生推進者の選任については，所轄労働基準監督署長に報告が義務づけられている．

3（　）「常時30人の労働者を使用する銀行」において，衛生管理者は選任していないが，衛生推進者を1人選任している．

類題　a（　）「常時40人の金融業」では？

解答	1	×	2	×	3	○	a	○

解説

1 ▶ 常時10人以上50人未満の労働者を使用する事業場の事業者である（則12条の2）．

2 ▶ 報告は義務づけられていない．

1.7 衛生委員会（法18条等）

(1) 常時50人以上の労働者を使用する事業場（業種を問わず，すべての業種で）では，衛生委員会を設けなければならない（令9条）．

(2) 衛生委員会は次の事項を調査審議し，事業者に対し意見を述べるものとする（法18条）．

① 労働者の健康障害を防止するための基本となるべき対策に関すること．

② 労働者の健康の保持増進を図るための基本となるべき対策に関すること．

③ 労働災害の原因及び再発防止対策で，衛生に係るものに関すること．

④ 前3号に掲げるもののほか，労働者の健康障害の防止及び健康の保持増進に関する重要事項としての付議事項が定められている．その主なものとして次の6つを示す（則22条）．

a. 衛生に関する規程の作成に関すること．

b. 危険性又は有害性等の調査及びその結果に基づき講ずる措置のうち，衛生に係るものに関すること．

c.　衛生に関する計画の作成，実施，評価及び改善に関すること．

d.　長時間にわたる労働による労働者の健康障害の防止を図るための対策の樹立に関すること．

e.　労働者の健康の保持増進を図るため必要な措置の実施計画の作成に関すること．

f.　労働者の精神的健康の保持増進を図るための対策の樹立に関すること．

(3) 衛生委員会の委員は，次の者をもって構成する．ただし，①の者である委員は，1人とする（法18条）．

① 総括安全衛生管理者又は左記以外の者で当該事業場においてその事業の実施を統括管理する者若しくはこれに準ずる者のうちから事業者が指名した者

② 衛生管理者のうちから事業者が指名した者

③ 産業医のうちから事業者が指名した者

④ 当該事業場の労働者で，衛生に関し経験を有するもののうちから事業者が指名した者

⑤ 衛生委員会の議長は，①の委員がなるものとする．

⑥ 事業者は，①の委員以外の委員の半数については，当該事業場に労働組合があるときはその労働組合（労働組合がないときは労働者の過半数を代表する者）の推薦に基づき指名しなければならない．

わかるわかる!　衛生委員会の委員

▶衛生委員会の議長には，(3)項①の者がなるものと決まっており，互選によって選ばれるわけではない．

▶衛生管理者や産業医に選任されている者全員が，必ずしも委員にならなくてもよいが，少なくとも各1人は必ず委員にならなくてはならない．

(4) 作業環境測定士の指名について

事業者は，当該事業場の労働者で，作業環境測定を実施している作業環境測定士である者を衛生委員会の委員として指名することができる．

わかるわかる!　作業環境測定士の指名

▶社員である作業環境測定士については，委員に指名してもよいし，指名しなくてもよい（要するに，必ず指名しなければならないというものではない）．また，社員でない作業環境測定士は委員に指名できない．

(5) 衛生委員会の運営は次のように行う（則 23 条）.

① 事業者は, 衛生委員会を毎月 1 回以上開催するようにしなければならない.

② 事業者は, 委員会における議事で重要なものに係る記録を作成して, これを 3 年間保存しなければならない.

③ 事業者は, 衛生委員会の開催の都度, 遅滞なく, 委員会の議事の概要を, 書面の交付等一定の方法によって労働者に周知させなければならない.

わかるわかる! **衛生委員会設置報告**

▶衛生委員会を設置したときは, その設置報告書を所轄労働基準監督署長に提出する必要はない（そもそも「設置報告書」などというものはない）.

(6) 安全衛生委員会（法 19 条）

安全委員会及び衛生委員会を設けなければならないときは, それぞれの委員会の設置に代えて, 安全衛生委員会を設置することができる.

過去出題問題

1（ ）常時 50 人以上の労働者を使用する事業場は, 衛生委員会又は安全衛生委員会を設けなければならない.

2（ ）衛生委員会及び安全委員会の設置に代えて安全衛生委員会として設置することはできない.

類題 a（ ）衛生委員会と安全委員会を兼ねて安全衛生委員会として設けることはできない.

3（ ）衛生委員会は, 工業的業種の事業場では常時 50 人以上, 非工業的業種の事業場では常時 100 人以上の労働者を使用する事業場において設置しなければならない.

4（ ）「衛生推進者の選任」に関することは, 衛生委員会の付議事項として法令に規定されている.

類題 a（ ）「長時間にわたる労働による労働者の健康障害の防止を図るための対策の樹立」では？

b（ ）「労働者の精神的健康の保持増進を図るための対策の樹立に関すること」では？

5（ ）衛生委員会には, すべての衛生管理者を委員としなければならない.

6（　）衛生委員会の委員の総数は，事業場で常時使用する労働者数に応じて定められている.

7（　）事業場に労働者の過半数で組織する労働組合がないとき，衛生委員会の議長以外の委員の半数については，労働者の過半数を代表する者の推薦に基づき指名しなければならない.

8（　）衛生委員会の議長を除く全委員は，事業場の労働組合又は労働者の過半数を代表する者の推薦に基づき指名しなければならない.

9（　）事業場に専属ではないが，衛生管理者として選任している労働衛生コンサルタントを，衛生委員会の委員として指名することはできない.

10（　）産業医のうちから事業者が指名した者を衛生委員会の委員としなければならない.

11（　）事業場の規模にかかわらず，事業場に専属でない産業医を，衛生委員会の委員として指名することはできない.

12（　）総括安全衛生管理者の選任を要しない事業場では，総括安全衛生管理者ではないが，当該事業場においてその事業の実施を統括管理する者を，衛生委員会の議長となる委員として指名することができる.

13（　）衛生委員会の議長となる委員は，総括安全衛生管理者又は総括安全衛生管理者以外の者で事業場においてその事業の実施を統括管理する者若しくはこれに準ずる者のうちから事業者が指名した者である.

14（　）衛生委員会の議長は，衛生管理者のうちから事業者が指名しなければならない.

15（　）衛生委員会の委員とすることができる産業医は，事業場に専属の者でなければならない.

16（　）衛生委員会は，「6月に1回」，開催するようにしなければならない.

類題 a（　）「1月に1回」では？

17（　）衛生委員会の議事で重要なものに係る記録を作成し，3年間保存しなければならない.

18（　）当該事業場の労働者で，作業環境を実施している作業環境測定士を衛生委員会の委員として指名している.

19（　）法定の作業環境測定の対象となる作業場を有する事業場では，作業環境測定を委託している作業測定機関の作業環境測定士を，衛生委員会の委員として指名することができる.

20（　）衛生委員会の開催状況は，所轄労働基準監督署長に報告を義務づけられている.

解答		1	○	2	×	a	×	3	×	4	×	a	○	b	○
5	×	6	×	7	○	8	×	9	×	10	○	11	×	12	○
13	○	14	×	15	×	16	×	a	○	17	○	18	○	19	×
20	×														

解説

2 ▶安全衛生委員会として設置することができる．

3 ▶業種の如何にかかわらず，常時50人以上の労働者を使用する事業場において設置しなければならない．

4 ▶衛生推進者は常時10人以上50人未満の事業場で選任が必要（法12条）であり，一方，衛生委員会は常時50人以上の事業場で設けるものであるため，そもそも関係がない．

5 ▶衛生管理者のうちから事業者が指名した者である（法18条）．

6 ▶委員の総数については，定められていない．

8 ▶議長以外の委員の半数については，労働組合（労働組合がないときは労働者の過半数を代表する者）の推薦に基づき，事業者が指名しなければならない．なお，残りの半分は事業者が指名した者（労働組合の推薦不要）でよい．

9 ▶衛生委員会の委員は，衛生管理者のうちから事業者が指名することができることになっているので，その事業場に専属ではない労働衛生コンサルタントでも衛生管理者であれば指名することができる．

11▶事業場に専属でない産業医（例えば開業医）でも衛生委員会の委員に指名することができる．

14▶議長は，総括安全衛生管理者又は総括安全衛生管理者以外の者で当該事業場においてその事業の実施を統括管理するもの若しくはこれに準ずる者のうちから事業者が指名した者と定められている（法18条）．

15▶産業医のうちから事業者が指名した者を衛生委員会の委員とすればよい．専属の必要はない（法18条）．

16▶衛生委員会は，毎月1回以上開催するようにしなければならない（則23条）．

19▶当該事業場の労働者でない作業環境測定士は，衛生委員会の委員に指名することはできない．

20▶義務づけられていない（このような定めはない）．

1.8 衛生管理者等に対する教育等（法 19 条の 2）

事業者は，事業場における安全衛生の水準の向上を図るため，安全管理者，衛生管理者，安全衛生推進者，衛生推進者その他労働災害の防止のための業務に従事する者に対し，これらの者が従事する業務に関する能力の向上を図るための教育，講習等を行い，又はこれらを受ける機会を与えるように努めなければならない．

過去出題問題

1（　）常時 50 人以上の労働者を使用する事業場の事業者は，衛生管理者等の能力向上を図るための教育，講習等を行い，又はこれらを受ける機会を与えるように努めなければならない．

解　答　1　○

1.9 作業主任者（法 14 条）

① 高圧室内作業その他の政令で定めるものについては，都道府県労働局長の免許を受けた者又は都道府県労働局長の指定する者が行う技能講習を修了した者のうちから，当該作業の区分に応じて，作業主任者を選任し，その者に当該作業に従事する労働者の指揮その他の事項を行わせなければならない．

＊労働衛生関係の作業主任者を表にまとめると，次のようになる．

□ 表 4 □

作業の区分	作業主任者名称	資格名称
高圧室内作業	高圧室内作業主任者	高圧室内作業主任者免許
エックス線作業	エックス線作業主任者	エックス線作業主任者免許
ガンマ線透過写真作業	ガンマ線透過写真作業主任者	ガンマ線透過写真作業主任者免許
有機溶剤作業	有機溶剤作業主任者	有機溶剤作業主任者技能講習修了者
特定化学物質作業	特定化学物質作業主任者	特定化学物質及び四アルキル鉛等作業主任者技能講習修了者
第 1 種酸素欠乏危険作業	酸素欠乏危険作業主任者	酸素欠乏危険作業主任者技能講習修了者
第 2 種酸素欠乏危険作業		酸素欠乏・硫化水素危険作業主任者技能講習修了者
鉛作業	鉛作業主任者	鉛作業主任者技能講習修了者
四アルキル鉛作業	四アルキル鉛等作業主任者	特定化学物質及び四アルキル鉛等作業主任者技能講習修了者
石綿作業	石綿作業主任者	石綿作業主任者技能講習修了者

わかるわかる! **免許・技能講習修了者**

▶「免許」とは，高圧室内作業主任者試験のように国家試験に合格した者がもらえる資格である．

▶「技能講習修了者」とは，例えば有機溶剤の場合，有機溶剤作業主任者技能講習会に出席し2日間の講義を受講した後，修了試験に合格した場合にもらえる資格である．

② 作業主任者の選任が必要な作業と不要な作業を表5に示す．

□ 表5 □

No.	選任必要	No.	選任不要
1	有機溶剤作業	1	特定粉じん作業
2	特定化学物質作業	2	騒音場所における作業
3	鉛作業	3	レーザー光線を扱う作業
4	高圧室内作業	4	廃棄物焼却炉に関する作業
5	酸素欠乏危険場所における作業	5	チェーンソーを用いて行う立木の伐木・造材
6	石綿作業	6	潜水作業
7	エックス線装置を扱う作業	7	アーク溶接作業
8	ガンマ線照射装置での透過写真	8	有機溶剤，特定化学物質試験研究のために扱う作業
		9	自然換気が不十分な場所におけるはんだ付け作業

わかるわかる! **作業主任者選任の要・不要**

▶有機溶剤作業は「有機溶剤中毒予防規則」，特定化学物質作業は「特定化学物質障害予防規則」といった「特別規則」があるし，かつ，作業主任者の選任も必要である．このことから，規則がある作業に関しては，作業主任者の選任が必要であると覚えるとよい（ただし，特定粉じん作業のみは「粉じん障害防止規則」という「特別規則」があるが，唯一の例外として粉じん作業主任者というものがない）．

▶騒音場所における作業やレーザー光線を扱う作業などに関する「特別規則」というものはないし，作業主任者の選任も必要ない．このことから，規則がない作業に関しては，作業主任者の選任が不要であると覚えるとよい．

③ 事業者は，作業主任者を選任したときは，当該作業主任者の氏名及びその者に行わせる事項を作業場の見やすい箇所に掲示する等により関係労働者に周知させなければならない（則18条）．

なお，「作業主任者の選任報告書」は，所轄労働基準監督署長に提出する必要はない（選任報告書などというものはない）．

過去出題問題

1（ ）「陶磁器製造工程において原料を混合する作業」を行うとき，法令上，作業主任者を選任しなければならない.

類題 a（ ）「超音波により金属製品を洗浄する作業」では？

b（ ）「試験研究業務としてキシレンを取り扱う作業」では？

c（ ）「自然換気が不十分な場所におけるはんだ付けの作業」では？

d（ ）「ドライアイスを使用している冷蔵庫の内部における作業」では？

e（ ）「特定化学物質を製造する作業」では？

f（ ）「高圧室内作業」では？

g（ ）「水深 10 m 以上の場所における潜水作業」では？

h（ ）「レーザー光線により金属を加工する作業」では？

i（ ）「強烈な騒音を発する作業」では？

j（ ）「屋内作業においてアーク溶接をする作業」では？

k（ ）「酒類を入れたことのある醸造槽の内部における作業」では？

l（ ）「セメント製造工程においてセメントを袋詰めする作業」では？

m（ ）「試験研究業務としてベンゼンを取り扱う作業」では？

2（ ）石綿作業主任者を選任したときは，所轄労働基準監督署長に報告することが義務づけられている.

解答

1	×	a	×	b	×	c	×	d	○	e	○	f	○
g	×	h	×	i	×	j	×	k	○	l	×	m	×	2	×

解説

1▶陶磁器製造工程において原料を混合する作業は特定粉じん作業であるが，粉じん作業主任者そのものが存在しない.

1a▶超音波による作業は，超音波作業主任者そのものが存在しない.

1b▶キシレンは第 2 種有機溶剤等であるが，試験研究業務として取り扱う作業では有機溶剤作業主任者の選任は不要.

1c▶自然換気が不十分な場所においてはんだ付けを行う作業は，鉛作業主任者の選任は不要.

1d▶（注：設問の作業は，酸素欠乏危険場所における作業に該当する作業であるので，酸素欠乏危険作業主任者の選任が必要.）

1g▶潜水作業主任者そのものが存在しない.

1h▶レーザー光線作業主任者そのものが存在しない.

1i▶騒音作業主任者そのものが存在しない.

1j▶アーク溶接作業主任者そのものが存在しない.

1k▶（注：設問の作業は，酸素欠乏危険場所における作業に該当するので，酸素欠乏危険作業主任者の選任が必要.）

1l▶セメント製造工程においてセメントを袋詰めする作業は特定粉じん作業であるが，粉じん作業主任者そのものが存在しない.

1m▶ベンゼンは特定化学物質であるが，試験研究業務として取り扱う作業では特定化学物質作業主任者の選任は不要.

2▶作業主任者を選任したときは，所轄労働基準監督署長に報告することが義務づけられていない.

1.10 安全衛生管理体制のまとめ

□表6□

	総括安全衛生管理者	衛生管理者	産業医	衛生推進者	作業主任者
事業場規模	① 100人以上 ② 300人以上 ③ 1 000人以上	50人以上	50人以上	10人以上 50人未満	規模に関係なし
選任人数	1人	50人以上 →1人以上 200人超 →2人以上 500人超 →3人以上 1 000人超 →4人以上 2 000人超 →5人以上 3 000人超 →6人以上 （なお，500人超で，かつ有害業務に30人以上の事業場は，衛生管理者のうち，1人は衛生工学衛生管理者の選任が必要）	50人以上 →1人以上 3 000人超 →2人以上	（定めなし） 当然 1人以上	選任を要する作業場ごとに1人以上
専属	（定めなし）	原則専属（2人以上選任を要するときは，うち1人はコンサルタントで可）	1 000人以上又は有害業務に500人以上の事業場は専属必要	原則専属（コンサルタントを選任する場合は専属不要）	（定めなし）

□ 表 6（つづき）□

	総括安全衛生管理者	衛生管理者	産業医	衛生推進者	作業主任者
専任	(定めなし)	・1 000 人超 又は ・500 人超で有害業務に 30 人以上	(定めなし)	(定めなし)	(定めなし)
選任期間	14 日以内	14 日以内	14 日以内	14 日以内	(定めなし)
選任報告	必要	必要	必要	不要	不要
代理者	必要	必要	(定めなし)	(定めなし)	(定めなし)
巡視義務	(定めなし)	少なくとも毎週 1 回	少なくとも毎月 1 回	(定めなし)	(定めなし)
資格要件	(定めなし)	免許	医師で必要な医学に関する知識について一定の要件を備えた者	実務経験者又は講習修了者	免許又は技能講習修了者

1.11 機械等に関する規制

機械等については，特に危険な作業を要する機械であるボイラー，クレーン，エレベーター等の 8 つの機械等が「特定機械等」として定められている．これらは，製造時検査や性能検査等の特に厳しい検査を必要としている．

本節で述べる機械等は，それらの特に危険な「特定機械等」には該当しないが，それら特定機械等に次ぐ「危険又は有害な作業を要する機械等」として定められたものであり，これらについても譲渡制限や検定，定期自主検査等の規制がなされている．

(1) 譲渡等の制限（法 42 条）

厚生労働大臣が定める規格を具備しなければ，譲渡し，貸与し，又は設置してはならない．その中で，労働衛生関係では次のものがある（令 13 条）．

① ろ過材及び面体を有する防じんマスク

② 防毒マスク（一酸化炭素用，アンモニア用，亜硫酸ガス用，有機ガス用，ハロゲンガス用）

③ 再圧室（本編 9.2 節 (3) 項（143 ページ））

④ 潜水器

⑤ 特定エックス線装置

⑥ 工業用ガンマ線照射装置

⑦ 排気量 40 cm^3 以上の内燃機関を内蔵するチェーンソー

なお，特定エックス線装置とは，定格管電圧が10 kV以上の装置をいう．

⑧　電動ファン付き呼吸用保護具

わかるわかる!　送気マスク等は譲渡等の制限に該当しない

送気マスク，防音保護具，空気呼吸器，防振手袋，化学防護服は，これに該当しないので注意．

(2) 検定

①　検定には，個別検定と型式検定の2種類がある．個別検定は1個ごとの機械等について合否の検定を行うものである．一方，マスク等のように大量生産するものについては，サンプルにて合否を検定すればよい．これを型式検定という（法44条，法44条の2）．

②　労働衛生関係で，個別検定を要するものはないが，型式検定を要するものは，防じんマスクと防毒マスクと電動ファン付き呼吸用保護具の3つである（令14条の2）．

③　型式検定を受けた者は，合格した型式のマスクを製造し，又は輸入したときは，見やすい箇所（防じんマスクはろ過材・面体ごとに，使い捨て防じんマスクは面体ごとに，防毒マスクは吸収缶及び面体ごとに，それぞれ見やすい箇所）に型式検定合格標章を付さなければならない（法44条の2，検定則1条）．

わかるわかる!　型式検定

▶型式検定は，国家検定であるが，実際は代行機関である産業安全技術協会等が行っている．

▶機械等の型式ごとに行われる検定であり，検定に合格すれば，その型式に対して「型式検定合格証」が交付され，合格証に記載された有効期間の間（マスクは5年間）は，その型式の機械等を（数に制限なく）製造又は輸入することができる．一方，マスクの面体やろ過材等には，「型式検定合格標章」を付さなければならないことになっている．

(3) 定期自主検査（法45条）

①　異常を事前に発見するため，定期に自主検査を行わなければならない．

②　労働衛生関係で，定期自主検査を行わなければならない機械等の例を表7に示す（令15条）．

③　1年（特定化学設備は2年，ガンマ線照射装置は1月）を超える期間使用しない設備等については，その期間中は，定期自主検査を行う必要はない．

④　自主検査を行ったときは，次の6つの事項を記録し，これを3年間保存しなければならない．

「検査年月日」，「検査方法」，「検査箇所」，「検査の結果」，「検査を実施した者の氏名」，「検査の結果に基づいて補修等の措置を講じたときはその内容」．

⑤　自主検査の記録は，所轄労働基準監督署長へ提出しなくてもよい（保存するだけでよい）．

□表7□

No.	設備等	自主検査の期間
1	局所排気装置，プッシュプル型換気装置	1年以内ごとに1回
2	除じん装置	1年以内ごとに1回
3	排ガス処理装置	1年以内ごとに1回
4	排液処理装置	1年以内ごとに1回
5	特定化学設備	2年以内ごとに1回
6	ガンマ線照射設備	1月以内ごとに1回

わかるわかる! **定期自主検査**

▶定期自主検査とは，文字どおり，定期的に（通常1年以内ごと）かつ自主的に（行政官庁による検査ではなくて，自社内で自主的に）行う検査である．その代わり検査記録の保存が義務づけられている．

▶自主検査の検査項目は法令で定められている．例えば，有機溶剤の局所排気装置では有機則20条により，フード，ダクト及びファンの摩耗，腐食，くぼみ，その他損傷の有無及びその程度等が法定実施項目として7項目定められている．

▶「全体換気装置」については，定期自主検査は定められていない．

過去出題問題

1（　）「潜水器」は厚生労働大臣が定める規格を具備しなければ，譲渡し，貸与し，又は設置してはならない．

類題　a（　）「再圧室」では？

b（　）「送気マスク」では？

c（　）「特定エックス線装置」では？

d（　）「ろ過材及び面体を有する防じんマスク」では？

e（　）「防音保護具」では？

f（ ）「防振手袋」では？

g（ ）「工業用ガンマ線照射装置」では？

h（ ）「化学防護服」では？

i（ ）「電動ファン付き呼吸用保護具」では？

j（ ）「排気量 40 cm^3 以上の内燃機関を内蔵するチェーンソー」では？

k（ ）「空気呼吸器」では？

2（ ）防じんマスクは面体及びろ過材に，型式検定合格標章の付されたものを使用しなければならない．

3（ ）「透過写真撮影用ガンマ線照射設備の定期検査は，２年以内ごとに１回」行わなければならない．

類 題 a（ ）「粉状の酸化チタンを袋詰めする屋内の作業場に設けた局所排気装置」では？

b（ ）「シアン化ナトリウムを含む排液の排液処理装置」では？

c（ ）「粉状の鉱石を袋詰めする場所の局所排気装置に設けた除じん装置」では？

d（ ）「アーク溶接を行う屋内作業場に設置した全体換気装置」では？

e（ ）「エタノールを使用する作業場所の局所排気装置」では？

f（ ）「トルエンを使用する場所の作業場所の局所排気装置」では？

g（ ）「フェノールを取り扱う特定化学設備」では？

h（ ）「木工用丸のこ盤の局所排気装置」では？

i（ ）「鉛化合物を製造する工程において鉛等の溶融を行う屋内の作業場所に設置した局所排気装置」では？

j（ ）「トルエンを用いて洗浄を行う屋内の作業場所に設置したプッシュプル型換気装置」では？

k（ ）「塩化水素を取り扱う特定化学設備」では？

4（ ）「ジクロロメタンを用いて洗浄業務を行う屋内の作業場所に設けたプッシュプル型換気装置」は法令に基づく定期自主検査の対象とされている．

類 題 a（ ）「手持ち式動力工具を用いて金属の研磨作業を行う屋内作業場に設けた全体換気装置」では？

b（ ）「セメントを袋詰めする屋内の作業箇所に設けた局所排気装置の除じん装置」では？

c（ ）「硫酸を含有する排液用に設けた排液処理装置」では？

d（ ）「硫酸ジメチルを取り扱う屋内の作業場所に設けた局所排気装置の排ガス処理装置」では？

e（ ）「一酸化炭素を含有する気体を排出する製造設備の排気筒に設けた排ガ

ス処理装置」では？

f（ ）「アンモニアを使用する作業場所に設けたプッシュプル型換気装置」では？

g（ ）「屋内の，フライアッシュを袋詰めする箇所に設けたプッシュプル型換気装置」では？

5（ ）定期自主検査実施結果報告書は，所轄労働基準監督署長への提出が義務づけられている．

6（ ）局所排気装置等の定期自主検査の記録は，3年間保存しなければならない．

7（ ）定期自主検査の結果に基づき補修等の措置を講じたときは，その内容についても記録しなければならない．

8（ ）1年を超える期間使用しない局所排気装置については，その期間中は定期自主検査を行う必要はない．

解答															
		1	○	a	○	b	×	c	○	d	○	e	×	f	×
g	○	h	×	i	○	j	○	k	×	2	○	3	×	a	×
b	×	c	×	d	×	e	×	f	×	g	○	h	×	i	×
j	×	k	○	4	○	a	×	b	○	c	○	d	○	e	×
f	×	g	○	5	×	6	○	7	○	8	○				

解説

3▶ 透過写真撮影用ガンマ線照射設備は，1月以内ごとに1回である（法45条）．

3a▶ 粉状の酸化チタンを袋詰めする屋内の作業は，特定粉じん作業であり，1年以内ごとに1回である．

3b▶ シアン化ナトリウムは特化物第2類物質であり，1年以内ごとに1回である．

3c▶ 除じん装置は，1年以内ごとに1回である．

3d▶ 全体換気装置の定期自主検査は，実施すること自体が定められていない．

3e▶ エタノールは有機溶剤規則の適用外の物質であるため，この局所排気装置は法の対象外となる．

3f▶ トルエンは第2種有機溶剤であり，この定期自主検査は1年以内ごとに1回である．

3g▶（注：フェノールは，特化物第3類物質である．）

3h▶ 木工で発生する粉じんは，粉じん則の対象外であるため，局所排気装置自体が法の対象外となる．

3i ▶ 鉛化合物を製造する工程において鉛等の溶融を行う屋内の作業場所に設置した局所排気装置の定期自主検査は1年以内ごとに1回である.

3j ▶ トルエンを用いて洗浄を行う屋内の作業場所に設置したプッシュプル型換気装置は,1年以内ごとに1回である.

4 ▶ (注:ジクロロメタンは特化物第2類物質(特別有機溶剤)であり,このプッシュプル型換気装置は,対象とされている.)

4a ▶ 全体換気装置は,対象とされていない.

4b ▶ (注:セメントを袋詰めする屋内作業は,特定粉じん作業である.)

4d ▶ (注:硫酸ジメチルは特化物第2類物質である.)

4e ▶ 一酸化炭素は,特化物第3類物質であり,排ガス処理を義務づけられている特定の4物質(116ページ)に該当しないため一酸化炭素の排ガス処理装置を設置していても定期自主検査の義務はない.

4f ▶ アンモニアは,特化物第3類物質であり,プッシュプル型換気装置の設置は義務づけられていない.

5 ▶ 提出を要しない(法45条,その代り,3年間の保存が義務づけられている.)

1.12 有害物に関する規制

(1) 製造等の禁止(法55条)

労働者に重度の健康障害を生ずる8物質は,製造し,輸入し,譲渡し,提供し,又は使用してはならない.ただし,試験研究のため製造し,輸入し,又は使用する場合で,あらかじめ都道府県労働局長の許可を受けたときは,この限りでない.

① 黄りんマッチ
② ベンジジン及びその塩
③ ベーター-ナフチルアミン及びその塩
④ 石綿(石綿分析用試料等を除く)
⑤ 4-アミノジフェニル及びその塩
⑥ 4-ニトロジフェニル及びその塩
⑦ ビス(クロロメチル)エーテル
⑧ ベンゼンを含有するゴムのりで,その含有するベンゼンの容量が当該ゴムのりの溶剤の5%を超えるもの

わかるわかる! 製造等禁止の例外

▶ 8物質は，重度の健康障害を生ずるものであるため，原則製造等禁止となっている．例外として試験研究の場合のみ，あらかじめ都道府県労働局長の許可を受けていればOKとなる．

わかるわかる! その塩

▶「その塩」は「そのえん」と読む．塩とは，酸の水素原子が金属と置換された形の物質をいう．それゆえ，「ベンジジン及びその塩」とは，ごくわかりやすくいえば，「ベンジジンそのもの及びベンジジンを母体としているが化学式の一部が異なっている物質」といえる．

(2) 製造の許可（法56条）

労働者に重度の健康障害を生ずるおそれのある次の7物質を製造しようとする者は，あらかじめ，厚生労働大臣の許可を受けなければならない．

① ジクロルベンジジン及びその塩
② アルファ-ナフチルアミン及びその塩
③ 塩素化ビフェニル（別名PCB）及びその塩
④ オルト-トリジン及びその塩
⑤ ベリリウム及びその化合物
⑥ ジアニシジン及びその塩
⑦ ベンゾトリクロリド

わかるわかる! 製造許可物質

▶製造許可物質である上記の7物質は，「特定化学物質第1類物質」そのものである（詳細は，本編5.1節（112ページ））．

(3) 表示等（法57条）

爆発性の物，発火性の物，引火性の物その他の労働者に危険を生じるおそれのある物若しくは健康障害を生ずるおそれのある物でベンゼン等政令で定めるもの及び製造許可物質を，容器に入れるか又は包装をして，譲渡又は提供する者は，その容器又は包装に次の事項（①～⑦）を表示しなければならない．ただし，その容器又は包装のうち，主として一般消費者の生活の用に供するためのものについては，この限りでない．

① 名称
② 成分

③ 人体に及ぼす作用

④ 貯蔵又は取扱い上の注意等

⑤ 表示をする者の氏名（法人にあっては，その名称），住所及び電話番号

⑥ 注意喚起語

⑦ 労働者に注意を喚起するための標章

わかるわかる! 標章等の表示

▶注意喚起語（「危険」又は「警告」という語のこと）や標章（絵表示）もラベルに表示しなければならない．標章の例として右図に示す．

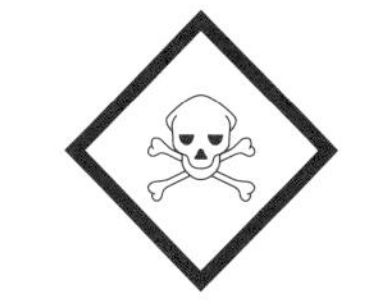

□ 急性毒性（高毒性）□

(4) 文書の交付等（SDS）（法 57 条の 2）

① 労働者に危険若しくは健康障害を生ずるおそれのある物で政令で定めるもの又は表示等を必要とする物（以下，この条において「通知対象物」という）を譲渡し，又は提供する者は，文書の交付等により通知対象物に関する次の事項を，譲渡し，又は提供する相手方に通知しなければならない．ただし，主として一般消費者の生活の用に供される製品として通知対象物を譲渡し，又は提供する場合はこの限りでない．

この文書を SDS（Safety Data Sheet）という．

② 通知しなければならない事項のうち，代表的な 7 つを例示する．

a. 名称

b. 成分及びその含有量

c. 物理的及び化学的性質

d. 人体に及ぼす作用

e. 貯蔵又は取扱い上の注意

f. 流出その他の事故が発生した場合において，講ずべき応急の措置

g. 通知を行う者の氏名，住所及び電話番号

③ SDS は，健康に対する有害性を有する化学物質だけでなく，爆発性等の危険性のある化学物質も対象とされている．

④ SDS に記載する「人体に及ぼす作用」としての化学物質の有害性は急性毒性，慢性毒性，皮膚腐食性･刺激性，発がん性，生殖毒性などが含まれる．

⑤　危険有害性を有する化学物質等を容器に入れて譲渡し，又は提供する場合，SDSを交付するからといって，容器には名称のみを表示するだけではいけない．名称のほかに，成分，注意喚起語，人体に及ぼす作用などの表示が必要である．

⑥　SDSは，化学物質に関する重要な情報が記載されている文書なので，常時作業場の見やすい場所に掲示，又は備えつける等の方法により労働者が利用できるようにすることが重要である．

⑦　SDSは，すべての作業環境で生じる状況を網羅する情報として提供されるものではないが，職場における化学物質管理のための重要な情報の1つである．

(5) 表示対象物や通知対象物の有害性の調査（リスクアセスメント）（法57条の3）

①　事業者は，表示対象物及び通知対象物による危険性又は有害性等を調査しなければならない．これは「化学物質のリスクアセスメント」と呼ばれ，実施することが義務づけられている．

化学物質のリスクアセスメントについては，第2編第2章（218ページ）に詳細を記している．

わかるわかる!　健康障害を及ぼす順にランク分け

▶化学物質は，現在約7万物質もあるが，健康障害を及ぼす順にランク分けをすると，1ランクは「重度の健康障害あり（有効なばく露対策が困難）」で，製造等の禁止物質に指定されている8物質．

▶2ランクは「健康障害多発（特にリスクの高い業務あり）で，特化則での規制物質（第1類の製造等許可物質から第3類まですべて）と有機則での規制物質（第1種から第3種まですべて）と鉛則と四アルキル鉛則での規制物質のすべてで，現在合計121物質．

▶3ランクは「健康障害発生（使用量や使用法によってリスクあり）」と指定されている552物質．2ランクと3ランクを合計すると673物質（平成30年12月現在であり，年々増加する）．

▶その他は，圧倒的に多い「健康障害のおそれのない又は未確認」の物質である．これらすべてを合計して約7万物質となる．

わかるわかる! 表示対象物，通知対象物とリスクアセスメントの対象物

▶化学物質が約７万物質もある中で，表示対象物や通知対象物（SDS の交付）やリスクアセスメントの義務づけをされている物質は何か？

　この３つには，それぞれが全く同じ化学物質が指定されており，それは，２ランクと３ランクに該当するすべての化学物質である．

▶１ランクの物質は，製造等の禁止物質であり，通常，人が扱うことがない物質のため，この項では適用外となる．

(6) 新規化学物質（法 57 条の 3）

新規化学物質を製造，又は輸入しようとする事業者は，原則として，あらかじめ，厚生労働大臣の定める基準に従って有害性の調査（当該新規化学物質が労働者の健康に与える影響についての調査をいう）を行い，当該新規化学物質の名称，有害性の調査の結果，その他の事項を厚生労働大臣に届け出なければならない．

過去出題問題

1（　）「アルファ-ナフチルアミン及びその塩やジクロルベンジジン及びその塩」は，製造し，輸入し，譲渡し，提供し，又は使用することが禁止されている物質である．

類題
a（　）「ペンタクロルフェノール及びそのナトリウム塩」では？
b（　）「ベーター-ナフチルアミン及びその塩」では？
c（　）「ジクロルベンジジン及びその塩」では？
d（　）「オルト-トリジン及びその塩」では？
e（　）「五酸化バナジウム」では？
f（　）「三酸化砒素」では？
g（　）「シアン化水素」では？
h（　）「ベリリウム及びその化合物」では？
i（　）「4-アミノジフェニル及びその塩」では？
j（　）「塩素化ビフェニル及びその塩」では？
k（　）「石綿」では？
l（　）「ベンジジン及びその塩」では？
m（　）「オルトフタロジニトリル」では？

2（　）「ベリリウム化合物」を製造しようとするとき，厚生労働大臣の許可を受けなければならない．

類題 a（　）「エチレンオキシド」では？

b（　）「オルト-フタロジニトリル」では？

c（　）「ジクロルベンジジン」では？

d（　）「ベンゾトリクロリド」では？

e（　）「ベータ-プロピオラクトン」では？

f（　）「ジアニシジン」では？

g（　）「アルファ-ナフチルアミン」では？

h（　）「砒素化合物」では？

3（　）SDSは，健康に対する有害性を有する化学物質だけが対象とされており，爆発性等の危険性を有する物質は対象とされていない．

4（　）SDSの記載内容は，化学物質等の「名称」，「成分及びその含有量」，「人体に及ぼす作用」，「貯蔵又は取扱い上の注意」等の項目についての情報である．

5（　）SDSに記載する「人体に及ぼす作用」としての化学物質の有害性は，「急性毒性」，「慢性毒性」及び「発がん性」に限られている．

6（　）SDSは，化学物質に関する重要な情報が記載されている文書なので，厳重に保管し，回覧できる者を限定する．

7（　）SDSは，化学物質等の危険有害性についての詳細なデータであり，すべての作業環境で生じる状況を網羅する情報として提供するものである．

8（　）SDSの対象となる化学物質等を容器に入れて譲渡し，又は提供する場合，SDSを交付すれば，容器には名称のみを表示すればよい．

解答		1	×	a	×	b	○	c	×	d	×	e	×	f	×
g	×	h	×	i	○	j	×	k	○	l	○	m	×	2	○
a	×	b	×	c	○	d	○	e	×	f	○	g	○	h	×
3	×	4	○	5	×	6	×	7	×	8	×				

解説

1▶いずれの物質も，特化物第1類物質であり，製造許可物質である（法56条）．

a，e，f，g，m▶いずれも特化物第2類物質である．

c，d，h，j▶いずれも特化物第1類物質であり，製造許可物質である．

2▶（注：製造等の許可物質は，特化物第1類物質のみが該当する．したがってそれ以外の物質は製造等許可物質でない）．

2a▶エチレンオキシドは，特化物第2類物質である．

2b▶ オルト-フタロジニトリルは，特化物第2類物質である．

2e▶ ベータ-プロピオラクトンは，特化物第2類物質である．

2h▶ 砒素化合物は，特化物第2類物質である．

3▶ SDSは，健康に対する有害性を有する化学物質だけでなく，爆発性等の危険性のある化学物質も対象とされている．

5▶ SDSに記載する「人体に及ぼす作用」としての化学物質の有害性の範囲は，「急性毒性」,「慢性毒性」及び「発がん性」に限られていない．このほかに,「皮膚腐食性・刺激性」,「生殖毒性」などがある．

6▶ SDSは，化学物質に関する重要な情報が記載されている文書なので，常時作業場の見やすい場所に掲示し，又は備え付ける等の方法により労働者が利用できるようにすることが重要である．

7▶ SDSは，化学物質等の危険有害性についての詳細なデータであり，職場の通常の作業環境で生じる状況を網羅する情報として提供するものである．設問の，すべての作業環境で生じる状況を網羅する情報ではない．

8▶ 危険有害性を有する化学物質等を容器に入れて譲渡し，又は提供する場合，SDSを交付するからといって，容器には名称のみを表示するだけではいけない．名称のほかに，成分，注意喚起語，人体に及ぼす作用などの表示が必要である（法57条）．

1.13 安全衛生教育

(1) 雇入れ時等の教育（法59条，則35条）

① 労働者を雇い入れ，又は労働者の作業内容を変更したときは，当該労働者に対し，遅滞なく，次の事項のうち当該労働者が従事する業務に関する安全又は衛生のため必要な事項について，教育を行わなければならない．

ただし，非工業的業種（3ページ表1）の事業場の労働者については，a～dまでの事項についての教育を省略することができる．

a. 機械等，原材料等の危険性又は有害性及びこれらの取扱い方法に関すること，

b. 安全装置，有害物抑制装置又は保護具の性能及びこれらの取扱い方法に関すること．

c.　作業手順に関すること．

d.　作業開始時の点検に関すること．

e.　当該業務に関して発生するおそれのある疾病の原因及び予防に関すること．

f.　整理，整頓及び清潔の保持に関すること．

g.　事故時等における応急措置及び退避に関すること．

h.　前各号に掲げるもののほか，当該業務に関する安全又は衛生のために必要な事項．

② 十分な知識及び技能を有していると認められる労働者については，当該事項についての教育を省略することができる．

③ 雇入れ時や作業内容変更時の教育の議事録については，保管義務は定められていない．

④ 短期間の雇用契約の者でも，雇入れ時の教育は行わなければならない．

⑤ 雇入れ時の安全衛生教育は，業種の規模に関係なく（少人数の規模でも）行わなければならない．

わかるわかる! **雇入れ時等の教育に関する省略事項**

▶ a ～ d までの事項は，主に安全作業をするための教育であるため，重大災害の発生が少ない金融業や警備業などの「非工業的業種」（本編 1.3 節（1）項（3 ページ））では，省略することができる．

▶ e ～ h までの事項は，安全衛生の一般的，かつ普遍的な内容であるため，いずれの業種でも省略できない．

(2) 特別教育（法 59 条 3 項，則 36 条）

① 危険又は有害な業務で，次の業務等に労働者を就かせるときは，当該業務に関する安全又は衛生のための特別の教育（以下，「特別教育」という）を行わなければならない．

労働衛生関係のうち，主要なものは次のとおり．

a.　作業室及び気閘（こう）室へ送気するための空気圧縮機を運転する業務．

b.　高圧室内作業に係る作業室への送気の調節を行うためのバルブ又はコックを操作する業務．

c.　気閘室への送気又は気閘室からの排気の調整を行うためのバルブ又はコックを操作する業務．

d.　潜水作業者への送気の調節を行うためのバルブ又はコックを操作する業務.

e.　再圧室を操作する業務.

f.　高圧室内作業に係る業務.

g.　四アルキル鉛等業務.

h.　酸素欠乏危険場所における作業に係る業務.

i.　エックス線装置又はガンマ線照射装置を用いて行う透過写真の撮影の業務.

j.　特定粉じん作業に係る業務.

k.　廃棄物の焼却施設においてばいじん及び焼却灰等を取り扱う業務.

l.　石綿等が使用されている建築物又は工作物の解体等の作業や石綿等の封じ込め又は囲い込みの作業に係る業務.

m.　チェーンソーを用いて行う立木の伐木・造材の業務.

② 特別教育の科目の全部又は一部について十分な知識及び技能を有していると認められる労働者については，当該科目についての特別教育を省略することができる.

③ 事業者は，特別教育を行ったときは，当該特別教育の受講者，科目等の記録を作成して，これを3年間保存しておかなければならない.

④ 特別教育は，最初に業務に就くときに行えばよくて，定期的に行わなくてもよい.

わかるわかる！ 特別教育

▶②の十分な知識及び技能を有していると認められる者とは，上級の資格（免許又は技能講習修了）を有する者，ほかの事業場において当該業務に関しすでに特別教育を受けた者，当該業務に関し職業訓練を受けた者等が該当するとされている.

▶したがって，上記以外の者で，上記のａ～ｍの業務を行おうとする労働者は全員特別教育を受けなければならない.

▶厚生労働省告示の「特別教育規程」にて，科目，範囲，時間が定められているため，講師が勝手に教育内容を決定することはできない.

▶安全衛生教育のうち，記録の保存義務があるのは，「特別教育」だけである点に注意.

わかるわかる! **作業主任者を要する作業と特別教育を要する作業（混同しないように！）**

□ 表 8 □

○…必要

No.	作業名	作業主任者	特別教育
1	酸素欠乏危険場所	○	○
2	エックス線装置又はガンマ線照射装置での透過写真	○	○
3	特定粉じん作業	×	○
4	有機溶剤	○	×
5	特定化学物質	○	×
6	鉛	○	×
7	騒音場所	×	×
8	高圧室内作業	○	○
9	高圧室内作業に係る作業室への送気の調節を行うためのバルブ又はコックを操作する業務	×	○
10	チェーンソーを用いて行う立木の伐木・造材作業	×	○
11	石綿等が使用されている建築物等の解体作業等	○	○

(3) 職長等教育（法 60 条）

事業者は，下記の政令で定める業種で，新たに職務に就くこととなった職長その他の作業中の労働者を直接指導又は監督する者（作業主任者を除く）に対し，次の事項について，安全又は衛生のための教育を行わなければならない．

a. 作業方法の決定及び労働者の配置に関すること．
b. 労働者に対する指導又は監督の方法に関すること．
c. 労働災害を防止するため必要な事項．
d. 作業設備及び作業場所の保守管理に関すること．
e. 異常時等における措置に関すること．
f. 危険性又は有害性等の調査及びその結果に基づく措置に関すること．
g. その他現場監督者として行うべき労働災害防止活動に関すること．

＊政令で定める業種とは（令 19 条）

① 建設業

② 製造業

ただし，次に掲げるものは職長教育を行う義務はない．

a. 食料品・たばこ製造業
b. 繊維工業
c. 衣服その他の繊維製品製造業
d. 紙加工品製造業
e. 新聞業，出版業，製本業及び印刷物加工業

③ 電気業

④　ガス業

⑤　自動車整備業

⑥　機械修理業

わかるわかる！　職長等教育

▶この職長等教育は，労働災害の比較的多い業種を特定し，新たに職長クラス（班長・主任等．事業場によって呼称が異なる）に就任する者を対象として，安全衛生教育を行うべきことを定めたものである．

過去出題問題

1　雇入れ時の安全衛生教育について，

(1)（　）労働者を雇い入れたときは，従事させる業務に関する安全衛生教育を行わなければならない．

(2)（　）「機械等の取扱い方法」については，金融業において省略することができる教育科目である．

類題　a（　）「従事させる業務に関して発生するおそれのある疾病の予防」では？

b（　）「作業手順」では？

c（　）「清潔の保持」では？

(3)（　）事故時等における応急措置に関することについては，業種にかかわらず教育事項とされている．

(4)（　）非工業的業種の事業場では，従事させる業務に関して発生するおそれのある疾病の原因及び予防に関する教育を省略することができる．

(5)（　）従事させる業務に関して発生するおそれのある疾病の原因及び予防に関することについては，業種にかかわらず教育事項とされている．

(6)（　）特定の業種に属する事業場では，作業手順に関することについての教育を省略することができる．

(7)（　）「百貨店など各種商品小売業」の事業場においては，作業手順に関することについての教育を省略することができる．

類題　a（　）「旅館業」では？

(8)（　）警備業の事業場においては，教育事項のうち，作業開始時の点検に関することについては省略することができる．

(9)（　）教育が必要とする事項について，十分な知識及び技能を有していると認められる労働者については，当該事項についての教育を省略することができる.

(10)（　）同一業種のほかの事業場に勤務した経歴のある労働者については，雇入れ時の安全衛生教育を行わなくてもよい.

(11)（　）事業者は，雇入れ時の安全衛生教育について，記録を作成し，一定期間保存しなければならない.

(12)（　）3月以内の期間を定めて雇用する労働者については，危険又は有害な業務に従事する者を除き，教育を省略することができる.

(13)（　）常時使用する労働者数が10人未満の事業場であっても，教育を省略することはできない.

(14)（　）衛生管理者を選任しなければならない事業場では，衛生管理者に教育を行わせなければならない.

(15)（　）労働者の作業内容を変更したときは，当該労働者に対し，その従事する業務に関する安全衛生教育を行わなければならない.

2（　）「特定粉じん作業に係る業務」に労働者を就かせるときは，特別教育を行わなければならない.

類題

a（　）「再圧室を操作する業務」では？

b（　）「赤外線又は紫外線にさらされる業務」では？

c（　）「酸素欠乏危険場所における作業に係る業務」では？

d（　）「高圧室内作業に係る業務」では？

e（　）「強烈な騒音を発する場所における業務」では？

f（　）「エックス線装置を用いて行う透過写真撮影の業務」では？

g（　）「水深10m以上の場所における潜水業務」では？

h（　）「ボンベからの給気を受けて行う潜水業務」では？

i（　）「チェーンソー以外の振動工具を取り扱う業務」では？

j（　）「チェーンソーを用いて行う造材の業務」では？

k（　）「削岩機，チッピングハンマー等チェーンソー以外の振動工具を取り扱う業務」では？

l（　）「廃棄物焼却炉を有する廃棄物の焼却施設において，ばいじん及び焼却灰その他の燃え殻を取り扱う業務」では？

m（　）「有害物を含む排液処理の業務」では？

n（　）「超音波にさらされる業務」では？

o（　）「第一種有機溶剤等を用いて行う有機溶剤業務」では？

p（　）「石綿等が使用されている建築物の解体の作業に係る業務」では？

q（ ）「人力により重量物を取り扱う業務」では？

r（ ）「特定化学物質を用いて行う滅菌の業務」では？

s（ ）「手持式動力工具を用いて行う粉じん作業に係る業務」では？

t（ ）「ガンマ線照射装置を用いて行う透過写真撮影の業務」では？

3（ ）特別の教育の科目について十分な知識及び技能を有していると認められる労働者に対しては，その科目についての教育を省略することができる．

4（ ）安全衛生のための特別の教育を行ったときは，その受講者，科目等の記録を作成し，3年間保存しなければならない．

5（ ）特別教育実施報告書は，所轄労働基準監督署長への提出が義務づけられている．

6（ ）労働者に対する指導又は監督の方法に関することは，特別教育における最も重要な科目である．

7（ ）新たに職務に就くこととなった職長に対しては，事業場の業種にかかわらず，一定の事項について，安全衛生教育を行わなければならない．

解答		1(1)	○	(2)	○	a	×	b	○	c	×	(3)	○	(4)	×
(5)	○	(6)	○	(7)	×	a	×	(8)	○	(9)	○	(10)	×	(11)	×
(12)	×	(13)	○	(14)	×	(15)	○	2	○	a	○	b	×	c	○
d	○	e	×	f	○	g	×	h	×	i	×	j	○	k	×
l	○	m	×	n	×	o	×	p	○	q	×	r	×	s	×
t	○	3	○	4	○	5	×	6	×	7	×				

解説

1(4) ▶非工業的業種の事業場では，省略できる事項があるが，設問の事項に関しては省略できない（則35条）．

1(7) ▶百貨店などの各種商品小売業は，「非工業的業種」に該当しない．したがって省略できる教育事項はない．

1(10) ▶必要とする事項について，十分な知識及び技能を有していると認められる労働者については，当該事項についての教育を省略することができるとされているが，同一業種のほかの事業場に勤務した経歴のある労働者が，すべての科目においてこれに該当するとは限らないので誤り（則35条）．

1(11) ▶雇入れ時の教育記録の保存については，義務づけられていない．

1(12) ▶短期間の雇用契約の者でも，雇入れ時の教育は行わなければならない（則

35条).

1(13) ▶ (注:雇入れ時の安全衛生教育で省略できるケースは,2つしかなくて,「十分な知識及び技能を有している」ケースと,「業種による」ケースだけである.)

1(14) ▶ このような定めはない.

2g ▶ 水の深さにかかわらず,潜水業務は特別教育を行わなくてもよい.

2h ▶ 設問の業務は,潜水業務であるので潜水士免許が必要であり,特別教育を行わなくてもよい.

2i ▶ チェーンソー以外の振動工具の取扱いの業務は,特別教育を行わなくてもよい.

5 ▶ 特別教育の実施報告書の提出は,義務づけられていない.その代わり,3年間保存が義務である.

6 ▶ 設問の科目は,職長等教育の科目である.

7 ▶ 職長等教育は,政令で定められた業種に限り,一定の事項について,安全教育を行わなければならない.なお,政令で定められた業種とは建設業,製造業(一部の業種を除く),電気業,ガス業などである.

1.14 作業環境測定

(1) 作業環境測定(法65条,法65条の2)

① 事業者は,有害な業務を行う屋内作業場その他の作業場で,政令で定めるもの(下記(2)項①)について,必要な作業環境測定を行い,及びその結果を記録し,原則3年間保存(粉じんの作業環境測定は7年間保存)しなければならない.

② 作業環境測定は,厚生労働大臣の定める作業環境測定基準に従って行わなければならない.

③ 都道府県労働局長は,作業環境の改善により労働者の健康を保持する必要があると認めるときは,労働衛生指導医の意見に基づき,事業者に対し,作業環境測定の実施その他必要な事項を指示することができる.

④ 作業環境測定結果報告書は,所轄労働基準監督署長に提出する必要はない.

(2) 作業環境測定を行うべき作業場

① 上記(1)項①の政令で定めるものとは次のとおり(令21条).

a.　土石，岩石，鉱物，金属又は炭素の粉じんを著しく発散する屋内作業場

b.　暑熱，寒冷又は多湿の屋内作業場

c.　著しい騒音を発する屋内作業場

d.　坑内の作業場

e.　中央管理方式の空気調和設備（空気を浄化し，その温度，湿度及び流量を調節して供給することができる設備をいう）を設けている建築物の室で，事務所の用に供されるもの

f.　放射線業務（エックス線装置の使用等）を行う作業場

g.　特定化学物質（第１類及び第２類）を製造し，又は取り扱う屋内作業場

h.　鉛業務（遠隔操作によって行う隔離室におけるものを除く）を行う屋内作業場

i.　酸素欠乏危険場所において作業を行う場合の当該作業場

j.　有機溶剤（第１種及び第２種）を製造し，又は取り扱う屋内作業場

k.　石綿等を取り扱い，若しくは試験研究のため製造する屋内作業場

②　作業環境測定が義務づけられている作業場に該当するもの（○で表示）と該当しないもの（×で表示）を例示する（則587条，則588条，令21条）．

a.　鉱物，金属を精錬する屋内作業場（○)…暑熱作業場

b.　鉱物，金属又はガラスを溶解する業務，又は加熱する業務を行う屋内作業場（○)…暑熱作業場

c.　陶磁器，レンガ等を焼成する業務を行う屋内作業場（○)…暑熱作業場

d.　溶融金属の運搬又は鋳込みの業務を行う屋内作業場（○)…暑熱作業場

e.　熱源を用いる乾燥室により物を乾燥する業務を行う屋内作業場（○)…暑熱作業場

f.　多量のドライアイス等を取り扱う業務を行う屋内作業場（○）…寒冷作業場

g.　冷蔵庫，製氷機，冷凍庫等で，その内部で作業を行うもの（○)…寒冷作業場

h.　紡績又は織布の作業を行う屋内作業場で，給湿を行うもの（○)…多湿作業場

i.　鋲打ち機，はつり機等，高圧空気により駆動される機械を取り扱う屋内作業場（○)…騒音作業場

j.　ロール機，圧延機による金属の圧延又は板曲げ等を行う屋内作業場（○)

…騒音作業場

k. 動力により駆動されるハンマーを使用し金属の鍛造を行う屋内作業場（○）…騒音作業場

l. トリクロロエチレンを用いて金属の洗浄を行う屋内作業場（○）…特定化学物質第２類（特別有機溶剤）屋内作業場

m. 飼料の貯蔵のために使用しているサイロの内部における作業（○）…酸素欠乏危険場所

n. 塩化水素，アンモニアを扱う屋内作業場（×）…特定化学物質第３類屋内作業場

o. セメントを袋詰めする屋内作業場（○）…粉じん作業場（特定粉じん作業）

p. レーザー光線を使用する作業（×）…義務づけられていない

わかるわかる！ 作業環境測定

▶作業環境測定を行わなければならない作業場は，要するに，暑い・寒い・湿っぽい・騒がしい・粉まみれ・放射能・酸欠・有害物質（有機溶剤・特化物・鉛・石綿）・坑内・空調室である．

(3) 作業環境測定の測定の種類，測定回数，測定記録の保存期間についてのまとめ

□表９□

作業環境測定を行うべき作業場		測定の種類	測定回数	記録の保存
①特定粉じん作業が行われる屋内作業場		空気中の粉じん濃度，遊離けい酸含有率	6月に1回	7年
②暑熱，寒冷又は多湿		気温，湿度，ふく射熱	半月に1回	3年
③騒音		等価騒音レベル	6月に1回	3年
④坑内	1. 炭酸ガスが停滞する作業場	炭酸ガス濃度	1月に1回	3年
	2. 28℃を超える作業場	気温	半月に1回	3年
	3. 通気設備のある作業場	通気量	半月に1回	3年
⑤空気調和設備		一酸化炭素濃度，二酸化炭素濃度，室温，外気温，相対湿度	2月に1回	3年
⑥放射線業務	1. 放射線業務を行う管理区域	外部放射線による線量率	1月に1回	5年
	2. 放射性物質取扱い作業室	空気中の放射性物質の濃度	1月に1回	5年
⑦特定化学物質（第1類及び第2類）		第1類又は第2類物質の空気中の濃度	6月に1回	3年（＊30年）
⑧一定の鉛業務		空気中の鉛濃度	1年に1回	3年

□ 表9（つづき）□

作業環境測定を行うべき作業場	測定の種類	測定回数	記録の保存
⑨酸素欠乏危険場所	第1種は，空気中の酸素濃度，第2種は，空気中の酸素濃度と硫化水素濃度	作業開始前ごと	3年
⑩有機溶剤（第1種及び第2種）	有機溶剤濃度	6月に1回	3年
⑪石綿等を取り扱う作業場，石綿等を試験研究のため製造する作業場	空気中の石綿濃度	6月に1回	40年
⑫廃棄物の焼却施設において焼却灰を取り扱う作業場	空気中のダイオキシン類の濃度	6月に1回	30年

＊⑦特定化学物質の保存期間30年については，特化物のうち「特別管理物質」が30年保存である.

＊上記のうち，①，⑥，⑦，⑧，⑩，⑪の測定は，作業環境測定士が行わなければならない.
⑨の測定は酸素欠乏作業主任者が行わなければならない.
それ以外の測定者は，法令で定められていない.

わかるわかる！ 測定回数

▶作業環境測定士が行うもの…6月に1回（ただし，放射線は1月に1回，鉛は1年に1回）

▶騒　音…6月に1回

▶空調室…2月に1回

▶坑　内…二酸化炭素は1月に1回，気温，湿度，通気量は半月に1回

過去出題問題

1（　）「チッパーによりチップする業務を行う等，著しい騒音を発する一定の屋内作業場」の作業環境測定は，6月以内ごとに1回行わなければならない.

類題

a（　）「特定化学物質等のうち，第2類物質を取り扱う屋内作業場」では？

b（　）「土石，岩石，鉱物，金属又は炭素の粉じんを著しく発散する一定の屋内作業場」では？

c（　）「第2種有機溶剤等を使用して塗装を行う屋内作業場」では？

d（　）「鉛ライニングの業務を行う屋内作業場」では？

e（　）「暑熱，寒冷又は多湿の屋内作業場」では？

f（　）「放射性物質取扱い作業室」では？

g（　）「常時特定粉じん作業を行う屋内作業場」では？

h（　）「鋳物工場で，型ばらし装置を用いて砂型を壊す箇所のある屋内作業場」では？

i（　）「非密封の放射性物質を取り扱う作業場」では？

j（ ）「放射線業務を行う作業場のうち管理区域に該当する部分」では？

k（ ）「鉛の製錬工程において鉛等を取り扱う屋内作業場」では？

2（ ）「放射性物質取扱い作業室における空気中の放射性物質の濃度測定」は法令に基づく作業環境測定の対象とされている.

類題 a（ ）「トリクロロエチレンを用いて洗浄の業務を行う屋内作業場における空気中のトリクロロエチレンの濃度測定」では？

b（ ）「ロール機による金属の圧延を行う屋内作業場における等価騒音レベル測定」では？

c（ ）「溶融ガラスからガラス製品を成型する業務を行う屋内作業場における空気中の粉じんの濃度測定」では？

d（ ）「通気設備が設けられている坑内の作業場における通気量測定」では？

e（ ）「溶融金属の運搬又は鋳込みの業務を行う屋内作業場」では？

f（ ）「鉛合金を製造する工程における鉛合金の溶融・鋳造の業務を行う屋内作業場」では？

g（ ）「トルエンを用いて有機溶剤業務を行う屋内作業場」では？

h（ ）「金属の表面処理のため硝酸を取り扱う屋内作業場」では？

i（ ）「陶磁器を製造する工程において，乾式で原料を混合する作業を常時行う屋内作業場」では？

j（ ）「鋲（びょう）打ち機，はつり機等圧縮空気により駆動される機械又は器具を取り扱う業務を行う屋内作業場」では？

3（ ）作業環境測定結果報告書を，所轄労働基準監督署長へ提出しなければならない.

解 答

		1	○	a	○	b	○	c	○	d	×	e	×	f	×
g	○	h	○	i	×	j	×	k	×	2	○	a	○	b	○
c	×	d	○	e	○	f	○	g	○	h	×	i	○	j	○
3	×														

解 説

1d ▶ 1年以内ごとに1回行わなければならない.

1e ▶ 半月以内ごとに1回行わなければならない.

1f ▶ 1月以内ごとに1回行わなければならない.

1h ▶（注：設問の作業環境測定は，粉じんの測定である.）

1i, j ▶ 1月以内ごとに1回行わなければならない.

1k ▶ 1年以内ごとに1回行わなければならない.

2c ▶ 粉じん作業の中で，作業環境測定の対象とされているのは，粉じん則25条により「特定粉じん作業が行われる屋内作業場」であるが，設問の作業場は，この作業場に該当しない（なお，ガラス工場の作業場で，粉じん測定を要する作業場は，「屋内の，原料を混合する箇所」である）.

2e ▶（注：設問は暑熱作業場であるので，作業環境測定の対象とされている.）

2g ▶（注：トルエンは，第2種有機溶剤であり，作業環境測定の対象とされている.）

2h ▶ 硝酸は，特化物第3類物質である. 作業環境測定の対象とされているのは，特化物第1類と第2類物質であり，第3類物質は対象とされていない.

2i ▶（注：設問は，特定粉じん作業であるので，作業環境測定の対象とされている.）

2j ▶（注：設問は，騒音作業であるので，作業環境測定の対象とされている.）

3 ▶ 作業環境測定結果報告書の提出は不要.

1.15 健康診断等

(1) 雇入れ時の健康診断（則43条）

① 事業者は，常時使用する労働者を雇い入れるときは，当該労働者に対し，医師による健康診断を行わなければならない.

ただし，医師による健康診断を受けた後，3月を経過しない者を雇い入れる場合は，その者が当該健康診断の結果を証明する書面を提出したときは，その提出した健診項目については，健康診断を行わなくてもよい.

② 健康診断項目は，40歳以上及び35歳の者が受ける定期健康診断項目（次項で記す）とほとんど同じであるが，異なる点は，雇入れ時の健康診断には「喀痰（かくたん）」の項目がないことのみである.

わかるわかる! 雇入れ時の健康診断

▶労働者を雇い入れる際に，その労働者が例えば2月前に健康診断を受け，その健康診断の結果を証明する書面を提出したときは，その健診項目については，健康診断を省略することができる.

▶雇入れ時の健康診断で，健診項目を省略できるのは上記のケースだけであり，通常の場合は省略できる項目はない（要するに，すべての健診項目を行わなければならない）．

▶学卒の若い者を雇い入れた場合でも，健診項目としては，定期健康診断における「40 歳以上の者及び 35 歳の者」を対象とした項目（ただし喀痰検査のみは不要）を受けなければならない．

(2) 定期健康診断（則 44 条）

事業者は，常時使用する労働者に対し，1 年以内ごとに 1 回（ただし，則 45 条で定める特定業務従事者は 6 月以内ごとに 1 回），定期に，表 10 の項目について医師による健康診断を行わなければならない．

なお, 健康診断を行う項目は, 表 10 に示すように年齢層によって大きく異なる．それは，若年層は，厚生労働大臣が定める基準に基づき医師の判断により健康診断を省略できる項目が多くあるからである．

□表 10□

	40 歳以上及び 35 歳の者（次の全項目を受けなければならない）	40 歳未満の者（35 歳を除く）が省略できる項目
①	既往歴・業務歴調査	（省略不可）
②	自覚症状及び他覚症状の有無の検査	（省略不可）
③	身長，体重，腹囲，視力及び聴力の検査（＊1）	・身長（20 歳以上），腹囲は省略できる ・聴力は他の方法でもよい（＊2） ・（体重と視力は省略不可）
④	胸部エックス線検査及び喀痰検査	・喀痰（胸部エックス線検査で病変のない者）は省略できる
⑤	血圧の測定	（省略不可）
⑥	貧血検査（血色素量，赤血球数）	・これら 4 項目は，省略できる．
⑦	肝機能検査（GOT, GPT, γ-GTP）	
⑧	血中脂質検査（LDL コレステロール，HDL コレステロール，　血清トリグリセライド（中性脂肪））	
⑨	血糖検査	
⑩	尿検査（尿中の糖及びたん白の有無の検査）	（省略不可）
⑪	心電図検査	・省略できる

（注）聴力の検査（1 000 ヘルツ及び 4 000 ヘルツの音に係る）は，年齢層による区分が次のように変則的である．

（＊1）聴力検査を受けなければならない者…45 歳以上及び 40 歳，35 歳の者

（＊2）医師が適当と認める方法（音叉の検査等）により行うことができる者…45 歳未満（40 歳と 35 歳を除く）の者

わかるわかる！ 定期健康診断

▶定期健診は，年齢層によって健診項目が大きく異なる．1 つは 40 歳以上＋35 歳の中高年グループで，もう 1 つはそれ以外の若年グループである（35 歳だけは，

節目の年齢ということで，中高年グループに入っている）．中高年グループは，全部の項目を受けなければならない．

▶一方，若年グループは，受けなくてもよい項目がけっこうたくさんある．表 10 の③身長・腹囲，④喀痰のほか⑥，⑦，⑧，⑨の血液検査及び⑪心電図検査といった，いわゆる生活習慣病（成人病）関連のものを受けなくてもよい．

▶聴力だけは，年齢層によるグループの分け方が異なっていることに注意．

なお，表 10 の注（＊2）欄に，45 歳未満（40 歳と 35 歳を除く）の者は医師が適当と認める方法として，音叉の検査等とされているが，音叉はあくまでも例示であって，実際的には，ほとんどの健診機関は音叉による検査をしていない．会話法で行っているのが普通である．すなわち，健診中に通常の会話ができれば，これをもって医師が適当と認める方法とし，あえて特別な検査をしていないことが普通．

(3) 特定業務従事者の健康診断（則 45 条）

① 事業者は，特定業務に常時従事する労働者に対し，

- 当該業務への配置替えの際
- 6 月以内ごとに 1 回，定期に

前記（2）項に掲げる項目（すなわち定期健康診断と同じ項目）について医師による健康診断を行わなければならない．

② この場合において，胸部エックス線検査及び喀痰検査の項目のみについては，1 年以内ごとに 1 回行えばよい．

③ 医師の判断により省略できる項目もある（詳細省略）．

④ 特定業務とは，本編 1.5 節（2）項（16 ページ）で記した有害業務と同一である．特に深夜業務が特定業務に該当することに留意．

わかるわかる! **特定業務従事者に対する健康診断**

▶特定業務は有害な業務であるので，これに従事している者は健康診断を 6 月ごとに 1 回として，回数を増やすことが趣旨である．

(4) 特定有害業務の健康診断（特殊健康診断という，法 66 条 2 項，法 66 条 3 項）

有害な業務に従事する労働者に対し，医師による特別の項目についての健康診断である．この健康診断は，次の 3 種類がある．

① 事業者は，下記の有害業務に常時従事する労働者（現在従事している）に対し，

- 雇入れの際
- 当該業務への配置替えの際

●その後所定期間以内ごとに1回（表11），定期に健康診断を行わなければならない（令22条1項，特化則39条1項）．

□表11□

特殊健康診断の対象業務	健診サイクル
有機溶剤業務	6月以内ごと
高圧室内業務・潜水業務	6月以内ごと
放射線業務	6月以内ごと（例外あり）
鉛業務	6月以内ごと（例外あり）
特定化学物質業務	6月以内ごと
四アルキル鉛業務	3月以内ごと
石綿業務	6月以内ごと

わかるわかる！ 特殊健康診断

▶(3)項の特定業務従事者の健康診断と混同しないこと．(4)項は，通称，特殊健康診断といい，対象者は表11の業務従事者である．

▶この有害業務に常時従事する労働者は，当然，この特殊健康診断と定期健康診断の両方を受けなければならない．

② 事業者は，下記の有害業務に，常時従事させたことのある労働者で，現に使用している労働者については，所定期間以内ごと（表12）に，定期に健康診断を行わなければならない（令22条2項，特化則39条2項）．

＊「常時従事させたことのある労働者で，現に使用している労働者」は，「過去に常時従事したことがあり，その会社に今も雇用されている労働者」という意味である．

□表12□

対象物質（例示），ほかに22物質あり	健診サイクル（原則）
ベンジジン及びその塩	6月以内ごと
ジクロルベンジジン及びその塩	6月以内ごと
クロム酸及びその塩	6月以内ごと
コールタール	6月以内ごと

わかるわかる！ 特定化学物質等の過去従事者の健診

▶過去従事者（かつ，現社員）に対する健診は，ベンジジン及びジクロルベンジジン等の特定化学物質のうち特別管理物質を扱った者を対象者としている．なお，特別管理物質とは，発がん性の物質をいう（本編5.1節(6)項（113ページ））．

▶特別管理物質が人体に遅発性効果の健康障害（発がん）を与えることから，当該物質に従事しないようになった後も，その後の経過を把握していく必要があるため，現社員に対しては引き続き健康診断を行っていこうというのが，この条文の趣旨である．

③　事業者は，下記に定める有害業務に，常時従事する労働者に対し，

- 雇入れの際
- 当該業務への配置替えの際
- 6 月以内ごとに 1 回，定期に

歯科医師による健康診断を行わなければならない（則 48 条）．

なお，有害業務とは次の物質を扱う業務である（令 22 条 3 項）．

塩酸，硫酸，硝酸，亜硫酸，弗化水素，黄りん，その他歯又はその支持組織に有害な物のガス，蒸気又は粉じんを発散する場所における業務．

わかるわかる!　歯科健診

▶これらの物質を吸入すると，歯や歯ぐきに有害であるため，定期的に歯科健診を行うものである．

わかるわかる!　特殊健康診断の整理

▶特殊健康診断には次の 3 種類がある．

①有害な業務で，有機溶剤業務等，政令で定めるものに従事する労働者に対し，医師による特別の項目についての健康診断．

②有害な業務で，特定化学物質のうち特別管理物質（発がん物質）に従事させたことのある労働者で，現に使用しているものに対しての，同様の健康診断．

③有害な業務で，塩酸等，政令で定めるものに従事する労働者に対し，歯科医師による健康診断．

(5) 海外派遣労働者の健康診断（則 45 条の 2）

①　労働者を本邦外の地域に 6 月以上派遣をしようとするときは，あらかじめ，当該労働者に対し，医師による健康診断を行わなければならない．

②　本邦外の地域に 6 月以上派遣した労働者を本邦の地域内における業務に就かせるとき（一時的に就かせるときを除く）は，当該労働者に対し，医師による健康診断を行わなければならない．

③　健康診断を行う項目は次のとおりである．

a.　本編 1.15 節 (2) 項（54 ページ）の定期健康診断の項目

b. 医師が必要と認める次の項目

- 腹部画像検査……この検査は胃部X線及び腹部超音波検査をいう.
- 血液中の尿酸の量の検査
- B型肝炎ウイルス抗体検査
- ABO式及びRh式の血液型検査……派遣前のみ行う.
- 糞便塗抹検査……派遣後のみ行う.

④ 本邦外の地域に労働者を派遣する際に行う健康診断では，定期健診などの法令に基づくほかの健康診断実施の日から6月間に限り，相当する項目を省略することができる.

⑤ 身長の検査及び喀痰検査については，医師が必要でないと認めるときは省略することができる.

(6) 給食従業員の検便（則47条）

事業に附属する食堂又は炊事場における給食の業務に従事する労働者に対し，その雇入れの際又は当該業務への配置替えの際，検便による健康診断を行わなければならない.

わかるわかる! 給食従業員の検便

▶検便による健康診断は，定期的に行わなくてもよい.

(7) 健康診断の記録の作成等（則51条）

事業者は，健康診断の結果に基づき，健康診断個人票を作成して，これを5年間保存しなければならない.

わかるわかる! 健康診断の保存結果

▶すべての健康診断について，健康診断個人票を作成し，これを原則5年間保存しなければならない.

▶例外として，特定化学物質のうち特別管理物質（発がん性物質）は，30年保存となっている（特化則40条）.

(8) 健康診断の結果についての医師等からの意見聴取（法66条の4）

① 健康診断の結果，その項目に異常所見が認められた労働者について，健康を保持するため必要な措置について事業者が医師又は歯科医師から行う意見聴取は，3月以内に行わなければならない.

② 聴取した医師又は歯科医師の意見を健康診断表に記載すること.

わかるわかる!　歯科医師からの意見聴取

▶歯を損ねる有害物質を扱う労働者を対象とした，歯科医師による健診がある．その結果，歯に異常所見がある者に対しては，歯科医師による意見聴取ということになる．そのため，条文には医師と歯科医師の両者が記載されているわけである．

(9) 健康診断実施後の措置（法66条の5）

事業者は，医師又は歯科医師の意見を勘案し，必要があると認めるときは，労働者の実情を考慮して，就業場所の変更，作業の転換，労働時間の短縮等の措置を講じなければならない．

(10) 保健指導等（法66条の7）

健康診断の結果，特に健康の保持に努める必要があると認められる労働者に対し，医師又は保健師による保健指導を行うように努めなければならない．

わかるわかる!　健康診断の事後措置

▶(8)項から(10)項は，健康診断の結果，異常所見がある者に対して，事業者が行わなければならない措置である．事業者は，ただ健康診断を行うだけでなく，(8)項のようにちゃんと異常所見等の状況を把握しておかなければならない．そして，程度のひどい者に対しては(9)項の措置を講じなければならない．ただし，このときは，対象となる労働者の意見を聞き，十分な話し合いを通じてその労働者の了解が得られるようにすることが大切である．

(11) 健康診断の結果の通知（法66条の6，則51条の4）

雇入れ時の健康診断，定期健康診断，特定業務従事者の健康診断，特定有害業務の健康診断（特殊健診），歯科医師による健康診断，海外派遣労働者の健康診断を受けた労働者に対し，遅滞なく，健康診断の結果を通知しなければならない．

わかるわかる!　労働者に対する健診結果の通知

▶特定有害業務の健診（該当する健診は本編1.15節（4）項 表11（56ページ））及び歯科健診についても，他の健診と同様に労働者に対し，結果の通知をしなければならない．

(12) 健康診断結果報告（則52条）

常時50人以上の労働者を使用する事業者は，健康診断（定期のものに限る）を行ったときは，遅滞なく，定期健康診断結果報告書（様式第6号）を所轄労働基準監督署長に提出しなければならない．

わかるわかる! 健康診断結果報告

▶常時 50 人以上の労働者を使用する事業者が，結果報告を要する健康診断とは，①定期健康診断，②特定業務従事者の健康診断，③歯科医師による健康診断である（雇入れ時の健診は，報告不要であるので，混同しないように！）.

▶なお，特定有害業務の健康診断（特殊健康診断）は，事業規模にかかわりなく，該当する労働者が 1 人でもいれば，健康診断を行い，結果報告をしなければならない.

(13) 健康診断実施後における事業者としての事後措置のまとめ

図 1 の健診実施後における事業者としての事後措置の流れを見てみよう.

● A 健康診断実施後→ B 健康診断個人票を作成→ C 健康診断を受診した全員に対して，健康診断結果の通知（異常所見のある者だけに通知ではない）. さらに，D だれが異常所見者であるかをチェック→ E 異常所見者に対し，健診後 3 月以内に医師又は歯科医師から意見聴取→ F この結果を健康診断個人票に記載→意見聴取した中で，G 必要な者には就業場所の変更などの措置をとる. また，異常所見のある者に対して，H 医師又は保健師による保健指導を受けさせる.

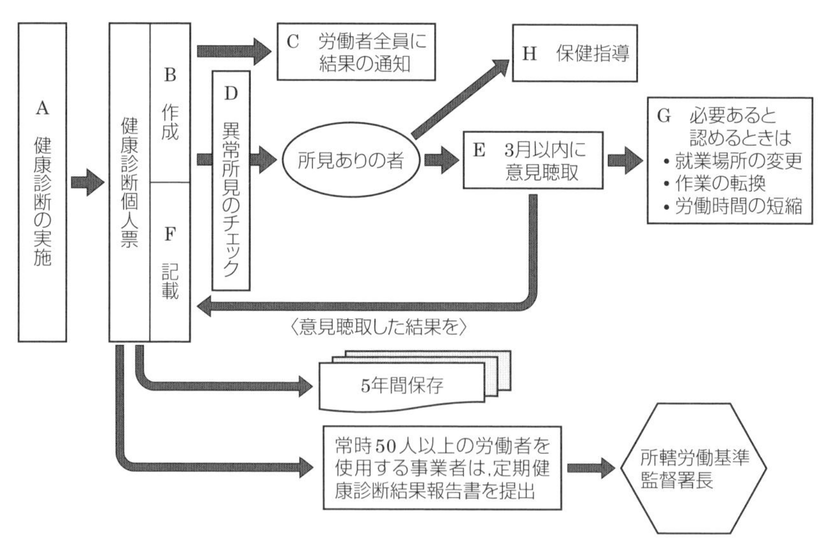

□ 図 1 健康診断実施後における事業者としての事後措置 □

- 健康診断個人票は，5年間保存する義務がある.
- 常時50人以上の労働者を使用する事業者は，定期健康診断結果報告書を，遅滞なく，所轄労働基準監督署長に提出しなければならない.

(14) 面接指導等（法66条の8，則52条の2～則52条の6）

① 事業者は，その労働時間の状況その他の事項が労働者の健康の保持を考慮して下記の要件に該当する労働者に対し，医師による面接指導を行わなければならない．なお，面接指導とは，問診その他の方法により心身の状況を把握し，これに応じて面接により必要な指導を行うことをいう.

- 要件に該当する労働者とは，休憩時間を除き1週間当たり40時間（法定労働時間）を超えて労働させた場合におけるその超えた時間が1月当たり80時間（以前は100時間であったが，平成31年4月施行の法改正により変更）を超え，かつ，疲労の蓄積が認められる者である.
- 超えた時間の算定は，毎月1回以上，一定の期日を定めて行わなければならない.
- 事業者は，超えた時間の算定を行ったときは，速やかに，超えた時間が1月当たり80時間を超えた労働者に対し，当該労働者に係る当該超えた時間に関する情報を通知しなければならない.

② 面接指導は，①の要件に該当する労働者の申出により行うものとする．申出があったときは事業者は遅滞なく行わなければならない．なお，産業医は，①の要件に該当する労働者に対して，面接指導の申出を行うよう勧奨することができる.

③ 労働者は，事業場の指定した医師による面接指導を希望しない場合は，他の医師の行う面接指導を受け，その結果を証明する書面を事業者に提出することができる.

④ 医師は，対象となる労働者の面接指導を行うにあたり，勤務の状況，疲労の蓄積の状況その他心身の状況について確認を行うものとする.

⑤ 事業者は，面接指導の結果に基づき，その記録を作成し，5年間保存しなければならない．この記録は，上記④に掲げる事項のほか，次に掲げる事項を記載したものでなければならない.

a. 実施年月日　b. 当該労働者の氏名　c. 面接指導を行った医師の氏名
d. 面接指導を行った医師の意見

⑥　事業者は，面接指導の結果に基づき，医師からの意見聴取を，面接指導が行われた後，遅滞なく行わなければならない．

わかるわかる！　面接指導

▶面接指導は，過重労働によって脳・心臓疾患が増悪したり，メンタルヘルス不全者が増加したりするのを防止するためのものである．

▶面接指導を行うのは，原則として事業者の指定する医師（産業医も含む）であり，対象となる労働者に対して面接指導を受けるための申出をするよう勧奨できるのは産業医である．混同しないこと．

過去出題問題

1（　）事業者は，3月を超えて使用する労働者を雇い入れるときは，当該労働者に対し，医師による健康診断を行わなければならない．ただし，医師による健康診断を受けた後，6月を経過しない者を雇い入れる場合において，その者が，当該健康診断の結果を証明する書面を提出したときは，当該健康診断の項目に相当する項目については，省略することができる．

類題　a（　）健康診断受診後6月を経過しない者が，その健康診断結果を証明する書面を提出したときは，雇入れ時の健康診断において相当する項目を省略することができる．

b（　）雇入れの6月前に医師による健康診断を受けた労働者に対して，法定のすべての項目について雇入れ時の健康診断を行わなければならない．

2（　）雇入れ時の健康診断及び定期の健康診断の項目には，既往歴，業務歴の調査及び腹囲が含まれる．

3（　）雇入れ時の健康診断では，厚生労働大臣が定める基準に基づき，医師が必要でないと認めるときは，「血圧の測定と心電図検査」を省略することができる．

類題　a（　）「身長，体重，心電図等の一定の検査項目」では？

4（　）雇入れ時の健康診断の項目には，腹囲の検査が含まれている．

5（　）雇入れ時の健康診断の項目には，1 000ヘルツ及び4 000ヘルツの音に係る聴力の検査が含まれている．

6（　）雇入れ時の健康診断項目とされていないものはどれか．

(1) 心電図検査

(2) 腹部画像検査

(3) 血色素量及び赤血球数の検査
(4) GOT，GPT 及び γ-GTP の検査
(5) LDL コレステロール，HDL コレステロール及び血清トリグリセライドの量の検査
(6) 血糖検査
(7) 血液中の尿酸の量の検査

7 (　) 労働安全衛生規則に基づく次の定期健康診断項目のうち，「厚生労働大臣が定める基準に基づき医師が必要でないと認めるときは省略することができるもの」に該当しない項目はどれか．
(1) 貧血検査
(2) 血圧の測定
(3) 心電図検査
(4) 肝機能検査
(5) 血中脂質検査
(6) 自覚症状及び他覚症状の有無の検査
(7) 身長
(8) 喀痰

8 (　) 定期健康診断の項目のうち，聴力の検査は，35 歳及び 40 歳の者並びに 45 歳以上の者に対しては，1 000 ヘルツ及び 4 000 ヘルツの音について行わなければならないが，その他の年齢の者に対しては，医師が適当と認める方法により行うことができる．

9 (　) 深夜業を含む業務に常時従事する労働者に対しては，6 月以内ごとに 1 回，定期に，健康診断を行わなければならないが，胸部エックス線検査は 1 年以内ごとに 1 回行えばよい．

10 (　) 塩酸の蒸気を発散する場所における業務に常時従事する労働者に対して行う，歯科医師による健康診断を 6 月ごとに 1 回，定期に行わなければならない．

11 (　) 次の物質のガス，蒸気又は粉じんを発散する場所における業務のうち，従事する労働者に対して歯科医師による健康診断を行わなくてもよいものはどれか．
(1) 塩酸，(2) 亜硫酸，(3) ノルマルヘキサン，(4) 黄りん，(5) 弗化水素，(6) 硫酸，(7) キシレン，(8) トリクロロエチレン，(9) シアン化カリウム，(10) ベンゼン，(11) アクリルアミド，(12) クロロホルム

12 (　) 本邦外の地域に 6 月以上派遣しようとする労働者に対し，医師による海外派遣労働者の健康診断を行わなければならない．

13（　）本邦外の地域に６月以上派遣した労働者を本邦の地域内の業務に就かせるとき（一時的な場合を除く）は，医師による海外派遣労働者の健康診断を行わなければならない．

14（　）海外派遣労働者の健康診断では，身長の検査及び喀痰検査については，厚生労働大臣が定める基準に基づき，医師が必要でないと認めるときは省略することができる．

15（　）海外派遣労働者に対し派遣前及び派遣後に行う健康診断において，医師が必要と認めた場合に派遣前の健康診断においてのみ行うこととされている項目は次のうちどれか．

(1) 血液中の尿酸の量の検査
(2) B 型肝炎ウイルス抗体検査
(3) 糞便塗抹検査
(4) ABO 式及び Rh 式の血液型検査
(5) 腹部画像検査

16（　）労働者を派遣する際に行う海外派遣労働者の健康診断では，法令に基づくほかの健康診断の実施の日から１年間に限り，相当する項目を省略することができる．

17（　）給食の業務に配置替えする労働者に対しては，検便による健康診断を行わなければならない．

18（　）雇入れ時の健康診断結果に基づく健康診断個人票は，５年間保存しなければならない．

19（　）事業者は，健康診断（雇入れ時，定期健康診断，特定業務従事者の健康診断，海外派遣労働者の健康診断）の結果に基づき作成した健康診断個人票を５年間保存しなければならない．

20（　）雇入れ時の健康診断の項目に異常の所見があると診断された労働者については，その結果に基づき，健康を保持するために必要な措置について，健康診断実施日から３月以内に，医師の意見を聴かなければならない．

21（　）定期健康診断の結果，その項目に異常所見が認められた労働者について，健康を保持するため必要な措置について事業者が医師又は歯科医師から行う意見聴取は，３月以内に行わなければならない．

22（　）健康診断の結果に基づき医師又は歯科医師から聴取した意見は，健康診断個人票に記載しなければならない．

23（　）医師又は歯科医師の意見を勘案し，必要があると認めるときは，労働者の実情を考慮して，就業場所の変更，作業の転換，労働時間の短縮等の措置を講じなければならない.

24（　）一般健康診断の結果，特に健康の保持に努める必要があると認める労働者に対し，医師又は保健師による保健指導を行うように努めなければならない.

25（　）定期健康診断を受けた「労働者に対しては，異常の所見が認められなかった者も含め」，遅滞なく，健康診断の結果を通知しなければならない.

類 題 a（　）「労働者のうち，無所見の者を除き，再検査を必要とする者及び異常の所見があると診断される者を対象として」では？

26（　）雇入れ時の健康診断の結果については，事業場の規模にかかわらず，所轄労働基準監督署長に報告する必要はない.

27（　）「常時 50 人以上」の労働者を使用する事業者は，定期健康診断を行ったとき，遅滞なく，定期健康診断結果報告書を所轄労働基準監督署長に提出しなければならない.

類 題 a（　）「常時 30 人以上」では？

28（　）面接指導とは，問診その他の方法により労働者の心身の状況を把握し，これに応じて面接により必要な指導を行うことをいう.

29（　）面接指導の対象となる労働者は，「深夜業に 1 月当たり 3 回以上従事し，かつ，1 週 40 時間を超えて労働した時間数が 1 月当たり 120 時間を超える者」である.

類 題 a（　）「休憩時間を除き 1 週間当たり 40 時間を超えて労働させた場合におけるその超えた時間が 1 月当たり 100 時間を超え，かつ，疲労の蓄積が認められる者」では？

30（　）面接指導は，面接指導の要件に該当する労働者の申出により行うこととされている．また，申出があったときは遅滞なく行わなければならない.

31（　）面接指導は，その対象となる労働者の上司の勧奨に基づき，医師が行うものである.

32（　）医師は，対象となる労働者の面接指導を行うに当たり，勤務の状況，疲労の蓄積の状況その他心身の状況について確認を行う.

33（　）労働者は，事業場の指定した医師による面接指導を希望しない場合は，他の医師の行う面接指導を受け，その結果を証明する書面を事業者に提出することができる.

34（　）面接指導を行う医師として事業者が指定することのできる医師は，当該事業場の産業医に限られる.

35（　）面接指導の結果に基づき，その記録を作成し，5 年間保存しなければならない.

36（ ）面接指導の結果は，健康診断個人票に記載しなければならない．

37（ ）事業者は，面接指導の結果に基づき，労働者の健康を保持するために必要な措置について，面接指導実施後遅滞なく，医師の意見を聴かなければならない．

38（ ）医師による面接指導の結果に基づく記録に記載しなければならない事項として「面接指導を行った医師の氏名」は定められている．

類題 a（ ）「面接指導を受けた労働者の氏名」では？

b（ ）「面接指導を受けた労働者の家族の状況」では？

c（ ）「面接指導を受けた労働者の疲労の蓄積の状況」では？

d（ ）「面接指導の結果に基づき，労働者の健康を保持するために必要な措置について医師から聴取した意見」では？

解答

		1	×	a	×	b	○	2	○	3	×	a	×
4	○	5	○	6	(2), (7)	7	(2), (6)	8	○	9	○	10	○
11	(3),(7),(8),(9),(10),(11),(12)	12	○	13	○	14	○	15	(4)	16	×	17	○
18	○	19	○	20	○	21	○	22	○	23	○	24	○
25	○	a	×	26	○	27	○	a	×	28	○	29	×
a	○	30	○	31	×	32	○	33	○	34	×	35	○
36	×	37	○	38	○	a	○	b	×	c	○	d	○

解説

1▶事業者は，常時使用する労働者を雇い入れるときは，…3月を経過しない者を雇い入れる場合…（則43条）．

3▶雇入れ時の健康診断で，健診項目を省略できるのは，設問1の解説文のケースのみであり，医師が必要でないと認めた項目を省略できるというものはない（全項目を行わなければならない．則43条）．

16▶本邦外の地域に労働者を派遣する際に…診断実施の日から6月間に限り…（則45条の2）．

29▶面接指導の対象となる労働者は，1週間当たり40時間（法定労働時間）を超えて労働し，その超えた時間が1月当たり80時間を超えていて，かつ，疲労の蓄積が認められる者をいう（法66条の8，則52条の2）．

31▶面接要件に該当する労働者の申出により，医師が行うものである．なお，当該労働者に対して面接指導の申出を行うよう勧奨することができるのは産業医である．上司の勧奨ではない．

34▶設問のような定めはない．

36▶面接指導の結果は，その記録（所定項目の記載が必要）を作成しなければならないが，健康診断個人票への記載は定められていない．

38b▶「面接指導を受けた労働者の家族の状況」の記載は定められていない．

1.16 ストレスチェック

(1) ストレスチェックの実施（法66条の10，則52条の9，則52条の10）

常時使用する労働者数が50人以上の事業場の事業者は，労働者に対して，医師，保健師又は厚生労働大臣が定める研修を修了した歯科医師，看護師，精神保健福祉士若しくは公認心理師（以下「医師等」という）により，1年以内ごとに1回，定期に，次に掲げる事項について，心理的な負担の程度を把握するための検査（ストレスチェック）を行わなければならない．なお，50人未満の事業場においては，当分の間，努力義務とされている．

a. 職場における当該労働者の心理的な負担の原因に関する項目（職場でのストレス）．

b. 心理的な負担による心身の自覚症状に関する項目（心身のストレス）．

c. 職場における他の労働者による当該労働者への支援に関する項目（職場のサポート）．

(2) ストレスチェックの結果の通知（法66条の10）

事業者は，検査を受けた労働者に対し，当該検査を行った医師等から当該検査の結果が通知されるようにしなければならない．この場合において，当該医師等は，あらかじめ当該検査を受けた労働者の同意を得ないで，当該労働者の検査の結果を事業者に提供してはならない．

(3) 面接指導（法66条の10，則52条の15，則52条の16）

① 事業者は，通知を受けた労働者であって，次のa.に掲げる労働者が医師による面接指導を受けることを希望する旨を申し出たときは，当該申出をした労働者に対し，遅滞なく医師による面接指導を行わなければならない．

a. 検査の結果，心理的な負担の程度が高く面接指導を受ける必要があると当該検査を行った医師等が認めた労働者

② 面接指導を受けることは当該労働者の申出に基づくものとされているた

め，申出をしないことも考えられる．この場合，検査を行った医師等から上記 a. に該当する労働者に対して申出を行うよう勧奨することができる．

(4) 面接指導結果の結果後の措置（法 66 条の 10，則 52 条の 18，則 52 条の 19）

① 事業者は，面接指導の結果に基づき，当該面接指導の結果の記録を作成し，これを 5 年間保存しなければならない．

② 事業者は，面接指導の結果に基づき，当該労働者の健康を保持するために必要な措置について，面接指導が行われた後，遅滞なく医師の意見を聴かなければならない．

④ 事業者は，面接指導を実施した医師から，遅滞なく就業上の措置に関する意見を聴取しなければならない．

⑤ 事業者は，医師の意見を勘案し，その必要があると認めるときは，当該労働者の実情を考慮して，就業場所の変更，作業の転換，労働時間の短縮，深夜業の回数の減少等の措置を講ずるほか必要に応じて，就業上の措置を講ずるほか，当該医師の意見を衛生委員会等へ報告したりその他の適切な措置を講じたりしなければならない．

(5) 検査及び面接指導結果の報告（則 52 条の 20）

常時 50 人以上の労働者を使用する事業者は，1 年以内ごとに 1 回，定期に，「心理的な負担の程度を把握するための検査結果等報告書」（様式第 6 号の 2）を所轄労働基準監督署長に提出しなければならない．

わかるわかる! ストレスチェック制度の背景及び医師等と医師の役割区分

▶仕事による強いストレスが原因で精神障害を発病する労働者が増えており，労働者のメンタルヘルス不調を未然に防止することが益々重要な課題となっている．こうした背景を踏まえ，心理的な負担の程度を把握するための検査（ストレスチェック）及びその結果に基づく面接指導の実施及びその後の措置の実施を，事業者に義務づけること等を内容としたのがストレスチェック制度である．

▶医師等の役割と医師の役割区分について把握が必要．すなわち，医師等（医師から公認心理師までの者）は，検査（ストレスチェック），結果の通知，面接指導必要者のピックアップ，面接勧奨ができるが，医師だけしかできない役割は，面接指導とその後のフォローである．

過去出題問題

1（　）すべての事業者は，常時使用する労働者に対し，1年以内ごとに1回，定期に，ストレスチェックを行わなければならない．

2（　）事業者は，ストレスチェックの結果が，衛生管理者及びストレスチェックを受けた労働者に通知されるようにしなければならない．

3（　）労働者に対するストレスチェックの事項は，「当該労働者の心理的な負担の原因」,「当該労働者の心理的な負担による心身の自覚症状」及び「他の労働者による当該労働者への支援」に関する項目である．

4（　）事業者は，ストレスチェックの結果，心理的な負担の程度が高い労働者全員に対し，医師による面接指導を行わなければならない．

5（　）事業者は，医師による面接指導の結果に基づき，当該面接指導の結果の記録を作成し，これを3年間保存しなければならない．

6（　）労働安全衛生法に基づく心理的な負担の程度を把握するための検査について，検査の実施者は，医師及び保健師とその他に法定の研修を修了した看護師と精神保健福祉士などである．

解答	1	×	2	×	3	○	4	×	5	×	6	○

解説

1▶常時使用する労働者数が50人以上の事業者は，1年以内ごとに1回，定期に，ストレスチェックを行わなければならない．なお，50人未満の事業場においては，当分の間，努力義務とされていて，絶対義務ではない．

2▶ストレスチェックの結果は，ストレスチェックを受けた労働者本人に通知しなければならない．衛生管理者に通知してはいけない．

4▶事業者は，ストレスチェックの結果，心理的な負担の程度が高い労働者のうち，申出をした者に対し，医師による面接指導を行わなければならない．

5▶事業者は，医師による面接指導の結果に基づき，当該面接指導の結果の記録を作成し，これを5年間保存しなければならない．

1.17 健康管理手帳

(1) 健康管理手帳の交付（法 67 条，令 23 条，則 53 条）

都道府県労働局長は，がんその他の重度の健康障害を生ずるおそれのある業務で，政令で定めるものに従事していた者のうち，次の要件に該当する者に対して，本人の申請に基づき，離職する際又は離職後に健康管理手帳を交付するものとする．

＊要件に該当する者として 14 件あり，次に示す．

a. ベンジジン及びその塩を製造し，又は取り扱う業務に 3 月以上従事した経験を有すること．

b. ベーター-ナフチルアミン及びその塩を製造し，又は取り扱う業務に 3 月以上従事した経験を有すること．

c. ベリリウム及びその化合物を製造し，又は取り扱う業務に従事したことがあり，健康診断の結果，両肺野にベリリウムによる慢性の結節性陰影があること．

d. クロム酸及び重クロム酸などを製造し，又は取り扱う業務に 4 年以上従事した経験を有すること．

e. 塩化ビニルを重合する業務等に 4 年以上従事した経験を有すること．

f. 三酸化砒素を製造する工程において，焙焼（ばいしょう）又は精錬等を行う業務に 5 年以上従事した経験を有すること．

g. コークス炉に接して，コークスを製造する業務等に 5 年以上従事した経験を有すること．

h. 石綿等の製造又は取扱いに伴い石綿の粉じんを発散する場所における業務に従事し，次のいずれかに該当すること．

- 両肺野に石綿による不整形陰影があり，又は石綿による胸膜肥厚があること．
- 石綿等の製造作業，石綿等が使用されている保温材，耐火被覆材等の張付け，補修若しくは除去の作業，石綿等の吹付けの作業又は石綿等が吹き付けられた建築物，工作物等の解体，破砕等の作業（吹き付けられた石綿等の除去の作業を含む．）に 1 年以上従事した経験を有し，かつ，初めて石綿等の粉じんにばく露した日から 10 年以上を経過していること．
- 石綿等を取り扱う作業（前号の作業を除く）に 10 年以上従事した経験を有

していること．

i.　ジアニシジン及びその塩を製造し，又は取り扱う業務に3月以上従事した経験を有すること．

j.　ベンゾトリクロリドを製造し，又は取り扱う業務に3年以上従事した経験を有すること．

k.　ビス（クロロメチル）エーテルを製造し，又は取り扱う業務に3年以上従事した経験を有すること．

l.　1,2-ジクロロプロパンを取り扱う業務（印刷機その他の設備の清掃の業務に限る）に2年以上従事した経験を有すること．

m.　オルト-トルイジンを製造し，又は取り扱う業務に5年以上従事した経験を有すること．

n.　粉じん作業に係る業務に従事し，じん肺管理区分が管理2又は管理3であること．

わかるわかる!　健康管理手帳

▶在職中に一定年数，上記aからmまでの発がん物質に関する業務に従事していた者は，がんの潜伏期が長いため（10年～40年），離職後に発症する可能性がある．それゆえ，離職時または離職後に健康管理手帳をもらい，該当項目の健康診断を定期的に無料で受診ができるようにしている．

▶また，在職中に粉じん作業に従事のため，肺に異常がある者（上記n）についても，じん肺悪化のおそれがあるため，健康管理手帳をもらうことができる．

▶健康管理手帳は，あくまでも本人の申請がなければもらうことができない．

▶粉じん作業を除く，上記13件はすべて発がん物質である．このことから，健康管理手帳を交付されるケースのキーワードとして，「発がん物質従事者又は粉じん作業によるじん肺異常者」であると覚えておくとよい（ただし，逆にすべての発がん物質が，健康管理手帳交付の対象物質ということではないので，誤解しないこと．この例としてベンゼンがある）．

▶過去の出題傾向からみると，交付要件として「物質名」を把握しておけば十分である（「従事した年月数の間違い」を問われることはない）．

(2) 受診の勧告（則55条）

都道府県労働局長は，手帳を交付するときは，手帳の交付を受ける者に対し，厚生労働大臣が定める健康診断を受けることを勧告するものとする．

過去出題問題

1（　）特定の有害業務に従事した労働者で，一定の要件に該当する者は，離職の際に又は離職の後に，法令に基づく健康管理手帳の交付対象となるが，次のうち交付対象とならない者はどれか？

(1) 水銀を取り扱う業務に1年以上従事した者
(2) 重クロム酸を鉱石から製造する業務に4年以上従事した者
(3) メタノールを取り扱う業務に5年以上従事した者
(4) 硝酸を取り扱う業務に6年以上従事した者
(5) 鉛の精錬工程において焼結鉱を取り扱う業務に5年以上従事した者
(6) 塩化ビニルを重合する業務に4年以上従事した者
(7) シアン化水素を取り扱う業務に3年以上従事した者
(8) ベンゼンを取り扱う業務に5年以上従事した者
(9) 粉じん作業に従事したことがあり，じん肺管理区分が管理1の者
(10) 粉じん作業に従事したことがあり，じん肺管理区分が管理2の者
(11) ベーター-ナフチルアミンを取り扱う業務に3月以上従事した者
(12) ベリリウムを製造する業務に従事したことがあり，両肺野にベリリウムによる慢性の結節性陰影がある者
(13) ベンジジンを取り扱う業務に3月以上従事した者
(14) コークス炉に接して，コークスを製造する業務に5年以上従事した者
(15) 石綿を取り扱う業務に従事したことがあり，石綿による胸膜肥厚がある者
(16) 石綿を取り扱う業務に従事したことがあり，両肺野に石綿による不整形陰影がある者
(17) 石綿が吹き付けられた建築物の解体作業に1年以上従事し，初めて石綿の粉じんにばく露した日から10年以上経過している者
(18) ジアニシジンを取り扱う業務に3月以上従事した者
(19) ビス（クロロメチル）エーテルを取り扱う業務に3年以上従事した者

解答	1	(1)，(3)，(4)，(5)，(7)，(8)，(9)

解説

(2) ▶重クロム酸は発がん物質（肺がん）であり，交付対象となる．

(6) ▶塩化ビニルは肝の血管肉腫（肝臓の血管から発生するがん）を生じる物資であり，交付対象となる．

(8) ▶(注：ベンゼンは発がん物質であるが，例外として健康管理手帳の交付対象とならない物質である．)

(9) ▶(注：じん肺管理区分が管理1の者は交付されない．)

(10) ▶じん肺管理区分が管理2又は管理3の者が交付対象となる．

(11) ▶ベーター-ナフチルアミンは製造等禁止物質（発がん物質）で，交付対象となる．

(12) ▶ベリリウムは，製造許可物質（特化物第1類物質）であり，発がん物質であり，交付対象となる．

(13) ▶ベンジジンは，製造等禁止物質（発がん物質）であり，交付対象となる．

(14) ▶コークス炉でコークスを製造するとき，コールタールが副産物として得られる．このコールタール（特化物第2類物質）が発がん物質であり，交付対象となる．

(15) ▶石綿従事者で，石綿による胸膜肥厚がある者は，交付対象となる．

(16) ▶石綿従事者で，両肺野に石綿による不整形陰影がある者は，交付対象となる．

(17) ▶石綿が吹き付けられた建築物の解体作業に従事し，設問の要件に該当する者は，交付対象となる．

(18) ▶ジアニシジンは，製造許可物質（特化物第1類物質）であり，発がん物質であり，交付対象となる．

(19) ▶ビス（クロロメチル）エーテルは製造等禁止物質であり，発がん物質であり，交付対象となる．

1.18 免　許　等

(1) 免許（法72条）

免許は，免許試験に合格した者に対し，免許証を交付して行う．

労働衛生管理に関する免許は次のとおり．

① 第一種衛生管理者免許

② 第二種衛生管理者免許

③ 衛生工学衛生管理者免許
④ 高圧室内作業主任者免許
⑤ エックス線作業主任者免許
⑥ ガンマ線透過写真撮影作業主任者免許
⑦ 潜水士免許

□表13 作業主任者→国家試験合格と技能講習修了のいずれであるか□

作業主任者名称	国家試験	技能講習
高圧室内作業主任者	○	
エックス線作業主任者	○	
ガンマ線透過写真撮影作業主任者	○	
有機溶剤業務		○
特定化学物質業務		○
酸素欠乏危険作業		○
鉛業務		○

（注）潜水士は，国家試験による免許はあるが，作業主任者の制度はない.

1.19 計画の届出等

(1) 計画の届出（法88条，則87条等）

下記に該当するときは，その計画を工事の開始の日の30日前までに所轄労働基準監督署長に届け出なければならない.

① 機械等で，危険もしくは有害な作業を必要とするもの，危険な場所において使用するもの又は危険もしくは健康障害を防止するため使用するもののうち，厚生労働省令で定めるものを設置し，もしくは移転し，又はこれらの主要構造部分を変更しようとするとき.

厚生労働省令で定める機械等の種類は25種類あるが，代表的なものを例示する.

a. 有機溶剤の発散源を密閉する設備，局所排気装置，プッシュプル型換気装置又は全体換気装置.

b. 鉛等の粉じんの発散源を密閉する設備，局所排気装置又はプッシュプル型換気装置.

c. 特化物第1類物質又は特定第2類物質を製造する設備.

d. 特定化学設備及びその付属設備.

e.　特化物第２類物質のガス，蒸気，又は粉じんが発散する屋内作業場における発散抑制の設備．

f.　特化則 10 条（116 ページ）の排ガス処理装置であって，アクロレインに係るもの．

g.　特化則 11 条（117 ページ）の排液処理装置．

h.　エックス線装置等の放射線装置．

i.　特定粉じん発生源を有する機械又は設備のうち指定されたもの．又は屋内で砂型をこわす型ばらし装置．

(2) 届出の免除

事業場が，リスクアセスメント等を行い，所定の効果を出している場合，事業者の申請に基づき所轄労働基準監督署長が認定した場合は，計画の届出が免除される．なお，認定は３年間有効とされている．

わかるわかる!　届出の免除

▶(2)項は，リスクアセスメント等の安全衛生活動を積極的に実施し，その結果，所定の効果を出していることを監督署長が認定すれば，届出を免除するよ，という一種のインセンティブ規定であり，いわば，「アメとムチ」のアメに相当するといえる．

過去出題問題

1（　）事業者が，「エックス線装置」を設置しようとするとき，法令に基づく所轄労働基準監督署長への計画の届出が義務付けられている．ただし，当該事業者は，所轄労働基準監督署長による計画届の免除の認定を受けていないものとする．

類題　a（　）「アクロレインを含有する気体を排出する製造設備の排気筒に設ける吸収方式による排ガス処理装置」では？

b（　）「はんだ付け作業を行う屋内作業場に設置する全体換気装置」では？

c（　）「トルエンを使用して有機溶剤業務を行う屋内の作業場所に設置するプッシュプル型換気装置」では？

d（　）「屋内の鋳物を製造する工程において砂型をこわす型ばらし装置」では？

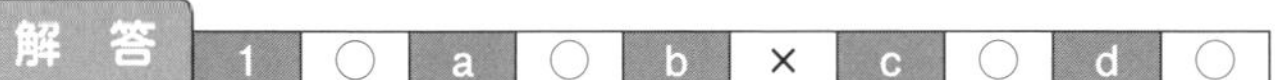

解答	1	○	a	○	b	×	c	○	d	○

解説

1b ▶ 鉛を扱う作業（はんだ付け作業）については，鉛等の粉じんの発散源を密閉する設備，局所排気装置又はプッシュプル型換気装置が届出の義務があるが，設問の，全体換気装置は義務づけられていない．

1.20 その他

(1) 労働者死傷病報告（則 97 条）

労働者が労働災害その他就業中負傷，窒息又は急性中毒により死亡し，又は4日以上休業したときは，遅滞なく，労働者死傷病報告を所轄労働基準監督署長に提出しなければならない．

- なお，4日未満の休業の場合は，1月から3月まで，4月から6月まで，7月から9月まで及び10月から12月までの期間における当該事実についての報告書を，それぞれの期間における最後の月の翌月末日までに，所轄労働基準監督署長に提出しなければならない．

(2) 派遣労働者の労働者死傷病報告（派遣法 45 条）

派遣労働者が派遣中に労働災害に被災し休業したときは，派遣元及び派遣先双方の事業者が，労働者死傷病報告を作成し，それぞれの事業場を所轄する労働基準監督署長に提出しなければならない．

わかるわかる!　派遣労働者の労働者死傷病報告

▶ 派遣元とは労働者を派遣するほうの事業場であり，派遣先とは派遣労働者を受け入れるほうの事業場である．

▶「派遣先の事業者は，労働者死傷病報告を提出したとき，その写しを派遣元の事業者に送付しなければならない」と派遣則 42 条で定められている．派遣労働者が派遣先で業務中に被災した場合は，派遣先が災害状況をよくわかっているのでまず作成し，その写しを派遣元に送付することになっている．双方の労働基準監督署長に提出する理由は，監督署が安全対策指導（主に派遣先に対する）または安全管理（双方の事業場に対する）を進める上で，双方の監督署で把握しておく必要があるからである．

過去出題問題

1（　）労働者が労働災害により休業したとき，休業日数が４日以上であるものについては，遅滞なく，所定の報告書を所轄労働基準監督署長に提出しなければならない．

2（　）労働者が労働災害により休業したとき，休業日数が４日未満であるものについては，４半期ごとにまとめた所定の報告書を所轄労働基準監督署長に提出しなければならない．

3（　）派遣労働者が派遣中に労働災害を被災し休業したときは，派遣元の事業者のみが，労働者死傷病報告を作成し，所轄労働基準監督署長に提出しなければならない．

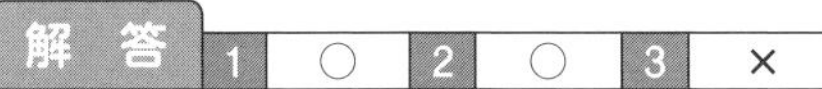

解答	1	○	2	○	3	×

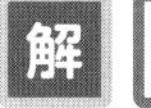

解説

3▶ 派遣元及び派遣先双方の事業者が作成し，それぞれの事業場を所轄する労働基準監督署長に提出しなければならない．

第2章 労働安全衛生規則の衛生基準

2.1 有害な作業環境

(1) ガス等の発散の抑制等（則577条）

ガス，蒸気又は粉じんを発散する屋内作業場においては，当該屋内作業場における空気中のガス，蒸気又は粉じんの含有濃度が有害な程度にならないようにするため，発散源を密閉する設備，局所排気装置又は全体換気装置を設ける等必要な措置を講じなければならない．

(2) 内燃機関の使用禁止（則578条）

坑，井筒，潜函，タンク又は船倉の内部その他の場所で，自然換気が不十分なところにおいては，内燃機関を有する機械を使用してはならない．

わかるわかる! 内燃機関

▶内燃機関とは，ガソリン，軽油等をエンジンの内部で燃焼させて動力を得る機関であるので，「内燃機関」という．換気が不十分なところでは，排ガスによる一酸化炭素中毒のおそれがあるため規定された．

(3) 坑内の炭酸ガス濃度（則583条）

坑内の作業場における炭酸ガス濃度を，1.5%以下としなければならない．ただし，空気呼吸器，酸素呼吸器又はホースマスクを使用して，人命救助又は危害防止に関する作業をさせるときは，この限りでない．

(4) 騒音を発する場所の明示（則583条の2）

強烈な騒音を発する屋内作業場における業務に労働者を従事させるときは，当該屋内作業場が強烈な騒音を発する場所であることを労働者が容易に知ることができるよう，標識によって明示する等の措置を講ずるものとする．

わかるわかる! 強烈な騒音を発する屋内作業場

▶強烈な騒音を発する屋内作業場とは，等価騒音レベル（第2編3.8節（3）項（254ページ））が90デシベル以上の屋内作業場をいう．

(5) 騒音の伝ぱの防止（則584条）

強烈な騒音を発する屋内作業場は，その伝ぱを防ぐため，隔壁を設ける等必要な措置を講じなければならない．

(6) 騒音の測定（則 590 条）

動力により駆動されるハンマーを用いて金属の鍛造等を行う著しい騒音を発する屋内作業場は，6 月以内ごとに 1 回，定期に，等価騒音レベルを測定しなければならない．

(7) 等価騒音レベルの測定（則 591 条）

著しい騒音を発する一定の屋内作業場で，施設，設備，作業工程又は作業方法を変更した場合には，遅滞なく，等価騒音レベルを測定しなければならない．

(8) 立入禁止等（則 585 条）

次の場所には，関係者以外の者が立ち入ることを禁止し，かつ，その旨を見やすい箇所に表示しなければならない．

① 多量の高熱物体を取り扱う場所又は著しく暑熱な場所
② 多量の低温物体を取り扱う場所又は著しく寒冷な場所
③ 有害な光線又は超音波にさらされる場所
④ 二酸化炭素濃度が 1.5% を超える場所，酸素濃度が 18% に満たない場所又は硫化水素濃度が 100 万分の 10 を超える場所
⑤ ガス，蒸気又は粉じんを発散する有害な場所
⑥ 有害物を取り扱う場所
⑦ 病原体による汚染のおそれの著しい場所

わかるわかる!　騒音発生場所は立入禁止ではない

▶強烈な騒音（又は著しい騒音）を発する場所は，立入禁止場所として定められていないので混同しないこと．強烈な騒音を発する場所は，その代り，標識によって明示する等の措置が必要．本節 (4) 項（78 ページ）．

(9) 騒音障害防止用具の保護具（則 595 条）

強烈な騒音を発する場所においては，業務に従事する労働者に使用させるため，耳栓その他の保護具を備えなければならない．

(10) 保護具の数等（則 596 条）

呼吸用保護具，耳栓等の備え付けが義務付けられている保護具については，同時に就業する労働者数と同数以上を備え，常時有効かつ清潔に保持しなければならない．

(11) ダイオキシン類の濃度の測定（則 592 条の 2）

廃棄物の焼却施設において焼却灰を取り扱う業務を行う作業場については，6

月以内ごとに1回，定期に，当該作業場における空気中のダイオキシン類の濃度を測定しなければならない．

過去出題問題

1（　）坑の内部その他の場所で，自然換気が不十分なところにおいては，原則として内燃機関を有する機械を使用してはならない．

2（　）強烈な騒音を発する屋内作業場における業務に労働者を従事させるときは，そこが強烈な騒音を発する場所であることを労働者が容易に知ることができるよう，標識によって明示する等の措置を講じる．

3（　）強烈な騒音を発する屋内作業場においては，その伝ぱを防ぐため，隔壁を設ける等必要な措置を講じなければならない．

4（　）著しい騒音を発する一定の屋内作業場で施設，設備，作業工程又は作業方法を変更した場合には，遅滞なく，等価騒音レベルを測定しなければならない．

5（　）「著しく寒冷な場所」は，関係者以外の者が立ち入ることを禁止し，かつ，その旨を見やすい箇所に表示しなければならない．

類題
a（　）「超音波にさらされる場所」では？
b（　）「著しい騒音を発する場所」では？
c（　）「病原体による汚染のおそれの著しい場所」では？
d（　）「二酸化炭素濃度が1%である場所」では？
e（　）「硫化水素濃度が100万分の10を超える場所」では？
f（　）「硫化水素濃度が10 ppmを超える場所」では？
g（　）「等価騒音レベルが85 dBを超える場所」では？

6（　）強烈な騒音を発する屋内作業場における業務においては，業務に従事する労働者に使用させるため，耳栓その他の保護具を備える．

7（　）備え付けが義務づけられている保護具については，同時に就業する労働者数と同数以上を備え，常時有効かつ清潔に保持しなければならない．

8（　）廃棄物の焼却施設において焼却灰を取り扱う業務を行う作業場については，1年以内ごとに1回，定期に，当該作業場における空気中のダイオキシン類の濃度を測定しなければならない．

解答		1	○	2	○	3	○	4	○	5	○	a	○	b	×
c	○	d	×	e	○	f	○	g	×	6	○	7	○	8	×

解説

5b ▶ 騒音場所は，関係者以外の者の立入禁止場所として規定されていない（参考：強烈な騒音を発する場所については，標識による表示が，則 583 条の 2（78 ページ）で定められている）．

5d ▶ 1.5％を超える場所が，関係者以外の者の立入が禁止されている．設問は，1％であるので，立入禁止とされない．

5 f ▶（注：10 ppm ＝ 100 万分の 10）

5g ▶ 騒音場所は，関係者以外の者の立入禁止場所として規定されていない．なお，強烈な騒音を発する場所は標識によって明示する必要があるが，その強烈な騒音場所とは 90 dB をいい，設問の 85 dB とは異なるので，混同しないように．

8 ▶ 6 月以内ごとに 1 回である．

2.2 気積及び換気

(1) 気積（則 600 条）

労働者を常時就業させる屋内作業場の気積を，設備の占める容積及び床面から 4 m を超える高さにある空間を除き，労働者 1 人について，10 m^3 以上としなければならない．

わかるわかる！ 気　積

▶「気積」とは，読んで字のごとく，作業場の空気の容積（ただし，設備の占める容積と床面から 4 m を超える高さにある空間を除く）をいう．

▶縦 15 m，横 7 m，高さ 3 m の作業場があり，この中に設置されている設備の容積が 90 m^3 の場合，作業場の気積は，$15 \times 7 \times 3 - 90 = 315 - 90 = 225$ m^3 となる．この作業場で同時に就業させてもよい最大の労働者数は，$225 \div 10 = 22.5$ となり，答えとしては 22 人である（小数点以下四捨五入ではなく，切り捨てること．四捨五入して 23 人とすると 1 人当たり 10 m^3 を確保できなくなる）．

▶高さが 4 m を超える作業場の場合は，何 m でも，高さ 4 m として計算する．

(2) 換気（則 601 条）

① 労働者を常時就業させる屋内作業場においては，窓その他の開口部の直接

外気に向かって開放することができる部分の面積が，常時床面積の 20 分の 1 以上になるようにしなければならない．ただし，換気が十分行われる性能を有する設備を設けたときは，この限りでない．

② 屋内作業場の気温が 10℃以下であるときは，換気に際し，労働者を毎秒 1 m 以上の気流にさらしてはならない．

(3) 坑内の通気量の測定（則 603 条）

通気設備の設けられている坑内の作業場については，半月以内ごとに 1 回，定期に，作業場における通気量を測定しなければならない．

過去出題問題

1（ ）気積は，設備の占める容積及び床面から 4 m を超える高さにある空間を除き，労働者 1 人について 10 m^3 以上としなければならない．

2（ ）間口が 18 m，奥行が 9 m，天井の高さが 5 m の建屋において，内部の機械設備等の高さが最高 2.5 m，その容積が 215 m^3 であるとき，この建屋内で同時に就業させてもよい最大の労働者数は 59 人である．

3（ ）常時 60 人の労働者を就業させている天井の高さが 3 m の屋内作業場の気積が，設備の占める容積を除いて 800m^3 である．この屋内作業場は安全衛生規則の衛生基準に違反していない．

4（ ）換気が十分に行われる性能を有する設備を設けたとき以外は，窓その他の開口部の直接外気に向かって開放することができる部分の面積を，常時床面積の 20 分の 1 以上になるようにしなければならない．

5（ ）労働衛生上有害な業務を行っておらず，換気設備を設けていない屋内作業場で，直接外気に向かって開放することができる窓の面積が床面積の 1/15 である．この屋内作業場は安全衛生規則の衛生基準に違反していない．

解答	1	○	2	×	3	○	4	○	5	○

解説

2▶ $(18 \times 9 \times 4 - 215) \div 10 = 43.3$ となり，答えは 43 人である（高さを 4 m で計算すること）．

3▶（注：$800 \div 60 = 13.3$ m^3．すなわち，1 人当たり 10 m^3 以上を確保できて

いる.）

5▶（注：窓の面積を床面積の1/20（5%）以上にしなければならないが，設問は1/15（6.6%）であるので違反していない.）

2.3 照度，採光及び照明

(1) 照度（則604条）

労働者を常時就業させる場所の作業面の照度を，作業の区分に応じて，表1の基準に適合させなければならない.

□表1□

作業の区分	照度の基準
精密な作業	300ルクス以上
普通の作業	150ルクス以上
粗な作業	70ルクス以上

(2) 採光及び照明（則605条）

① 採光及び照明については，明暗の対照が著しくなく，かつ，まぶしさを生じさせない方法によらなければならない.

② 労働者を常時就業させる場所の照明設備について，6月以内ごとに1回，定期に，点検しなければならない.

過去出題問題

1（　）作業面の照度については，普通の作業では150ルクス以上，精密な作業では，300ルクス以上としなければならない.

2（　）「普通の作業を常時行う場所の作業面の照度を200ルクス」としている. これは安全衛生規則の衛生基準に違反していない.

類題　a（　）「精密の作業を常時行う場所の照度を400ルクス」では？

3（　）常時就業させる場所の照明設備について，1年以内ごとに1回，定期に点検しなければならない.

解答	1	○	2	○	a	○	3	×

解説

3▶常時就業させる場所の照明設備について，6月以内ごとに1回，…(則605条).

2.4 温度及び湿度

(1) 気温，湿度等の測定（則607条）

暑熱，寒冷又は多湿の屋内作業場について，半月以内ごとに1回，定期に当該屋内作業場における気温，湿度及びふく射熱（ふく射熱については，暑熱の屋内作業場に限る）を測定しなければならない.

(2) ふく射熱からの保護（則608条）

屋内作業場に多量の熱を放散する溶融炉があるときは，加熱された空気を直接屋外に排出し，又はその放射するふく射熱から労働者を保護する措置を講じなければならない.

(3) 坑内の気温（則611条）

坑内における気温を37℃以下としなければならない．ただし，高温による健康障害を防止するため必要な措置を講じて人命救助又は危害防止に関する作業をさせるときは，この限りでない.

わかるわかる! ふく射熱からの防護措置とは

▶ふく射熱からの防護措置とは，隔壁，保護めがね，頭巾等，防護衣等を使用させることをいう.

過去出題問題

1（ ）屋内作業場に多量の熱を放散する溶融炉があるときは，加熱された空気を直接屋外に排出し，又はその放射するふく射熱から労働者を保護する措置を講じなければならない.

2（ ）坑内における気温は，原則として27℃以下にしなければならない.

解答	1	○	2	×

解説

2▶ 原則として，37℃以下にしなければならない．

2.5 休憩及び休養

(1) 有害作業場の休憩設備（則 614 条）

著しく暑熱，寒冷又は多湿の作業場，有害なガス，蒸気又は粉じんを発散する作業場その他有害な作業場においては，作業場外に休憩の設備を設けなければならない．ただし，坑内等特殊な作業場でこれによることができないやむを得ない事由があるときは，この限りでない．

(2) 睡眠及び仮眠の設備（則 616 条）

夜間に労働者に睡眠を与える必要のあるとき，又は労働者が就業の途中に仮眠することのできる機会があるときは，適当な睡眠又は仮眠の場所を，男性用と女性用に区別して設けなければならない．

(3) 休養室等（則 618 条）

常時 50 人以上又は常時女性 30 人以上の労働者を使用するときは，労働者が臥(が)床することのできる休養室又は休養所を，男性用と女性用に区別して設けなければならない．

わかるわかる！ 臥床とは？ 休養室等の意義

▶臥床とは床(とこ)について寝ることであり，ここでいう休養室等はこれを必要としている．それゆえ，単に椅子などを設けた休憩室とは異なる．なお，休養室等は，病弱者，生理日の女性等に使用させるために設けるものである．

過去出題問題

1（ ）「著しく暑熱又は多湿の作業場」においては，坑内等特殊な作業場でやむを得ない事由がある場合を除き，休憩の設備を作業場外に設けなければならない．

類題 a（ ）「著しく暑熱，寒冷の作業場」では？

2（ ）「常時男性 48 人，女性 6 人」を使用する事業場では，労働者が臥床することのできる休養室又は休養所を男性用と女性用に区別して設けなければならない.

類題 a（ ）「常時男性 24 人，女性 28 人」では？

b（ ）「男性 5 人，女性 35 人」では？

c（ ）「男性 25 人，女性 25 人」では？

d（ ）「男性 5 人，女性 55 人」では？

3（ ）常時男性 5 人と女性 25 人の労働者が就業している事業場で，女性用の臥床できる休養室を設けているが，男性用には，休養室の代わりに休憩設備を利用させていることは労働安全衛生規則の衛生基準に違反していない.

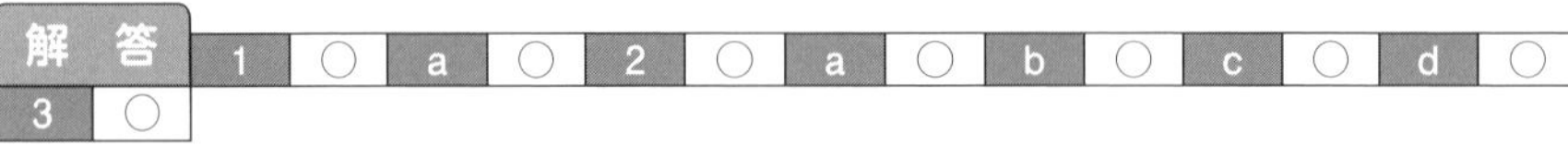

解答														
1	○	a	○	2	○	a	○	b	○	c	○	d	○
3	○												

2.6 清 潔

(1) 清掃等の実施（則 619 条）

① 日常行う清掃のほか，大掃除を，6 月以内ごとに 1 回，定期に，統一的に行うこと.

② ねずみ，昆虫等の発生場所及び侵入経路並びにねずみ，昆虫等による被害の状況について，6 月以内ごとに 1 回，定期に，統一的に調査を実施し，当該調査の結果に基づき，ねずみ，昆虫等の発生を防止するため必要な措置を講ずること.

(2) 便所（則 628 条）

原則として，次に定めるところにより便所を設けなければならない.

① 男性用と女性用に区別すること.

② 男性用大便所の便房の数は，同時に就業する男性労働者 60 人以内ごとに 1 個以上とすること.

③ 男性用小便所の箇所数は，同時に就業する男性労働者 30 人以内ごとに 1 個以上とすること.

④ 女性用便所の便房の数は，同時に就業する女性労働者 20 人以内ごとに 1 個以上とすること.

過去出題問題

1（ ）事業場の建物，施設に関し，日常行う清掃のほか，1 年に 1 回，定期的に大掃除を行っている．

2（ ）ねずみ，昆虫等の発生場所，生息場所及び侵入経路並びにねずみ，昆虫等による被害の状況について，6 月以内ごとに 1 回，定期に統一的に調査を実施し，その調査結果に基づく必要な措置を講じている．

解答 1 × 2 ○

解説

1 ▶ 大掃除は，6 月以内ごとに 1 回，定期的に行わなければならない（則 619 条）．

2.7 食堂及び炊事場

(1) 食堂及び炊事場（則 630 条）

事業場に附属する食堂又は炊事場については，次に定めるところによらなければならない．

① 食堂と炊事場とは区別して設け，採光及び換気が十分であって，掃除に便利な構造とすること．

② 食堂の床面積は，食事の際の 1 人について，1 m^2 以上とすること．

③ 食堂には，食卓及び労働者が食事をするためのいすを設けること（いすについては，坐食の場合を除く）．

④ 炊事従業員専用の休憩室及び便所を設けること．

⑤ 炊事場には，炊事場専用の履物（はき）を備え，土足のまま立ち入らせないこと．

(2) 栄養士（則 632 条）

事業場において，労働者に対し，1 回 100 食以上又は 1 日 250 食以上の給食を行うときは，栄養士を置くように努めなければならない．

第1編 関係法令

過去出題問題

1（ ）食堂の床面積は，食事の際の1人について「$1\,m^2$以上としなければならない」.

類題 a（ ）「$1.5\,m^2$以上となるようにしている」では？

2（ ）炊事従業員については，専用の休憩室及び便所を設けなければならない.

3（ ）事業場に附属する食堂の炊事従業員について，専用の便所を設けているが，休憩室は一般従業員と共用にしている.

4（ ）労働者に対し，1回100食以上又は1日250食以上の給食を行うときは，栄養士を置くように努めなければならない.

5（ ）事業場に附属する炊事場の入口には，土足のまま立ち入ることができるように，洗浄剤を含浸させたマットを設置している.

解答	1	○	a	○	2	○	3	×	4	○	5	×

解説

3▶食堂の炊事従業員用専用の便所と休憩室を設けなければならない（則630条）.

5▶炊事場には，炊事場専用の履物を備え，土足のまま立ち入らせないことと定められている（則630条）.

2.8 救急用具

(1) 救急用具の内容（則634条）

救急用具及び材料として，少なくとも，次の品目を備えなければならない.

① ほう帯材料，ピンセット及び消毒薬.

② 高熱物体を取り扱う作業場その他火傷のおそれのある作業場については，火傷薬.

③ 重傷者を生ずるおそれのある作業場については，止血帯，副木，担架等.

第3章 事務所衛生基準規則（略称：事務所則）

3.1 事務室の環境管理

(1) 換気（事務所則 3 条）

① 室においては，窓その他の開口部の直接外気に向かって開放することができる部分の面積が，常時床面積の 20 分の 1 以上になるようにしなければならない．ただし，換気が十分に行われる性能を有する設備を設けたときは，この限りでない．

② 室における一酸化炭素及び二酸化炭素の含有率を，それぞれ 100 万分の 50 以下及び 100 万分の 5 000 以下としなければならない．

(2) 温度（事務所則 4 条）

① 室の気温が 10℃以下の場合は，暖房する等適当な温度調節の措置を講じなければならない．

② 室を冷房する場合は，当該室の気温を外気温より著しく低くしてはならない．ただし，電子計算機等を設置する室において，その作業者に保温のための衣類等を着用させた場合は，この限りでない．

(3) 空気調和設備等による調整（事務所則 5 条）

空気調和設備[*1]又は機械換気設備[*2]を設けている場合は，次の各号に適合するように，当該設備を調整しなければならない．

① 室に供給される空気中の浮遊粉じん量は，空気 1 m^3 中に 0.15 mg 以下であること．

② 室に供給される空気中の一酸化炭素の含有率が，100 万分の 10 以下であること．

③ 室に供給される空気中の二酸化炭素の含有率が，100 万分の 1 000 以下であること．

④ 室に供給される空気中のホルムアルデヒドの量が，空気 1 m^3 中に 0.1 mg 以下であること．

⑤ 室内の気流を毎秒 0.5 m 以下としなければならない．

⑥ 室の気温が 17℃以上 28℃以下及び相対湿度が 40％以上 70％以下になるように努めなければならない．

＊1　空気調和設備とは，空気を浄化し，その温度，湿度及び流量を調節して供給することができる設備をいう．

＊2　機械換気設備とは，空気を浄化し，その流量を調節して供給することができる設備をいう．

(4) 燃焼器具（事務所則6条）

① 燃焼器具（発熱量が著しく少ないものを除く）を使用する室又は箇所には，排気筒，換気扇その他の換気のための設備を設けなければならない．

② 燃焼器具（発熱量が著しく少ないものを除く）を使用するときは，毎日，当該器具の異常の有無を点検しなければならない．

わかるわかる！ 燃焼器具とは？

▶燃焼器具とは，湯沸器（瞬間湯沸器を含む），石油ストーブ，ガスこんろ等燃焼を利用する器具をいう．

▶発熱量が著しく少ないものとしては，アルコールランプ，石油ランプ等がある．

(5) 作業環境測定等（事務所則7条）

① 中央管理方式の空気調和設備を設けている建築物の室で，事務所の用に供されるものについて，原則として2月以内ごとに1回，定期に，次の事項を測定しなければならない．

a.　一酸化炭素及び二酸化炭素の含有率

b.　室温及び外気温

c.　相対湿度

なお，室温，外気温と相対湿度は，測定値が安定していれば，3月に1回の測定でもよい．

② 測定を行ったときは，そのつど，所定の事項を記録して，これを3年間保存しなければならない．

③ 作業環境測定結果報告書は，所轄労働基準監督署長に報告する必要はない．

(6) 大規模修繕等後のホルムアルデヒドの測定（事務所則7条の2）

室の建築，大規模の修繕又は大規模の模様替えを行ったときは，当該室の使用開始後所定の時期に1回，当該室における空気中のホルムアルデヒドの濃度について，測定しなければならない．

（注）所定の時期とは，建築等を完了し，当該室の使用を開始した日以後最初に到来する6月から9月までの期間をいう．

(7) 測定方法（事務所則 8 条）

① 供給空気中の浮遊粉じん量：吹出し口で，ディジタル粉じん計で測定.

② 供給空気中及び室内の一酸化炭素及び二酸化炭素の濃度：検知管で測定.

③ 気温：0.5℃目盛の温度計で測定.

④ 室内の相対湿度：0.5℃目盛の乾湿球の湿度計で測定.

⑤ 室内の気流：毎秒 0.2m 以上の気流を測定することができる風速計で測定.

⑥ 一酸化炭素及び二酸化炭素の含有率，気温，相対湿度並びに気流：室の通常の使用時間中に，室内中央部の床上 75cm 以上 120cm 以下の位置において測定（ただし，ホルムアルデヒドのみは，床上 50cm 以上 150cm 以下の位置において測定）.

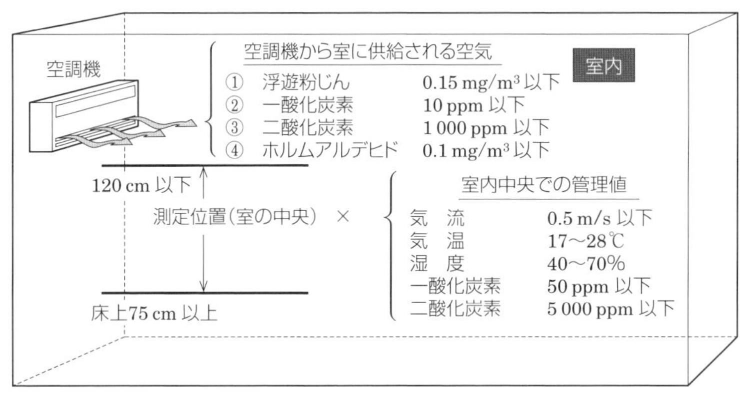

□ 図 1 □

(8) 点検等（事務所則 9 条）

① 機械による換気のための設備について，次のときに異常の有無を点検し，その結果を記録して，これを 3 年間保存しなければならない.

- はじめて使用するとき
- 分解して改造又は修理を行ったとき
- 2 月以内ごとに 1 回

わかるわかる! 機械による換気のための設備とは？

▶機械による換気のための設備とは，空調設備，機械換気設備，換気扇等の動力による換気のための設備すべてをいう.

(9) 空気調和設備内の各装置の点検，清掃等（事務所則 9 条の 2）

空気調和設備を設けている場合は，病原体によって室の内部の空気が汚染されることを防止するため，次の措置を講じなければならない．

① 冷却塔及び冷却水について，原則として，1月以内ごとに1回，定期に，その汚れの状況を点検し，必要に応じ，その清掃，及び換水等を行うこと．

② 空気調和設備の加湿装置について，原則として，1月以内ごとに1回，定期に，その汚れの状況を点検し，必要に応じ，その清掃等を行うこと．

③ 空気調和設備内に設けられた排水受けについて，原則として，1月以内ごとに1回，定期に，その汚れ及び閉塞の状況を点検し，必要に応じ，その清掃等を行うこと．

④ 冷却塔，冷却水の水管及び加湿装置の清掃を，それぞれ1年以内ごとに1回，定期に，行うこと．

わかるわかる! 点検とは

▶加湿機等の水質の問題として，レジオネラ菌類等の病原体によって室の内部の空気が汚染されることを防止するため，冷却塔，加湿装置等について，定期に，点検を実施しなければならないとされている．

▶①から③に規定する「点検」は，目視等により行うことでよい．

▶④は，上記と異なり「点検」ではない．日常的な維持管理の如何に関わらず，1年以内ごとに1回，冷却水の完全換水を実施することが求められている．

(10) 照度等（事務所則 10 条）

① 室の作業面の照度を，作業の区分に応じて，表1の基準に適合させなければならない．ただし，感光材料の取扱い等特殊な作業を行う室については，この限りでない．

□ 表1 □

作業の区分	照度の基準
精密な作業	300 ルクス以上
普通の作業	150 ルクス以上
粗な作業	70 ルクス以上

② 室の採光及び照明については，明暗の対照が著しくなく，かつ，まぶしさを生じさせない方法によらなければならない．

③ 室の照明設備について，6月以内ごとに1回，定期に，点検しなければならない．

(11) 騒音伝ぱの防止（事務所則 12 条）

カードせん孔機，タイプライターその他の事務用機器で騒音を発するものを，5台以上集中して同時に使用するときは，騒音の伝ぱを防止するため，しゃ音及び吸音の機能をもつ天井及び壁で区画された専用の作業室を設けなければならない．

(12) 清掃等の実施（事務所則 15 条）

① 日常行う清掃のほか，大掃除を 6 月以内ごとに 1 回，定期に，統一的に行うこと．

② ねずみ，昆虫類の発生場所，生息場所及び侵入経路並びにねずみ，昆虫等による被害の状況について，6 月以内ごとに 1 回，定期に，統一的に調査を実施し，当該調査の結果に基づき，ねずみ，昆虫等の発生を防止するため必要な措置を講ずること．

(13) 睡眠又は仮眠の設備（事務所則 20 条）

① 夜間，労働者に睡眠を与える必要のあるとき，又は労働者が就業の途中に仮眠することのできる機会のあるときは，適当な睡眠又は仮眠の場所を，男性用と女性用に区別して設けなければならない．

② 事業者は，前項の場所には，寝具，かやその他の必要な用品を備え，かつ，疾病感染を予防する措置を講じなければならない．

(14) 休養室等（事務所則 21 条）

常時 50 人以上又は常時女性 30 人以上の労働者を使用するときは，労働者が臥（が）床することのできる休養室又は休養所を，男性用と女性用に区別して設けなければならない．

(15) 気積（事務所則 2 条）・便所（事務所則 17 条）

＊これらについては，安全衛生規則と内容は同じであるので，本編 2.2 節（81 ページ），2.6 節（86 ページ）を参照されたい．

過去出題問題

1（　）室の気温が 10℃以下の場合は，暖房等適当な温度調節の措置を講じなければならない．

2（　）空気調和設備が設けられた事務室の空気環境の基準として，室に供給される空気中の浮遊粉じん量は，1 m^3 中に 0.5 mg 以下とする．

3（ ）空気調和設備が設けられた事務室の空気環境の基準として，室に供給される空気中の二酸化炭素の含有率は，100 万分の 1 000 以下とする.

4（ ）空気調和設備が設けられた事務室の空気環境の基準として，室に供給される空気中の一酸化炭素の含有率は，「100 万分の 100 以下」とする.

類題 a（ ）「100 万分の 50 以下」では？

5（ ）室に供給される空気 1 m^3 中に含まれるホルムアルデヒド量は，0.1 mg 以下とすること.

6（ ）室内の気流は，毎秒 1.0 m 以下とする.

7（ ）室内の気温は，「17℃以上 28℃以下」になるように努める.

類題 a（ ）「15℃以上 26℃以下」では？

8（ ）室内の相対湿度は，30%以上 60%以下になるように努める.

9（ ）石油ストーブ，ガスコンロ等を使用する室には，排気筒，換気扇等を設けなければならない.

10（ ）室で使用している燃焼器具について，毎日，異常の有無を点検することは事業者に義務づけられていない.

類題 a（ ）燃焼器具を使用するときは，発熱量が著しく少ないものを除き，毎日，異常の有無を点検しなければならない.

11（ ）中央管理方式の空気調和設備を設けている事務室の作業環境測定は，2 月以内ごとに 1 回，定期に，行わなければならない.

類題 a（ ）中央管理方式の空気調和設備を設けた建築物内の事務室における空気中の一酸化炭素及び二酸化炭素の含有率については，2 月以内ごとに 1 回，定期に，測定しなければならない.

12（ ）空気調和設備を設けた事務室の作業環境測定を行ったときは，記録を作成し 3 年間保存しなければならない.

13（ ）作業環境測定結果報告書を所轄労働基準監督署長へ提出する必要はない.

14（ ）事務室の建築，大規模の修繕又は大規模の模様替えを行ったときは，事務室の使用開始後所定の時期に 1 回，その室における空気中のホルムアルデヒドの濃度について，測定しなければならない.

15（ ）空気調和設備を設けている事務室の一酸化炭素及び二酸化炭素の含有率の測定は，検知管方式の検定器等により行う.

16（ ）空気調和設備を設けている事務室の室温の測定は，1℃目盛の温度計により行う.

17（ ）空気調和設備を設けている事務室の相対湿度の測定は，0.5℃目盛の乾湿球湿度計により行う.

18（　）空気調和設備を設けている事務室の気温の測定は，室の通常の使用時間中に，室の中央部の床上 75 cm 以上 120 cm 以下の位置で行う.

19（　）機械による換気のための設備について，定期点検の実施頻度は，6 月以内ごとに 1 回である.

20（　）空気調和設備について，2 月以内ごとに 1 回，定期に，異常の有無を点検することは事業者に義務づけられている.

21（　）空気調和設備内に設けられた排水受けについては，原則として，6 月以内ごとに 1 回，定期に，その汚れ及び閉塞（そく）の状況を点検し，必要に応じ，その清掃等を行わなければならない.

22（　）空気調和設備の加湿装置については，原則として，1 月以内ごとに 1 回，定期に，その汚れの状況を点検し，必要に応じ，その清掃等を行わなければならない.

23（　）空気調和設備の冷却塔，冷却水の水管及び加湿装置の清掃を，それぞれ 1 年以内ごとに 1 回，定期に，行わなければならない.

24（　）室の照明設備について，6 月以内ごとに 1 回，定期に，点検しなければならない.

25（　）事務用機器で騒音を発するものを 5 台以上集中して同時に使用する場合は，専用の作業室を設けなければならない.

26（　）常時男性 10 人，女性 35 人の労働者を使用する事業場では，労働者が臥床することのできる休養室又は休養所を，男性用と女性用に区別して設けなければならない.

27（　）常時男性 10 人，女性 25 人の労働者を使用する事業場では，労働者が臥床することのできる休養室又は休養所を，男性用と女性用に区別して設けなければならない.

解答		1	○	2	×	3	○	4	×	a	×	5	○	6	×
7	○	a	×	8	×	9	○	10	×	a	○	11	○	a	○
12	○	13	○	14	○	15	○	16	×	17	○	18	○	19	×
20	○	21	×	22	○	23	○	24	○	25	○	26	○	27	×

解説

2 ▶ 空気中の浮遊粉じん量は，0.15mg/m^3 以下である（事務所則 5 条）.

4 ▶ 一酸化炭素の含有率は，100 万分の 10 以下である（事務所則 5 条）.

6 ▶ 室内の気流は，毎秒 0.5m 以下である（事務所則 5 条）.

8 ▶ 室内の相対湿度は，40 %以上 70 %以下である（事務所則 5 条）.

10 ▶ 義務づけられている（事務所則 6 条）.

16 ▶ 室温の測定は，0.5 ℃目盛の温度計により行う（事務所則 8 条）.

19 ▶ 定期点検の実施頻度は，2 月以内ごとに 1 回である（事務所則 9 条）.

21 ▶ 排水受けの定期点検は，原則として，1 月以内ごとに 1 回である（事務所則 9 条の 2）.

27 ▶ 全従業員 50 人以上又は女性 30 人以上の要件のいずれかを満たしていないので，区別して設ける必要はない.

第4章 有機溶剤中毒予防規則（略称：有機則）

4.1 定義

(1) 有機溶剤等の分類

有機溶剤等は，第1種有機溶剤等，第2種有機溶剤等，第3種有機溶剤等の3種類に分類されている．

(2) 第1種有機溶剤等

次の2物質が第1種有機溶剤である．

①1, 2-ジクロロエチレン　　②二硫化炭素

なお，今まで第1種有機溶剤であったクロロホルム，四塩化炭素，1, 2-ジクロロエタン，1, 1, 2, 2-テトラクロロエタン，トリクロロエチレンの5物質は，発がん性のおそれがあるため，平成26年11月施行の法改正により，特定化学物質に移行され，特化則の中で特別有機溶剤と呼ぶことになった（112ページ）．

わかるわかる！ 有機溶剤混合物

第1種有機溶剤等の「等」とは，第1種機溶剤を5%を超えて含有している混合物のことである（純度100%でないものを有機溶剤等という）．

(3) 第2種有機溶剤等

第2種有機溶剤は，最も多く，35物質ある．そのうち，代表的なものは次のとおり．

①アセトン　②キシレン

③トルエン　④ノルマルヘキサン

⑤メタノール（メチルアルコールともいう）　⑥N, N-ジメチルホルムアミド

⑦ノルマルヘキサン　⑧酢酸エチル

第2種有機溶剤とそれ以外の物との混合物で，第2種有機溶剤又は第1種有機溶剤を当該混合物の重量の5%を超えて含有するものは，第2種有機溶剤等である（(2)項に掲げる第1種有機溶剤等を除く）．

(4) 第3種有機溶剤等

第3種有機溶剤は7物質あり，そのうち，代表的なものは次のとおり．

①ガソリン　②石油ナフサ

有機溶剤等のうち第1種有機溶剤等及び第2種有機溶剤等以外の物をいう．

第1編 関係法令

わかるわかる! **次の有機溶剤混合物は，第何種？**

▶第1種有機溶剤を，5%（重量%）を超えて含有する混合物は，第1種有機溶剤等である．

＊第1種，第2種，第3種の含有率を順番に加えていき，初めて5%を超えるところが，求める種別となる．

▶第1種有機溶剤を2%，第2種有機溶剤を3%，第3種有機溶剤を2%含有する混合物は第3種有機溶剤等である．

▶第1種有機溶剤を1%，第2種有機溶剤を2%，第3種有機溶剤を2%含有する混合物は，有機溶剤等とはいえない（合計しても5%を超えていないので）．

過去出題問題

1（　）「ベンゼン」を取り扱う作業は，有機溶剤中毒予防規則で定められている．

類題 a（　）「エチレンオキシド」では？

2（　）有機溶剤含有物とは，有機溶剤と有機溶剤以外の物との混合物で，有機溶剤を当該混合物の重量の10%を超えて含有するものをいう．

3（　）第1種有機溶剤を5%含有する混合物は，第1種有機溶剤等である．

4（　）第2種有機溶剤を4%，第3種有機溶剤を8%含有する混合物は，第3種有機溶剤等である．

5（　）第1種有機溶剤を3%，第2種有機溶剤を2%含有する混合物は，第2種有機溶剤等である．

6（　）第1種有機溶剤を3%，第2種有機溶剤を2%，第3種有機溶剤を2%含有する混合物は，第2種有機溶剤等である．

7（　）第1種有機溶剤等である1,2‒ジクロロエチレンを総重量の4%，第2種有機溶剤等であるキシレンを総重量の8%含有し，残りは有機溶剤以外の物からなる混合物は，第2種有機溶剤等に区分される．

解答

1	a	2	3	4	5	6	7
×	×	×	×	○	×	×	○

解説

1▶ベンゼンは，特化物第２類物質であるので，特化則で定められている．

1a▶エチレンオキシドは，特化物第２類物質であるので，特化則で定められている．

2▶有機溶剤含有物とは，有機溶剤と有機溶剤以外の物との混合物で，有機溶剤を当該混合物の重量の5%を超えて含有するものをいう（有機則１条）．

3▶第１種有機溶剤を，5%（重量%）を超えて含有する混合物は第１種有機溶剤等であるが，設問は5%を超えていないので，この混合物は有機溶剤等とはいえない（有機則１条）．

4▶（注：基本的な考え方として，「第１種，第２種，第３種の含有率を順番に加えていき，初めて5%を超えるところが，求める種別となる」．設問は，初めて5%を超えるところは第３種であるので，正しい．）

5▶第１種と第２種を加えても5%を超えていないので，この混合物は有機溶剤等とはいえないので，誤り．

6▶第１種，第２種，第３種の含有率を順番に加えていき，初めて5%を超えるところは，第３種有機溶剤等である．

7▶（注：第１種有機溶剤等が4%で，第２種有機溶剤等が8%であるので初めて5%を超えたところは，第２種有機溶剤等を加えたところであるので，求める種別は，第２種有機溶剤等である．）

4.2 設　備

(1) 第１種有機溶剤等又は第２種有機溶剤等に係る設備（有機則５条）

屋内作業場等において，第１種有機溶剤等又は第２種有機溶剤等に係る有機溶剤業務に労働者を従事させるときは，当該有機溶剤業務を行う作業場所に，次の設備のいずれかを設けなければならない．

①有機溶剤の蒸気の発散源を密閉する設備

②局所排気装置

③プッシュプル型換気装置

わかるわかる! 局所排気装置と保護マスク

▶局所排気装置，プッシュプル型換気装置については，第2編5.3節（282ページ）及び第2編5.2節（2)項③（279ページ）を参照されたい．

▶局所排気装置には，囲い式・ブース式・外付け式等の方式があるが，有機則5条ではこのいずれの方式でもよいことになる．

▶第1種有機溶剤を扱う場合も第2種有機溶剤を扱う場合も，まったく同じ設備を設置するよう義務づけられている．

▶密閉装置か局所排気装置かプッシュプル型換気装置を設置すれば，作業者が有機溶剤の蒸気を吸い込む危険性はほとんどないので呼吸用保護具は必要ない．この点は，定石として覚えておくとよい．

わかるわかる! 屋内作業場等

▶屋内作業場等は，屋内作業場とタンク等の内部の2つに分類される．

▶屋内作業場は，屋根付きの普通の作業場のことであり，通風がタンク等の内部よりも比較的良い作業場をいう．

▶タンク等の内部とは，タンクやサイロ，地下室等の，窓や換気装置が付いていない，いわゆる通風が不十分な作業場をいう．

(2) 第3種有機溶剤等に係る設備（有機則6条）（有機則33条）

① 通風が不十分な場所（タンク等の内部）において，第3種有機溶剤等に係る有機溶剤業務（吹付け業務を除く）に労働者を従事させるときは，当該有機溶剤業務を行う作業場所に，有機溶剤の蒸気の発散源を密閉する設備，局所排気装置，プッシュプル型換気装置又は全体換気装置（279ページ）を設けなければならない．なお，全体換気装置を設けるときは，呼吸用保護具（送気マスクか有機ガス用防毒マスク）を使用しなければならない．

□ 表1　有機溶剤の種別，作業場別に必要な設備及び保護具 □

	屋内作業場等		保護マスクの要否？
	屋内作業場	通風の不十分な屋内作業場（タンク等の内部ともいう）	
第1種・第2種（臨時・短時間作業を除く）	・密閉する設備　又は ・局所排気装置　又は ・プッシュプル型換気装置		呼吸用保護具は不要
第3種（吹付け業務を除く）	不要	・密閉する設備　又は ・局所排気装置　又は ・プッシュプル型換気装置	呼吸用保護具は不要
		又は全体換気装置でも可	呼吸用保護具を併用

② 上記の吹付け業務の場合は，有機溶剤の蒸気の発散源を密閉する設備，局所排気装置又はプッシュプル型換気装置を設けなければならない（全体換気装置では不可である）.

(3) 特例の場合における保護具の使用

① 第1種有機溶剤等，第2種有機溶剤等の場合は，基本的には上記の設備を設置することになっているが，労働者に従事させる有機溶剤業務が，

●臨時作業の場合（有機則8条2項）

●短時間作業の場合（有機則9条1項）

●設備の設置が困難な場合（有機則10条）

での特例が定められている.

これらの場合は，特例として，局所排気装置等の設備を設けなくても，全体換気装置を設けて，さらに呼吸用保護具を使用すればよいことになっている.

② 有機溶剤を入れたことのあるタンクで有機溶剤の蒸気が発散するおそれがあるものの内部における業務に労働者を従事させるときは，当該労働者に送気マスクを使用させなければならない（有機則32条）.

わかるわかる! 特例規定

▶臨時作業や短時間作業や設備の設置が困難な場合（有機則10条で定める場合のみ＝詳細省略）は，局所排気装置を設けなくてもよい代わりに全体換気装置の設置を義務づけられている.

▶全体換気装置は，可搬型のダクト付き送風機が非常に使い勝手が良いため多用されている（第2編5.2節 (2)項④（279ページ））.

▶なお，「全体換気装置の設置でよい」という場合は，必ず「呼吸用保護具が必要」であるので，この2つはセットである，と覚えておくとよい.

▶送気マスクを使用すれば，有害物質の吸込みは皆無であるので，局所排気装置等の設備は不要.

▶呼吸用保護具には，代表的なものとして，送気マスクと防毒マスクがあり，送気マスクは防毒性で優り作業性は劣るという長短がある（詳細はそれぞれ304ページ，301ページ）. 上記の「呼吸用保護具が必要」という文言の場合は，実際的には，作業がしやすいほうの防毒マスクを使用するのが普通である. 一方，「送気マスクを使用」という文言の場合は，作業がしにくくても送気マスクを使用しなければならないという意味になる.

(4) 排気口（有機則 15 条の 2）

空気清浄機を設けていない屋内作業場の局所排気装置での排気口の高さを，屋根から 1.5 m 以上としなければならない．

(5) 制御風速（有機則 16 条）

局所排気装置は，それぞれの型式に応じた制御風速を出し得る能力を有するものでなければならない．

□表 2□

型　式		制御風速〔m/秒〕
囲い式フード		0.4
外付け式フード	側方吸引型	0.5
	下方吸引型	0.5
	上方吸引型	1.0

（*なお，制御風速の詳細については，第 2 編 5.3 節（3）項（286 ページ）を参照）

過去出題問題

1（　）屋内作業場で第 1 種有機溶剤等を用いた作業を行うとき，局所排気装置を設けたので，作業者に送気マスクも有機ガス用防毒マスクも使用させなかった．

2（　）通風が不十分な屋内作業場で第 2 種有機溶剤等を用いた作業を行うとき，全体換気装置を設けたので，作業者に送気マスクも有機ガス用防毒マスクも使用させなかった．

3（　）通風が不十分な屋内作業場で第 2 種有機溶剤等を用いて有機溶剤業務を行わせるとき，局所排気装置を設けたので，作業者に送気マスクも有機ガス用防毒マスクも使用させなかった．

4（　）通風の不十分な屋内作業場において，有機溶剤等を混合する業務を常時行う場合の措置において，第 3 種有機溶剤等を用いる場合に，作業場所に全体換気装置を設けたので，作業者に送気マスクも有機ガス用防毒マスクも使用させていない．

5（　）地下室の内部の作業場において，常時，第 3 種有機溶剤等を用いて吹付けによる塗装作業を行う場所に，全体換気装置を設け有効に稼働させているが，作業者に送気マスクも有機ガス用防毒マスクも使用させていないのは法令に違反していない．

6（　）有機溶剤等を入れたことのあるタンクで有機溶剤の蒸気が発散するおそれ

のあるものの内部における業務に労働者を従事させるときは，当該労働者に送気マスクを使用させなければならない.

7（ ）有機溶剤等を入れたことのあるタンクの内部で作業を行うとき，作業者に送気マスクを使用させ，局所排気装置も全体換気装置も設けなかった.

8（ ）空気清浄装置を設けていない屋内作業場の局所排気装置の排気口の高さを，屋根から２mとしている.

9（ ）有機溶剤を用いて塗装作業を行う作業場所に設けた囲い式フードの局所排気装置のフードの開口面における最小風速が毎秒 0.5 m である.

10（ ）屋内作業場で，第２種有機溶剤等が付着している物の乾燥の業務を労働者に行わせるとき，その作業場所に最大 0.4 m/s の制御風速を出し得る能力を有する側方吸引型外付け式フードの局所排気装置を設け，かつ，作業に従事する労働者に有機ガス用防毒マスクを使用させているのは法令に違反していない.

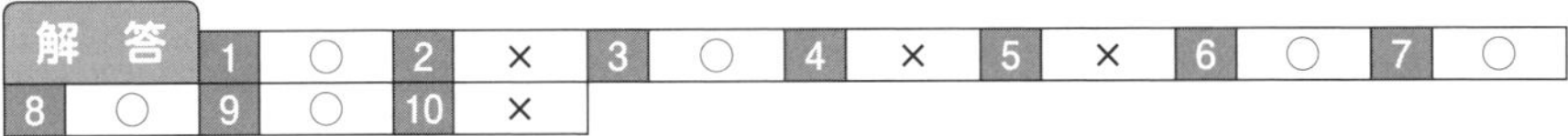

解答	1	2	3	4	5	6	7	8	9	10
	○	×	○	×	×	○	○	○	○	×

解説

1▶（注：局所排気装置を設ければ，送気マスクや有機ガス用防毒マスクは不要.）

2▶通風が不十分な屋内作業場で第２種有機溶剤等を用いた作業を行うとき，局所排気装置（又はプッシュプル型換気装置）を設けたので，作業者に送気マスクも有機ガス用防毒マスクも使用させなかった（有機則５条）.

3▶（注：通風が不十分な屋内作業場であっても，局所排気装置を設置すれば呼吸用保護具は不要（有機則５条）.）

4▶全体換気装置を設けるときは，送気マスク又は有機ガス用防毒マスクを使用させなければならない（有機則 33 条）.

5▶地下室の内部（通風が不十分）の作業場において，常時，第３種有機溶剤等を用いて吹付けによる塗装作業を行う場所には，有機溶剤の蒸気の発散源を密閉する設備，局所排気装置又はプッシュプル型換気装置を設けなければならないので違反している（有機則６条）．全体換気装置では不可.

6▶（注:設問の業務では送気マスクを使用させなければならない（有機則 32 条）．なお，送気マスクを使用すれば局所排気装置や全体換気装置などの設備は不要）.

7▶（注：解説５と同じ.）

8▶（注：空気清浄装置を設けていない屋内作業場の局所排気装置での排気口の高さを，屋根から 1.5 m 以上としなければならない，と定められている（有機則 15 条の 2）．設問は 2 m であるので，法的にクリアしており正しい．）

9▶（注：制御風速は 0.4 m を出しうる能力を有するもの，と定められている（有機則 16 条）．設問は，0.5 m であるので，法的にクリアしており正しい．）

10▶側方吸引型外付け式フードの局所排気装置の場合は，制御風速は 0.5 m/s を出し得る能力を有するものが必要であるから違反している（有機則 16 条）．

4.3 管　理

(1) 有機溶剤作業主任者の選任（有機則 19 条）

事業者は，屋内作業場等における有機溶剤作業（第 1 種有機溶剤等，第 2 種有機溶剤等，第 3 種有機溶剤等のいずれでも）については，有機溶剤作業主任者技能講習を修了した者のうちから，有機溶剤作業主任者を選任しなければならない．ただし，試験研究のために，有機溶剤を取り扱う作業においては選任しなくてもよい．

(2) 局所排気装置又はプッシュプル型換気装置の定期自主検査（有機則 20 条，有機則 20 条の 2）

局所排気装置については，1 年以内ごとに 1 回，定期に，下記の事項について自主検査を行わなければならない．

① フード，ダクト及びファンの摩耗，腐食，くぼみその他損傷の有無及びその程度

② ダクト及び排風機におけるじんあいのたい積状態

③ 上記のほか 5 項目ある（省略）

＊なお，定期自主検査については，本編 1.11 節（3）項（31 ページ）を参照．

(3) 定期自主検査の記録（有機則 21 条）

定期自主検査を行ったときは，次の事項を記録して，これを 3 年間保存しなければならない．

① 検査年月日

② 検査方法

③ 検査箇所

④ 検査の結果　　等計 6 項目.

(4) 掲示（有機則 24 条）

屋内作業場等において有機溶剤業務に労働者を従事させるときは, 次の事項を, 作業中の労働者が容易に知ることができるよう, 見やすい場所に掲示しなければならない.

① 有機溶剤の人体に及ぼす作用

② 有機溶剤等の取扱い上の注意事項

③ 有機溶剤による中毒が発生したときの応急処置

(5) 有機溶剤等の区分の表示（有機則 25 条）

① 事業者は, 屋内作業場等において有機溶剤業務に労働者を従事させるときは, 当該有機溶剤業務に係る有機溶剤等の区分を, 作業中の労働者が容易に知ることができるよう, 色分け及び色分け以外の方法により, 見やすい場所に表示しなければならない.

② 色分けによる表示は, 有機溶剤等の区分に応じ, それぞれ次に定める色によらなければならない.

a. 第 1 種有機溶剤等……赤

b. 第 2 種有機溶剤等……黄

c. 第 3 種有機溶剤等……青

過去出題問題

1（　）メタノール製造工程におけるメタノールの容器への注入作業は, 作業主任者を選任しなくてもよい.

2（　）第 3 種有機溶剤等を用い, 屋内作業場において塗装作業を行わせるとき, 有機溶剤作業主任者を選任しなかった.

3（　）有機溶剤作業主任者の資格は, 所定の技能講習を修了した者に与えられる.

4（　）第一種衛生管理者免許を有する者のうちから有機溶剤作業主任者を選任する.

5（　）屋内作業場で, 第 2 種有機溶剤等を用いる試験の業務に労働者を従事させるとき, 有機溶剤作業主任者を選任していない.

6（　）有機溶剤作業主任者選任報告書は, 所轄労働基準監督署長に提出を義務づけられている.

7（　）「第1種有機溶剤を取り扱う屋内の作業場」に設置した局所排気装置は，2年以内ごとに1回，定期検査を行わなければならない.

類題 a（　）「トルエンを使用する場所」では？

b（　）「エタノールを使用する場所」では？

8（　）屋内作業場において，第2種有機溶剤等を使用して常時洗浄作業を行う作業場所に設けたプッシュプル型換気装置について，1年を超える期間使用しない場合を除き，1年以内ごとに1回，定期に，自主検査を行う.

9（　）有機溶剤業務に従事する労働者の見やすい場所に，「取扱い上の注意事項」と「中毒発生時の応急処置」の2項目だけを掲示した.

10（　）「第1種有機溶剤等」を取り扱う屋内の作業場所に，有機溶剤の区分を黄色で表示している.

類題 a（　）「第2種有機溶剤等」では？

11（　）第2種有機溶剤等を用いて，つや出し作業を行う場所の見やすい箇所に，有機溶剤等の区分を黄による色分けと色分け以外の方法を併用して表示している.

解答

1	×	2	×	3	○	4	×	5	○	6	×	7	×
a	×	b	×	8	○	9	×	10	×	a	○	11	○

解説

1▶メタノールは第2種有機溶剤であるので，作業主任者を選任しなければならない.

2▶作業主任者は，第1種，第2種，第3種有機溶剤のいずれでも選任が必要（有機則19条）.

4▶有機溶剤作業主任者の資格を有する者のうちから有機溶剤作業主任者を選任する.

6▶このような定めはない．その代わり，則18条で「作業主任者の氏名等を作業場の見やすい箇所に掲示する等により関係労働者に周知させなければならない」旨を定められている.

7▶定期自主検査は1年以内ごとに1回と義務づけられている（有機則20条）.

7a▶トルエンは，第2種有機溶剤等であり，この局所排気装置の定期自主検査は，1年以内ごとに1回行わなければならない．

7b ▶ エタノールは有機則の適用外の物質であるため，局所排気装置自体が有機則の対象外となる．

8 ▶（注：1年を超える期間使用しない設備等については，その期間中は，定期自主検査を行わなくてもよい（本編1.11節(3)項③，31ページ）．）

9 ▶「有機溶剤の人体に及ぼす作用」の項目も必要（有機則24条）．

10 ▶ 第1種有機溶剤等は，赤色で表示しなければならない（有機則25条）．

4.4 作業環境測定

(1) 測定（有機則28条）

① 第1種有機溶剤等又は第2種有機溶剤等を製造し，若しくは取り扱う業務を行う屋内作業場については6月以内ごとに1回，定期に，当該有機溶剤の濃度を測定しなければならない．

② 測定を行ったときは，そのつど次の事項を記録して，これを3年間保存しなければならない．

a. 測定日時　b. 測定方法　c. 測定箇所

d. 測定条件　e. 測定結果　f. 測定を実施した者の名前

g. 測定結果に基づいて当該有機溶剤による労働者の健康障害の予防措置を講じたときは，当該措置の概要

わかるわかる！ 作業環境測定

▶第3種有機溶剤等の作業環境測定は義務づけられていない．

▶労働基準監督署長への測定結果の報告は，必要ない．

(2) 測定結果の評価（有機則28条の2）

① 測定を行ったときは，作業環境の管理の状態に応じ，第1管理区分，第2管理区分又は第3管理区分に区分することにより当該測定の結果の評価を行わなければならない．

② 評価を行ったときは，そのつど，必要事項を記録して，これを3年間保存しなければならない．

わかるわかる! 評価の結果に基づく措置

▶作業環境測定を行ったときは，その測定結果に基づき，評価を行う（評価の方法等の詳細については，第2編 5.1 節（270 ページ）を参照されたい）.

▶第3管理区分と評価された場所は，第1管理区分又は第2管理区分になるように直ちに改善等を行い，かつ，その結果を測定し確認しなければならない（第3管理区分を脱出できるまで繰り返し継続する）.

▶第3管理区分から脱出できない間は，事業者は，有効な呼吸用保護具を使用させる等の措置を講じなければならない.

過去出題問題

1（　）トルエンを取り扱う屋内作業場は，作業環境測定を行わなくてもよい.

2（　）第2種有機溶剤等を使用して塗装を行う屋内作業場の作業環境測定は，1年以内ごとに1回行えばよい.

3（　）第2種有機溶剤を使用して洗浄作業を行う屋内作業場についての作業環境測定を，有機溶剤作業主任者に実施させる.

4（　）第3種有機溶剤等を用いて払拭の業務を行う屋内作業場について，定期に，当該有機溶剤の濃度を測定していない.

解答	1	×	2	×	3	×	4	○

解説

1▶トルエンは第2種有機溶剤であるので，作業環境測定は義務づけられている.

2▶作業環境測定は，6月以内ごとに1回行わなければならない（有機則 28 条）.

3▶作業環境測定は，作業環境測定士に実施させなければならない（51 ページ）.

4.5 健康診断

(1) 健康診断（有機則 29 条）

① 第1種又は第2種有機溶剤業務に常時従事する労働者，及びタンク等の内部で第3種有機溶剤業務に常時従事する労働者（試験研究のための業務

に従事する者も含め）について，

- 雇入れの際
- 当該業務への配置替えの際
- その後6月以内ごとに1回，定期に

医師による健康診断を行わなければならない．

わかるわかる! 試験研究業務による免除は作業主任者のみ

▶試験研究のための業務だからということで健康診断や作業環境測定等の規則で定められている事項は免除とならない．免除されるのは作業主任者の選任だけ（4.3節（1）項（104ページ））であるので混同しないこと．これは特化物の場合も同じ考え方である．

わかるわかる! 第3種有機溶剤業務従事者の健康診断

▶第3種有機溶剤業務に常時従事する労働者で，タンク等内部以外の場所（すなわち屋内作業場）で従事する者は，健康診断を義務づけられていないが，タンク等の内部（すなわち，風通しの悪い所）で従事する者は，健康診断を義務づけられている．これは，第3種は第1種，第2種に比べ比較的有害度が少ないとはいえ，やはり通風が不十分な所では有機溶剤にばく露されやすく，健康障害のおそれがあるからである．

② 代表的な健康診断項目は次のとおり．

a. 尿中のたん白の有無の検査

b. 尿中の有機溶剤の代謝物の量の検査（324ページ（5）項）

(2) 健康診断結果報告（有機則30条の3）

事業者は，健康診断を行ったときは，遅滞なく，有機溶剤等健康診断結果報告書を所轄労働基準監督署長に提出しなければならない．

わかるわかる! 有機溶剤健診の結果報告

▶有機溶剤等，特化物，鉛の特殊健康診断報告書は該当労働者が1人でもいれば，提出しなければならない（本編1.15節（12）項 わかるわかる!（60ページ））．

過去出題問題

1（　）屋内作業場において第２種有機溶剤等を用いて行う試験研究の業務に常時従事する労働者に対し，医師による特別の項目についての健康診断を６月以内ごとに１回行うことが義務づけられている.

2（　）有機溶剤の健康診断の項目として，尿中のたん白の有無の検査がある.

3（　）メタノールを取り扱う業務に常時従事させたことがあり，現に他の業務に従事させている労働者に対し，特別の項目について行う，医師による健康診断は，６月以内ごとに１回，定期に，行わなければならない.

4（　）通風が不十分な屋内作業場において，有機溶剤を製造し，又は取り扱う業務に従事する労働者に対し，特別の項目による健康診断が義務づけられていない.

5（　）有機溶剤等健康診断結果報告書は，所轄労働基準監督署長に提出を義務づけられている.

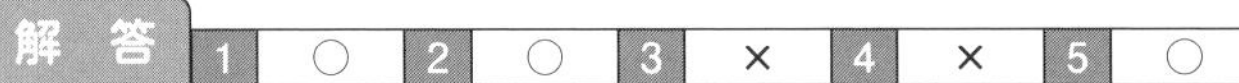

解答	1	○	2	○	3	×	4	×	5	○

解説

1▶（注：試験研究の業務であっても健康診断は義務づけられている.）

3▶メタノールは第２種有機溶剤である.「常時従事させたことがあり，現にほかの業務に従事させている労働者に対して健康診断を行わなければならない」という規定は，特化則で定められているものであって，有機則ではこのような規定はない.

4▶通風が不十分な屋内作業場で有機溶剤（第１種，第２種，第３種いずれも）に従事する労働者は，健康診断を義務づけられている（有機則 29 条）.

5▶（注：特殊健康診断の結果報告書は，有機溶剤に限らず，すべての特殊健診で提出が義務づけられている.）

4.6 有機溶剤の貯蔵及び空容器の処理

(1) 有機溶剤等の貯蔵（有機則 35 条）

有機溶剤等を屋内に貯蔵するときは，有機溶剤等がこぼれ，漏えいし，しみ出し，又は発散するおそれのないふた又は栓をした堅固な容器を用いるとともに，その貯蔵場所に，次の設備を設けなければならない．

① 関係労働者以外の労働者がその貯蔵場所に立ち入ることを防ぐ設備

② 有機溶剤の蒸気を屋外に排出する設備

(2) 空容器の処理（有機則 36 条）

有機溶剤等を入れてあった空容器で有機溶剤の蒸気が発散するおそれのあるものについては，当該容器を密閉するか，又は当該容器を屋外の一定の場所に集積しておかなければならない．

過去出題問題

1（　）有機溶剤等を入れてあった空容器で有機溶剤の蒸気が発散するおそれのあるものについては，密閉するか，又は屋外の一定の場所に集積しておかなければならない．

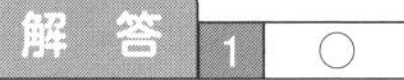

第5章 特定化学物質障害予防規則（略称：特化則）

5.1 定義等

(1) 特定化学物質の分類

特定化学物質は，第1類物質，第2類物質，第3類物質の3種類があり，次ページの表1に示すように分類されている．

(2) 第1類物質（特化則2条，48条，49条）

第1類物質は，表1（113ページ）に示す7物質がある（物質名は略称）．

第1類物質は，有害性が非常に大きい物質であるため，製造しようとする場合，あらかじめ，物質ごとに，かつ，当該物質を製造するプラントごとに厚生労働大臣の許可を受けなければならない（製造許可物質である．なお，7物質の正式物質名は，本編1.12節(2)項（36ページ）を参照されたい）．

(3) 第2類物質（特化則2条）

第2類物質は，設備についての講ずべき基準の区分に応じて，特定第2類物質，オーラミン等，管理第2類物質のほか，平成26年11月施行の法改正より特別有機溶剤が加わり，4つに分類されている．

特定第2類物質は主に急性中毒，管理第2類物質は主に慢性中毒を起こすおそれのある物質である．

特別有機溶剤は，次の12物質がある．

①クロロホルム　②四塩化炭素　③1,2-ジクロロエタン　④1,1,2,2-テトラクロロエタン　⑤トリクロロエチレン　⑥ジクロロメタン　⑦ジオキシン　⑧スチレン　⑨テトラクロロエチレン　⑩メチルイソブチルケトン　⑪エチルベンゼン　⑫1,2-ジクロロプロパン

発がんのおそれがあるため，平成26年の法改正により，①～⑤は第1種有機溶剤から（97ページ），⑥～⑩は第2種有機溶剤から特化物第2類物質に移行した物質である．⑪と⑫は法改正以前から特化物第2類物質に属していた物質である．これらの物質は，それぞれ業務の種類や含有量により，特化則で規制されたり，有機則で規制されたりすることから，特別有機溶剤という．

(4) 第3類物質（特化則3条）

第3類物質は，大量漏洩による急性中毒のおそれのある物質である．

(5) 特定化学設備（令 15 条）

特定第２類物質又は第３類物質（この２つを総称して「第３類物質等」という）を製造し，又は取り扱う設備で，移動式設備でないものをいう（すなわち固定式設備である化学プラント等が特定化学設備に該当する）.

(6) 特別管理物質（特化則 38 条の 3）

第１類物質及び第２類物質のうちで，人体に対する発がん性が明らかになった物質が該当する．なお，特別有機溶剤は，すべて特別管理物質に該当する．表１に代表的なものを示す.

(7) 特定化学物質の分類，概要等

分類，概要，化学設備，特別管理物質などについて，表１に示す.

□ 表１ □

	第１類物質	第２類物質			第３類物質
概要	製造許可（大臣）物質	有害物質（製造許可は不要）			大量漏洩による急性中毒のおそれのある物質
		管理第２類物質	オーラミン等	特定第２類物質	
	◎７物質 ・ジクロルベンジジン ・アルファ-ナフチルアミン ・塩素化ビフェニル ・オルト-トリジン ・ベリリウム ・ジアニシジン ・ベンゾトリクロリド	・クロム酸 ・コールタール ・重クロム酸 ・三酸化砒素 ・シアン化カリウム ・ニッケル化合物　等	・オーラミン ・マゼンタ	・塩化ビニル ・塩素 ・弗化水素 ・硫化水素 ・ベンゼン ・臭化メチル ・エチレンオキシド ・硫酸ジメチル ・ホルムアルデヒド　等	・アンモニア ・一酸化炭素 ・塩化水素 ・硝酸 ・二酸化炭素 ・フェノール ・硫酸　等
化学設備				特定化学設備（第３類物質等を製造し，又は取り扱う設備）	
物質名	特別管理物質（特定化学物質の中で発がん性のある物質）				
	◎上記のうちで，塩素化ビフェニル以外の６物質	上記のうちシアン化カリウムを除く	・オーラミン ・マゼンタ	・塩化ビニル ・ベンゼン　等	

＊特別有機溶剤の 12 物質（112 ページ）は，分類上は第２類物質となり，さらに特別管理物質に該当する.

過去出題問題

1（　）「ジクロルベンジジン」は第１類物質である.

類題　a（　）「弗化水素」では？

b（　）「塩素」では？

c（　）「ベンゼン」では？

d（　）「アンモニア」では？

2（　）クロムめっきの作業は，特定化学物質障害予防規則で定められている．

3（　）第1類物質又は第2類物質を製造しようとする者は，あらかじめ厚生労働大臣の許可を受けなければならない．

4（　）第1類物質は，「クロム酸及びその塩」をはじめとする7種の発がん性の認められた化学物質並びにそれらを一定量以上含有する混合物である．

5（　）第1類物質を製造しようとする者は，あらかじめ，物質ごとに，かつ，当該物質を製造するプラントごとに厚生労働大臣の許可を受けなければならない．

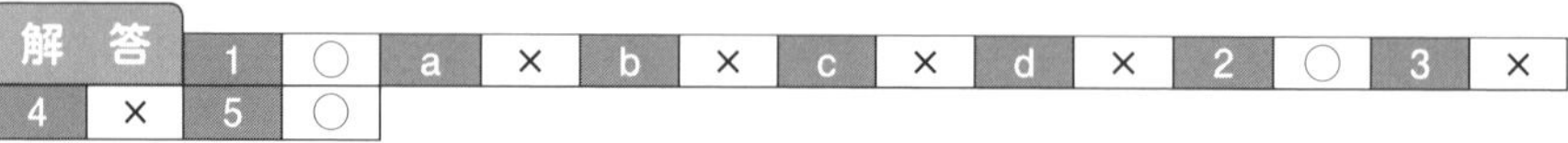

解答

1	○	a	×	b	×	c	×	d	×	2	○	3	×
4	×	5	○										

解説

1a▶弗化水素は，第2類（特定第2類）物質である．

1b▶塩素は，第2類（特定第2類）物質である．

1c▶ベンゼンは，第2類（特定第2類）物質である．

1d▶アンモニアは，第3類物質である．

2▶（注:クロムめっきは,クロム酸及びその塩に該当し,特化物第2類物質である.）

3▶厚生労働大臣の許可を受けなければならないのは，第1類物質のみである．

4▶クロム酸及びその塩は，特化物第2類物質であるため，第1類物質ではない．
第1類物質はジクロロベンジジン及びその塩などの7種が該当する．

5.2 取扱いに係る排気設備等

(1) 第1類物質のガス，蒸気若しくは粉じんが発散する屋内作業場の設備（特化則3条）

第1類物質のガス，蒸気若しくは粉じんが発散する屋内作業場については，その発散源を密閉する設備又は囲い式フードの局所排気装置を設けなければならない．

(2) 第2類物質のガス，蒸気若しくは粉じんが発散する屋内作業場の設備（特化則4条）

第2類物質のガス，蒸気若しくは粉じんが発散する屋内作業場については，その発散源を密閉する設備又は局所排気装置を設けなければならない．

わかるわかる!　局所排気装置の要件（第１類と第２類では異なる）

▶局所排気装置は，囲い式フードと外付け式フードに分類される．

▶第１類物質の場合は，囲い式が必要で，第２類物質の場合は局所排気装置が必要ということである．この第２類物質の場合の意味は，囲い式でも外付け式でもいずれでもよいという意味である．いずれでもよいということになると，普通では，作業がやりやすいほうの外付け式を設置するというのが一般的である．

(3) 局所排気装置

局所排気装置は，厚生労働大臣が定める性能を有するものであること（厚生労働大臣が定める性能とは，定められた管理濃度をクリアすることである）．

過去出題問題

1（　）この規則の規定によって設ける局所排気装置は，厚生労働大臣が定める性能を有するものでなければならない．

2（　）第１類物質を容器に入れ，容器から取り出し，又は反応槽等へ投入する作業を行うときは，発散源を密閉する設備，外付け式フードの局所排気装置又はプッシュプル型換気装置を設けなければならない．

解答	1	○	2	×

解説

2▶第１類の場合は，発散源を密閉する設備又は囲い式フードの局所排気装置を設けなければならない（特化則３条）．

5.3 用後処理

特定化学物質の用後処理として，除じん，排ガス処理，排液処理，残さい物処理を行うよう定められている．

わかるわかる!　用後処理の意義

▶屋内作業場で作業する作業者に対しては，局所排気装置等を設けて健康障害を防止することになっているが，この「用後処理」とは，局所排気装置で排気した後どうするかということである．有機溶剤に比べ，特定化学物質は有害度が高いので，そのまま屋外に排出すれば公害になってしまうため，用後処理が義務づけられている．

(1) 除じん（特化則 9 条）

第 2 類物質の粉じんを含有する気体を排出する製造設備の排気筒，又は第 1 類物質若しくは第 2 類物質の粉じんを含有する気体を排出するための局所排気装置若しくはプッシュプル型換気装置には，表 2 の左欄に掲げる粉じんの粒径に応じ，同表の右欄に掲げるいずれかの除じん方式による除じん装置又はこれらと同等以上の性能を有する除じん装置を設けなければならない．

□表 2□

粉じんの粒径（単位：マイクロメートル）	除じん方式
5 未満	ろ過除じん方式　又は　電気除じん方式
5 以上 20 未満	スクラバによる除じん方式　又は　ろ過除じん方式　又は　電気除じん方式
20 以上	マルチサイクロンによる除じん方式　又は　スクラバによる除じん方式　又は　ろ過除じん方式　又は　電気除じん方式

（$1\,\mu\text{m} = 10^{-6}\,\text{m} = 0.001\,\text{mm}$）

表 2 に示すように，$5\,\mu\text{m}$ 未満の粒径の小さい粉じんでは 2 通りの除じん方式しか認められないが，粒径が大きくなるにしたがって除じん方式の選択方法が多くなっていく．

(2) 排ガス処理（特化則 10 条）

次の特定の 4 物質（アクロレイン，弗化水素，硫化水素，硫酸ジメチル）のガス又は蒸気を含有する気体を排出する製造設備の排気筒や局所排気装置，プッシュプル型換気装置には，表 3 の右欄に掲げるいずれかの処理方式による排ガス処理装置又はこれらと同等以上の性能を有する排ガス処理装置を設けなければならない．

□表 3□

物	処理方式
アクロレイン	吸収方式　又は　直接燃焼方式
弗化水素	吸収方式　又は　吸着方式
硫化水素	吸収方式　又は　酸化・還元方式
硫酸ジメチル	吸収方式　又は　直接燃焼方式

わかるわかる! 吸収方式，酸化・還元方式

▶吸収方式とは，充填塔などを用い，吸収液によってガス又は蒸気を吸収処理する方式をいう．

▶酸化・還元方式とは，必要な酸化剤又は還元剤を用いて排ガス中の対象物質を反応分離する方式をいう．

(3) 排液処理（特化則 11 条）

次の特定の 8 物質（アルキル水銀化合物，塩酸，硝酸，シアン化カリウム，シアン化ナトリウム，ペンタクロルフェノール，硫酸，硫化ナトリウム）を含有する排液については，各々定められた処理方式による排液処理装置又はこれと同等以上の性能を有する排液処理装置を設けなければならない．

表 4 に，8 物質のうち 4 物質を例示する．

□ 表 4 □

物	処理方式
塩酸，硫酸	中和方式
シアン化ナトリウム	酸化・還元方式　又は　活性汚泥方式
硫化ナトリウム	酸化・還元方式

わかるわかる! 酸化・還元方式，活性汚泥方式

▶酸化・還元方式とは，必要な酸化剤又は還元剤を用いて排液中の対象物質を反応分離する方式をいう．

▶活性汚泥方式とは，排液中の非沈殿浮遊物及び溶解性物質を，微生物の働きによって，吸着，凝集及び酸化を行わせ，ガス及び沈澱しやすい汚泥に変えて，この汚泥を分離する方式をいう．

(4) 残さい物処理（特化則 12 条）

アルキル水銀化合物を含有する残さい物については，除毒した後でなければ，廃棄してはならない．

過去出題問題

1（　）第 1 類物質の粉じんを含有する気体を排出する局所排気装置又はプッシュプル型換気装置には，スクラバ又はサイクロンのいずれかの方式による除じん装置を設けなければならない．

2（　）硫化水素を含有する気体を排出する製造設備の排出筒には，吸収方式若しくは酸化・還元方式又はこれらと同等以上の性能を有する排ガス処理装置を設けなければならない．

3（　）シアン化ナトリウムを含む排液については，所定の性能を有する排液処理装置により処理しなければならない．

4（　）シアン化ナトリウムを含有する排液については，酸化・還元方式若しくは活性汚泥方式又はこれらと同等以上の性能を有する排液処理装置を設けなければならない．

5（　）硫酸を含む排液については，中和方式による排液処理装置又はこれと同等以上の性能を有する排液処理装置を設けなければならない．

6（　）アルキル水銀化合物を含有する残さい物については，除毒した後でなければ，廃棄してはならない．

7（　）下文中の（　）内のAからCに入れる用語の組合せとして，正しいものは(1)～(5) のうちどれか．

特定化学物質障害予防規則には，特定化学物質の用後処理として，除じん，排ガス処理，（　A　）及び残さい物処理の規定がある．その中の除じんについては（　B　）に応じた除じん方式が規定されており，残さい物の処理については（　C　）を含有する残さい物の処理が規定されている．

	A	B	C
(1)	排液処理	粉じんの濃度	シアン化合物
(2)	浄化処理	粉じんの重量	硫酸
(3)	排液処理	粉じんの濃度	カドミウム化合物
(4)	浄化処理	粉じんの粒径	ペンタクロルフェノール（PCP）
(5)	排液処理	粉じんの粒径	アルキル水銀化合物

8（　）次の文中の（　）内に入れるAからCの語句の組合せとして，法令上，正しいものは (1)～(5) のうちどれか．

「特定化学物質障害予防規則には，特定化学物質等の用後処理として，除じん，（　A　），排液処理，残さい物処理及びぼろ等の規定がある．その中の除じんについては，粒径が5 μm未満の粉じんの場合は，（　B　）除じん方式若しくは電気除じん方式による除じん装置又はこれらと同等以上の性能を有する除じん装置を設けなければならないと規定されている．また，排液処理については，硫酸を含有する排液の場合は，（　C　）方式による排液処理装置又はこれと同等以上の性能を有する排液処理装置を設けなければならないと規定されている．」

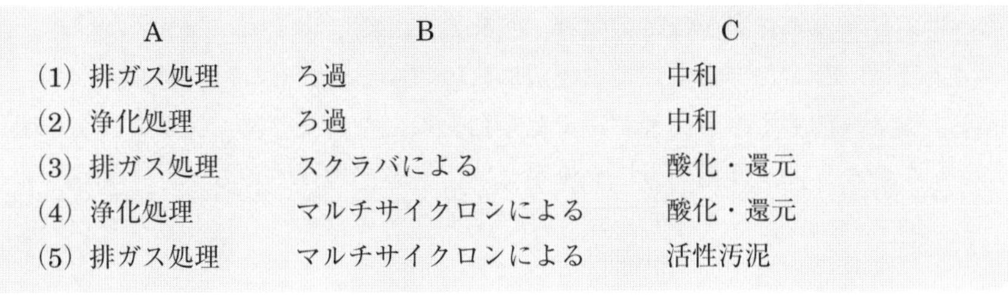

	A	B	C
(1)	排ガス処理	ろ過	中和
(2)	浄化処理	ろ過	中和
(3)	排ガス処理	スクラバによる	酸化・還元
(4)	浄化処理	マルチサイクロンによる	酸化・還元
(5)	排ガス処理	マルチサイクロンによる	活性汚泥

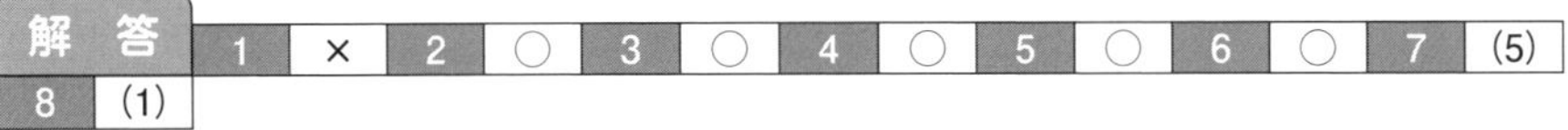

解答

1	2	3	4	5	6	7	8
×	○	○	○	○	○	(5)	(1)

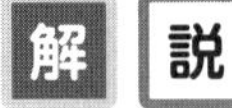

1▶表2（116ページ）のように，粒径に応じて選択すべき除じん方式が定められていて，設問のスクラバ又はサイクロンのいずれかの方式による除じん装置を設けなればならないというのは誤り（特化則9条）.

5.4 管　理

(1) 立入禁止措置等（特化則24条）

第1類物質又は第2類物質を製造し，又は取り扱う作業場については，関係者以外の者が立ち入ることを禁止し，かつ，その旨を見やすい箇所に表示しなければならない.

(2) 特定化学物質作業主任者の選任（特化則27条）

事業者は，特定化学物質作業（第1類，第2類，第3類のいずれでも）については，特定化学物質及び四アルキル鉛等作業主任者技能講習（特別有機溶剤業務に係る作業にあっては，有機溶剤作業主任者技能講習）を修了した者のうちから，特定化学物質作業主任者を選任しなければならない．ただし，試験研究のために，特定化学物質を取り扱う作業においては選任しなくてもよい.

なお，特別有機溶剤業務に係る作業主任者については，特別有機溶剤が溶剤として使用される実態に応じた適切な作業の管理を行わせるため，有機溶剤作業主任者技能講習の修了者のうちから選任しなければならないとしている.

(3) 特定化学物質作業主任者の職務（特化則 28 条）

事業者は，特定化学物質作業主任者に次の事項を行わせなければならない．

① 作業に従事する労働者が特定化学物質により汚染され，又はこれらを吸入しないように，作業の方法を決定し，労働者を指揮すること．

② 局所排気装置等を 1 月を超えない期間ごとに点検しなければならない．

③ 保護具の使用状況を監視すること．

(4) 定期自主検査（特化則 29 条，特化則 30 条）

局所排気装置，除じん装置，排ガス処理装置及び排液処理装置の定期自主検査については，1 年以内ごとに 1 回，定期に，所定の事項について自主検査を行わなければならない．

(5) 特定化学設備の定期自主検査（特化則 31 条）

特定化学設備の定期自主検査については，2 年以内ごとに 1 回，定期に，所定の事項について自主検査を行わなければならない．

わかるわかる!　特定化学設備

▶特定化学設備とは，本編 5.1 節(5)項（113 ページ）で記しているが，アンモニアや一酸化炭素（第 3 類物質等）等のように，大量漏洩による急性中毒のおそれのある物質を扱う化学プラントのことである．

▶特定化学設備のみ，定期自主検査は 2 年以内ごとに 1 回でよい．

(6) 作業環境測定（特化則 36 条）

① 第 1 類物質又は第 2 類物質を製造し，若しくは取り扱う業務を行う屋内作業場については 6 月以内ごとに 1 回，定期に，当該特定化学物質の空気中における濃度を測定しなければならない．

② 測定を行ったときは，そのつど必要事項を記録して，これを 3 年間保存しなければならない．なお，特別管理物質の測定を行ったときは 30 年間保存しなければならない．

わかるわかる!　作業環境測定

▶第 3 類物質の作業環境測定は義務づけられていない．

▶所轄労働基準監督署長への測定結果の報告は，必要ない．

(7) 喫煙等の禁止（特化則 38 条の 2）

第 1 類物質又は第 2 類物質を製造し，又は取り扱う作業場においては，労働者が喫煙し，又は飲食することを禁止し，かつ，その旨を作業場の見やすい箇所に表示しなければならない．

(8) 特別管理物質（特化則 38 条の 3，38 条の 4）

① 特別管理物質を製造し，又は取り扱う作業場には，人体に及ぼす作用等の所定の事項を，作業に従事する労働者が見やすい箇所に掲示しなければならない（特化則 38 条の 3）．

② 特別管理物質を製造し，又は取り扱う作業場において常時作業に従事する労働者について，1 月を超えない期間ごとに次の事項を記録し，当該作業に常時従事することとなった日から 30 年間保存するものとする（特化則 38 条の 4）．

- 労働者の氏名
- 従事した作業の概要及び当該作業に従事した期間
- 特別管理物質により著しく汚染される事態が生じたときは，その概要及び事業者が講じた応急の措置の概要

わかるわかる！ 30 年間保存

▶ 30 年間保存の理由は，特別管理物質（発がん性）は人体に与える影響が遅発性であるので，被ばく状況を長期間把握する必要があるためである．

過去出題問題

1（ ）第 1 類物質を製造し，又は取り扱う作業場については，関係者以外の者が立ち入ることを禁止し，かつ，その旨を見やすい箇所に表示しなければならない．

2（ ）「コールタールを製造する作業」では，作業主任者の選任をしなくてもよい．

類題 a（ ）「特定化学物質を製造する作業」では？

b（ ）「硫酸を取り扱う作業」では？

c（ ）「試験研究のために特定化学物質を取り扱う作業」では？

3（ ）特定化学物質作業主任者の職務として，局所排気装置等を 1 月を超えない期間ごとに点検しなければならない．

4（ ）特定化学物質作業主任者選任報告書は，所轄労働基準監督署長への提出が義務づけられている．

5（ ）「排液処理装置」については，1 年以内ごとに 1 回，定期に，所定事項について，自主検査を行わなければならない．

類題 a（ ）「特定化学物質の局所排気装置」では？

b（ ）「フェノールを取り扱う特定化学設備」では？

c（ ）「硫酸を製造する特定化学設備」では？

6（　）アンモニアを含有する排液用に設けた排液処理装置は，法令上，定期自主検査の実施義務が規定されていない．

7（　）特定化学物質のうち第２類物質を取り扱う屋内作業場は，６月以内ごとに１回の作業環境測定が義務づけられている．

8（　）アンモニアを取り扱う屋内作業場は，作業環境測定を行わなくてもよい．

9（　）第１類物質を取り扱う屋内作業場についての作業環境測定結果及びその評価の記録を保存すべき期間は，３年である．

10（　）第１類物質を製造し，又は取り扱う作業場については，労働者が喫煙し，又は飲食することを禁止し，かつ，その旨を作業場の見やすい箇所に表示しなければならない．

11（　）第１類物質又は第２ 類物質を製造し，又は取り扱う作業場においては，労働者が喫煙し，又は飲食することを禁止し，かつ，その旨を作業場の見やすい箇所に表示しなければならない．

12（　）特別管理物質を製造し，又は取り扱う作業場において常時作業に従事する労働者については，１月を超えない期間ごとに作業に関する一定の事項を記録し，当該作業に常時従事することとなった日から30年間保存するものとされている．

13（　）特別管理物質を取り扱う作業に常時従事する労働者の作業記録は，当該労働者が当該事業場において常時当該作業に従事することとなった日から30年間保存するものとされている．

14（　）一酸化炭素を含有する気体を排出する製造設備の排気筒に設けた排ガス処理装置は，法令上，定期自主検査の実施義務が規定されていない．

解答

1	○	2	×	a	×	b	×	c	○	3	○	4	×		
5	○	a	○	b	×	c	×	6	○	7	○	8	○	9	×
10	○	11	○	12	○	13	○	14	○						

解説

2▶コールタールは，特化物第２類物質であるので，作業主任者を選任しなければならない．

2a▶特定化学物質（第１類，第２類，第３類のいずれでも）を製造する作業では作業主任者を選任しなければならない．

2b▶硫酸は，特化物第３類物質であるので，作業主任者を選任しなければならない．

2c▶（注：試験研究のために特定化学物質を取り扱う作業においては，作業主任者を選任しなくてもよい（令6条18号).）

4▶いずれの作業主任者選任報告書も，所轄労働基準監督署長への提出義務はない．

5b▶特定化学設備については，2年以内ごとに1回，定期自主検査を行わなければならない．

6▶（注：排液処理装置で，定期自主検査が義務付けられているのは，8物質限定である（5.3節(3)項117ページ）が，アンモニアはこの中に入っていない．）

8▶（注：アンモニアは特化物第3類物質であるので，作業環境測定は不要．）

9▶第1類物質は，塩素化ビフェニル以外は特別管理物質であるから，保存期間は，30年である．

14▶（注：排ガス処理装置で，定期自主検査が義務づけられているのは，4物質限定（5.3節(2)項116ページ）であるが，一酸化炭素はこの4物質に入っていない．）

5.5 健康診断

(1) 健康診断（特化則39条）

① 第1類又は第2類特定化学物質に係る業務に常時従事する労働者について，

- 雇入れの際
- 当該業務への配置替えの際
- その後6月以内ごとに1回，定期に

医師による健康診断を行わなければならない（特化則39条).

② 特別管理物質に係る業務に常時従事させたことのある労働者で，現に使用している者に対し，6月以内ごとに1回，特別の項目について，医師による健康診断を行わなければならない（特化則39条第2項，本編1.15節(4)項②（56ページ)).

わかるわかる! 健康診断

▶特化物第3類物質に係る業務に常時従事する労働者については，健康診断は義務づけられていない．

(2) 健康診断の結果の記録（特化則40条）

① 事業者は，特定化学物質健康診断の結果に基づき，特定化学物質健康診断個人票を作成し，これを5年間保存しなければならない．

② 事業者は，特定化学物質健康診断個人票のうち，特別管理物質を製造し，

又は取り扱う業務に常時従事し，又は従事した労働者に係る特定化学物質健康診断個人票については，これを30年間保存するものとする．

(3) 健康診断結果報告（特化則41条）

事業者は，健康診断を行ったときは，遅滞なく，特定化学物質健康診断結果報告書を所轄労働基準監督署長に提出しなければならない．

(4) 報告（特化則53条）

特別管理物質を製造し，又は取り扱う事業者は，事業を廃止しようとするときは，特別管理物質関係記録等報告書に次の記録を添えて，所轄労働基準監督署長に提出するものとする．

- 特別管理物質を製造し，又は取り扱う屋内作業場について行った作業環境測定の記録又はその写し
- 特別管理物質を製造し，又は取り扱う屋内作業場について，特化則38条の4に定める作業の記録又はその写し
- 特別管理物質を製造し，又は取り扱う業務に常時従事し，又は従事した労働者に対し行った特定化学物質健康診断の結果に基づく特定化学物質健康診断個人票又はその写し

過去出題問題

1（　）「第1類物質又は第2類物質を製造し，又は取り扱う業務」に常時従事する労働者に対し，1年以内ごとに1回，定期に，特別の項目による健康診断を実施しなければならない．

類題 a（　）「硫化水素を製造する業務」では？

2（　）「クロム酸を製造する業務」に常時従事させたことがあり，現に他の業務に従事させている労働者に対し，特別の項目について行う医師による健康診断は6月に1回，定期に行わなければならない．

類題 a（　）「コールタールを取り扱う業務」では？

3（　）第3類物質を製造し，又は取り扱う業務に常時従事する労働者に対し，医師による特別の項目についての健康診断を行うことが義務づけられている．

4（　）特定化学物質健康診断結果報告書は，所轄労働基準監督署長への提出が義務づけられている．

5（　）第1類物質を取り扱う業務に常時従事する労働者に係る特定化学物質健康診断個人票を保存すべき期間は，5年である．

6（　）特別管理物質を製造する事業者が事業を廃止しようとするとき，記録等について，法令に基づき，特別管理物質関係記録等報告書に添えて，「特別管理物質を製造する屋内作業場について行った作業環境測定の記録又はその写し」を所轄労働基準監督署長に提出することが義務づけられている．

類題　a（　）「特別管理物質の粉じんを含有する気体を排出する製造設備の排気筒に設けられた除じん装置の定期自主検査の記録又はその写し」では？

b（　）「特別管理物質を製造する作業場において，労働者が常時従事した作業の概要及び当該作業に従事した期間等の記録又はその写し」では？

c（　）「特別管理物質を製造する作業場所に設けられた局所排気装置の定期自主検査の記録又はその写し」では？

d（　）「特別管理物質を製造する業務に常時従事し，又は従事した労働者に対し行った特定化学物質健康診断の結果に基づく特定化学物質健康診断個人票又はその写し」では？

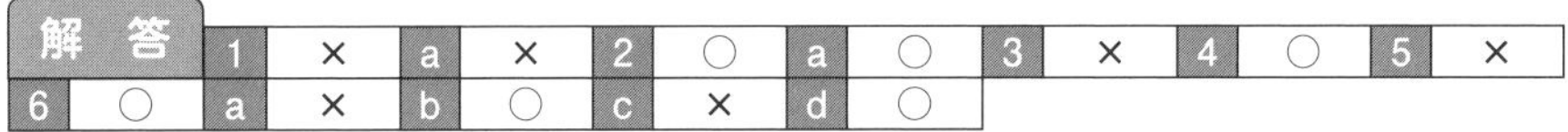

解答

1	×	a	×	2	○	a	○	3	×	4	○	5	×
6	○	a	×	b	○	c	×	d	○				

解説

1▶特定化学物質の健康診断は，6月以内ごとに1回実施しなければならない．

1a▶特化物第2類物質である硫化水素の健康診断は6月以内ごとに1回実施しなければならない（特化則39条）．

2▶（注：クロム酸は，特化物第2類物質で，かつ，特別管理物質である．特別管理物質に係る業務に，過去に従事したことがある者は，現在従事していなくても，6月以内ごとに1回健康診断を行わなければならない（特化則39条2項，本編1.15節(4)項，表12（56ページ））．

2a▶（注：コールタールは，特化物第2類物質で，かつ，特別管理物質であるので，上記と同じ）．

3▶特化物の中で，第3類物質のみが健康診断を義務づけられていない．

5▶第1類物質は，塩素化ビフェニル以外は特別管理物質であるから，保存すべき期間は，30年である．

第6章 鉛中毒予防規則（略称：鉛則）

6.1 管　理

(1) 鉛作業主任者の選任（鉛則33条）

① 鉛業務の作業については，鉛作業主任者技能講習を修了した者のうちから鉛作業主任者を選任しなければならない．

② ただし，自然換気が不十分な場所におけるはんだ付けの業務については，作業主任者を選任しなくてもよい．

わかるわかる!　鉛業務とはんだ付け業務

▶鉛則1条（本書では省略）において，鉛に関する13業務が「鉛業務」として定められている．その中に，「自然換気が不十分な場所におけるはんだ付けの業務」が入っており，13業務ともども鉛則の適用を受けることになる．一方，自然換気が不十分とはいえない（良好な）場所におけるはんだ付けの業務は“健康管理上特に問題なし”として，鉛則自体からの適用外となるので，混同しないこと．

▶自然換気が不十分な場所におけるはんだ付けの業務は，鉛業務として定められているので，鉛則の適用を受けるが，作業主任者の選任については例外として義務づけられていない（選任しなくてもよい）．

(2) 定期自主検査（鉛則35条）

局所排気装置，除じん装置の定期自主検査については，1年以内ごとに1回，定期に，所定の事項について自主検査を行わなければならない．

過去出題問題

1（　）自然換気が不十分な場所におけるはんだ付けの業務は，鉛中毒予防規則で定められている．

2（　）自然換気が不十分な場所において，はんだ付けを行う作業については，作業主任者を選任しなければならない．

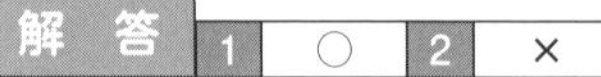

解答	1	○	2	×

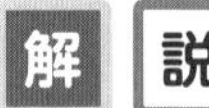

解説

2▶この場合は，作業主任者を選任しなくてもよい（鉛則33条）．

6.2 作業環境測定及び健康診断

(1) 作業環境測定（鉛則 52 条）

① 鉛業務の作業を行う屋内作業場について，1年以内ごとに1回，定期に，空気中における鉛の濃度を測定しなければならない．なお，自然換気が不十分な場所におけるはんだ付けの業務を行う屋内作業場の作業環境測定は義務づけられていない．

わかるわかる! 作業環境測定

▶作業主任者の選任同様，自然換気が不十分な場所におけるはんだ付けの業務を行う屋内作業場は，作業環境測定を義務づけられていない．

▶鉛の場合，作業環境測定の期間は，1年であることに注意．

(2) 健康診断（鉛則 53 条）

① 鉛業務については，当該業務に従事する労働者に対し，

- 雇入れの際
- 当該業務への配置替えの際
- その後原則として6月以内ごとに1回（自然換気が不十分な場所におけるはんだ付けの業務に従事する労働者は1年以内ごとに1回），定期に医師による健康診断を行わなければならない．

② 健康診断の代表的な項目としては次のとおり．

- 血液中の鉛の量の検査
- 尿中のデルタアミノレブリン酸の量の検査．

わかるわかる! 健康診断

▶鉛中毒では尿中のデルタアミノレブリン酸が著しく増加する．

わかるわかる! ポイント整理

▶作業環境測定の期間は「1年以内ごとに1回」（有機則，特化則では6月以内ごとに1回）．

▶自然換気が不十分な場所におけるはんだ付けの業務については，
①作業主任者，作業環境測定…不要
②健康診断…必要．ただし，1年以内に1回でよい

過去出題問題

1（ ）「鉛ライニングの業務を行う屋内作業場」における空気中の鉛の濃度の測定は1年以内ごとに1回行わなければならない.

類題 a（ ）「鉛の製錬工程において鉛等を取り扱う屋内作業場」では？

b（ ）「鉛蓄電池の解体工程において鉛等を切断する屋内作業場」では？

2（ ）鉛ライニングの業務に常時従事する労働者に対し，医師による特別の項目についての健康診断を行うことが義務づけられている.

3（ ）鉛業務の健康診断の項目として，「尿中のデルタアミノレブリン酸の量」の検査がある.

類題 a（ ）「尿中の馬尿酸の量」では？

b（ ）「白血球数及び白血球百分率」では？

解答	1	○	a	○	b	○	2	○	3	○	a	×	b	×

解説

1▶（注：鉛ライニングとは，容器等の施工面に鉛板を張り付け固定をし，又は，鉛板部を溶接し鉛張りをする等の作業をいう.）

3▶（注：鉛中毒になると，デルタアミノレブリン酸の量が著しく増加する.）

3a▶尿中の馬尿酸の量の検査は，有機溶剤（トルエン）の生物学的モニタリングとして行われる.

3b▶白血球数及び白血球百分率は，放射線業務に従事する者を対象とする健康診断である.

第7章 電離放射線障害防止規則（略称：電離則）

7.1 総則及び管理区域

(1) 電離放射線

電離放射線（以下「放射線」という）とは，ガンマ線及びエックス線等の電磁波をいう（電離則2条）.

わかるわかる！ 電離放射線の意味，電離放射線の発がん作用

- ▶電離放射線とは，物質に電離作用を生じさせる放射線をいう．電離とは，原子や分子が電子をなくして陽イオンとなるか，逆に電子が増して陰イオンになることである（これを「イオン化」するという）.
- ▶放射線が人体に照射されると，人間の身体は原子，分子でできているので，それがイオン化することにより，がんや白血病，潰瘍等の健康障害を生じることになる.

(2) 管理区域の明示等（電離則3条）

① 管理区域を標識によって明示しなければならない.

管理区域とは，外部放射線による実効線量と空気中の放射性物質による実効線量との合計が3月間につき1.3 mSv（ミリシーベルト）を超えるおそれのある区域をいう.

② 管理区域の外部放射線による実効線量の算定は，1 cm 線量当量によって行う.

③ 必要のある者以外の者を管理区域に立ち入らせてはならない.

わかるわかる！ 線量・実効線量

- ▶実効線量は，外部放射線による実効線量と空気中の放射性物質による実効線量との合計値で表される.
- ▶線量とは，人体が受けた放射線の量をいうが，実効線量は，人体全身への影響に注目した放射線の量のことである．この単位を〔mSv〕（ミリシーベルト）で表す．もう少し，わかりやすくいえば，人体の一部に受けた放射線をすべて足し合わせて，全身で受けたらどのくらいになるか換算した値である．例えば，肺だけ10 mSv 受ければ，全身が均等に1.2 mSv 受けたのに等しく，この値が実効線量となる.
- ▶人体が受けた放射線は，外部放射線によるものと，空気中の放射性物質によるものとの2つがある．前者は，体外にある放射性物質や放射線発生装置からの放射線により被ばくすることをいう．例えばエックス線回折装置によって受けたエックス線の量等である．後者は，人体に摂取された放射性物質からの放射線により被ばくすることをいう．この摂取される経路には，呼吸（経気道摂取），飲食（経口摂取）等がある．

(3) 放射線業務従事者の被ばく限度（電離則 4 条）

管理区域内において放射線業務に従事する労働者のうち，男性又は妊娠する可能性がないと診断された女性が受ける実効線量は，緊急作業に従事する場合を除き，5 年間につき 100 mSv を超えず，かつ，1 年間につき 50 mSv を超えないようにしなければならない．

過去出題問題

1（　）レーザー光線による加工の作業は，電離放射線障害防止規則で定められている．

2（　）電離放射線障害防止規則に基づく管理区域に関する次の文中の［　　］内に入れる A から C の語句又は数値の組合せとして，正しいものは (1)～(5) のうちどれか．

① 管理区域とは，外部放射線による実効線量と空気中の放射性物質による実効線量との合計が［A］間につき［B］を超えるおそれのある区域又は放射性物質の表面密度が法令に定める表面汚染に関する限度の 10 分の 1 を超えるおそれのある区域をいう．

② ①の外部放射線による実効線量の算定は，［C］線量当量によって行う．

	A	B	C
(1)	1 か月	1.3 mSv	70 μm
(2)	3 か月	1.3 mSv	70 μm
(3)	3 か月	1.3 mSv	1 cm
(4)	1 か月	5 mSv	1 cm
(5)	3 か月	5 mSv	70 μm

3（　）管理区域内において放射線業務に従事する労働者の被ばく限度に関する次の文の［　　］内に入れる A から D の語句又は数値の組合せとして，法令上正しいものは (1)～(5) のうちどれか．

「男性又は妊娠する可能性がないと診断された女性が受ける実効線量の限度は，緊急作業に従事する場合を除き，［A］間につき［B］，かつ，［C］間につき［D］である．」

	A	B	C	D
(1)	1年	50 mSv	1か月	5 mSv
(2)	3年	100 mSv	3か月	10 mSv
(3)	3年	100 mSv	1年	50 mSv
(4)	5年	100 mSv	1年	50 mSv
(5)	5年	200 mSv	1年	100 mSv

4（　）管理区域の外部放射線による実効線量の算定は，1 cm 線量当量によって行う．

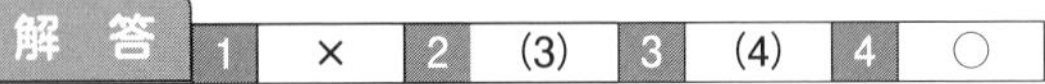

解答　1 ×　2 (3)　3 (4)　4 ○

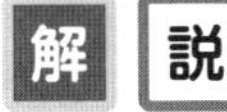

解説

1▶ レーザー光線については，電離則では定められていない．

7.2 管　理

(1) 定期自主検査（電離則 18 条の 5）

透過写真撮影用ガンマ線照射装置については，1月以内ごとに1回，定期自主検査を行わなければならない．

(2) エックス線作業主任者の選任（電離則 46 条）

エックス線装置を扱う作業については，エックス線作業主任者免許を受けた者のうちから，管理区域ごとに，エックス線作業主任者を選任しなければならない．

(3) ガンマ線透過写真撮影作業主任者の選任（電離則 52 条の 2）

ガンマ線照射装置を用いて行う透過写真の撮影作業については，ガンマ線透過写真撮影作業主任者免許を受けた者のうちから，管理区域ごとに，ガンマ線透過写真撮影作業主任者を選任しなければならない．

過去出題問題

1（　）透過写真撮影用ガンマ線照射設備の定期検査は，2年以内ごとに1回行わなければならない．

2（　）「エックス線作業主任者」の資格は，所定の技能講習を修了して者に与えられる資格である．

類題 a（　）「ガンマ線透過写真撮影作業主任者」では？

解答	1	×	2	×	a	×

解説

1▶ 1月以内ごとに1回である．

2▶ エックス線作業主任者免許試験に合格した者に対し，都道府県労働局長が与えるものである（電離則48条）．

2a▶ ガンマ線透過写真撮影作業主任者免許試験に合格した者に対し，都道府県労働局長が与えるものである（電離則52条の4）．

7.3 特別教育

(1) 透過写真撮影業務に係る特別の教育（電離則52条の5）

エックス線装置又はガンマ線照射装置を用いて行う透過写真の撮影の業務に労働者を就かせるときは，当該労働者に対し，次の科目について，特別の教育を行わなければならない．

① 透過写真の撮影に関する作業方法

② エックス線装置又はガンマ線照射装置の構造及び取扱いの方法

③ 電離放射線の生体に与える影響

過去出題問題

1（　）エックス線装置を用いて行う透過写真撮影の業務に労働者を就かせるときは，特別教育を行わなければならない．

解答	1	○

7.4 作業環境測定

(1) 作業環境測定を行うべき作業場（電離則 53 条）

次の作業場は，1 月以内ごとに 1 回，定期に，作業環境測定を行わなければならない．

① 放射線業務を行う作業場のうち管理区域に該当する部分

② 放射性物質取扱い作業室

③ 坑内における核原料物質の掘採の業務を行う作業場

わかるわかる! **作業環境測定の期間**

放射線業務を行う作業場の作業環境測定は，1 月以内ごとに 1 回と，非常に頻度が多いので留意されたい．

(2) 作業環境測定項目（電離則 54 条，55 条）

- 前項の作業場については，次の項目の測定をしなければならない．
- ①の作業場…………外部放射線による線量等
- ②，③の作業場……空気中の放射性物質の濃度

過去出題問題

1 (　)「放射性物質取扱い作業室」においては，1 月以内ごとに 1 回，空気中の放射性物質の濃度の作業環境測定を行わなければならない．

類題 a (　)「非密封の放射性物質を取り扱う作業室」では？

解答	1	○	a	○

7.5 健康診断

(1) 健康診断（電離則 56 条）

放射線業務に常時従事する労働者で管理区域に立ち入るものに対し，

- 雇入れ時
- 当該業務に配置替えの際
- その後 6 月以内ごとに 1 回，定期に

医師による健康診断を行わなければならない.

代表的な健診項目は次のとおり.

① 白血球数及び白血球百分率の検査

② 赤血球数の検査及び血色素量又はヘマトクリット値の検査

③ 皮膚の検査

わかるわかる! 健康診断

▶電離放射線の特殊健康診断項目は，白血球数や赤血球数等の「血液そのもの」の検査が主である.

過去出題問題

1（ ）管理区域内における放射線業務に常時従事する労働者に対し，医師による特別の項目についての健康診断を行うことが義務づけられている.

2（ ）電離放射線業務の健康診断には，「皮膚」の検査がある.

類題 a（ ）「肝機能」では?

b（ ）「白血球数及び白血球百分率」では?

解答	1	○	2	○	a	×	b	○

解説

2a▶肝機能検査はない.

第8章 粉じん障害防止規則（略称：粉じん則）

8.1 定　義

(1) 粉じん作業（粉じん則2条　別表第1）

じん肺の予防措置を講ずる必要があると，粉じん則で定めた23の作業が，「粉じん作業」である.

(2) 特定粉じん発生源（粉じん則2条　別表第2），特定粉じん作業（粉じん則2条）

粉じん作業のうち，その粉じん発生源が特定粉じん発生源であるものを，特定粉じん作業という.

特定粉じん発生源として15箇所が定められている.

(3) 粉じん作業と特定粉じん発生源の対比

粉じん作業と，それに対応する特定粉じん発生源について表1に例示する.

□ 表1 □

粉じん作業	特定粉じん発生源
研磨剤の吹付けにより研磨し，又は研磨材を用いて動力により，金属を研磨する場所における作業	左記に掲げる作業に係る粉じん発生源のうち， 1. 屋内の，研磨材の吹付けにより，研磨する箇所 2. 屋内の，研磨材を用いて動力（手持式又は可搬式動力工具によるものを除く）により，金属を研磨する箇所
セメント，フライアッシュ等を袋詰めする場所における作業	左記に掲げる作業に係る粉じん発生源のうち，屋内の，セメント，フライアッシュ等を袋詰めする箇所
ガラス又はほうろうを製造する工程において，原料を混合する場所における作業又は原料もしくは調合物を溶解炉に投げ入れる作業	左記に掲げる作業に係る粉じん発生源のうち，屋内の，原料を混合する箇所
陶磁器，耐火物等を製造する工程において，原料を混合し，又は成形する作業（ただし，湿式を除く）	左記に掲げる作業に係る粉じん発生源のうち， 1. 屋内の，原料を混合する作業 2. 耐火れんがを製造する工程において，屋内の，原料（湿潤なものを除く）を動力により成形する箇所
砂型を用いて鋳物を製造する工程において，砂型を壊したり，砂落とししたりする作業	左記に掲げる作業に係る粉じん発生源のうち，屋内の，型ばらし装置を用いて砂型を壊したり，砂落としをしたりする箇所
手持式動力工具により金属を研磨する箇所における作業	（該当なし）
耐火物を用いたかま，炉等を解体する作業	（該当なし）
金属をアーク溶接する作業	（該当なし）

わかるわかる! **金属をアーク溶接する作業**

▶金属をアーク溶接する作業は,屋内屋外を問わず,表1の「粉じん作業」に該当し,かつ,呼吸用保護具（防じんマスク）の使用が必要である.

わかるわかる! **粉じん作業，特定粉じん発生源**

▶粉じん作業とは,「この作業をすると粉じんが発生するため，じん肺の予防措置を講ずる必要がある」と法令で定めた23作業をいう．屋内作業，屋外作業を問わない.

▶粉じん作業のうち，作業工程，作業の態様，粉じん発生の態様等からみて，一定の対策を講ずる必要があり，かつ，有効な発生源対策が可能である発生源を「特定粉じん発生源」という．具体的には，原則として，屋内において固定した機械又は設備を使用して行う粉じん作業に係る発生源をいう.

▶粉じん対策（粉じん則4条の密閉設備や局所排気装置等）や作業環境測定（粉じん則25条）等法的に義務づけられているのは，この特定粉じん発生源に対してであって，決して粉じん作業に対してではない点に注意．この理由は，特定粉じん作業は，粉じんが特に多いため一定の発生源対策を必要とし，かつ，有効な発生源対策が可能（屋内と限られた範囲であるため）であるからである.

▶一方，屋外であり範囲が広いため等により有効な発生源対策が打てない粉じん作業については，法的には全体換気の実施（粉じん則5条）や保護具の使用（粉じん則27条）を義務づけているのが現状である.

▶粉じん作業と，特定粉じん発生源を対比してみると，後者は「固定した機械又は装置」と「屋内」がキーワードである．そのため，手持式又は可搬式の機械器具を使用する場合は，固定式ではないので特定粉じん作業には該当しない.

過去出題問題

1（　）「研削盤による金属研磨の作業」は,粉じん障害防止規則で定められている.

2（　）粉じん作業のうち,「屋内のガラスを製造する工程において，原料を溶解炉に投げ入れる作業」は，法令上，特定粉じん作業に該当する.

類題 a（　）「耐火物を用いた炉を解体する作業」では?

b（　）「屋内において,手持式動力工具により金属を研磨する箇所における作業」では?

c（　）「屋内において，セメントを袋詰めする箇所における作業」では?

d（　）「アーク溶接する作業」では?

解答	1	○	2	×	a	×	b	×	c	○	d	×

解説

2▶ガラスを製造する工程において，原料を溶解炉に投げ入れる作業は「粉じん作業」には該当するが，「特定粉じん作業」には該当しない．なお，屋内の，ガラスを製造する工程において特定粉じん作業に該当するのは，屋内の，原料を混合する箇所における作業だけである．

2a▶設問の作業は「粉じん作業」には該当するが，「特定粉じん作業」には該当しない．

2b▶設問の作業は「粉じん作業」には該当するが，「特定粉じん作業」には該当しない．特定粉じん作業に該当するためには固定式工具が条件となるが，手持式工具は固定式ではないので特定粉じん作業にはならない．なお，手持式動力工具にはハンドグラインダーなどがある．

2d▶設問の作業は「粉じん作業」には該当するが，「特定粉じん作業」には該当しない．

8.2 設備，特別教育，清掃及び作業環境測定

(1) 特定粉じん発生源に係る措置（粉じん則4条）

特定粉じん発生源における粉じんの発散を防止するため，各々の発生源に対し，次の①～⑤のどのタイプの措置をとるべきかを定めている．

① 密閉する設備

② 湿潤な状態に保つための設備

③ 局所排気装置

④ プッシュプル型換気装置

⑤ 又は，これらと同等以上の措置

(2) 換気の実施等（粉じん則5条）

特定粉じん作業以外の粉じん作業を行う屋内作業場については，当該粉じん作業に係る粉じんを減少させるため，全体換気装置による換気の実施又はこれと同等以上の措置を講じなければならない．

(3) 除じん装置の設置（粉じん則10条）

一定の特定粉じん発生源に設ける局所排気装置又はプッシュプル型換気装置には，除じん装置を設けなければならない．

(4) 除じん（粉じん則13条）

特定粉じん発生源に係る局所排気装置に，法令に基づき設ける除じん装置は，粉じんの種類に応じ，表2の右欄に掲げるいずれかの除じん方式又はこれらと同等以上の性能を有する除じん方式による除じん装置としなければならない．

□表2□

粉じんの種類	除じん方式
ヒューム	ろ過除じん方式又は電気除じん方式
ヒューム以外の粉じん	サイクロンによる除じん又はスクラバによる除じん方式

(5) 局所排気装置等の定期自主検査（粉じん則17条）

局所排気装置，プッシュプル型換気装置及び除じん装置については，1年以内ごとに1回，定期に，自主検査を行わなければならない．

(6) 特別教育（粉じん則22条）

常時特定粉じん作業に係る業務に労働者を就かせるときは，当該労働者に対し，特別教育を行わなければならない．

(7) 休憩設備（粉じん則23条）

粉じん作業に労働者を従事させるときは，粉じん作業を行う作業場以外の場所に休憩設備を設けなければならない．ただし，坑内等特殊な作業場で，これによることができないやむを得ない事由があるときは，この限りでない．

(8) 清掃の実施（粉じん則24条）

① 粉じん作業を行う屋内の作業場所については，毎日1回以上，清掃を行わなければならない．

② 粉じん作業を行う屋内作業場の床，設備等及び休憩設備が設けられている場所の床等（屋内のものに限る）については，たい積した粉じんを除去するため，1月以内ごとに1回，定期に，真空掃除機を用いて，又は水洗する等粉じんの飛散しない方法によって清掃を行わなければならない．

(9) 作業環境測定

① 粉じんを著しく発散する常時特定粉じん作業が行われる屋内作業場について，作業環境測定を行わなければならない（粉じん則35条）．

② 上記の屋内作業場について，6月以内ごとに1回，定期に，当該作業場における空気中の粉じんの濃度を測定しなければならない(粉じん則26条1項).

③ 土石，岩石又は鉱物に係る特定粉じん作業を行う屋内作業場において，上記②の測定を行うときは，当該粉じん中の遊離けい酸の含有率を測定しなければならない（粉じん則26条2項).

わかるわかる! **記録の保存期間**

▶粉じんの作業環境測定記録の保存期間は7年間と長い（通常は3年間).

過去出題問題

1（ ）屋内の特定粉じん発生源については，その区分に応じて密閉する設備，局所排気装置，プッシュプル型換気装置若しくは湿潤な状態に保つための設備の設置又はこれらと同等以上の措置を講じなければならない.

2（ ）特定粉じん作業以外の粉じん作業を行う屋内作業場については，全体換気装置による換気の実施又はこれと同等以上の措置を講じなければならない.

3（ ）法令に基づき局所排気装置に設ける除じん装置は，ヒュームとヒューム以外の粉じんに応じて，除じん方式が定められている.

4（ ）特定粉じん発生源に係る局所排気装置に，法令に基づき設ける除じん装置は，粉じんの種類がヒュームである場合には，サイクロンによる除じん方式のものでなければならない.

5（ ）除じん装置を付設すべき局所排気装置の排風機は，原則として，除じんをした後の空気が通る位置に設けなければならない.

6（ ）「フライアッシュを袋詰めする屋内の作業箇所に設けた局所排気装置」は，法令に基づき設置する装置で，かつ，定期自主検査を行わなければならない.

類題 a（ ）「アーク溶接を行う屋内作業場に設けた全体換気装置」では？

b（ ）「手持式動力工具を用いて金属の研磨作業を行う屋内作業場に設けた全体換気装置」では？

7（ ）「特定粉じん作業に係る業務」は，法令に基づく安全又は衛生のための特別の教育を行わなければならない.

類題 a（ ）「手持式動力工具を用いて行う粉じん作業に係る業務」では？

8（ ）粉じん作業に労働者を従事させるときは，坑内等の特殊な作業場でやむを得ない事由がある場合を除き，粉じん作業を行う作業場以外の場所に休憩設備を設けなければならない.

9（　）粉じん作業を行う屋内の作業場所については，毎日1回以上，清掃を行わなければならない．

10（　）常時「特定粉じん作業を行う作業場」については，6か月以内ごとに1回，定期に，空気中の粉じんの濃度の測定を行い，測定結果等を記録して，これを7年間保存しなければならない．

類題 a（　）「常時セメントを袋詰めする作業を行う屋内作業場」では？

b（　）「陶磁器を製造する工程において，乾式で原料を混合する作業を常時行う屋内作業場」では？

c（　）「溶融ガラスからガラス製品を成型する業務を行う屋内作業場」では？

d（　）「土石，岩石，鉱物，金属又は炭素の粉じんを著しく発散する一定の屋内作業場」では？

解答

1	○	2	○	3	○	4	×	5	○	6	○	a	×
b	×	7	○	a	×	8	○	9	○	10	○	a	○
b	○	c	×	d	○								

解説

4▶粉じんの種類がヒューム（非常に微細）である場合には，ろ過除じん方式又は電気除じん方式としなければならないと定められている．なお，ヒューム以外の粉じんの場合は，サイクロンによる除じん方式でもスクラバによる除じん方式でよいし，これらと同等以上の性能を有するろ過除じん方式又は電気除じん方式も当然よいことになる（粉じん則13条）．

5▶（注：除じんをする前の，粉じんの多い空気を排風機に通すと，排風機の羽根に粉じんが付着してしまう．これを避けるため，除じん後のきれいな空気を排風機に通すようにする必要がある．）

6▶（注：フライアッシュを袋詰めする屋内作業は，特定粉じん作業であり，この局所排気装置は1年以内ごとに1回行わなければならない．）

6a▶全体換気装置は，定期自主検査の対象ではない（粉じん則17条）．

6b▶全体換気装置は，定期自主検査の対象ではない（粉じん則17条）．

7a▶粉じん作業の中で，特別教育を行わなければならないのは，特定粉じん作業を行う場合である．

設問の，手持式動力工具（例えば，さく岩機など）を用いて行う粉じん作業は，特定粉じん作業に該当しないので，特別教育は必要ない．

10▶（注：作業環境測定を行わなければならないのは，常時特定粉じん作業が行われる屋内作業場である．）

10c▶設問の，溶融ガラスからガラス製品を成型する業務は特定粉じん作業に該当しない．なお，ガラス工場で特定粉じん作業に定められているのは，「原料を混合する箇所」であるので，混同しないこと．

第9章 高気圧作業安全衛生規則（略称：高圧則）

9.1 定　義

(1) 高圧室内業務（高圧則1条1号）

高圧室内作業（潜函工法その他の圧気工法により，大気圧を超える気圧下の作業室又はシャフトの内部において行う作業に限る）に関する業務をいう．

(2) 潜水業務（高圧則1条2号）

潜水器を用い，かつ，空気圧縮機若しくは手押しポンプによる送気又はボンベからの給気を受けて，水中において行う業務をいう．

(3) 作業室（高圧則1条3号）

潜函工法その他の圧気工法による作業を行うための大気圧を超える気圧下の作業室をいう．

(4) 気閘室（きこうしつ）（高圧則1条4号）

高圧室内業務に従事する労働者（以下「高圧室内作業者」という）が，作業室への出入りに際し，加圧又は減圧を受ける室をいう．

わかるわかる！ 気閘室

▶高圧作業を行うとき，直ちに高圧の作業室に入っていくと，人体に有害であるので，まず気閘室に入り，少しずつ加圧をして身体を慣らしていく．その後に，作業室に入ることになる．

作業室から出るときも同じように，気閘室で減圧する必要がある．

過去出題問題

1（　）潜水作業は，高気圧作業安全衛生規則で定められている．

解答	1	○

9.2 業務管理

(1) 作業主任者（高圧則 10 条）

高圧室内作業については，高圧室内作業主任者免許を受けた者のうちから，作業室ごとに，高圧室内作業主任者を選任しなければならない．

(2) 特別教育（高圧則 11 条）

次の業務に労働者を就かせるときは，当該労働者に対し，当該業務に関する特別教育を行わなければならない．

① 高圧室内業務

② 潜水作業者への送気の調節を行うためのバルブ又はコックを操作する業務

③ 再圧室を操作する業務　等の 6 業務

(3) 再圧室（高圧則 42 条）

圧力 0.1 メガパスカル以上の気圧下における高圧室内業務又は水深 10 m 以上の場所における潜水業務を行うときは，高圧室内作業者又は潜水作業者について救急処置を行うため必要な再圧室を設置し，又は利用できるような措置を講じなければならない．

わかるわかる！ 再圧室

▶再圧室とは，減圧症等の高気圧障害が起きた者に対する処置室のことである．再度，圧力をかけて処置をすることからこの名がついている．現状として再圧室を設置している病院はまだ少ない．

▶気閘室は高気圧障害にならないようにするための室であるのに対し，再圧室は障害になってしまった者に対する室である．

過去出題問題

1（　）「高圧室内作業」では，作業主任者の選任が必要である．

類題　a（　）「水深 10 m 以上の場所における潜水作業」では？

b（　）「潜水器を用いボンベからの給気を受けて行う潜水作業」では？

2（　）「高圧室内作業主任者の資格」は，所定の技能講習を修了した者に与えられる資格である．

類題　a（　）「潜水士の資格」では？

3（　）「再圧室を操作する業務」に労働者を就かせるときは，特別の教育を行わなければならない．

類題　a（　）「高圧室内作業に係る業務」では？

b（　）「ボンベからの給気を受けて行う潜水業務」では？

c（　）「水深 10 m 以上の場所における潜水業務」では？

解答	1	○	a	×	b	×	2	×	a	×	3	○	a	○
	b	×	c	×										

解説

1a ▶ 潜水作業は，作業主任者そのものが存在しない（下記の 9.3 節）．なお，潜水作業で必要なものは，潜水士免許であるので混同しないこと．

2 ▶ 高圧室内作業主任者の資格は，高圧室内作業主任者免許を受けた者に与えられる資格である．

2a ▶ 潜水士の資格は，潜水士免許試験に合格した者に与えられる資格である．

3b ▶ 設問の業務は，潜水業務であるので，潜水士免許が必要（高圧則 12 条）．なお，潜水業務に関連することで特別教育が必要であるのは「潜水作業者への送気の調節を行うためのバルブ又はコックを操作する業務」である．混同しないこと（本編 1.13 節 (2) 項 ① d（43 ページ））．

9.3 潜水業務

(1) 潜水士（高圧則 12 条）

潜水士免許を受けた者でなければ，潜水業務に就かせてはならない．

(2) 潜水時間（高圧則 27 条）

① 潜水業務とは，水深 10m 以上の場所における潜水業務をいう．

② 潜水時間とは，潜水作業者が潜降を開始した時から浮上を開始する時までの時間をいう．

わかるわかる!　潜水士作業主任者は，ない

▶潜水士免許（国家試験）は潜水業務を行うための免許であって，作業主任者の資格を得るための免許ではない．そもそも，潜水士作業主任者というものは，ない．

過去出題問題

1（　）潜水時間とは，潜水作業者が潜降を開始した時から浮上を開始する時までの時間をいう．

解答　1　○

9.4 健康診断

(1) 健康診断（高圧則 38 条）

高圧室内業務又は潜水業務（以下「高気圧業務」という）に常時従事する労働者に対し，

- 雇入れの際
- 当該業務への配置替えの際
- 当該業務についた後 6 月以内ごとに 1 回，定期に

医師による健康診断を行わなければならない．

代表的な健康診断項目は次のとおり．

① 四肢の運動機能の検査
② 鼓膜及び聴力の検査
③ 肺活量の測定

わかるわかる!　健康診断

▶高気圧業務の障害については，第 2 編 3.10 節（259 ページ）を参照されたい．

▶この特殊健診特有の項目として，四肢の運動機能，鼓膜及び聴力，肺活量があり，これらは必須項目になっている点に注意．

過去出題問題

1（　）高圧室内業務に従事する労働者に対する健康診断に，「四肢の運動機能」の検査がある．

類題　a（　）「肺活量の測定」では？

b（　）「血液中の尿酸の量」では？

2（　）圧気工法における高気圧下の作業室内における作業に係る業務に従事する労働者は，特別の項目による健康診断が義務づけられている．

3（　）潜水業務に従事する労働者に対する健康診断に，「鼓膜及び聴力」の検査がある．

類題　a（　）「貧血」では？

（注）「潜水業務」は，「潜水作業」の文言で出題されることがある．

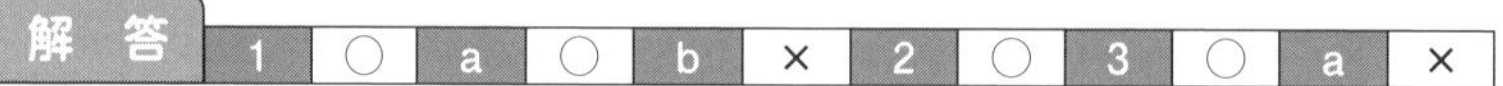

解答	1	○	a	○	b	×	2	○	3	○	a	×

第10章 酸素欠乏症等防止規則（略称：酸欠則）

10.1 定義

(1) 酸素欠乏（酸欠則2条1号）

空気中の酸素の濃度が18%未満である状態をいう．

(2) 酸素欠乏等（酸欠則2条2号）

酸素欠乏状態又は空気中の硫化水素の濃度が100万分の10を超える状態をいう．

(3) 酸素欠乏症（酸欠則2条3号）

酸素欠乏の空気を吸入することにより生ずる症状が認められる状態をいう．

(4) 硫化水素中毒（酸欠則2条4号）

硫化水素の濃度が100万分の10を超える空気を吸入することにより生ずる症状が認められる状態をいう．

わかるわかる！ 酸素欠乏，硫化水素濃度

▶通常，空気中に酸素は21%あるが，これが16%より低下すると人体に異常（呼吸・脈拍の増加，頭痛，吐き気の症状）をきたすことになる．それゆえ，18%を管理限界値とし，これ未満を「酸素欠乏」とした．なお，6%では，瞬時に昏倒呼吸停止となり6分で死亡する．

▶硫化水素の濃度100万分の10は，通常10 ppmといっている．10 ppmを超えると，眼，気道の刺激，嗅覚の鈍麻の症状がある．

(5) 酸素欠乏症等（酸欠則2条5号）

酸素欠乏症又は硫化水素中毒をいう．

(6) 酸素欠乏危険作業（酸欠則2条6号）

酸素欠乏危険場所（法令で13箇所定めている）における作業をいう．

(7) 第1種酸素欠乏危険作業（酸欠則2条7号）

酸素欠乏危険作業のうち，酸素欠乏症にかかるおそれのある場所における作業をいう．その場所は11箇所あるが，代表的なものを6箇所あげる．

① 腐泥層等の地層に接する井戸等（井戸，ずい道，ピットなど）の内部における作業．

② ケーブル，ガス管その他地下に敷設されるものを収容するための暗きょ，

マンホール又はピットの内部.

③ 石炭，鋼材，くず鉄，原木，チップ，魚油等空気中の酸素を吸収する物質を入れてあるタンク，船倉，ホッパーその他の貯蔵施設の内部.

④ しょうゆ，酒類，酵母等，発酵するものを入れてあり，又は入れたことのあるタンク又は醸造槽の内部.

⑤ ドライアイスを使用した冷蔵庫，冷凍庫，保冷貨車の内部.

⑥ 穀物若しくは飼料の貯蔵，果菜の熟成，種子の発芽又はきのこ類の栽培のために使用しているサイロ，むろ，倉庫，船倉又はピットの内部（例えば，果菜の熟成に該当するものとして，バナナの熟成室がある）.

わかるわかる！ 第1種酸素欠乏危険作業場所と定められた場所は，酸欠則を必ず遵守

▶第1種酸素欠乏危険作業を法令で11箇所定めている．もし，これから作業をしようとする場所が上記の場所に該当していれば，今現在のその場所の酸素濃度が高かろうと低かろうと関係なく，その場所における作業は，第1種酸素欠乏危険作業に該当するものとして，酸欠則で定められた遵守事項を守らなければならない．その時の測定値が正常値であるから守らなくてもよいというものではない．なお，この考え方は，第2種酸素欠乏危険作業でも同様である.

(8) 第2種酸素欠乏危険作業（酸欠則2条8号）

酸素欠乏危険作業のうち，酸素欠乏症と硫化水素中毒の両方にかかるおそれのある場所における作業をいう．その場所は2箇所あって次のとおり.

① 海水が滞留しており，又は滞留したことのあるピット，暗きょ等の内部.

② し尿，腐泥，汚水，パルプ液その他腐敗し，又は分解しやすい物質を入れてあり，又は入れたことのあるタンク，槽（浄化槽，汚水槽），管，マンホール，ピット等の内部.

わかるわかる！ 第1種と第2種酸素欠乏危険作業

▶簡潔にいえば，第1種は酸欠のみの1種類，第2種は酸欠と硫化水素の2種類である.

過去出題問題

1（ ）酸素欠乏とは，空気中の酸素の濃度が18%未満である状態をいう.

2（　）酸素欠乏症とは，酸素欠乏の空気を吸入することにより生ずる症状が認められる状態をいう．

3（　）硫化水素中毒とは，硫化水素の濃度が 1 ppm を超える空気を吸入することにより生ずる症状が認められる状態をいう．

4（　）浄化槽の内部における作業は，酸素欠乏症等防止規則に定められている．

5（　）「空気中の濃度が 20％である汚水槽内は」，酸素欠乏危険場所には該当しない．

類 題 a（　）「空気中の濃度が 18％以上ある汚水槽内は」では？

b（　）「鋼材が積み込まれている船倉の内部は，酸素の濃度が 18％以上であっても」では？

6（　）「腐泥層に接する井戸の内部」における作業は，法令上，第２種酸素欠乏危険作業である．

類 題 a（　）「海水が滞留している暗きょの内部」では？

b（　）「魚油その他空気中の酸素を吸収する物質を入れてあるタンクの内部」では？

c（　）「汚水その他腐敗しやすい物質を入れてある槽の内部」では？

d（　）「相当期間密閉されていた鋼製のタンクの内部における作業」では？

e（　）「果菜の熟成のために使用している倉庫の内部における作業」では？

f（　）「第一鉄塩類を含有している地層に接するたて坑の内部における作業」では？

g（　）「ドライアイスを使用して冷蔵を行っている保冷貨物自動車の内部における作業」では？

解 答

1	○	2	○	3	×	4	○	5	×	a	×	b	×
6	×	a	○	b	×	c	○	d	×	e	×	f	×	g	×

解説

3▶ 硫化水素中毒とは，硫化水素の濃度が 10 ppm を超える空気を吸入することにより生ずる症状が認められる状態をいう．

5▶ 汚水槽内は，酸素欠乏危険場所（酸欠則２条８号により第２種酸素欠乏危険作業）に該当する（酸素濃度が基準より少ないから酸素欠乏危険場所で，多いから危険場所ではないということではない．多かろうと少なかろうと，酸欠則２条７号と酸欠則２条８号で定めた場所が酸素欠乏危険場所なのである）．

5a ▶ 汚水槽内は，酸素欠乏危険場所に該当する（問 5 の解説文と同じ）.

5b ▶ 鋼材が積み込まれている船倉の内部は，酸素欠乏危険場所に該当する（酸素濃度 18％以上に対する考え方は，問 5 の解説文と同じ）.

6 ▶ 第 1 種酸素欠乏危険作業である.

6b，6d，6e，6f，6g ▶ 第 1 種酸素欠乏危険作業である.

10.2 一般的防止措置

(1) 作業環境測定等（酸欠則 3 条）

第 1 種酸素欠乏危険作業の作業場について，その日の作業を開始する前に，当該作業場における空気中の酸素の濃度（第 2 種酸素欠乏危険作業の作業場については，酸素及び硫化水素）を測定しなければならない．かつ，測定を行ったときは，記録をして，これを 3 年間保存しなければならない.

(2) 濃度測定を行う者（酸欠則 11 条）

濃度測定は，酸素欠乏危険作業主任者が行わなければならない.

(3) 換気（酸欠則 5 条）

酸素欠乏危険作業に労働者を従事させる場合は，当該作業を行う場所の空気中の酸素濃度を 18％以上（第 2 種酸素欠乏危険作業に係る場所では，空気中の酸素濃度を 18％以上，かつ，硫化水素濃度を 100 万分の 10 以下）に保つように換気しなければならない.

(4) 純酸素の使用禁止（酸欠則 5 条 2 項）

前項の規定により換気するときは，純酸素を使用してはならない.

わかるわかる! **純酸素による換気は厳禁**

▶換気は，機械換気（可搬型の送風機）で通常行うのであるが，作業現場にそれを持っていくのを忘れた時，ちょうど，そこに置いてあったアセチレン溶断用の酸素ボンベからの酸素（純酸素）を放出することによって換気をしてはならない．もし，そこに火気でもあれば大火傷の原因にもなるからである.

(5) 保護具の使用等（酸欠則 5 条の 2）

爆発や酸化を防止するため，酸素欠乏危険作業を行う場所の換気を行えない場合は，同時に就業する労働者の数以上の空気呼吸器，酸素呼吸器又は送気マスクを備え，労働者に使用させなければならない.

(6) 人員の点検（酸欠則 8 条）

酸素欠乏危険作業に労働者を従事させるときは，労働者を当該作業場所に入場させ，及び退場させる時に，人員を点検しなければならない．

(7) 酸素欠乏危険作業主任者の選任（酸欠則 11 条 1 項）

酸素欠乏危険作業については，第 1 種酸素欠乏危険作業にあっては酸素欠乏危険作業主任者技能講習又は酸素欠乏・硫化水素危険作業主任者技能講習を修了した者のうちから，第 2 種酸素欠乏危険作業にあっては酸素欠乏・硫化水素危険作業主任者技能講習を修了した者のうちから，酸素欠乏危険作業主任者を選任しなければならない．

(8) 特別教育（酸欠則 12 条）

① 第 1 種酸素欠乏危険作業に係る業務に労働者を就かせるときは，当該労働者に対し，次の科目について特別の教育を行わなければならない．

a. 酸素欠乏の発生の原因

b. 酸素欠乏症の症状

c. 空気呼吸器等の使用の方法

d. 事故の場合の退避及び救急蘇生の方法

e. 前各号に掲げるもののほか，酸素欠乏症の防止に関し必要な事項

② 第 2 種酸素欠乏危険作業に係る業務に労働者を就かせるときも同様であるが，この場合は，上記の「酸素欠乏」を「酸素欠乏等」と，「酸素欠乏症」を「酸素欠乏症等」と読み替えるものとする．要するに，硫化水素に関することも含まれるということ．

わかるわかる! 特別教育

▶酸欠作業に労働者を就かせる場合，労働者一人ひとりに対して，特別教育を行わなければならない．

(9) 監視人等（酸欠則 13 条）

酸素欠乏危険作業に労働者を従事させるときは，常時作業の状況を監視し，異常を早期に把握するため，関係者に通報する者（監視人）を置く等の措置を講じなければならない．

(10) 退避（酸欠則 14 条）

① 酸素欠乏危険作業に労働者を従事させる場合で，当該作業を行う場所において酸素欠乏等のおそれが生じたときは，直ちに作業を中止し，労働者をそ

の場所から退避させなければならない．

② 上記①の場合において，酸素欠乏等のおそれがないことを確認するまでの間，その場所に特に指名した者以外の者が立ち入ることを禁止し，かつ，その旨を見やすい箇所に表示しなければならない．

(11) 救出時の空気呼吸器等の使用（酸欠則 16 条）

酸素欠乏症等にかかった労働者を酸素欠乏等の場所において救出する作業に労働者を従事させるときは，当該救出作業に従事する労働者に空気呼吸器等を使用させなければならない．

(12) 冷蔵室等に係る措置（酸欠則 20 条）

冷蔵室，冷凍室等の内部において労働者を作業させる場合は，労働者が作業している間，原則として，出入り口の扉が閉まらないような措置を講じなければならない．

(13) 溶接に係る措置（酸欠則 21 条）

タンク，ボイラー又は反応塔の内部その他通風が不十分な場所において，アルゴン，炭酸ガス又はヘリウムを使用して行う溶接の作業に労働者を従事させるときは，次のいずれかの措置を講じなければならない．

① 作業を行う場所の空気中の酸素の濃度を 18％以上に保つように換気すること．

② 労働者に空気呼吸器等を使用させること．

(14) 設備の改造等の作業（酸欠則 25 条の 2）

汚水を入れたことのあるポンプを修理する場合で，これを分解する作業に労働者を従事させるときは，必要な知識を有する者のうちから指揮者を選任し，作業を指揮させなければならない．

わかるわかる! **指揮者になれる者とは？**

▶指揮者は，必要な知識を有する者のうちから選任することになっている．「必要な知識を有する者」とは，硫化水素についての有害性，作業における障害予防措置の具体的方法や，事故が発生した場合の応急処置の要領等についての知識のある者をいい，「特定化学物質及び四アルキル鉛作業主任者技能講習」又は「酸素欠乏・硫化水素危険作業主任者技能講習」を修了した者がこれに該当する．

(15) 事故等の報告（酸欠則 29 条）

労働者が酸素欠乏症等にかかったときは，遅滞なく，その旨を，当該作業を行う場所を管轄する労働基準監督署長に報告しなければならない．

(16) その他

わかるわかる！ 特殊健診

▶酸素欠乏危険作業従事者に対する特殊健康診断というのは，ないので注意．

過去出題問題

1（　）第1種酸素欠乏危険場所で作業を行わせるときは，その日の作業を開始する前に空気中の酸素の濃度の測定を行わなければならない．

2（　）第1種酸素欠乏危険作業を行う場所では，1日1回，作業中に，当該作業場における空気中の酸素及び硫化水素の濃度を測定しなければならない．

3（　）第2種酸素欠乏危険作業を行う場所については，その日の作業を開始する前に，空気中の酸素及び亜硫酸ガスの濃度を測定しなければならない．

4（　）事業者は，酸素欠乏危険作業に労働者を従事させる場合は，当該作業を行う場所の空気中の酸素の濃度を18%以上に保つように換気しなければならない．

5（　）第2種酸素欠乏危険作業に労働者を従事させるときは，原則として，作業場所の空気中の「酸素濃度を18%以上，かつ，硫化水素濃度を10 ppm以下」に保つように換気しなければならない．

類題 a（　）「酸素濃度を18%以上，かつ，硫化水素濃度を100万分の50以下」では？

6（　）酸素欠乏危険場所の換気を行うときは，純酸素を使用してはならない．

7（　）爆発や酸化を防止するため，酸素欠乏危険作業を行う場所の換気を行えない場合は，同時に就業する労働者の数以上の「空気呼吸器，酸素呼吸器又は送気マスク」を備え，労働者に使用させなければならない．

類題 a（　）「送気マスク又は防毒マスク」では？

8（　）酸素欠乏危険作業場所で作業を行わせるときは，作業場所に労働者を入場させ，及び退場させるときに，人員を点検しなければならない．

9（　）第2種酸素欠乏危険作業については，酸素欠乏・硫化水素危険作業主任者技能講習を修了した者のうちから，酸素欠乏危険作業主任者を選任しなければならない．

10（　）海水が滞留しているピットの内部における作業については，酸素欠乏・硫化水素危険作業主任者技能講習を修了した者のうちから，酸素欠乏危険作業主任者を選任しなければならない．

11（　）「酸素欠乏危険場所における作業」に労働者にを就かせるときは，所定の事項について特別の教育を行わなければならない.

類題 a（　）「酒の醸造槽の内部の清掃作業」では？

12（　）第1種酸素欠乏危険作業に係る業務に労働者を就かせるときに行う特別の教育の科目として，法令上，「酸素欠乏の発生の原因」は定められている.

類題 a（　）「酸素欠乏症の症状」では？

b（　）「防毒マスクの使用の方法」では？

c（　）「空気呼吸器等の使用の方法」では？

d（　）「事故の場合の退避及び救急蘇生の方法」では？

13（　）酸素欠乏危険作業に労働者を従事させるときは，常時作業の状況を監視し，異常を早期に把握するため，関係者に通報する者（監視人）を置く等の措置を講じなければならない.

14（　）酸素欠乏危険作業に労働者を従事させる場合で，当該作業を行う場所において酸素欠乏等のおそれが生じたときは，直ちに作業を中止し，労働者をその場所から退避させなければならない.

15（　）酸素欠乏症等にかかった労働者を酸素欠乏等の場所において救出する作業に労働者を従事させるときは，当該救出作業に従事する労働者に空気呼吸器等を使用させなければならない.

16（　）冷蔵室又は冷凍室の内部における作業に労働者を従事させるときは，その間，原則として出入口の扉が締まらないような措置を講じなければならない.

17（　）タンクの内部その他通風が不十分な場所において，アルゴン等を使用して行う溶接の作業に労働者を従事させるときは，作業を行う場所の空気中の酸素の濃度を18%以上に保つように換気し，又は労働者に空気呼吸器等を使用させなければならない.

18（　）汚水を入れたことのあるポンプを修理する場合で，これを分解する作業に労働者を従事させるときは，指揮者を選任し，作業を指揮させなければならない.

19（　）労働者が酸素欠乏症等にかかったときは，遅滞なく，その旨を，当該作業を行う場所を管轄する労働基準監督署長に報告しなければならない.

20（　）酸素欠乏危険場所における作業に係る業務に就く人には，特別の項目による健康診断が義務づけられている.

解答		1	○	2	×	3	×	4	○	5	○	a	×	6	○
7	○	a	×	8	○	9	○	10	○	11	○	a	○	12	○
a	○	b	×	c	○	d	○	13	○	14	○	15	○	16	○
17	○	18	○	19	○	20	×								

解説

2▶ 第1種酸素欠乏危険作業を行う場所では，その日の作業を開始する前に，当該作業場における空気中の酸素の濃度を測定しなければならない（酸欠則3条）．

3▶ 空気中の酸素及び硫化水素の濃度を測定しなければならない（酸欠則3条）．

5a▶ 酸素濃度を18%以上，かつ，硫化水素濃度を100万分の10（＝10 ppm）以下に保つように換気しなければならない．

7a▶ 酸欠状態になっているおそれがあるので防毒マスクは使用不可であり，送気マスク又は自給式呼吸器（304ページ）を使用しなくてはならない．

10▶（注：海水が滞留しているピットの内部における作業は第2種酸素欠乏危険作業であるが，この作業について作業主任者を選任できるのは，酸素欠乏・硫化水素危険作業主任者技能講習を修了した者だけである．）

12b▶ 酸欠作業場では防毒マスクはそもそも使用できないので，当然，教育科目に定められていない．

20▶ 義務づけられていない（酸欠作業では，健康診断は不要）．

第11章 石綿障害予防規則（略称：石綿則）

11.1 定　義

(1) 石綿等（石綿則2条）

石綿若しくは，石綿をその重量の0.1％を超えて含有する製剤その他の物をいう.

11.2 解体等の業務に係る措置

(1) 事前調査（石綿則3条）

事業者は，建築物等の解体等の作業や石綿等の封じ込め又は囲い込みの作業を行うときは，石綿等による労働者の健康障害を防止するため，あらかじめ，石綿等の使用の有無を目視，設計図書等により調査し，その結果を記録しておかなければならない．また，これらの調査を終了した日，調査の方法及び結果の概要について，労働者が見やすい箇所に掲示しなければならない.

(2) 作業計画（石綿則4条）

事業者は，石綿等が使用されている建築物等の解体等の作業や石綿等の封じ込め又は囲い込みの作業を行うときは，あらかじめ，次の事項が示された作業計画を定め，当該作業計画により作業を行わなければならない.

① 作業の方法及び順序
② 石綿等の粉じんの発散を防止し，又は抑制する方法
③ 労働者への石綿等の粉じんのばく露を防止する方法

(3) 作業の届出（則90条，石綿則5条）

① 耐火建築物又は準耐火建築物における吹き付けられた石綿等の除去作業については，その作業を行う仕事の開始の日の14日前までに，その計画を所轄労働基準監督署長に届け出なければならない.

② 石綿含有保温材，石綿含有耐火被覆材等の解体等の作業や石綿等の封じ込め又は囲い込みの作業を行うときは，あらかじめ，所轄労働基準監督署長に届出をしなければならない.

わかるわかる! 解体工事等に伴う健康障害を防止するために

▶ 1970年から1980年にかけて，多くの石綿等が建材として建築物に使用されたが，これらの建築物の老朽化による石綿の封じ込め，囲い込み作業や解体工事等が今後増加してくる．これに伴い，この作業に従事する労働者の健康障害を防止するために，上記のように事前調査をきちんと行い，作業計画を立て，それを事前に監督署長に届出をして，その計画書通りに作業を行わなければならないことになった．

▶建築物に吹き付けられた石綿が損傷，劣化等によりその粉じんを発散させ，労働者がその粉じんにばく露するおそれがあるときは，当該吹付け石綿の除去，封じ込め，囲い込み等の措置を講じなければならない．

▶封じ込めとは，吹付け石綿の表面に固化剤を吹き付けることにより，石綿を固化させ，発散を防止する方法をいう．

▶囲い込みとは，石綿が吹き付けられている天井，壁等を非石綿材で覆うことにより，石綿粉じんを室内等に発散させない方法をいう．

▶①は「耐火建築物又は準耐火建築物」における「吹き付けられた石綿」の除去作業ということが，②と異なる点である．吹き付けられた石綿の解体作業は，最も石綿粉じんが飛散しやすいのでシビアな管理が必要である．

(4) 解体工事に係る措置

① 注文者の配慮（石綿則9条）

建築物の解体工事等，封じ込め又は囲い込みの作業の注文者は，作業を請け負った事業者が，契約条件等により石綿による健康障害防止のため必要な措置を講ずることができなくなることのないよう，解体方法，費用又は工期等について，法令の遵守を妨げないよう配慮しなければならない．

② 湿潤化（石綿則13条）

石綿が使用されている建築物等の解体等の作業，封じ込め又は囲い込みの作業を行うときは，それらを湿潤なものとしなければならない．

③ 保護具の使用（石綿則14条，44条等）

- 石綿が使用されている建築物等の解体等の作業，封じ込め又は囲い込みの作業を行うときは，労働者に呼吸用保護具（防じんマスク又は送気マスク等），作業衣又は保護衣を使用させなければならない．
- 隔離した作業場所における吹き付けられた石綿等の除去作業にあっては，呼吸用保護具は，電動ファン付き呼吸用保護具又はこれと同等以上の性能を有する空気呼吸器，酸素呼吸器若しくは送気マスクに限る．

過去出題問題

1（ ）耐火建築物又は準耐火建築物における吹き付けられた石綿等の除去作業については，その作業を行う仕事の開始の日の 14 日前までに，その計画を所轄労働基準監督署長に届け出なければならない.

2（ ）建築物の解体の作業を行う仕事の注文者は，石綿等の使用の有無の調査，当該作業等の方法，費用又は工期等について，法令の遵守を妨げるおそれのある条件を付さないように配慮しなければならない.

3（ ）吹き付けられた石綿等の除去の作業に労働者を従事させるときは，石綿等を湿潤な状態にする場合を除き，隔離式全面形防じんマスク又はこれと同等以上の性能を有する空気呼吸器，酸素呼吸器若しくは送気マスクを使用させなければならない.

解答	1	○	2	○	3	×

解説

3▶吹き付けられた石綿等の除去の作業に労働者を従事させるときは，石綿等を湿潤な状態にして，電動ファン付き呼吸用保護具又はこれと同等以上の性能を有する空気呼吸器，酸素呼吸器若しくは送気マスクを使用させなければならない.

11.3 管 理

(1) 石綿作業主任者の選任（石綿則 19 条）

事業者は，石綿作業については，石綿作業主任者技能講習を修了した者のうちから，石綿作業主任者を選任しなければならない．ただし，試験研究のために，取り扱う作業においては選任しなくてもよい.

(2) 特別の教育（石綿則 27 条）

事業者は，石綿等が使用されている建築物等の解体等の作業や石綿等の封じ込め又は囲い込みの作業に係る業務に労働者を就かせるときは，当該労働者に対し，特別の教育を行わなければならない.

過去出題問題

1（　）石綿作業主任者の資格は，労働安全衛生法に基づく技能講習を修了することによって取得できる．

2（　）石綿等が使用されている建築物の解体の作業に係る業務は，法令に基づく安全又は衛生のための特別の教育を行わなければならない．

解答　1 ○　2 ○

11.4 その他

(1) 作業に係る設備等（石綿則 12 条）

石綿等の粉じんが発散する屋内作業場については，当該粉じんの発散源を密閉する設備，局所排気装置又はプッシュプル型換気装置を設けなければならない．

(2) 定期自主検査（石綿則 22 条，石綿則 23 条）

局所排気装置，プッシュプル型換気装置，除じん装置については，1 年以内ごとに 1 回，定期に自主検査を行うとともに，検査の結果等を記録し，これを 3 年間保存しなければならない．

(3) 清掃の実施（石綿則 30 条）

石綿等を常時取り扱う作業場及び休憩室の床等については，水洗する等粉じんの飛散しない方法によって，毎日 1 回以上，掃除を行わなければならない．

(4) 喫煙等の禁止（石綿則 33 条）

石綿等を取り扱い，若しくは試験研究のため製造する作業場又は石綿分析用試料等を製造する作業場で労働者が喫煙し，又は飲食することを禁止し，かつ，その旨を当該作業場の見やすい箇所に表示しなければならない．

(5) 作業の記録（石綿則 35 条）

石綿を取り扱い，又は試験研究のため製造する作業場において常時作業に従事する労働者について，1 月を超えない期間ごとに作業の概要，従事した期間等を記録し，これを当該労働者が当該事業場において常時当該作業に従事しないこととなった日から 40 年間保存するものとする．

(6) 作業環境測定（石綿則 36 条）

① 石綿等を取り扱い，若しくは試験研究のため製造する屋内作業場について，6 月以内ごとに 1 回，定期に，石綿の空気中における濃度を測定しなければならない．

② 測定を行ったときは，その都度必要事項を記録して，これを 40 年間保存しなければならない．

(7) 健康診断（石綿則 40 条）

石綿等を取り扱い，又は試験研究のため製造する業務に常時従事する労働者に対し，

- 雇入れの際，
- 当該業務への配置換えの際，
- その後 6 月以内ごとに 1 回，定期に，

医師による健康診断を行わなければならない．

(8) 健康診断の結果の記録（石綿則 41 条）

健康診断の結果に基づき，石綿健康診断個人票を作成し，これを当該労働者が常時当該業務に従事しないこととなった日から 40 年間保存しなければならない．

わかるわかる!　長い 40 年の保存期間

▶石綿による中皮腫等の潜伏期間が長期であることを踏まえ，(5) 項，(8) 項とも保存期間は 40 年で，しかも (5) 項は作業に従事しないこととなった日を起点としている点に留意．

▶特別管理物質の保存期間が 30 年で，しかも作業の記録を始めた時点を起点としている（本編 1.15 節(7) 項 わかるわかる! (58 ページ)）ことに比べると，石綿がより長期間保存であることがわかる．

(9) 報告（石綿則 49 条）

石綿等を取り扱う事業者が事業を廃止しようとするときは，石綿関係記録等報告書に，次の書類（又はこれらの写し）を添えて，所轄労働基準監督署長に提出しなければならない．

① 石綿等に係る作業の記録

② 作業環境測定の記録

③ 石綿健康診断個人票

過去出題問題

1（　）石綿等の粉じんが発散する屋内作業場に設けられた局所排気装置については，原則として，1年以内ごとに1回，定期に自主検査を行うとともに，検査の結果等を記録し，これを3年間保存しなければならない.

2（　）石綿等を常時取り扱う作業場の床等については，水洗する等粉じんの飛散しない方法によって，毎週1回以上，掃除を行わなければならない.

3（　）「石綿等を取り扱う作業場」で労働者が喫煙し，又は飲食することを禁止し，かつ，その旨を当該作業場の見やすい箇所に表示しなければならない.

類題　a（　）「石綿等を試験研究のために製造する作業場」では？

4（　）石綿等の取扱いに伴い石綿の粉じんを発散する場所において常時石綿等を取り扱う作業に従事した労働者については，1月を超えない期間ごとに，作業の概要，従事した期間等を記録し，これを当該労働者が常時当該作業に従事しないこととなった日から40年間保存しなければならない.

5（　）石綿等を取り扱う屋内作業場については，6月以内ごとに1回，定期に，空気中の石綿の濃度について作業環境測定を行うとともに，測定結果等を記録し，これを40年間保存しなければならない.

6（　）石綿等の取扱いに伴い石綿の粉じんを発散する場所における業務に常時従事する労働者に対し，雇入れ時等のほか6月以内ごとに1回，定期に，特別の項目による健康診断を行い，その結果に基づき，石綿健康診断個人票を作成し，これを当該労働者が常時当該業務に従事しないこととなった日から40年間保存しなければならない.

7（　）石綿等を取り扱う事業者が事業を廃止しようとするときは，石綿関係記録等報告書に，石綿等に係る作業の記録及び局所排気装置，除じん装置等の定期自主検査の記録を添えて所轄労働基準監督署長に提出しなければならない.

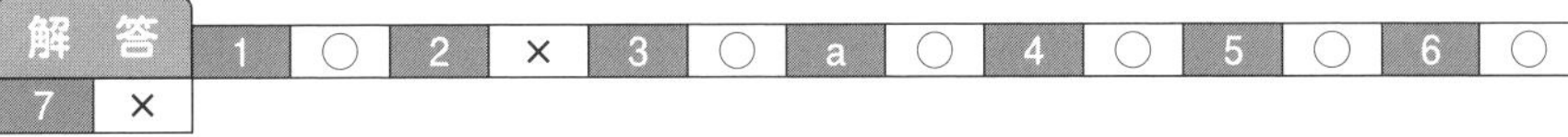

解答	1	○	2	×	3	○	a	○	4	○	5	○	6	○
7	×													

解説

2▶石綿等を常時取り扱う作業場の床等については，水洗する等粉じんの飛散しない方法によって，毎日１回以上，掃除を行わなければならない（石綿則第30条）．

7▶石綿等を取り扱う事業者が事業を廃止しようとするときは，石綿関係記録等報告書に，石綿等に係る作業の記録及び作業環境測定の記録，石綿健康診断個人票を添えて所轄労働基準監督署長に提出しなければならない（石綿則49条）．

第12章 じん肺法

12.1 総　則

(1) 定義（じん肺法2条）

① じん肺とは，粉じんを吸入することによって肺に生じた線維増殖性変化を主体とする疾病をいう（第2編3.1節（227ページ））.

② 合併症とは，じん肺と合併した肺結核その他のじん肺の進展経過に応じてじん肺と密接な関係があると認められる疾病をいい，肺結核・結核性胸膜炎・原発性肺がんなど6つの疾病がある.

なお，この合併症に該当するのは，じん肺管理区分が管理2又は管理3と決定された者がり患した場合であって，これらの管理区分の決定を受けていない者が上記の疾病にかかっても合併症にり患したとはいわない.

(2) じん肺健康診断（じん肺法3条）

① じん肺健康診断は，次の方法によって行うものとする.

a. 粉じん作業についての職歴の調査

b. エックス線写真（直接撮影による胸部全域のエックス線写真をいう）による検査

c. 胸部に関する臨床検査及び肺機能検査など

② ただし，cの検査は，a及びbの検査の結果，じん肺の所見がある者についてのみ行う.

(3) エックス線写真の像及びじん肺管理区分（じん肺法4条）

① エックス線写真の像による，じん肺による粒状影又は陰影などの程度の軽重に応じて，第一型，第二型，第三型，第四型に区分する（第一型が最も程度が軽い）.

② 粉じん作業に従事する労働者及び粉じん作業に従事する労働者であった者は，じん肺健康診断の結果に基づき，管理1から管理4までに区分して，健康管理を行うものとする（次ページの表1）.

□表1□

じん肺管理区分		じん肺健康診断の結果
管理1		じん肺の所見がないと認められるもの
管理2		エックス線写真の像が第一型で，じん肺による著しい肺機能の障害がないと認められるもの
管理3	イ	エックス線写真の像が第二型で，じん肺による著しい肺機能の障害がないと認められるもの
	ロ	エックス線写真の像が第三型又は第四型で，じん肺による著しい肺機能の障害がないと認められるもの
管理4		①エックス線写真の像が第四型（大陰影の程度が重）と認められるもの ②じん肺による著しい肺機能の障害があると認められるもの

12.2 健康管理

(1) じん肺健康診断の種類

じん肺健康診断の種類は，次のものがある．

① 就業時健康診断

② 定期健康診断

③ 定期外健康診断

④ 離職時健康診断

(2) 就業時健康診断（じん肺法7条）

新たに常時粉じん作業に従事することになった労働者に対して，その就業の際，じん肺健康診断を行わなければならない．

(3) 定期健康診断（じん肺法8条）

表2に掲げる労働者について，各々の期間以内ごとに1回，定期的に，じん肺健康診断を行わなければならない．

●なお，定期外健康診断及び離職時健康診断については，省略する．

□表2□

業務形態	じん肺管理区分		健診サイクル
常時，粉じん作業に従事する労働者	1	→	3年以内ごと
	2，3	→	1年以内ごと
過去粉じん作業に従事し，現在粉じん作業以外の作業に従事する労働者	2	→	3年以内ごと
	3	→	1年以内ごと

(4) じん肺管理区分の決定手続き等（じん肺法 13 条）

① じん肺健康診断の結果，じん肺の所見がないと診断された者のじん肺管理区分は，管理 1 とする．

② じん肺健康診断の結果，じん肺の所見があると診断された者についてのじん肺管理区分は，地方じん肺診査医の診断又は審査により，都道府県労働局長が決定する．

(5) 通知（じん肺法 14 条）

① 事業者は，じん肺管理区分の決定の通知を受けたときは，遅滞なく，労働者に対し，決定されたじん肺管理区分及び留意すべき事項を通知しなければならない．

② 事業者は，じん肺管理区分の決定に関して労働者に通知したときは，その旨を記載した書面を作成し，これを 3 年間保存しなければならない．

(6) 随時申請（じん肺法 15 条）

常時粉じん作業に従事する労働者は，いつでもじん肺健康診断を受けて，都道府県労働局長にじん肺管理区分を決定すべきことを申請することができる．

(7) 記録の作成及び保存（じん肺法 17 条）

事業者は，じん肺健康診断を行ったときは，その記録を作成し，エックス線写真とあわせて 7 年間保存しなければならない．

わかるわかる!　じん肺管理区分・じん肺健診サイクル

▶常時粉じん作業に従事する者に対しては，じん肺健診を行い，そのエックス線画像により，一人ひとりのじん肺管理区分を決めている．

▶じん肺所見がない者はじん肺管理区分 1 であり，この者は 3 年以内ごとに 1 回の健診を，管理区分が 2 以上の者は各々の業務形態により健診サイクルが表 2 のように定められている．

過去出題問題

1（　）じん肺健康診断の結果，じん肺の所見がないと診断された労働者のじん肺管理区分は，管理 1 である．

2（　）じん肺健康診断の結果，じん肺の所見があると診断された労働者のじん肺管理区分は，「産業医の意見により，所轄労働基準監督署長」が決定する．

類題 a（ ）「地方じん肺診査医の診断又は審査により，都道府県労働局長」では？

3（ ）事業者は，じん肺管理区分の決定の通知を受けたときは，労働者に対し，決定されたじん肺管理区分及び留意すべき事項を通知しなければならない．

4（ ）事業者は，じん肺管理区分の決定に関して労働者に通知したときは，その旨を記載した書面を作成し，これを３年間保存しなければならない．

5（ ）常時粉じん作業に従事する労働者は，いつでもじん肺健康診断を受けて，都道府県労働局長にじん肺管理区分を決定すべきことを申請することができる．

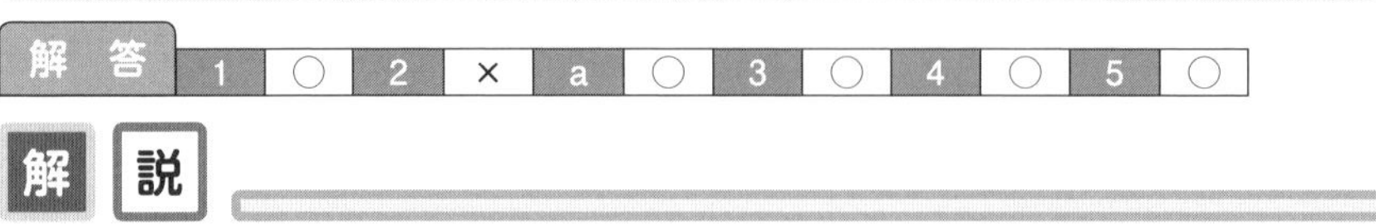

解答	1	○	2	×	a	○	3	○	4	○	5	○

解説

2▶ じん肺管理区分は，地方じん肺診査医の診断又は審査により，都道府県労働局長が決定する．

12.3 健康管理のための措置

(1) 粉じんにさらされる程度を低減させるための措置（じん肺法 20 条の 3）

事業者は，じん肺管理区分が表１の管理２又は管理３イである労働者については，就業場所の変更，粉じん作業に従事する作業時間の短縮などの措置を講ずるように努めなければならない．

(2) 作業の転換（じん肺法 21 条）

① 都道府県労働局長は，じん肺管理区分が管理３イである労働者が現に常時粉じん作業に従事しているときは，事業者に対して，その者を粉じん作業以外の作業に従事させるべきことを勧奨することができる．

② 事業者は，この勧奨を受けたとき，又は管理区分が管理３ロである労働者が現に常時粉じん作業に従事しているときは，その者を粉じん作業以外の作業に従事させることとするように努めなければならない．

③ 都道府県労働局長は，管理区分が管理３ロである労働者が現に常時粉じん作業に従事している場合において，地方じん肺診査医の意見により，事業者に対して，その者を粉じん作業以外の作業に従事させるべきことを指示することができる．

(3) 療養（じん肺法 23 条）

じん肺管理区分が管理４と決定された者及び管理２又は管理３で合併症にり患した者は，療養を要するものとする．

わかるわかる！ 都道府県労働局長の勧奨又は指示

▶じん肺管理区分が管理３イ以上の者については，事業者に対して粉じん作業以外の作業に従事させるように，都道府県労働局長から勧奨又は指示をすることができるようになっている．

過去出題問題

1（　）「じん肺管理区分が管理３又は管理４と決定された者」については，療養を要するものとされている．

類題 a（　）「管理４と決定された者と管理２又は管理３で合併症にり患した者」では？

解答	1	×	a	○

解説

1▶療養を要することと定められているケースは２つあって，１つは症状が最も悪いランクである管理４の者である．もう１つは，ランクとしては管理２とか管理３という低いランクではあるが，合併症にり患している者である．

第1編 関係法令

第13章 労働基準法（略称：基準法）

13.1 労働契約及び平均賃金

(1) 労働条件の明示（基準法15条）

① 労働契約の締結に際し，労働者に対して賃金，労働時間その他の労働条件を明示しなければならない．

② 明示された労働条件が事実と相違する場合は，労働者は，即時に労働契約を解除することができる．

(2) 労働契約での明示事項（労基則5条）

労働契約で必ず明示しなければならない事項は，次の5つの事項である．

- 労働契約の期間
- 就業の場所，従事すべき業務
- 労働時間（始業・終業の時刻等），休憩，休日，休暇等
- 賃金（賃金の決定，計算，支払方法，締切及び支払の時期等）
- 退職に関する事項

わかるわかる！ 退職手当

▶退職手当（退職金）や休職に関する事項は，必ず明示しなければならない事項ではない．

(3) 平均賃金（基準法12条）

平均賃金は，算定すべき事由の発生した日以前3箇月の賃金総額を，その期間の総日数で除したものである．

$$\text{平均賃金} = \frac{\text{算定すべき事由の発生した日以前3箇月の賃金総額}}{\text{その期間の総日数}}$$

分母の“その期間の総日数”とは，暦日数のことである．

わかるわかる！ 平均賃金の用途

▶「平均賃金30日分の解雇予告手当」を支払う場合に，この1日分にあたる平均賃金は上式により算出した平均賃金を用いる．このほかに休業補償（労災により欠勤する場合の補償金）などを支払う場合にも，この平均賃金を用いる．

(4) 解雇制限（基準法19条）

次の期間は解雇してはならない．

① 労働者が業務上負傷し，又は疾病にかかり療養のために休業する期間及びその後30日間.

② 産前産後の女性が休業する期間（基準法65条）及びその後30日間.

③ ただし，次の場合は，解雇しても労働基準法上違反にはならない.

- 打切補償を支払う場合
- 天災事変その他やむを得ない事由のために事業の継続が不可能となった場合（この場合は，その事由について行政官庁の認定が必要）

わかるわかる！ 解雇制限

▶負傷が完全に治ゆしていなくても，いったん出勤したら，出勤後30日間経過すれば解雇することができる.

▶産後8週間休業した女性については，原則としてその後30日間は解雇してはならない.

▶基準法でいう行政官庁とは，所轄労働基準監督署長のことである.

(5) 解雇の予告（基準法20条）

① 労働者を解雇しようとする場合は，少なくとも30日前にその予告をしなければならない．30日前に予告をしない場合は，30日分以上の平均賃金を支払わなければならない.

なお，予告の日数は，1日について平均賃金を支払った場合は，その日数を短縮することができる.

② ただし，次の場合は解雇予告を要しない（解雇予告手当も支払わなくてよい）.

- 天災事変その他やむを得ない事由のために事業の継続が不可能となった場合
- 労働者の責に帰すべき事由に基づいて解雇する場合

いずれの場合も，行政官庁の認定が必要である.

わかるわかる！ 解雇予告手当

▶労働者を解雇しようとする場合には，原則として少なくとも30日前にその予告をしなければならないが，例えば16日分の平均賃金（解雇予告手当）を支払えば，予告は14日前に行って差し支えない.

(6) 解雇予告の適用除外（基準法21条）

次の場合は，解雇予告を要しない（解雇予告手当を支払わなくてもよい）.

- 2箇月以内の期間を定めて使用された者を，所定の期間内に解雇する場合

●季節的業務に4箇月以内の期間を定めて使用された者を，所定の期間内に解雇する場合

●試みの使用期間中の者を，雇い入れてから14日以内に解雇する場合

いずれの場合も，行政官庁の認定は不要である（この点，上記（5）項②と異なるので混同しないように！）．

わかるわかる！ 所定の期間

▶「所定の期間」とは，最初の契約時の期間をいう．例えば，「2箇月以内の期間を定めて使用された者を，所定の期間内に解雇」の場合，最初に「1箇月契約」と定めれば，所定の期間は「1箇月」となる．

過去出題問題

1（　）平均賃金は，算定すべき事由の発生した日「以前3箇月の賃金総額を，その期間の労働日数で除した」ものである．

類題 a（　）「以前3箇月の賃金総額を，その期間の総日数で除した金額の100分の60で除した」では？

b（　）「以前3箇月の賃金総額を，その期間の所定労働日数で除した」では？

c（　）「以前3箇月の賃金総額を，その期間の総日数で除した」では？

d（　）「以前3箇月の賃金総額から，家族手当及び通勤手当を差し引いたものを，その期間の労働日数で除した」では？

2（　）労働者が業務上の疾病にかかり療養のために休業する期間及びその後30日間は，原則として解雇してはならない．

3（　）業務上の負傷をし，療養のため休業していた労働者については出勤しても30日間は解雇できないが，その後も負傷が完全に治ゆするまでは解雇してはならない．

4（　）使用者は，女性労働者が，法令に基づき産前産後休業する期間及びその後30日間は解雇してはならない．

5（　）産後6週間休業していた女性労働者については，その後30日間は解雇してはならないが，産後8週間休業していた者については，その後14日が経過すれば解雇できる．

6（　）労働者を解雇しようとする場合には，原則として少なくとも30日前にその予告をしなければならないが，15日分の平均賃金を支払えば予告は15日前

に行って差し支えない．

7（　）労働者の責に帰すべき事由により，予告手当を支払わずに労働者を即時解雇しようとするときは，所轄労働基準監督署長の認定を受けなければならない．

8（　）試みの使用期間中の者を雇い入れてから14日以内に解雇するときは，解雇の予告を行わなくてもよい．

解答	1	×	a	×	b	×	c	○	d	×	2	○	3	×
4	○	5	×	6	○	7	○	8	○					

解説

1▶ここでは類題cが正解であるので，違いを把握すること（基準法12条）．

3▶「休業する期間及びその後30日間は解雇してはならない」という定め（基準法19条）であり，負傷が完全に治ゆしていなくても，いったん出勤したら，出勤後30日間経過すれば解雇することができる．

5▶産後休業期間が6週間であろうと8週間であろうと，その女性労働者が職場復帰した日から30日間が経過していなければ解雇してはならない（基準法19条，65条）．

13.2 労働時間，変形労働時間制，休日及び年次有給休暇等

(1) 労働時間（基準法32条）

①　休憩時間を除き1週間について40時間を超えて，労働させてはならない．

②　1週間の各日については，労働者に，休憩時間を除き1日について8時間を超えて，労働させてはならない．

わかるわかる！ 労働時間の大原則

▶この基準法32条が，労働時間の大原則である．事業運営上やむを得ず，時間外労働や休日労働等，各種勤務形態の変更が必要になった場合の例外規定として，基準法36条及び32条の2から32条の5までを始めとしたさまざまな規定が定められているわけである．

(2) 1箇月単位の変形労働時間制（基準法32条の2）

労働者の過半数で組織する労働組合，若しくはその労働組合がない場合におい

て労働者の過半数を代表する者との書面による協定（労使協定という）により，又は就業規則その他これに準ずるものにより，1箇月以内の期間を平均し1週間当たりの労働時間が法定労働時間（40時間）を超えない定めをしたときは，その定めにより，特定された週において1週の法定労働者時間を超えて，又は特定された日において8時間を超えて労働させることができる．

① この制度に関する定めをした労使協定は，所轄労働基準監督署長に届け出る必要がある．また，就業規則で定めた場合は，常時使用する労働者数が10人以上の事業場であれば就業規則の届出が必要となる．

② この制度を採用した場合であっても，妊娠中又は産後1年を経過しない女性（「妊産婦」という）が請求した場合には，監督又は管理の地位にある者等労働時間に関する規定の適用除外者の場合を除き，当該女性に対して法定労働時間を超えて労働させることはできない（基準法66条，188ページ）．

③ この制度で労働させる場合には，育児を行う者等特別の配慮を要する者に対して，これらの者が育児等に必要な時間を確保できるような配慮をしなければならない（労規則12条の6）．

わかるわかる！ 1箇月単位の変形労働時間制

▶1箇月以内の一定期間（1箇月でも4週間でも2週間でもよい）を決めて，この決めた期間内における労働時間の週平均時間が40時間以内であれば，ある日又はある週が法定労働時間を超えていても違反とはしない制度である．

▶この制度の定め方は2通りあって，1つは労使協定，もう1つは就業規則による方法である．その事業場の労働者が何人であっても労使協定は監督署に届出が必要である．一方，後者の場合は，就業規則そのものが労働者10人以上で届出義務が発生する（195ページ）が，逆に10人未満であれば届出は要しない．

▶この制度を定めた事業場であっても，妊産婦（188ページ）に，法定労時間を超えて労働させたり休日労働をさせたりしてはいけない．また，育児を行う者については上記③の特例が定められている．

▶監督又は管理の地位にある者など，労働時間に関する規定の除外者（基準法41条，179ページ）にはこの制度は適用されない．

(3) 1年単位の変形労働時間制（基準法32条の4，32条の4の2）

① 労使協定により，対象期間やその期間の労働時間等（詳細は省略）を定め，その対象期間を平均し1週間当たりの労働時間が40時間を超えない範囲内において，当該協定で定めるところにより，特定された週において40時間

又は特定された日において８時間を超えて，労働させることができる.

② (2) 項の１箇月単位の変形労働時間制①を適用する.

③ (2) 項の１箇月単位の変形労働時間制②を適用する.

④ (2) 項の１箇月単位の変形労働時間制③を適用する.

わかるわかる! １年単位の変形労働時間制

▶基本的には「１箇月単位の変形労働時間制」と同じであるが，異なる点は対象期間である．１年単位の変形労働時間制は１箇月を超えれば２箇月でもよいし，１年以下であれば何箇月でもよい．しかし，実際上は，上限の１年を対象期間とすることが圧倒的に多い．期間が長い方が，時間外労働のやりくりの調整がしやすいからである.

(4) フレックスタイム制（基準法 32 条の 3）

① 就業規則等により，その労働者に係る始業及び終業の時刻をその労働者の決定に委ねることとした労働者については，労使協定により，次の a. ～ c. に掲げる事項を定めたときは，b. の清算期間として定められた期間を平均し１週間当たりの労働時間が法定労働時間（40 時間）を超えない範囲内において,１週間において法定労働時間（週 40 時間又は１日８時間）を超えて，労働させることができる.

a. この条の規定による労働時間により労働させることができることとされる労働者の範囲

b. 清算期間（その期間を平均し１週間当たりの労働時間が法定労働時間（40 時間）を超えない範囲内において労働させる期間をいい，３箇月以内の期間に限るものとする.

c. 清算期間における総労働時間

② フレックスタイム制に係る労使協定は，清算期間が１箇月以内の場合は所轄労働基準監督署長に届け出る必要はないが，１箇月を超える場合は届け出なければならない.

③ フレックスタイム制の場合，妊娠中又は産後１年を経過しない女性（妊産婦）についても労働をさせることができる.

わかるわかる! フレックスタイム制

▶毎日の始業及び終業の時刻を労働者の自主管理に委ねる制度であるが，過重労働にならないように，清算期間というものを定める．この清算期間内の週当たり平均労働時間が40時間を超えないようにすることが必要．なお清算期間は長くても1箇月とすること．

（平成31年4月1日施行の法改正により，従来の1箇月が3箇月になった．）

(5) 災害等による臨時の必要がある場合の時間外労働等（基準法33条）

災害その他避けることのできない事由によって，臨時の必要がある場合においては，行政官庁の許可を受けて，その必要の限度において法定労働時間を延長し，又は休日に労働させることができる．ただし，事態急迫のために行政官庁の許可を受ける暇がない場合においては，事後に遅滞なく届出をしなければならない．

わかるわかる! 非常災害

▶非常災害の場合は，緊急事態の措置として，たとえ労使協定（36協定）がなくても，1日8時間を超えて労働させることができる．ただし，その場合は行政官庁の許可（事態急迫のときは，事後届出でもよい）が必要．

(6) 休憩（基準法34条）

① 労働時間が6時間を超える場合においては少なくとも45分，8時間を超える場合においては少なくとも1時間の休憩時間を労働時間の途中に与えなければならない．

② 休憩時間は，原則として，一斉に与えなければならない．

③ 休憩時間を自由に利用させなければならない．

わかるわかる! 休憩時間

▶8時間労働は45分の休憩を与えればよい．8時間を超える場合に1時間の休憩となる点に注意．

(7) 休日（基準法35条）

① 労働者に対して，毎週少なくとも1回の休日を与えなければならない．

② ただし，4週間を通じ4日以上の休日を与えれば，週1回の休日を与えなくてもよい．

③ 休日振替と代休は異なるものである．

●休日振替は，事前に計画的に休日を振り替えることをいう（事前の振替）．

●代休は，定休日に緊急的に出勤させ，後で別の日に休日を与えることをいう（事後の振替）．

わかるわかる! 休日振替と代休等

▶業務の都合により休日に出勤させて代休を与えた場合は休日労働に該当し，割増賃金分を支払わなければならない（これが，計画的な休日振替であれば，割増賃金は支払わなくてもよい）．

▶「国民の休日」は，労働基準法の休日ではない．したがって，法定休日というものではない．

▶休日は，4週間を通じ4日以上の休日を与えれば，週1回の休日を与えなくてもよい．

(8) 時間外及び休日の労働（基準法36条，則16条）

① 労使協定をし，これを行政官庁に届け出た場合においては，その協定で定めるところによって労働時間を延長し，又は休日に労働させることができる．労使協定において，次に掲げる事項を定めなければならない（例示）．

a. 労働時間を延長し，又は休日に労働させることができることとされる労働者の範囲．

b. 対象期間（労働時間を延長し，又は休日に労働させることができる期間をいい，1年間に限る）．

c. 労働時間を延長し，又は休日に労働させることができる場合（時間外労働の限度時間は，1箇月について45時間及び1年について360時間．1年単位の変形労働時間制においては1箇月について42時間，1年について320時間）．

② 定められた様式（「時間外労働 休日労働 に関する協定届」）により，所轄労働基準監督署長に届出をしなければならない．届出用紙に記入しなければならない項目を例示する．

a. 時間外・休日労働をさせる必要のある具体的事由，業務の種類，労働者数並びに1日及び1日を超える一定の期間における延長時間，休日労働日数．

b. 協定の有効期間（1年間が多い）．

③ 健康上特に有害な業務の労働時間の延長は，1日について2時間を超えてはならない．有害な業務とは，衛生管理者の専任要件である有害業務と内容的には同じ10業務である（本編1.4節(5)項（8ページ）の有害業務を参照）．

わかるわかる！ 36協定及び有害業務の時間外労働時間制限

▶この労使協定は，基準法36条を根拠にしているところから「36（さぶろく）協定」といわれているが，この協定をしない限り，1日について8時間を超えて労働させることはできない（ただし，例外として非常災害のときは，労使協定がなくても時間外労働をさせることができる．基準法 33 条参照）．

▶健康上特に有害な業務は，2 時間を超える時間外労働は禁止されている．

(9) 時間外，休日及び深夜の割増賃金（基準法 37 条）

① 法定労働時間を延長し，又は休日に労働させた場合においては，その時間又はその日の労働については，割増賃金を支払わなければならない．
（割増率は，時間外労働は 2 割 5 分以上，休日労働は 3 割 5 分以上）

② 午後 10 時から午前 5 時までの間において労働させた場合においては，その時間の労働については，割増賃金を支払わなければならない．
（割増率は，深夜労働は 2 割 5 分以上）

③ 家族手当，通勤手当，賞与などは，割増賃金の基礎となる賃金に算入しなくてもよい．

④ 賃金が出来高払制によって定められている場合であっても，時間外労働に対しては割増賃金を支払わなければならない．これは出来高払制をとっていても労働者である以上は，法定労働時間を超えれば基準法 37 条が適用されるからである．

⑤ 1 日の労働時間が 8 時間に満たない労働者であっても，深夜に労働させた場合は割増賃金を支払わなければならない．要するに深夜にわずか 1 時間だけ労働させた場合でも，その深夜労働に対する割増賃金は支払わなければならないということである．

わかるわかる！ 家族手当・通勤手当と割増賃金の算出

▶時間外労働や休日労働などをさせた場合，割増賃金額の算出に際しては，賃金総額から，家族手当や通勤手当を差し引いた額に対して 2 割 5 分の割増をつければよいということである．

(10) 時間計算（基準法 38 条）

労働時間は，事業場を異にする場合においても，労働時間に関する規定の適用については通算する．

わかるわかる！ 時間計算

▶例えば，派遣会社の社員が，午前中 A 社で働き，午後 B 社で働く場合は，1 日の労働時間の計算として，A 社と B 社の労働時間を合計する．

▶ C 社で 6 時間，D 社で 3 時間働いた場合，合計 9 時間となり，超過勤務をさせたほうの D 社の事業主に 1 時間分の割増賃金支払義務が生ずることになる．

(11) みなし労働時間制（基準法 38 条の 2）

労働者が労働時間の全部又は一部について事業場外で業務に従事した場合において，労働時間を算定し難いときは，所定労働時間労働したものとみなす．ただし，その業務を遂行するためには通常所定労働時間を超えて労働することが必要となる場合においては，その業務の遂行に通常必要とされる時間労働したものとみなす（この場合は，労使協定を結び，行政官庁への届出をしなければならない）．

(12) 年次有給休暇（基準法 39 条）

① その雇入れの日から起算して 6 箇月間継続勤務し全労働日の 8 割以上出勤した労働者に対して，継続し，又は分割した 10 労働日の有給休暇を与えなければならない．

② 1 年 6 箇月以上継続勤務した労働者に対しては，雇入れの日から起算して 6 箇月を超えて継続勤務する日から 1 年継続勤務ごとに，表 1 の日数の有給休暇を与えなければならない．

□ 表 1 □

継続勤続年数	6 箇月	1 年 6 箇月	2 年 6 箇月	3 年 6 箇月	4 年 6 箇月	5 年 6 箇月	6 年 6 箇月以上
有給日数	10	11	12	14	16	18	20

③ 通常の労働者に比べ，所定労働日数が少ない（週 4 日以下又は年 216 日以下）者であって，かつ，所定労働時間が週 30 時間未満の者に対しては，雇入れの日から起算して 6 箇月を超えて勤務する日から 1 年勤務ごとに，表 2 の日数の有給休暇を与えなければならない．

□ 表 2 □

週所定労働日数	1 年間の所定労働日数	6 箇月	1 年 6 箇月	2 年 6 箇月	3 年 6 箇月	4 年 6 箇月	5 年 6 箇月	6 年 6 箇月以上
4 日	216 日まで	7	8	9	10	12	13	15
3 日	168 日まで	5	6	6	8	9	10	11
2 日	120 日まで	3	4	4	5	6	6	7
1 日	72 日まで	1	2	2	2	3	3	3

④ 使用者は，有給休暇を労働者の請求する時季に与えなければならない．ただし，請求された時季に有給休暇を与えることが事業の正常な運営を妨げる場合においては，他の時季にこれを与えることができる．

⑤ 使用者は労使協定（労働者の過半数を代表する者との書面による協定）を締結すれば，有給休暇の日数のうち 5 日を超える部分については，計画的付与

とすることができる．なお，この労使協定は，行政官庁への届出は不要である．

⑥　労使協定により，時間単位で年次有給休暇を与える対象労働者の範囲，その日数（5日以内に限る）等を定めた場合において，対象労働者が請求したときは，年次有給休暇の日数のうち当該協定で定める日数について時間単位で与えることができる．

⑦　使用者は，有給休暇の付与日数が10労働日以上である労働者に対して，有給休暇の日数のうち5日については，毎年（基準日から1年以内の期間に），労働者ごとにその時季を定めることにより与えなければならない．ただし，既に5日以上の請求・取得している労働者に対しては，使用者による時季指定をする必要はなく，またすることもできない．

また，使用者は，時季指定にあたっては，あらかじめ労働者の意見を聴取しなければならない．かつ，聴取した意見を尊重するように努めなければならない．

⑧　年次有給休暇付与の可否を決めるにあたって，算定期間中に次の事由により，各々の法令で定められた範囲内で，休業した期間は出勤扱いとする．

●業務上負傷し，又は疾病にかかり療養のために休業した期間

●育児休業，介護休業によって休業した期間

●産前産後の女性が休業した期間

⑨　有給休暇の期間については，原則として，就業規則その他これに準ずるもので定めるところにより，平均賃金（168ページ（3)項）又は所定労働時間労働した場合に支払われる通常の賃金を支払わなければならない．

⑩　年次有給休暇の請求権は，これを2年間行使しなければ時効によって消滅する．この年次有給休暇の請求権は，基準法115条（200ページ）のうちの，「その他の請求権」に該当する．

わかるわかる！　有給休暇の付与日数，休業期間の計算，計画的付与，比例付与

▶雇入れ後6箇月間継続勤務した者が8割以上出勤（この6箇月の中で，⑧の休業期間があれば，その期間は出勤扱いとして計算する）していれば，その後1年間に10日の有給休暇を付与する．これが最初の付与となる．

▶その後は1年勤務ごとに出勤率を計算（上記同様に⑧を適用）し，直前の1年間で8割以上の出勤率があれば勤続年数に応じて，表1又は表2で示された日数を付与する．もし，8割未満であればその年の有給休暇の付与はゼロとなる．

▶有給休暇の計画的付与とは，会社が強制的に有給休暇を取得させる制度である．

例えば12日の有給休暇がある者は，5日間は個人の自由に使えるが，5日を超える部分，すなわち残り7日間については会社が計画的に休ませることができる（ただし，労使協定の締結が必要）．

▶通常の労働者に比べ所定労働日数の少ない，いわゆるパートタイム労働者は，その所定労働日数に比例して表2のように有給休暇の付与日数も少なくなっている．これを比例付与という．なお，パート労働者といっても，週30時間未満であるが所定労働日数が週5日以上の者や，所定労働日数が週4日しかないが週30時間以上の者には，通常の労働者（正社員）と同じ表1の有給休暇を付与しなければならない．あくまでも週4日以下（又は年216日以下）で，かつ，週30時間未満の両方の条件を満たさなければ比例付与の対象とならない．

わかるわかる！ 年5日の有給休暇の確実な取得

▶⑦は，平成31年4月にスタートした「働き方改革」の目玉の一つとして施行されたものである．有給休暇の制度はあるものの，同僚への気兼ねや請求することのためらい等の理由から，取得率が低調な現状に鑑み，この取得促進を目的としたものである．この規定は，年10日以上の有給休暇が付与される労働者（主に正社員対象．管理監督者も含む）について，たとえば，労働者本人は3日しか取得できそうにない場合，あとの2日は使用者が時期を指定して（労働者の意見を尊重して）取得させなければならないとしたものである．要するに，最低でも毎年5日は取得できるよう，使用者に義務づけをした制度である．

▶⑤の計画的付与と混同しないように！　⑤は労使協定が必要で，趣旨はこの上のわかるわかる！（上から3つ目の▶）に記した通り．⑦は，労使協定は不要で，最低限5回以上の有給を取得してもらうのが趣旨．

(13) 労働時間等に関する規定の適用除外（基準法41条）

次の者については，労働時間，休憩及び休日に関する労働基準法の規定を適用しない．

① 農業，畜産業，水産業従事者（林業を除く）

② 事業の種類にかかわらず，管理・監督の地位にある者又は機密の事務を取り扱う者

③ 監視又は断続的労働に従事する者で，使用者が行政官庁の許可を受けた者

わかるわかる！ 労働時間，休憩，休日に関する適用除外者

▶これらの人は，労働時間，休憩，休日については労働基準法が適用されないので，いくら働いても，時間外手当や休日出勤手当をもらえない（ただし，深夜勤務と有給休暇については，これらの人にも労働基準法を適用することになっている）．

過去出題問題

1（　）労働基準法に基づく1箇月単位の変形労働時間制に関する次の文中の［　　］内に入れるAからCの語句の組合せとして，正しいものは（1）～（5）のうちどれか．

「労働者の過半数で組織する［ A ］，若しくはその［ A ］がない場合において労働者の過半数を代表する者との書面による協定により，又は［ B ］その他これに準ずるものにより，1箇月以内の一定の期間を平均し1週間当たりの労働時間が法定労働時間を超えない定めをしたときは，その定めにより，特定された週において1週の法定労働時間を超えて，又は特定された日において［ C ］労働させることができる．」

	A	B	C
(1)	労使委員会	労働協約	8時間を超えて
(2)	労働組合	労働協約	10時間まで
(3)	労使委員会	労働協約	10時間まで
(4)	労働組合	就業規則	8時間を超えて
(5)	労使委員会	就業規則	8時間を超えて

2（　）1箇月単位の変形労働時間制を採用する場合には，労使協定又は就業規則により，1箇月以内の一定の期間を平均し1週間当たりの労働時間が40時間を超えないこと等，この制度に関する定めをする必要がある．

3（　）1箇月単位の変形労働時間制を採用した場合には，この制度に関する定めにより特定された週又は日において1週40時間又は1日8時間を超えて労働させることができる．

4（　）1箇月単位の変形労働時間制に関する定めをした労使協定は，所轄労働基準監督署長に届け出る必要はないが，就業規則は届け出る必要がある．

5（　）1箇月単位の変形労働時間制を採用した場合であっても，妊娠中又は産後1年を経過しない女性が請求した場合には，監督又は管理の地位にある者等労働時間に関する規定の適用除外者の場合を除き，当該女性に対して法定労働時間を超えて労働させることはできない．

6（　）1箇月単位の変形労働時間制で労働させる場合には，育児を行う者等特別の配慮を要する者に対して，これらの者が育児等に必要な時間を確保できるような配慮をしなければならない．

7（　）フレックスタイム制を採用するためには，就業規則により始業及び終業の時刻を労働者の決定に委ねる旨を定め，かつ，労使協定により対象となる労働者の範囲，清算期間，清算期間における総労働時間等を定める必要がある．

8（　）フレックスタイム制を採用した場合には，清算期間を平均し 1 週間当たりの労働時間が 40 時間を超えない範囲内において，1 日 8 時間又は 1 週 40 時間を超えて労働させることができる．

9（　）フレックスタイム制の清算期間は，1 箇月以内の期間に限るものとする．

10（　）フレックスタイム制に係る労使協定は，所轄労働基準監督署長に届け出る必要はない．

11（　）妊娠中又は産後 1 年を経過しない女性については，フレックスタイム制による労働をさせることはできない．

12（　）災害その他避けることのできない事由により臨時の必要がある場合は，行政官庁への事前の許可又は事後の届出により，必要の限度で休日労働をさせることができる．

13（　）労働時間が 8 時間を超える場合には，「少なくとも 1 時間」の休憩時間を労働時間の途中に与えなければならない．

類題　a（　）「少なくとも 45 分」では？

14（　）所定労働時間が 7 時間 30 分である事業場において，延長する労働時間が 1 時間であるときは，少なくとも 45 分の休憩時間を労働時間の途中に与えなければならない．

15（　）業務の都合により休日に出勤させても代休を与えれば休日労働とはならない．

16（　）4 週間を通じて 4 日以上の休日を定めて与えれば，週 1 回の休日を与えなくてもよい．

17（　）「国民の祝日」は，労働基準法上の休日である．

18（　）時間外労働の協定をしない限り，いかなる場合も 1 日について 8 時間を超えて労働させることはできない．

19（　）1 日 8 時間を超えて労働させることができるのは，時間外労働の協定を締結し，これを所轄労働基準監督署長に届け出た場合に限られている．

20（　）時間外・休日労働に関する労使協定には，時間外・休日労働をさせる必要のある具体的事由，業務の種類，労働者の数並びに 1 日及び 1 日を超える一定の期間における延長時間又は休日労働日数について，定めなければならない．

21（　）時間外・休日労働に関する労使協定には，労働協約による場合を除き，有効期間の定めをする必要がある．

22（　）時間外労働に関する協定を届け出ることにより，労働時間を 1 日 2 時間を超えて延長することができる業務は，次のうちどれか.

(1) 土石，獣毛等のじんあい又は粉末を著しく飛散する場所における業務
(2) さく岩機，鋲打機等の使用によって身体に著しい振動を与える業務
(3) 病原体によって汚染のおそれのある業務
(4) 重量物の取扱い等重激なる業務
(5) ボイラー製造等強烈な騒音を発する場所における業務
(6) 著しい精神的緊張を伴う業務
(7) 多量の低温物体を取り扱う業務
(8) 穀物又は飼料の熟成のために使用している倉庫の内部における業務
(9) 湿潤な場所における業務
(10) 大部分の労働が立作業である業務
(11) 廃棄物の焼却又は清掃の業務
(12) 著しく多湿な場所における業務
(13) 果菜の熟成をしているむろの内部における業務
(14) 異常気圧下における業務
(15) 多量の高熱物体を取り扱う業務
(16) 腰部に負担のかかる立ち作業の業務
(17) 鋼材やくず鉄を入れてある船倉の内部における業務
(18) 受注，予約等の拘束型の VDT 作業の業務

23 ( ) 所定労働時間内であっても，深夜労働には割増賃金を支払わなければならない.

24 ( ) 時間外労働が深夜に及ぶ場合は，時間外労働及び深夜労働に対する割増賃金を支払わなければならない.

25 ( ) 休日労働が 1 日 8 時間を超えても，深夜に及ばない場合は休日労働に対する割増賃金のみを支払えばよい.

26 ( ) 1 日の労働時間が 8 時間に満たない労働者については，深夜に労働させても割増賃金を支払う必要はない.

27 ( )「通勤手当」は，割増賃金の基礎となる賃金に算入しなければならない.

類題 a ( )「夏季と年末に支給される賞与」では？
b ( )「家族手当」では？

28 ( ) 賃金が出来高払制によって定められているときは，時間外労働に対して割増賃金を支払う必要はない.

29 ( ) 事業場を異にする場合，労働時間に関する規定の適用については，労働時間を通算する.

30（　）労働時間の全部又は一部について事業場外で業務に従事した場合において，労働時間を算定し難いときは，原則として，所定労働時間労働を行ったものとみなす．

31（　）事業場外で労働時間を算定し難い業務に従事した場合は，すべて所定労働時間労働したものとみなさなければならない．

32（　）労働者が，入社後1年6か月間継続勤務したが，1年間の全労働日の81%しか勤務しなかったので，年次有給休暇を付与しなかった．

33（　）所定労働日数週4日，所定労働時間1日6時間勤務のパートタイム労働者が，入社後6か月間で全労働日の95%勤務したので，7日の年次有給休暇を与えた．

34（　）週所定労働時間が30時間以上の労働者が，「6年6箇月以上勤務」し，直近の1年間に全労働日の8割以上出勤した労働者には，年次有給休暇を15日与えなければならない．

類題　a（　）「5年6箇月」では？

b（　）「3年6箇月」では？

35（　）労働者の過半数を代表する者との書面による協定を行って，年次有給休暇が10日以上の労働者について夏季連続3日の期間を計画的年次有給休暇取得日とした．

36（　）年次有給休暇を請求されたが，その時季は特に業務繁忙で，事業の正常な運営が妨げられるため，他の時季に変更した．

37（　）年次有給休暇付与の可否を決めるにあたって，算定期間中に介護休業した期間を出勤扱いにした．

38（　）年次有給休暇の期間中は，平均賃金の80%以上の手当を支払う必要がある．

39（　）労働者の過半数で組織する労働組合又は労働者の過半数を代表する者との書面による協定により，年次有給休暇のうち5日を超える部分については，時季を定めて計画的に与えることができる．

40（　）労使協定により，時間単位で年次有給休暇を与える対象労働者の範囲，その日数（5日以内に限る）等を定めた場合において，対象労働者が請求したときは，年次有給休暇の日数のうち当該協定で定める日数について時間単位で与えることができる．

41（　）育児休業又は介護休業で休業した期間は，年次有給休暇付与の可否を決めるにあたっては，継続勤務した期間から除いて算定することができる．

42（　）年次有給休暇の期間については，原則として，最低賃金又は平均賃金の

100 分の 60 の額の手当を支払わなければならない.

43（　）年次有給休暇の請求権は，これを 1 年間行使しなければ時効によって消滅する.

44（　）事業の種類にかかわらず，「監督又は管理の地位にある労働者」については，所轄労働基準監督署長の許可を受けなくても労働時間に関する規定は適用されない.

類題 a（　）「機密の事務を取り扱う労働者」では？

45（　）監視又は断続的労働に従事する労働者で，行政官庁の許可を受けたものについては，労働時間に関する規定は適用されない.

解答		1	(4)	2	○	3	○	4	×	5	○	6	○	7	○
8	○	9	×	10	×	11	×	12	○	13	○	a	×	14	×
15	×	16	○	17	×	18	×	19	×	20	○	21	○		
22	(3), (6), (8), (9), (10), (11), (12), (13)					23	○	24	○	25	○	26	×	27	×
a	×	b	×	28	×	29	○	30	○	31	×	32	×	33	○
34	×	a	×	b	×	35	○	36	○	37	○	38	×	39	○
40	○	41	×	42	×	43	×	44	○	a	○	45	○		

解説

4▶労使協定も所轄労働基準監督署長に届け出る必要がある（基準法 32 条の 2）.

9▶清算期間は，最長 3 箇月である.

10▶清算期間が 1 箇月以内の場合は所轄労働基準監督署長に届け出る必要はないが，1 箇月を超える場合は届け出なければならない.

11▶妊娠中又は産後 1 年を経過しない女性については，フレックスタイム制の場合は労働をさせることができる.

14▶実労働時間が 8 時間 30 分になるので，少なくとも 1 時間の休憩時間を労働時間の途中に与えなければならない.

15▶休日振替であれば休日労働にならないが，代休では休日労働になる（基準法 35 条）.

17▶このような定めはない.

18▶災害等による臨時の必要がある場合は，時間外労働の協定をしていなくても，1 日について 8 時間を超えて労働させることはできる（基準法 33 条）.

19▶ 1 日 8 時間を超えて労働させることができるのは，時間外労働の協定が締結されていることが原則として必要である．しかし，例外として災害時等による臨時の必要性がある場合は協定が締結されていなくても労働させることができる（基準法33条）.

25▶（注：休日労働で時間外労働をした場合は，休日労働に対する割増賃金を支払うだけでよい．時間外労働に対する割増賃金をさらに支払う必要はない．）

26▶ 1日の労働時間が8時間に満たない労働者であっても，深夜に労働させた場合は割増賃金を支払わなければならない（基準法37条）.

27▶通勤手当は，割増賃金の基礎となる賃金に算入しなくてもよい（基準法37条）.

28▶出来高払制をとっていても，労働者である以上は，法定労働時間を超えれば基準法37条が適用され，割増賃金を支払わなければならない．

31▶すべての場合，所定労働時間労働したものとみなすわけではない．その業務を遂行するためには通常所定労働時間を超えて労働することが必要となる場合においては，労使協定により，その業務の遂行に通常必要とされる時間労働したものとみなすというケースもあるからである（基準法38条の2）.

32▶ 1年間の出勤率が80％以上であるので，1年6か月間継続勤務した者には11日の有給休暇を付与しなければならない（基準法39条）.

34▶週所定労働時間が30時間の労働者は，177ページ表1が適用されるので，年次有給休暇を20日与えなければならない．

34a▶ 18日である．

34b▶ 14日である．

38▶年次有給休暇の期間中の賃金は，原則として2通りあるが，平均賃金で支払う場合は，平均賃金を支払わなければならない（平均賃金の80％では足りない）（基準法39条）.

41▶育児休業，介護休業で休業した期間は，年次有給休暇付与の可否を決める出勤率を算出するにあたって，その期間は出勤扱いとすることになっているので，設問のように，除いて算出しない．

42▶年次有給休暇の期間については，原則として，平均賃金又は所定労働時間労働した場合に支払われる通常の賃金を支払わなければならない．

43▶年次有給休暇の請求権は，これを2年間行使しなければ時効によって消滅する（基準法115条）．年次有給休暇の請求権は，基準法115条（200ページ）のうちの，「その他の請求権」に該当する．

13.3 年　少　者

(1) 労働時間及び休日（基準法60条）

① 満18歳に満たない者（年少者）については，次の事項は適用できない．

- 変形労働時間制（1箇月単位，1年単位，1週間単位）及びフレックスタイム制
- 36協定による時間外労働
- 休日労働

わかるわかる！ 満18歳に満たない者は休日労働不可

▶事業場が休日労働に関する協定の届出（36協定）をしていても，満18歳未満の者には適用できないため，休日労働をさせることはできない．

(2) 深夜業（基準法61条）

満18歳に満たない者を深夜（午後10時から午前5時までの間）において使用してはならない．ただし，交替制によって使用する満16歳以上の男性については，この限りでない．

(3) 危険有害業務の就業制限（基準法62条，年少則7条，8条）

満18歳に満たない者に就かせてはならない10業務を例示する．

① 重量物を取り扱う業務……年齢，作業形態により次ページの表3を適用

② 鉛，水銀，クロム，砒素，黄りん，弗素，塩素，シアン化水素，アニリンその他これらに準ずる有害物のガス，蒸気又は粉じんを発散する場所における業務

③ 土石，獣毛等のじんあい又は粉末を著しく発散する場所における業務

④ ラジウム放射線，エックス線その他の有害放射線にさらされる業務

⑤ 多量の高熱物体を取り扱う業務及び著しく暑熱な場所における業務

⑥ 多量の低温物体を取り扱う業務及び著しく寒冷な場所における業務

⑦ 異常気圧下における業務

⑧ さく岩機，鋲（びょう）打機等身体に著しい振動を与える機械器具を用いて行う業務

⑨ 強烈な騒音を発する場所における業務

⑩ 病原体によって著しく汚染のおそれのある業務

□表3　重量物を取り扱う業務（重量制限）□

年　齢	重量（単位：kg 以上）			
	断続作業		継続作業	
	男	女	男	女
満 16 歳未満	15	12	10	8
満 16 歳以上満 18 歳未満	30	25	20	15
満 18 歳以上	（定めなし）	30	（定めなし）	20

わかるわかる!　有害物規制は，年少則では改正なし

▶上記②の有害物について，今までは女性則にも同じ条文で規定されていたが，平成 24 年 10 月の女性則改正（本編 13.4 節(3)項（189 ページ））により，女性則ではこの条文が削除されたが，年少則では削除されていないので混同しないこと．

過去出題問題

1（　）休日労働に関する協定の届出をすれば，「満 16 歳以上の男性」を休日に労働させることができる．

2（　）満 18 歳未満の者は，「土石，獣毛等のじんあい又は粉末を著しく発散する場所」における業務に就かせてはならない．

類題

a（　）「強烈な騒音を発する場所」では？

b（　）「さく岩機，鋲打機等著しい振動を与える機械器具を用いて行う業務」では？

c（　）「給湿を行う紡績又は織布の業務」では？

d（　）「多量の高熱物体を取り扱う業務」では？

e（　）「満 16 歳以上で満 18 歳未満の者が 10 kg の重量物を断続的に取り扱う業務」では？

f（　）「著しく寒冷な場所における業務」では？

g（　）「超音波にさらされる業務」では？

h（　）「赤外線又は紫外線にさらされる業務」では？

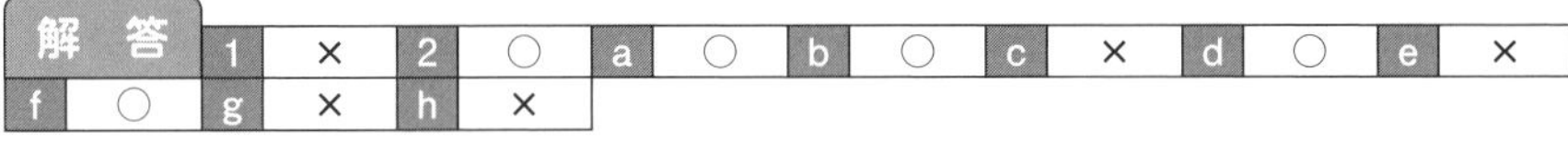

解答

1	×	2	○	a	○	b	○	c	×	d	○	e	×
f	○	g	×	h	×								

第13章　労働基準法

解説

1▶休日労働に関する協定の届出をしていても，満 18 歳未満の者にはこの協定が適用できないため，休日に労働させることができない（基準法 60 条）.

2c▶給湿を行う紡績又は織布の業務は就かせてもよい.

2e▶満 16 歳以上で満 18 歳未満の男性は 30 kg 以上，女性は 25 kg 以上の重量物を取り扱う断続作業に就かせてはならないと定められている．設問は 10 kg であるので業務に就かせてもよい.

2g▶超音波にさらされる業務は就かせてもよい.

2h▶赤外線又は紫外線にさらされる業務は就かせてもよい.

13.4 女　性

(1) 産前産後（基準法 65 条）

① 6 週間（多胎妊娠の場合にあっては，14 週間）以内に出産する予定の女性が休業を請求した場合においては，その者を就業させてはならない.

② 産後 8 週間を経過しない女性を就業させてはならない．ただし，産後 6 週間を経過した女性が請求した場合は，その者について医師が支障がないと認めた業務に就かせることは，差し支えない.

③ 妊娠中の女性が請求した場合は，ほかの軽易な業務に転換させなければならない.

わかるわかる!　産前産後の就業

▶産前の場合は，本人が休業を請求しなければ，極端にいえば出産直前まで就業させてもよい.

▶しかし，産後は，6 週間までは就業させてはならない．6 週経過後は本人の請求があって医師が認めた場合のみ就業させてもよい．原則は 8 週までは就業させないこと.

(2) 妊産婦の就業制限（基準法 66 条）

① 妊産婦が請求した場合は，1 箇月単位，1 年単位及び 1 週間単位の変形労時間制を採用した場合であっても，法定労働時間（1 週間について 40 時間，1 日について 8 時間）を超えて労働させてはならない（ただし，フレックス

タイム制のみは適用外である).

② 妊産婦が請求した場合は，非常災害時等（基準法33条（174ページ））や36協定（基準法36条（175ページ））の規定にかかわらず，時間外労働をさせてはならず，又は休日に労働させてはならない.

③ 妊産婦で管理又は監督の地位にある者は，①，②については適用されない.

④ 妊産婦が請求した場合は，妊産婦の管理又は監督の地位にある者を含めて，深夜業をさせてはならない.

わかるわかる! 妊産婦の就業制限は本人請求によることなど

▶基準法66条は，あくまでも本人の「したくない」という請求があった場合の規定であって，請求がなければ時間外労働，休日労働，深夜業をさせても労働基準法違反にはならない.

▶妊産婦のうち，監督又は管理の地位にある者等の労働時間等に関する適用除外（基準法41条，179ページ）の者については，労働時間に関する規定が適用されないため，たとえ本人の請求があっても上記①，②の時間外労働や休日労働をさせることができる．ただし，④の深夜業については適用され，本人が請求した場合は深夜業をさせてはならない.

(3) すべての女性に就かせてはならない業務（基準法64条の3及び女性則3条）

次の3つの業務が該当する.

① 重量物を取り扱う業務……女性の年齢，作業形態により表3（187ページ）を適用

② 作業環境測定を行い，「第3管理区分」（規制対象となる化学物質の空気中の平均濃度が規制値を超える状態）となった屋内作業場での業務

③ タンク内，船倉内での業務など，規制対象となる化学物質の蒸気や粉じんの発散が著しく，呼吸用保護具の使用が義務づけられている業務

なお，②，③の規制対象となる化学物質は25物質が定められている．内訳は，特化物13物質（塩素化ビフェニル，水銀，砒素，マンガンなど），鉛，有機溶剤11物質（キシレン，トルエン，二硫化炭素，メタノールなど）である.

わかるわかる! 女性則

▶母性保護のために，生殖機能などに有害な化学物質が発散する場所での女性労働者の就業を禁止するため，「女性則の一部改正」（上記②と③）が平成24年10月1日付け施行された．改正女性則では，妊娠や出産・授乳機能に影響のある

25の化学物質を規制対象とし，これらを取り扱う作業場のうち，上記の業務については，妊娠の有無や年齢などにかかわらず，すべての女性労働者の就業が禁止された．

▶②について，「第3管理区分」（第2編5.1節（7)項③（275ページ））は最も悪い作業環境であるため，呼吸用保護具の使用が義務づけられている．ところが，改正により，対象25物質を取り扱う作業場においては，保護具を使用しているとしても，すべての女性については就業が禁止された．

▶③について，タンク内や船倉などで改造・修理などを行う場合は，呼吸用保護具の使用が義務づけられている．これも上記と同じ趣旨により，すべての女性労働者を対象にして就業が禁止された．

▶従来は，鉛，水銀，クロム，黄りん，弗化水素などの9物質を対象にして，これらの蒸気又は粉じんを発散する場所における就業が禁止されていたが，今回改正では「妊娠や出産・授乳機能に影響がある」という観点から対象物質が変更になり，かつ，就業禁止業務もより具体化された．

(4) 妊産婦等に係る危険有害業務の就業制限（基準法64条の3，女性則2条）

妊娠中の女性及び産後1年を経過しない女性（以下「妊産婦」という）を，有害な業務に就かせてはならない．

① 妊娠中の女性を就かせてはならない業務のうち，労働衛生関係業務を例示する．

a. 重量物を取り扱う業務……年齢，作業形態により表3を適用

b. 前記（3)項，②，③の業務

c. さく岩機，鋲打機等身体に著しい振動を与える機械器具を用いて行う業務

d. 多量の高熱物体を取り扱う業務

e. 著しく暑熱な場所における業務

f. 多量の低温物体を取り扱う業務

g. 著しく寒冷な場所における業務

h. 異常気圧下における業務

② 産後1年を経過しない女性を就かせてはならない業務は，①と同じくa～hである．

ただし，d，e，f，g，hについては，産後1年を経過しない女性が当該業務に従事しない旨を使用者に申し出た場合のみ就業させてはならない．逆にいえば，

これらの業務に関しては，産後８週間を経過した女性で，何らかの申し出がない場合や従事したい旨の申し出があれば当該業務に就かせてもよい．なお，c については，原則通り産後１年を経過しない間は業務に就かせてはならない．

これらの関係を，次の図１で示す．

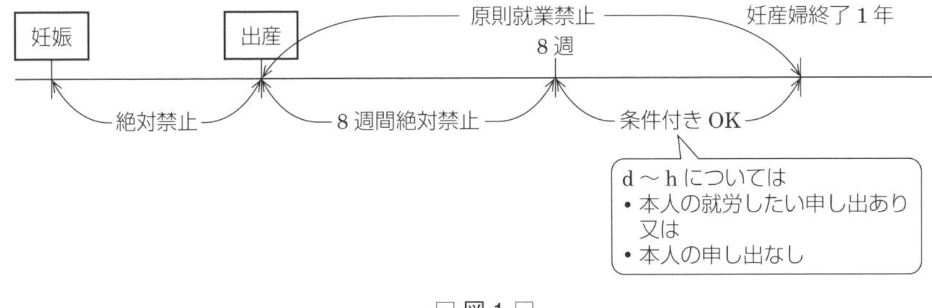

□ 図１ □

(5) 年少者・女性の就業禁止に関するまとめ

□ 表４□

			8 業務の例示							
			重量物	有害ガス	振動器具	高熱暑熱	低温寒冷	異常気圧	強烈騒音	土石獣毛
1	すべての女性		×	×						
2	妊産婦	妊娠中	×	×	×	×	×	×	○	○
		産後１年を経過しない	×	×	×	△	△	△	○	○
3	年少者（18 歳未満）		×	×	×	×	×	×	×	×

× …就業禁止
△ …本人から業務に従事しない旨の申し出があった場合のみ就業禁止（申し出がない場合や，従事したい旨の申し出がある場合は，産後８週間後に就業させてもよい）
○ …規定なし（就業させてもよい）

(6) 育児時間（基準法 67 条）

① 生後満１年に達しない生児を育てる女性は，基準法 34 条の休憩時間（174 ページ）のほか，１日２回各々少なくとも 30 分，その生児を育てるための時間を請求することができる．

② 使用者は，上記の育児時間中は，その女性を使用してはならない．

わかるわかる！ 育児時間

▶１日２回でなくて，一括して１時間を請求することができる．

▶この条文は１日８時間労働を想定しているものであり，１日４時間以内の労働の場合は1日1回30分の付与でよい．

▶育児時間を有給とするか無給とするかは，法律上定めがなく自由とされている．

▶この条文は，もともと授乳のための時間を確保するためのものであったため，今は育児時間と名称は変わったものの，男性には適用されない条文のまま残っている．

(7) 生理日の就業が著しく困難な女性に対する措置（基準法68条）

生理日の就業が著しく困難な女性が休暇（生理休暇という）を請求したときは，その者を生理日に就業させてはならない．

過去出題問題

1（　）使用者は，8週間（多胎妊娠の場合にあっては，12週間）以内に出産する予定の女性が休業を請求した場合においては，その者を就業させてはならない．また，使用者は，原則として，産後6週間を経過しない女性を就業させてはならない．

2（　）1箇月単位や1年単位の変形労働時間制を採用した場合であっても，妊娠中又は産後1年を経過しない女性が請求した場合には，監督又は管理の地位にある者等労働時間に関する規定の適用除外者の場合を除き，当該女性に対して法定労働時間を超えて労働させることはできない．

3（　）1箇月単位の変形労働時間制の制度を採用した場合であっても，妊娠中又は産後1年を経過しない女性については，法定労働時間を超えて延長する労働時間は1日について2時間以内に限られている．

4（　）時間外・休日労働に関する労使協定を締結し，これを所轄労働基準監督署長に届け出ている場合であっても，妊産婦が請求した場合には，管理監督者等の場合を除き，時間外・休日労働をさせてはならない．

5（　）フレックスタイム制を採用している場合であっても，妊産婦が請求した場合には，管理監督者等の場合を除き，フレックスタイム制による労働をさせてはならない．

6（　）妊産婦が請求した場合には，管理監督者等の場合であっても，深夜業をさせてはならない．

7（　）すべての女性について，就業が禁止されている業務は次のうちどれか．

① 異常気圧下における業務

② 著しく寒冷な場所における業務

③　病原体によって汚染のおそれのある業務

④　土石，獣毛等のじんあい又は粉末を著しく飛散する場所における業務

⑤　削岩機，鋲（びょう）打機等身体に著しい振動を与える機械器具を用いて行う業務

⑥　強烈な騒音を発する場所における業務

⑦　多量の高熱物体を取り扱う業務

⑧　断続作業の場合は 30 kg 以上，継続作業の場合は 20 kg 以上の重量物を取り扱う業務

8（　）女性については，労働基準法により下の表の左欄の年齢に応じ右欄の重量以上の重量物を取り扱う業務に就かせてはならないとされているが，同表に入れるAからCの数値の組合せとして正しいものは（1）～(5）のうちどれか.

	A	B	C
(1)	8	20	25
(2)	8	25	30
(3)	10	20	25
(4)	10	20	30
(5)	10	25	30

年齢	重量（単位：kg）	
	断続作業の場合	継続作業の場合
満 16 歳未満	12	A
満 16 歳以上 満 18 歳未満	B	15
満 18 歳以上	C	20

9（　）妊娠中の女性は,「著しく暑熱な場所における業務」に就かせてはならない.

類題　a（　）「異常気圧下における業務」では？

10（　）満 18 歳以上で，産後 8 週間を経過した女性から，「多量の低温物体を取り扱う業務」に従事したい旨の申し出があった場合には，当該業務に就かせてもよい.

類題　a（　）「20 kg 以上の重量物を継続的に取り扱う作業」では？

11（　）満 18 歳以上で，産後 8 週間を経過したが 1 年を経過しない女性から，著しく寒冷な場所における業務に従事しない旨の申し出があった場合には，当該業務に就かせてはならない.

12（　）満 18 歳以上で，産後 8 週間を経過したが 1 年を経過しない女性から，削岩機，鋲打機等身体に著しい振動を与える機械器具を用いて行う業務に従事しない旨の申し出がない場合には，当該業務に就かせることができる.

13（　）生後満 2 年に達しない生児を育てる女性労働者は，育児時間を請求することができる.

14（　）育児時間は，休憩時間とは別の時間として請求することができる.

15（　）育児時間は，原則として，1 日 2 回，1 回当たり少なくとも 30 分の時間を請求することができる.

16（　）育児時間を請求しない女性労働者に対しては，育児時間を与えなくても

よい.

17（ ）育児時間は，育児時間を請求することができる女性労働者が請求する時間に与えなければならない.

18（ ）育児時間は，必ずしも有給としなくてもよい.

19（ ）生理日の就業が著しく困難な女性が休暇を請求したときは，その者を生理日に就業させてはならない.

解答														
	1	×	2	○	3	×	4	○	5	×	6	○	7	⑧
8	(2)	9	○	a	○	10	○	a	×	11	○	12	×	13
×														
14	○	15	○	16	○	17	○	18	○	19	○			

解説

1▶ 使用者は，6週間（多胎妊娠の場合にあっては，14週間）以内に出産する予定の女性が休業を請求した場合においては，その者を就業させてはならない．また，使用者は，原則として，産後8週間を経過しない女性を就業させてはならない．

3▶ この設問は，妊産婦本人が業務に従事しない旨の請求をしたか否かは不明であるが，もし請求した場合は，1箇月単位の変形労働時間制を採用した場合であっても，法定労働時間を超えて労働させてはならない（基準法第66条（188ページ））．また，請求していない場合は，この制度における特定された日においての時間外労働は認められる（ただし，1日2時間以内に限定されることはない）．従って，いずれにしても設問の，「1日について2時間以内に限られている」ということはない．なお，「1日2時間を超える時間外労働禁止」は有害業務の場合（本編13.2節(8)項③（175ページ））であるので混同しないこと．

5▶ フレックス制を採用している場合は，妊産婦もフレックス制度の適用者とすることができる．これは，フレックス制の場合は，自分自身で，勤務時間をある程度自由に調整できるからである．

10▶（注：多量の低温物体を取り扱う業務の場合に，産後8週間を経過した女性から，従事したい旨の申し出があったときは，産後1年を経過していなくても当該業務に就かせてもよい.）

10a▶ 20 kg以上の重量物を継続的に取り扱う作業は，すべての女性で就業禁止となっている．それゆえ，本人から従事したい旨の申し出があっても就業させてはならない（女性則 2 条）.

11 ▶（注：問 10 は業務に従事したい旨の申し出であり，一方，問 11 は業務に従事しない旨の申し出である点に注意．当問題は，本人から従事しない旨の申し出があったのであるから，原則通り，就労させてはならない.）

12 ▶設問の「削岩機，鋲打機等身体に著しい振動を与える機械器具を用いて行う業務」は，例外業務に該当しない（本節(4)項①の c である）．したがって，本人から業務に従事しない旨の申し出の有無に関係なく，産後 1 年を経過しない間は，当該業務には絶対に就かせることができない.

13 ▶生後満 1 年に達しない生児を育てる女性労働者は，育児時間を請求することができる.

13.5 就業規則

(1) 作成及び届出の義務（基準法 89 条）

① 常時 10 人以上の労働者を使用する使用者は，就業規則を作成し，行政官庁に届け出なければならない．又，変更した場合においても，同様とする.

② 就業規則に必ず記載しなければならない事項（これを絶対的必要記載事項という）は，次の項目である.

- 労働時間（始業・終業の時刻），休憩，休日，休暇等の事項
- 賃金に関する事項（賃金の決定，計算及び支払の方法，賃金の締切り及び支払の時期並びに昇給）
- 退職に関する事項（解雇の事由を含む）

③ 上記以外の事項は，これを相対的必要記載事項といって，事業場に制度としてある場合は記載しなければならない項目である.

- 例えば，退職手当（退職金）の制度があれば記載しなければならないが，制度がなければ記載しなくてもよい.
- 退職手当，表彰及び制裁，安全及び衛生，災害補償等が，この相対的必要記載事項に該当する.

わかるわかる! **常時 10 人以上，退職に関する事項と退職手当**

▶常時 10 人以上とは，常態として雇用しているパートタイマーも含めた人数をいう．したがって，パートタイマー 4 人，正社員 7 人の事業場は就業規則の作成,

届出が必要である．ただし，派遣社員の人数は含まない．

▶退職に関する事項は，必ず定めて記載しておかなければならない事項（絶対的必要記載事項）であるが，退職手当（退職金）は相対的必要記載事項である．混同しないよう注意．

(2) 作成の手続（基準法 90 条）

① 就業規則の作成又は変更について，労働者の過半数を代表する者の意見を聴かなければならない．

② 行政官庁への届出をするときは，労働者代表の意見書を添付しなければならない．

わかるわかる！ 就業規則は意見書添付

▶作成又は変更の場合には，労働者の過半数を代表する者の意見を聴かなければならないが，同意は必要な要件とされていない．あくまでも「意見書」であって「同意書」ではない点に注意．

(3) 制裁規定の制限（基準法 91 条）

就業規則で，労働者に対して減給の制裁を定める場合は，その減給の額は，

① 1 回の額…平均賃金の 1 日分の半額を超えてはならない．

かつ，

② 総額…1 賃金支払期における賃金総額の 10 分の 1 を超えてはならない．

わかるわかる！ 減給の金額

▶就業規則で減給の制裁を定める場合においては，減給の額は，1 回当たりの額と総額の上限が定められており，むやみに多額の減給をすることはできない．

(4) 法令及び労働協約との関係（基準法 92 条）及び効力（基準法 93 条）

① 就業規則は，労働基準法又は労働協約に反してはならない．

② 就業規則で定める基準に達しない労働条件を定める労働契約は，その部分については無効とする．この場合，無効となった部分は，就業規則で定める基準による．

わかるわかる！ 効力の強い順

▶労働基準法の効力が最も強くて，労働協約，就業規則，労働契約の順となる．

（強）労働基準法＞労働協約＞就業規則＞労働契約（弱）

▶例えば，就業規則で定める基準に達しない労働条件を定める労働契約は，その部分については無効である．

(5) 法令等の周知義務（基準法 106 条）

就業規則は，常時各作業場の見やすい場所へ掲示し，又は備え付けること，書面を交付すること等の一定の方法によって，労働者に周知させなければならない．

過去出題問題

1（　）パートタイマー２人を含めて常時 10 人の労働者を使用する使用者は，就業規則の作成及び届出の義務がない．

2（　）就業規則には，「休日及び休暇に関する事項」を必ず定めておかなければならない．

類題
a（　）「退職手当に関する事項」では？
b（　）「表彰及び制裁に関する事項」では？
c（　）「災害補償に関する事項」では？
d（　）「賃金に関する事項」では？
e（　）「退職に関する事項（解雇の事由を含む）」では？
f（　）「始業及び終業の時刻，休憩時間，休日並びに休暇に関する事項」では？
g（　）「安全及び衛生に関する事項」では？

3（　）安全衛生に関する定めをする場合は，これに関する事項を就業規則に定めておかなければならない．

4（　）就業規則を労働基準監督署長に届け出る場合は，労働者代表の同意書を添付しなければならない．

5（　）就業規則の作成又は変更の場合，労働者の過半数を代表する者の意見を聴かなければならないが，同意は必要な要件とされていない．

6（　）就業規則で減給の制裁を定める場合においては，減給の１回の額は，平均賃金の１日分の半額を超えてはならない．

7（　）就業規則で定める基準に達しない労働条件を定める労働契約は，その部分については無効である．

8（　）就業規則は，常時作業場の見やすい場所へ掲示すること，各労働者に書面を交付すること等の一定の方法によって，労働者に周知させなければならない．

解答

1	×	2	○	a	×	b	×	c	×	d	○	e	○
f	○	g	×	3	○	4	×	5	○	6	○	7	○	8	○

第13章 労働基準法

解説

1▶常時10人以上の労働者を使用する使用者は，就業規則を作成し，行政官庁に届け出なければならない（基準法89条）．なお，常時10人以上とは，常態として雇用しているパートタイマーも含めた人数をいうので，届け出なければならない．

2g▶安全及び衛生に関する事項は，必ず定めておかなければならないものではない．

4▶就業規則を労働基準監督署長に届け出る場合は，労働者代表の意見書を添付しなければならない（基準法90条）．

13.6 寄宿舎

(1) 寄宿舎生活の自治（基準法94条）

① 使用者は，事業の附属寄宿舎に寄宿する労働者の私生活の自由を侵してはならない．

② 使用者は，寮長，室長その他寄宿舎生活の自治に必要な役員の選任に干渉してはならない．

(2) 寄宿舎生活の秩序（基準法95条）

① 事業の附属寄宿舎に労働者を寄宿させる使用者は，次の事項について寄宿舎規則を作成し，行政官庁に届け出なければならない．これを変更した場合においても同様である．

a. 起床，就寝，外出及び外泊に関する事項
b. 行事に関する事項
c. 食事に関する事項
d. 安全及び衛生に関する事項
e. 建設物及び設備の管理に関する事項

② 使用者は，上記a～dまでの事項に関する規定の作成又は変更については，寄宿舎に寄宿する労働者の過半数を代表する者の同意を得なければならない．

③ 使用者は，届出をするときは，同意書を添付しなければならない．

④ 使用者及び寄宿舎に寄宿する労働者は，寄宿舎規則を遵守しなければならない.

わかるわかる！ 寄宿舎規則の記載事項，寄宿舎規則は同意書添付

▶寄宿舎とは，会社の社員寮のことである.

▶安全及び衛生に関する事項は，必ず定めておかなければならない事項である.

▶「建設物及び設備の管理に関する事項」については，寄宿舎規則に必ず定めなければならないが，労働者代表の同意を得る必要はない.

▶寄宿舎規則は，「同意書」の添付であり，就業規則は「意見書」の添付である.混同しないように注意.

過去出題問題

1（ ）寄宿舎規則には，安全及び衛生に関する事項を必ず定めておかなければならない.

2（ ）寄宿舎規則には，建設物及び設備の管理に関する事項は必ずしも定めなくてもよい.

3（ ）寄宿舎規則を労働基準監督署長に届け出る場合には，寄宿労働者代表の意見書を添付しなければならない.

解答	1	○	2	×	3	×

解説

2▶寄宿舎規則には，建設物及び設備の管理に関する事項は必ず定めなくてはならない（基準法 95 条）.

3▶寄宿舎規則を労働基準監督署長に届け出る場合には，寄宿労働者代表の同意書を添付しなければならない（基準法 95 条）.

13.7 その他

(1) 監督機関に対する申告（基準法 104 条）

① 事業場に，労働基準法等に違反する事実がある場合は，労働者は，その事

実を行政官庁又は労働基準監督官に申告することができる.

② 使用者は，前項の申告をしたことを理由として，労働者に対して解雇その他不利益な取扱いをしてはならない.

(2) 法令等の周知義務（基準法 106 条）

使用者は法令，就業規則等を常時労働者の見やすい場所に掲示し，又は備え付けること，書面を交付すること等の方法によって，労働者に周知させなければならない.

(3) 時効（基準法 115 条）

この法律の規定による賃金（退職手当を除く），災害補償その他の請求権は 2 年間, この法律の規定による退職手当の請求権は 5 年間行わない場合においては, 時効によって消滅する.

過去出題問題

1（ ）就業規則は，常時作業場の見やすい場所へ掲示すること，各労働者に書面を交付すること等の一定の方法によって，労働者に周知させる必要がある.

2（ ）就業規則の労働者への周知は，書面を交付することにより行わねばならず，各作業場の見やすい場所へ掲示することのみによって行ってはならない.

3（ ）使用者は，その事業場の労働基準法違反の事実を労働基準監督署に申告した労働者を，そのことを理由に解雇してはならない.

4（ ）年次有給休暇の請求権は，これを 1 年間行使しなければ時効によって消滅する.

解答	1	○	2	×	3	○	4	×

解説

2▶書面の交付だけでなく，常時作業場の見やすい場所に掲示するか，又は備え付ける等の方法でもよい（基準法 106 条）.

4▶年次有給休暇の請求権は，これを 2 年間行使しなければ時効によって消滅する（基準法 115 条）. 年次有給休暇の請求権は，基準法 115 条のうちの，「その他の請求権」に該当する.

第2編　労働衛生

【攻略のポイント】

1　化学物質や金属等による職業病に関して，症状を記憶するのが大変であるということをよく聞くが，次のように対処していただきたい．

1つの化学物質や金属等に対して，2つの症状を記憶しておけば十分である．実際出題されるのは，例えばカドミウムの症状として3つを列挙し，これがカドミウムで正しいかどうかを問うものである．決して3つ列挙した症状の内で1つの症状が違うからこの問いは誤肢であるということまでを求める問題は出題されていない．それで，各化学物質や金属等について2症状記憶しておけば十分である．

2　(わかるわかる!)欄に，重要事項をイメージ的に捉えやすくできるように記載しているので，理解と記憶するときの「助」としていただきたい．

3　出題頻度が特に高いのは，空気中の有害物質，化学物質（特に有機溶剤）による職業病，呼吸用保護具，局所排気装置，メンタルヘルスケア，救急処置，食中毒などである．試験直前対策として，重点的に見直したりする等の参考としていただきたい．

第1章 作業環境要素

1.1 温熱環境

(1) 温熱条件

人間が暑さや寒さを感じることを温度感覚という．この温度感覚を左右するものとして，主に気温，湿度，気流，ふく射熱の４つの要素がある．

① 気温

- 空気の温度であり，温度感覚を最も左右する．
- 夏期等暑熱時に室内を冷房する場合，外気温との差が大きくなると身体の体温調節機能に支障が生じやすいので，この場合外気温と室温の差は7℃以内が目安とされている．

② 湿度

- 気温が高い夏場は，湿度が高くなると蒸し暑さを感じる．気温の低い冬場は，湿度が高くなると寒冷感が増す．
- 湿度が高いと，皮膚からの水分の蒸発作用が悪くなる．
- 湿度には，絶対湿度と相対湿度があるが，単に湿度といえば相対湿度を指す．
- 相対湿度とは，ある温度における空気中の水蒸気分圧と飽和水蒸気圧との比を百分率で示したものである．

③ 気流

気流があると涼しさを感じるが，体温よりも気温のほうが高いところでは，気流があると逆に蒸し暑さを感じる．

④ ふく射熱

- 高温物体からは，ふく射熱を発散しているので，気温以上の暑さを感じる．高熱炉のある作業場ではこのふく射熱の影響が非常に大きい．
- ふく射熱は，黒球温度計で測定する．

わかるわかる! **ある温度における飽和水蒸気圧**

▶ある温度において，密閉された容器の中に水があるとする．水の上部空間は空気である．時間とともに，この水は水の表面から上部の空気の中に蒸発をしていく．そのうち，もうこれ以上蒸発ができなくなってしまう．上部の空気自体がこれ以上水蒸気を含むことができなくなったからである．この状態を飽和状態といい，このときの水蒸気量をある温度における飽和水蒸気量といい，単位としては空気 1 m^3 中の飽和水蒸気量〔g/m^3〕で表す．又は，このときの飽和水蒸気の圧力を飽和水蒸気圧といい，hPa（ヘクトパスカル）の単位で表す．

(2) 温熱指標

上記の4つの要素を組み合わせて，暑さ寒さ感を表す指標（温熱指標）としている．この指標として，①実効温度（感覚温度），②修正実効温度，③ WBGT，④不快指数等がある．

① 実効温度 ET（Effective Temperature）

- 実効温度は，温度感覚の指標となる．感覚温度ともいわれる．
- 気温や湿度の測定に際しては，ふく射熱の影響を防ぐことができるアスマン通風乾湿計を用いる．
- 実効温度は，人の温熱感に基礎を置いた指標で，気温，湿度，気流の総合効果を温度目盛で表したものである．

② 修正実効温度（Corrected Effective Temperature）

実効温度は，ふく射熱が考慮されていないので直射日光等のふく射熱にさらされる場合は，乾球温度の代わりに黒球温度を用いた修正実効温度で表したほうがよい．それゆえ，修正実効温度は，黒球温度，湿度，気流の3要素となる．

③ WBGT（Wet Bulb Globe Temperature：湿球黒球温度）

- 高温環境の評価には，温熱条件の4要素（気温，湿度，気流，ふく射熱）を考慮したWBGT指数が用いられる．なお，WBGTの値は，自然湿球温度と黒球温度を測定し，また，屋外で太陽照射のある場合は乾球温度も測定し，それぞれの測定値を基に次式により求める．

  a. 屋内及び屋外で太陽照射のない場合

  WBGT ＝ 0.7 ×自然湿球温度＋ 0.3 ×黒球温度

  b. 屋外で太陽照射のある場合

  WBGT ＝ 0.7 ×自然湿球温度＋ 0.2 ×黒球温度＋ 0.1 ×乾球温度

- 作業の強さ（5段階）ごとに，WBGT温度の許容基準が日本産業衛生学会から勧告されている．

  もちろん作業の強さが高い（重作業）ほど，WBGT許容温度が低い．

④ TGE 指数

- 高温作業場の評価の一方法として用いられる指数であり，次式で示す．

TGE 指数 = $T \times G \times E$（T: 作業場の平均温度, G: その場の平均黒球温度,
E：平均エネルギー代謝率）

⑤　不快指数

●気温と湿度との 2 つの要素から算出する指標であり，不快度を表す．

●不快指数 = 0.72 ×（乾球温度℃ + 湿球温度℃）+ 40.6 で算出する．

●不快指数が 70 までは快適．75 で半数の人が不快，80 以上で大部分の人が不快を感じる．

> **湿度，不快指数，実効温度，修正実効温度の各要素**
> ・乾球温度と湿球温度の 2 つの要素で表すもの……湿度，不快指数
> ・気温，湿度，気流の 3 つの要素で表すもの………実効温度
> ・黒球温度，湿度，気流の 3 つの要素で表すもの…修正実効温度

(3) 至適温度

暑からず，寒からずという温度感覚を伴う温度を至適温度という．

①　作業強度が強い作業や作業時間が長い作業の場合は疲労が大きいので，至適温度は低くなる．

②　至適温度は，飲食物，年齢，性別等によって異なってくる．

③　至適温度は，知的作業のほうが，筋的作業より高くなる．

④　至適温度は，冬は低く，夏は高くなる．これは，人間が環境に順応するためである．

⑤　至適温度は，気温と湿度とから計算によって求めるような温度ではない．

わかるわかる!　至適温度

▶至適温度とは，上記のように「ちょうどいいな」という温度である．

▶作業強度が強い作業をするときは，気温が低いほうが作業をしやすい．すなわち，至適温度は低くなる．

(4) 測定機器

①　アスマン通風乾湿計（図 1）

●乾湿計とは，2 個の同型の温度計を並べ，一方の感部を湿らせたガーゼ等で包んだもので，湿らせたほうを湿球，乾いたほうを乾球といい，湿度測定の標準的な測器である．湿度は，乾球温度と湿球温度から湿度表を用いて求める．

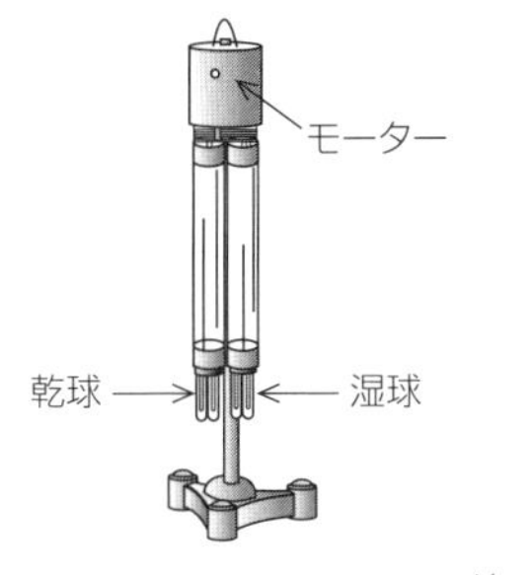

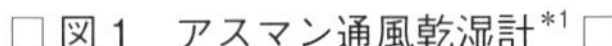
□ 図1　アスマン通風乾湿計[*1] □

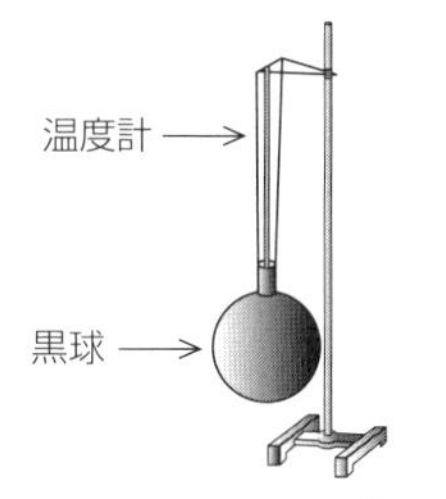

□ 図2　黒球温度計[*2] □

- 通風乾湿計は乾球と湿球に風を当てることで，風を当てない乾湿計に比べて正確な湿度が測定できる．
- アスマン通風乾湿計はドイツのアスマンが考案したものであり，翼車（頂部にある）をぜんまい仕掛け又はモーターで回転させて通風することにより，ふく射熱の影響を避けることができるようにしたものである．

② アウグスト乾湿計

- 乾球温度計と湿球温度計からなる，普通，よく見かける乾湿計である．
- 湿球に風を当てないため，高温環境下ではふく射熱の影響を受ける．

③ 黒球温度計（図2）

熱ふく射をよく吸収する黒球（つや消し黒色塗装）の中に，温度計を挿入したものであり，ふく射熱吸収による温度上昇を温度計により測定する．

④ 熱線風速計

気流を測定する計器である．

過去出題問題

1（　）「温度感覚」は，気温，湿度，気流，ふく射熱（放射熱）によって影響される．

類題 a（　）「温熱環境」では？

2（　）温度感覚を左右する最大のものは，気温である．

3（　）夏期等暑熱時に室内を冷房する場合，外気温との差が大きくなると身体の休温調節機能に支障が生じやすいので，この場合外気温と室温の差は7℃以内が目安とされている．

4（　）湿度が高いと，皮膚からの水分の蒸発作用が促進される．

5（　）相対湿度とは，ある温度における空気中の水蒸気分圧と飽和水蒸気圧との比を百分率で示したものである．

6（　）「実効温度」は，温度感覚を表す指標として用いられ，感覚温度ともいわれる．

類題 a（　）「至適温度」では？

7（　）実効温度は，人の温熱感に基礎を置いた指標で，気温，湿度，気流の総合効果を温度目盛で表したものである．

8（　）高温環境の評価には，一般に WBGT（湿球黒球温度）指数が用いられる．

9（　）WBGT は，暑熱環境のリスクを評価するための指標で，屋外で太陽照射がある場合は，自然湿球温度，黒球温度及び乾球温度の測定値から算出される．

10（　）至適温度は，作業中の温度感覚を表す指標として，作業に対応するエネルギー代謝率と職場の平均気温から求められ，感覚温度ともいわれる．

11（　）WBGT は，気温，黒球温度，及びエネルギー代謝率から求められる指標で，高温環境の評価に用いられる．

12（　）TGE 指数は，乾球温度と湿球温度のみで求められる．

13（　）不快指数は，乾球温度，湿球温度及び気流から計算で求める．

14（　）乾球温度と湿球温度のみから求められるものは，湿度と不快指数である．

15（　）暑からず，寒からずという温度感覚を伴う温度を至適温度という．

16（　）デスクワークの場合の至適温度は，筋肉作業の場合のそれより低い．

17（　）作業強度が強かったり，作業時間が長いときは，一般に至適温度は低くなる．

18（　）至適温度は飲食物，年齢，性別等によって異なる．

19（　）至適温度は，気温や湿度から計算で求めることができる．

20（　）至適温度は，季節や被服が変わると影響を受けることはない．

21（　）至適温度は感覚温度ともいわれる．

22（　）至適温度は，気温，湿度，気流及びふく射熱（放射熱）の総合効果を表す温度指標である．

23（　）アスマン通風乾湿計は，気温と湿度のほか，ふく射熱も測定することができる．

24　中央管理方式の空気調和設備を設けている事務室の空気環境の測定において，

(1)（　）湿度は，普通，アスマン通風乾湿計で測定する．

(2)（　）気温の測定は，ふく射熱の影響を受けないアウグスト乾湿計により行う．

(3)（　）気流は，一般に熱線風速計で測定する．

解答		1	○	a	○	2	○	3	○	4	×	5	○	6	○
a	×	7	○	8	○	9	○	10	×	11	×	12	×	13	×
14	○	15	○	16	×	17	○	18	○	19	×	20	×	21	×
22	×	23	×	24 (1)		○		(2)	×	(3)	○				

解説

4 ▶ 湿度が高いと，皮膚からの水分の蒸発作用が抑制される.

10▶ 至適温度は，暑からず，寒からずという温度感覚を伴う温度をいう．設問の，作業に対応するエネルギー代謝率と職場の平均気温などから求められるのは，TGE 指数である.

11▶ WBGT は，湿球温度と黒球温度から求められる指標である．なお，屋外で太陽照射のある場合は，乾球温度も必要になる.

12▶ TGE 指数は，高温作業場の評価の一方法として用いられる指数であり，次の式で示す.

TGE 指数 = $T \times G \times E$（T…職場の平均温度, G…その場の平均黒球温度, E…平均エネルギー代謝率）である.

13▶ 不快指数は，乾球温度と湿球温度から求める.

16▶ デスクワークの場合の至適温度は，筋肉作業の場合のそれより高い.

19▶ 至適温度は，気温や湿度から計算で求めることができない.

20▶ 至適温度は，季節や被服が変わると影響を受ける.

21▶ 実効温度は感覚温度ともいわれる.

22▶ 至適温度は，暑からず，寒からずという温度感覚を伴う温度である.

23▶ ふく射熱は測定できない．ふく射熱は黒球温度計で測定する.

24(2)▶ 気温の測定は，ふく射熱の影響を受けないアスマン通風乾湿計により行う.

1.2 採光及び照明

(1) 採光とは，太陽光線（自然光）を採って，室内の明るさを得る方法である.

(2) 採光においては，窓の大きさ，方向，形が重要であり，その良し悪しにより効果が異なってくる.

① 大きさ…窓の面積は大きいほどよく，床面積の 1/5 以上が必要とされている.

② 方向…南向きの窓は，夏は直射日光が少なく，冬は多い．

③ 形…横に広いよりも縦に長い窓のほうが採光には有利である．その理由は，開角と仰角が大きくなるからである．

(3) 天窓は，採光については，普通の窓に比べ3倍の効果がある．

(4) 照明は，採光とは違って，人工的に明るさを得ることである．

(5) 照明には，全般照明と局部照明，及び直接照明と間接照明がある．

照明については，過去出題問題を参照されたい．

(6) 明るさの単位

① カンデラ〔cd〕…光源そのものの明るさをいう．

② ルクス〔lx〕…光を受ける面の明るさをいう．1lxは，1cdの光源から1m離れたところで，その光に直角な面が受ける明るさのことをいう．

(7) 明　度

明度の高い照明ほどまぶしさが増す．

わかるわかる! 明　度

▶「明度」とは，同じ赤でも明るい赤と暗い赤があるように色の明るさを示す用語．最も明度が高いのは白，最も明度が低いのは黒である．

(8) 光の方向

前方から明かりをとるとき，目と光源を結ぶ線と視線とが作る角度が，30°以上あるとよい．

これよりも，低いところからの光（照明）はまぶしく感じる．

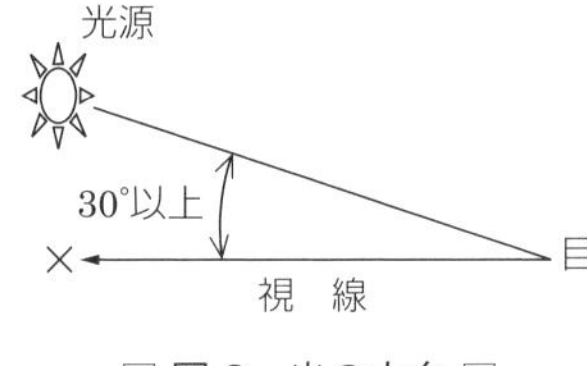

□ 図3　光の方向 □

(9) 彩色

① 部屋の彩色として，目より上方の壁や天井は照明効果を良くするために明るい色にし，目の高さ以下の壁面はまぶしさを防ぎ安定感を出すために濁色にするとよい．

② 室内の彩色で，明度を高くすると光の反射率が高くなり照度を上げる効果があるが，彩度を高くしすぎると交感神経の緊張を招きやすく，長時間にわたる場合は疲労を招きやすい．明度については上記（7）項のわかるわかる!を参照されたい．一方，彩度とは色の鮮やかの度合いをいい，無彩色は白や黒である．

過去出題問題

1（　）全般照明は，作業場全体を明るくする方法である．

2（　）全般照明は，所要照度があまり大きくない普通の作業場に用いられる．

3（　）局部照明だけに頼ると，作業場の照度が不均一になりすぎて眼の疲労を起こすことがあるから，全般照明を併用するのがよい．

4（　）天井や壁に反射させた光線が作業面にくるようにした照明方法を全般照明という．

5（　）局部照明は，検査作業等のように，特に手元が高照度であることを要する場合に用いられる．

6（　）全般照明と局部照明を併用する場合の全般照明の照度は，局部照明の照度の少なくとも 1/10（10%）以上であることが望ましい．普通は，1/5（20%）くらいが適切である．

7（　）作業室全体の明るさは，作業面局所の明るさの 10%以下になるようにする．

8（　）立体視を必要とする作業には，影のできない照明が適している．

9（　）あらゆる方向から同程度の明るさの光がくると，見るものに影ができなくなり，立体感がなくなってしまうことがある．

10（　）普通の業務状態でまぶしさを起こさせないことは，望ましい照明の条件の 1 つとされている．

11（　）まぶしさが少なく，適当な影ができる照明がよい．

12（　）照度の単位はルクスで，1 ルクスは光度 1 カンデラの光源から 1m 離れた所で，その光に直角な面が受ける明るさに相当する．

13（　）明度の高い照明ほどまぶしさが少なくなる．

14（　）光の色は，通常の作業では白色光を用いるのがよい．

15（　）前方から明かりをとるとき，目と光源を結ぶ線と視線とが作る角が，30°以上あるとよい．

16（　）部屋の彩色として，目より上方の壁や天井は照明効果を良くするため明るい色にし，目の高さ以下の壁面はまぶしさを防ぎ安定感を出すために濁色にするとよい．

17（　）室内の彩色で，明度を高くすると光の反射率が高くなり照度を上げる効果があるが，彩度を高くしすぎると交感神経の緊張を招きやすく，長時間にわたる場合は疲労を招きやすい．

解答													
1	○	2	○	3	○	4	×	5	○	6	○	7	×
8	×	9	○	10	○	11	○	12	○	13	×	14	○
15	○	16	○	17	○								

解説

4▶天井や壁に反射させた光線が作業面にくるようにした照明方法を間接照明という.

7▶作業室全体の明るさは，作業面局所の明るさの 10%以上になるようにする.

8▶立体視を必要とする作業には，適当な影のできる照明が必要である（ただし，強い影は眼が疲れるので良くない）.

13▶明度の高い照明ほどまぶしさが多くなる.

1.3 換気（室内の換気）

(1) 換気

換気には，自然換気と機械換気の 2 通りがある.

昔の建物は，すき間が多く自然に室内の空気が入れ換わっていたが，現在の建物は密閉度が良いため，ストーブ，湯沸し等の燃焼器具を使用する場合は機械換気が必要である.

(2) 気積

1 人当たり必要とする室内空気の容積のことで，1 人当たり 10 m^3 以上の気積が必要である.

(3) 換気量

① 室内に取り入れられる空気の量を換気量という.

② 空気の組成は，酸素約 21%，窒素約 79%，二酸化炭素 0.03 ～ 0.04%等である.

③ 作業場内にいる成人 1 人に対して，衛生上入れ換える必要のある空気の量を必要換気量といい，1 時間に交換される空気量で表す．単位は〔m^3/h〕である.

必要換気量は二酸化炭素濃度を基準として算出する.

必要換気量〔m^3/h〕

$$=\frac{\text{室内の人が1時間に呼出する二酸化炭素量〔}m^3/h\text{〕}}{\text{(室内二酸化炭素基準濃度)}-\text{(外気の二酸化炭素濃度)}}$$

＊室内二酸化炭素基準濃度として用いられる数値は，0.1％である．

＊外気の二酸化炭素濃度として用いられる数値は，0.03 ～ 0.04％である．

④　必要換気回数（1 時間に必要とする換気回数）は，必要換気量を気積で除した値である．すなわち，気積 33 m^3 の室で，必要換気量を 30 m^3/h とすれば，必要換気回数は 30 ÷ 33 ＝ 0.9 回 /h となる．

⑤　人間の呼気の成分は，酸素（O_2）16％，二酸化炭素（CO_2）4％である（参考までに，人間が事務作業程度の活動状態であるときの二酸化炭素発生量（呼出量）は，1 人当たり 20 l/h（0.02 m^3/h）くらいである）．

⑥　高温環境下の作業では，普通より多くの換気が必要である．

過去出題問題

1（　）新鮮外気中の酸素濃度は約 21％，二酸化炭素濃度は 0.03 ～ 0.04％である．

2（　）室内の空気の清浄度を保つために入れ換える必要のある空気の量を必要換気量といい，1 時間に交換される空気量で表す．

3（　）必要換気量を算出するときは，酸素濃度を基準として行う．

4（　）必要換気量の算出にあたっては，室内一酸化炭素（CO）濃度として用いられる数値は，0.03％とする．

5（　）必要換気量算出にあたっては，普通，室内の二酸化炭素基準濃度を 0.1％としている．

6（　）必要換気量は，通常室内にいる人が 1 時間に呼出する二酸化炭素量を室内の二酸化炭素基準濃度で除して算出する．

7（　）必要換気量〔m^3/h〕を算出する式は

$$\frac{\text{室内にいる人の呼出二酸化炭素量〔}m^3/h\text{〕}}{\text{(室内二酸化炭素基準濃度)}-\text{(外気の二酸化炭素濃度)}}$$ である．

8（　）事務室の必要換気量は，次の式により算出することができる．

$$必要換気量〔m^3/h〕 = \frac{在室者の1時間当たりの呼出CO_2量〔m^3/h〕}{(室内CO_2基準濃度)-(外気のCO_2濃度)}$$

この式における「室内 CO_2 基準濃度」，「外気の CO_2 濃度」，及び「在室者の 1 時間当たりの呼出 CO_2 量」を計算するために必要な「呼気中の CO_2 濃度」として用いられる数値の組合せとして，適切なものは次のうちどれか．

	室内 CO_2 基準濃度〔%〕	外気の CO_2 濃度〔%〕	呼気中の CO_2 濃度〔%〕
(1)	0.5	0.1 ～ 0.2	0.4
(2)	0.3	0.1 ～ 0.2	4
(3)	0.3	0.1 ～ 0.2	0.4
(4)	0.1	0.03 ～ 0.04	0.4
(5)	0.1	0.03 ～ 0.04	4

9　事務室において，在室人員が 20 人，外気の二酸化炭素（炭酸ガス）濃度が 0.03% であるとき，この事務室の必要換気量は（　）〔m^3/h〕である．ただし，計算には上式（問 8）を用い，式中の室内 CO_2 基準濃度は 0.1%，呼気中の CO_2 濃度は 4%，1 人当たりの呼気量は毎分 10 l とする．

10（　）在室者が 12 人の事務室において，二酸化炭素濃度を 1 000 ppm 以下に保つために必要な換気量〔m^3/h〕として最小の値は次のうちどれか．ただし，在室者が呼出する二酸化炭素量を 1 人当たり 0.018 m^3/h，外気の二酸化炭素濃度を 300 ppm とする．

(1) 600　(2) 310　(3) 260　(4) 220　(5) 130

11（　）必要換気量と気積から，その作業場の必要換気回数が求められる．

12（　）必要換気量が同じであれば，気積が大きいほど換気回数は少なくてよい．

13（　）換気回数の増減と，作業場内の気流の増減とは無関係である．

14（　）換気回数は，多ければ多いほどよい．

15（　）必要換気量は，そこで働く人の労働の強度（エネルギー代謝率）によって変化することはない．

16（　）人間の呼気の成分は，酸素（O_2）16%，二酸化炭素（炭酸ガス：CO_2）4% である．

解答													
1	○	2	○	3	×	4	×	5	○	6	×	7	○
8	(5)	9	686	10	(2)	11	○	12	○	13	×	14	×
15	×	16	○										

解説

3▶ 必要換気量を算出するときは，二酸化炭素濃度を基準として行う．

4▶ 必要換気量の算出にあたっては，室内二酸化炭素（CO_2）濃度として用いられる数値は，0.1%とする．

6▶ 分母は，室内二酸化炭素基準濃度から外気の二酸化炭素濃度を差し引いた値で算出する（問7の算出式参照）．

9▶ 必要換気量〔m^3/h〕$= \dfrac{10 \times 60〔分〕\times 20〔人〕\times 0.04 \times 0.001〔m^3〕}{0.001 - 0.0003}$

$= 685.7 \rightarrow 686$〔m^3/h〕（小数点以下は切り上げること）

なお，小数点以下は四捨五入ではなく，切り上げること．もし，四捨五入により切り捨てられた場合は，必要換気量に満たなくなってしまうからである．

10▶ 問8の算出式に下記の値を代入する．

・0.018 × 12 人

・1 000 ppm ＝ 0.1% ＝ 0.001

・300 ppm ＝ 0.03% ＝ 0.0003

$(0.018 \times 12) / (0.001 - 0.0003) = 308.57$

よって，算出値308.57よりも大きくて，選択肢のうち最小の値は，(2) 310が正解となる．

13▶ 換気回数の増減と，作業場内の気流の増減とは関係がある．

14▶ 換気回数は，多ければ多いほどよいというものではない（多すぎれば，気流が増加して，室内が寒くなることがある）．

15▶ 必要換気量は，そこで働く人の労働の強度（エネルギー代謝率）によって変わる（それは，労働の強度が強いほど呼出する二酸化炭素量が多くなるからである）．

1.4 空気中の有害物質

(1) 空気中の汚染物質は，気体物質と粒子状物質に分類される．

(2) 気体物質にはガスと蒸気があり，粒子状物質には，粉じん（ダスト），ヒューム及びミストの3つがある．

(3) これらの状態，性状，物質例についてまとめる（表 1）.

□ 表 1 □

分類		状態	性状	物質例
気体物質	ガス	気体	常温，常圧（25℃，1 気圧）の状態で気体のもの	一酸化炭素，塩素，ホルムアルデヒド，塩化水素，臭化メチル，塩化ビニル，アンモニア，硫化水素，二酸化硫黄
	蒸気	気体	常温，常圧（25℃，1 気圧）の状態で液体又は固体の物質が，蒸気圧に応じて揮発又は昇華して気体となっているもの（蒸気圧の高いものは揮発しやすい）	アセトン，二硫化炭素，ニッケルカルボニル，硫酸ジメチル，フェノール，トリクロロエチレン
粒子状物質	粉じん（ダスト）	固体	固体に研磨，切削，粉砕等の機械的な作用を加えて発生した固体粒子で，空気中に浮遊しているもの．粒径は 1 ～ 150 μm で，不揃いである	石綿，無水クロム酸，ジクロルベンジジン
	ヒューム	固体	気体（例えば，金属の蒸気）が空気中で凝固，化学変化を起こし，固体の微粒子となって，空気中に浮遊しているものをいう．粒径は揃っており，大部分が 1 μm 以下と極めて小さい	溶融金属の表面から発生する酸化物，例えば酸化鉛，酸化亜鉛，溶接時の白煙
	ミスト	液体	液体の微細な粒子で空気中に浮遊しているもの．粒径は 5 ～ 100 μm	硫酸，硝酸，硫酸ジメチル

（注）1 μm = 1 000 分の 1 mm，　硫酸ジメチルは，蒸気又はミストである．

わかるわかる! **蒸気（揮発と昇華）**

▶揮発とは液体が常温で気体になることをいい，昇華とは固体が液体になることなく，直接気体になることをいう．気体になったものを蒸気という．

過去出題問題

1（　）空気中の汚染物質は，気体物質と粒子状物質に分類される．

2（　）気体物質のうち，常温，常圧の状態で気体のものをガスという．

3（　）常温，常圧で液体又は固体である物質が，蒸気圧に応じて揮発又は昇華して気体となっているものを蒸気という．

4（　）固体に研磨，切削，粉砕等の機械的な作用を加えて発生した固体粒子で，空気中に浮遊しているものを粉じん（ダスト）という．

5（　）粉じんがさらに微細な固体の粒子となり，半ば融解した状態で，空気中に浮遊しているものをヒュームという．

6（　）気体（例えば，金属の蒸気）が空気中で凝固，化学変化を起こし，固体の微粒子となって，空気中に浮遊しているものをヒュームという．

7（　）ヒュームより微細な固体の粒子で空気中に浮遊しているものをミストという．

8（　）液体の微細な粒子で空気中に浮遊しているものをミストという．

9　空気中における汚染物質の分類，状態及び物質例の組合せとして，正しいものはどれか．

①（　）ガス…気体…塩素
②（　）ガス…気体…一酸化炭素
③（　）ミスト…液体…硫酸
④（　）粉じん（ダスト）…固体…石綿
⑤（　）ヒューム…固体…溶融亜鉛の表面から発生する酸化亜鉛
⑥（　）蒸気…液体…無水クロム酸
⑦（　）蒸気…アセトン
⑧（　）ミスト…硝酸
⑨（　）粉じん…硫酸ジメチル
⑩（　）ホルムアルデヒド…ガス
⑪（　）ニッケルカルボニル…蒸気
⑫（　）ジクロルベンジジン…粉じん
⑬（　）アンモニア…ガス
⑭（　）フェノール…ガス
⑮（　）塩化ビニル…ガス
⑯（　）二硫化炭素…ガス
⑰（　）アセトン…蒸気
⑱（　）硫化水素…ガス
⑲（　）二酸化硫黄…蒸気
⑳（　）硫酸ジメチル…蒸気
㉑（　）トリクロロエチレン…蒸気
㉒（　）臭化メチル…蒸気

解　答		1	○	2	○	3	○	4	○	5	×	6	○	7	×
8	○	9①		○		②	○	③	○	④	○	⑤	○	⑥	×
⑦	○	⑧	○	⑨	×	⑩	○	⑪	○	⑫	○	⑬	○	⑭	×
⑮	○	⑯	×	⑰	○	⑱	○	⑲	×	⑳	○	㉑	○	㉒	×

解 説

5 ▶ 気体（例えば金属等の蒸気）が空気中で冷えると凝固し固体粒子となる．これが空気中に浮遊しているものをヒュームという．

7 ▶ ヒュームより粒径は大きいが，微細な液体の粒子で空気中に浮遊しているものをミストという．

9 ⑥ ▶ 粉じん…固体…無水クロム酸

9 ⑨ ▶ 硫酸ジメチルは常温常圧で液体であり，そのまま空気中に浮遊したものがミストで，揮発したものが蒸気である．

9 ⑭ ▶ 蒸気

9 ⑯ ▶ 蒸気

9 ⑲ ▶ ガス

9 ㉒ ▶ ガス

1.5 化学物質の吸収，排泄及び蓄積

(1) 作業環境中の化学物質が体内に吸収される経路としては，吸入による経路を最も重要視する必要がある．

(2) ある種の有機溶剤では，皮膚からの吸収は，無視できない程度に達することがある．

(3) 体内に吸収された化学物質の多くは，肝臓などで分解，抱合など多様な化学変化を受け，代謝物となって排泄される．

(4) 化学物質の体内への吸収が長期間に及ぶと，ある時点で，吸収量と排泄量が等しくなり，それ以上吸収し続けても体内の濃度は上昇しなくなる平衡状態になる．

(5) 化学物質の体内への吸収が止まり，体外へ排泄されていくとき，体内濃度が最初の 1/2 に減少するまでに要する時間を生物学的半減期という．

過去出題問題

1（　）作業環境中の化学物質が体内に吸収される経路としては，吸入による経路を最も重要視する必要がある．

2（　）ある種の有機溶剤では，皮膚からの吸収は，無視できない程度に達することがある．

3（　）体内に吸収された化学物質の多くは，肝臓などで分解，抱合など多様な化学変化を受け，代謝物となって排泄される．

4（　）化学物質の体内への吸収が長期間に及ぶと，ある時点で，吸収量と排泄量が等しくなり，それ以上吸収し続けても体内の濃度は上昇しなくなる平衡状態になる．

5（　）化学物質の体内への吸収が止まり，体外へ排泄されていくとき，体内濃度が最初の 1/2 に減少するまでに要する時間を物理的半減期という．

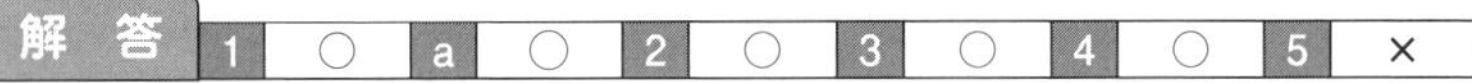

解答	1	○	a	○	2	○	3	○	4	○	5	×

解説

5 ▶ 化学物質の体内への吸収が止まり，体外へ排泄されていくとき，体内濃度が最初の 1/2 に減少するまでに要する時間を生物学的半減期という．

第2章 化学物質のリスクアセスメント

2.1 化学物質のリスクアセスメント

(1) 危険性・有害性のある化学物質についてリスクアセスメントの実施義務

危険性･有害性が確認されている化学物質（すなわち,安全データシート（SDS）の交付対象である化学物質）を製造し，又は取り扱うすべての事業者に対し，これについての危険性・有害性の調査（これを「リスクアセスメント」という）を実施することが義務づけられている．

また，これに伴い厚生労働省より「化学物質等による危険性又は有害性等の調査等に関する指針」が示されているので，その主要事項も含めリスクアセスメントについて以下に記す．

(2) 化学物質のリスクアセスメントに関する基本用語についての説明

① ハザードとは，危険性又は有害性のことをいう．

② リスクとは,そのハザードによって生ずる負傷又は疾病の重篤度（ひどさ）と，発生する可能性の度合いを組み合わせたものをいう．

③ 安全データシート（よく略称のSDSが用いられる）

一定の危険・有害な物質については，これを譲渡し，又は提供する者は，文書の交付等により,相手方に通知することが義務づけられている．この時,通知する文書を安全データシート（SDS）という（37ページ）．また，SDS交付対象物質については，これを製造し又は取り扱う事業者（すべての事業者）に対してリスクアセスメントを実施することが義務づけられている．

④ 国連勧告のGHS

化学物質の安全利用を促進するため，化学物質の危険有害性に関する表示項目を国際的に調和（統一）するためのシステムとして，2003年に国連で採択されたものである．「化学品の分類および表示に関する世界調和システム」（The Globally Harmonized System of Classification and Labelling of Chemicals）の頭文字をとってGHSという．化学物質ごとに，危険性として爆発物や可燃性・引火性ガスなどの16項目に分類し，かつ，有害性として急性毒性，皮膚腐食性・刺激性などの10項目に分類し，各々の項目について危険又は有害性情報を記したものであり，これをGHS分類結果といい，化学物質ごとに分類結果が記されている．また，SDS やラベルにはこの GHS で定めた分類結果を反映させている．

⑤ 化学物質のリスクアセスメント

化学物質などによる危険性・有害性を特定し，その特定された危険性・有害性に基づくリスクを見積もることである．さらに，リスクの見積り結果に基づいてリスク低減措置（リスクを減らす対策）の内容を検討することも含めてリスクアセスメント等という．

（注） アセスメント（assessment）＝評価又は見積りの意味．

わかるわかる！ ハザードとリスクとリスクアセスメント

▶ハザードとは「危険性又は有害性のこと」と定義されているが，言い換えれば，危険な化学物質又は健康障害を生ずるおそれのある化学物質（有害性の化学物質そのもの）であり，一言でいえば，危険・有害源である．

▶リスクとは，そのハザードによって“人が受ける危害”（危険又は健康障害）のことである．たとえば野生のライオン（ハザード）は非常に危険性があるが，そこに人がいなければリスクは存在しない．そこに人が現れると，ライオンに襲われる可能性が生ずる．すなわち，人が関与するとリスクが発生することになる．

▶リスクアセスメントは，リスクを事前見積り（評価）することである．リスクが発生しそうな所を見つけ出して，その現状がどのようになっているかについて，予め定めた見積り（評価）基準に沿って，それがどの程度危険なものかを見積もり，見積り結果の大きさに応じて対策を打っていくことになる．

(3) 化学物質のリスクアセスメント等の実施体制と実施時期

① 実施体制

事業者は，次に掲げる体制でリスクアセスメント及びリスク低減措置（リスクアセスメント等）を実施するものとする．

a. 総括安全衛生管理者が選任されている場合は当該者にリスクアセスメント等の実施を統括管理させる．

b. 衛生管理者が選任されている場合には，当該者にリスクアセスメント等の実施を管理させる．

c. 化学物質等の適切な管理について必要な能力を有する者のうちから化学物質等の管理を担当する者（化学物質管理者という）を指名し，この者に，衛生管理者の下でリスクアセスメント等に関する技術的業務を行わせることが望ましい.

d. 安全衛生委員会，又は衛生委員会においてリスクアセスメント等に関することを調査審議させる.

② 実施時期

次の a, b 又は c に掲げる時期にリスクアセスメントを行う.

a. 化学物質等を原材料等として新規に採用し，又は変更するとき.

b. 化学物質等を製造し，又は取り扱う業務に係る作業の方法又は手順を新規に採用し，又は変更するとき.

c. 化学物質等による危険性又は有害性等について変化が生じ，又は生ずるおそれがあるとき．具体的には，化学物質等の譲渡又は提供を受けた後に，当該化学物質等を譲渡し，又は提供した者が当該化学物質等に係る安全データシート（SDS）の危険性又は有害性に係る情報を変更し，その内容が事業者に提供された場合等が含まれる.

(4) 化学物質のリスクアセスメントの流れ

リスクアセスメントは，次の手順で進める．ステップ 1 からステップ 3 までをリスクアセスメント，ステップ 4 までを含めてリスクアセスメント等という．なお，法的な面からみると，ステップ 4 は努力義務であるが，その他のステップはすべて義務づけられている.

① ステップ 1 化学物質などによる危険性又は有害性の特定をする.

② ステップ 2 特定された危険性又は有害性によるリスクを見積もる.

③ ステップ 3 リスクの見積りに基づき，リスク低減措置を検討する.

④ ステップ 4 リスク低減措置を実施する.

⑤ ステップ 5 リスクアセスメント結果を労働者へ周知する.

(5) ステップ 1 化学物質などによる危険性又は有害性の特定

① 化学物質等について，リスクアセスメント等の対象となる業務を洗い出した上で，原則として次の a. 又は b. に即して危険性又は有害性を特定すること.

a. 国連勧告の「化学品の分類及び表示に関する世界調和システム（GHS）」等に示されている危険性又は有害性の分類.

b. 日本産業衛生学会の許容濃度又は米国産業衛生専門家会議（ACGIH）のTLV-TWA等の化学物質等のばく露限界（以下「ばく露限界」という）が設定されている場合にはその値（SDSを入手した場合には，当該SDSに記載されているばく露限界）.

わかるわかる！ 危険性又は有害性の特定

▶ステップ1は，業務の中で，爆発や火災の危険性のある化学物質又は健康に有害性のある化学物質を洗い出し，その化学物質ごとに，SDSに記載されているGHS分類などに即して，その化学物質はどの程度の危険又は有害かを特定するステップである.

▶GHS国連勧告に基づくSDSの記載事項として，次の項目がある（例示）. ①ばく露限界値，②引火点，蒸気圧など，③安定性及び反応性，④有害性情報（LD_{50}値など）など. これらの項目により，対象化学物質がどの程度の有害ランクになるかを把握する.

(6) ステップ2 特定された危険性又は有害性によるリスクの見積り

リスクの見積りは，対象物を製造し又は取り扱う業務ごとに，次の①と②いずれかの方法又は①と②の併用により行う（危険性については①の方法に限る）.

① 「対象物が労働者に危険を及ぼし，又は健康障害を生ずるおそれの程度（発生可能性）」と「危険又は健康障害の程度（重篤度）」の2つを尺度にして見積もる. 実際的には次の方法などがある.

a. 発生可能性及び重篤度を相対的に尺度化し，それらを縦軸と横軸とし，あらかじめ発生可能性及び重篤度に応じてリスクが割り付けられた表を使用する方法（マトリックス法）.

b. 発生可能性及び重篤度を一定の尺度によりそれぞれ数値化し，それらを加算又は乗算等する方法（数値化法）.

c. 発生可能性及び重篤度を段階的に分岐していく方法（枝分かれ図を用いた方法）.

d. 化学物質リスク簡易評価法（コントロール・バンディング）.

e. 化学プラント等の化学反応のプロセス等による災害のシナリオを仮定して，その事象の発生可能性と重篤度を考慮する方法.

わかるわかる! リスクの見積り方法（マトリックス法）

▶上記の①の方法の中で，a. のマトリックス法について，実施していく順に沿って見積り方法を説明する．

① あらかじめ，マトリックス表 1（縦軸を発生可能性，横軸を重篤度という 2 つの尺度を設け，その尺度の程度に応じて，5 ランクとか 4 ランクとか 1 ランクまで，リスクを割り振る）を作成する．

次に，リスクと優先度の表 2 を作成する．

② 次に，リスクアセスメントをやってみよう！ リスクがありそうな業務を洗い出して，その業務について検討した結果，「発生可能性」は，“比較的高い”，「重篤度」は“後遺障害”あり，となったとする．表 1 において，破線で示すように，縦軸の“比較的高い”と横軸の“後遺障害”との交点は 4 となる．すなわち，リスクの程度は，4 ランクとなる．

③ 次に，表 2 で，4 ランクのリスクに該当する右欄を見ると，低減措置の“優先度は高い”ので，直ちに対策を検討することが必要となる．

□ 表 1 □

		危険又は健康障害の程度（重篤度）			
		死亡	後遺障害	休業	軽傷
危険又は健康障害を生じるおそれの程度（発生可能性）	極めて高い	5	5	4	3
	比較的高い	5	4	3	2
	可能性あり	4	3	2	1
	ほとんどない	4	3	1	1

□ 表 2 □

リスク	低減措置（対策）の優先度	
4 ～ 5	高	直ちにリスク低減対策措置を講じる必要がある．措置を講じるまで作業停止する必要がある．
2 ～ 3	中	速やかにリスク低減対策措置を講じる必要がある．措置を講じるまで使用しないことが望ましい．．
1	低	必要に応じてリスク低減措置を実施する．

② 当該業務に従事する労働者が化学物質等にさらされる程度（ばく露の程度）及び当該化学物質等の有害性の程度を考慮する方法．

具体的には，次に掲げる方法があるが，このうち，a. の方法を採ることが望ましい．

a. 実測値による方法

対象の業務について作業環境測定などによって測定した作業場所における

気中濃度などを，当該化学物質等のばく露限界と比較する方法．

b. 数理モデルによる方法（実測値がない場合）

数理モデルを用いて対象の業務に係る作業を行う労働者の周辺の化学物質等の気中濃度を推定し，当該化学物質等のばく露限界と比較する方法．

c. あらかじめ尺度化した表を使用する方法

対象の化学物質等への労働者のばく露の程度と当該化学物質等による有害性を相対的に尺度化し，それらを縦軸と横軸とし，あらかじめばく露の程度と有害性の程度に応じてリスクが割り付けられた表を使用してリスクを見積もる方法．

(7) ステップ3　リスクの見積りに基づき，リスク低減措置を検討する

法令に定められた措置がある場合にはそれを必ず実施するほか，法令に定められた措置がない場合には，次に掲げる優先順位でリスク低減措置の内容を検討する．

① 代替物等（危険性又は有害性のより低い物質への代替，化学反応のプロセス等の運転条件の変更，取り扱う化学物質等の形状の変更等又はこれらの併用）．

② 工学的対策（化学物質等に係る機械設備等の防爆構造化，安全装置の二重化等の工学的対策又は化学物質等に係る機械設備等の密閉化，局所排気装置の設置等の衛生工学的対策）．

③ 管理的対策（作業手順の改善，立入禁止等の管理的対策）．

④ 保護具の使用（化学物質等の有害性に応じた有効な保護具の使用）．

わかるわかる!　リスク低減対策を検討するには優先順位がある

▶優先順位を付けているのは，高位の順位のほうがリスクの低減効果が大きいためである．まずは，取って代わる物はないか．次に工学的（物的）対策．ここまでは非常にリスク低減効果が大きい．次に管理的対策であるが，これはある意味“決めごと”であるし，それを行うのは人であるので必ずしも万全対策とはいえないため順位が低い．最後が保護具．これは作業者が装着しない場合があるからであり，また，保護具を装着しなくてもよいように，代替物や物的対策を取っておくべきというのが本来の考え方だからでもある．ここは，有効な代替物や物的対策

が見つかるまでの一時的措置として保護具を装着せざるを得ないという考え方をすべきである．なお，「この作業ではこの保護具が必要だ」と法令に定められている場合は，当然法令を守って，保護具は優先となるので誤解のないように．

(8) ステップ4　リスク低減措置を実施する

合理的に実現可能な限り，より高い優先順位のリスク低減措置を実施する．

(9) ステップ5　リスクアセスメント結果を労働者へ周知する

① 事業者は，調査を行ったときは，次に掲げる事項を，調査対象物を製造し，又は取り扱う業務に従事する労働者に周知させなければならない．

a. 対象の化学物質等の名称．

b. 対象業務の内容．

c. リスクアセスメントの結果（特定した危険性又は有害性，見積もったリスク）．

d. 実施するリスク低減措置の内容．

② 上記①の周知は，次に掲げるいずれかの方法によること．

a. 各作業場の見やすい場所に常時掲示し，又は備え付ける．

b. 書面を労働者に交付する．

c. 磁気テープ，磁気ディスクその他これらに準ずる物に記録し，かつ，各作業場に労働者が当該記録の内容を常時確認できる機器を設置する．

過去出題問題

1（　）ハザードは，労働災害発生の可能性と負傷又は疾病の重大性（重篤度）の組合せであると定義される．

2（　）リスクアセスメントは，化学物質等を原材料等として新規に採用し，又は変更するときのほか，化学物質等を製造し，又は取り扱う業務に係る作業の方法又は手順を新規に採用し，又は変更するときなどに実施する．

3（　）リスクアセスメントの実施にあたっては，化学物質等に係る安全データシート，作業標準，作業手順書，作業環境測定結果等の資料を入手し，その情報を活用する．

4（　）リスクアセスメントの基本的手順のうち最初に実施するのは，労働者の就業に係る化学物質等による危険性又は有害性を特定することである．

5（　）化学物質等による危険性又は有害性の特定は，化学物質等について，リスクアセスメント等の対象となる業務を洗い出した上で，国連勧告の「化学品の分類及び表示に関する世界調和システム（GHS）」等に示されている危険性又は有害性の分類に則して行う．

6（　）新たに化学物質等の譲渡又は提供を受ける場合には，その化学物質を譲渡し，又は提供する者から，その化学物質等のSDS（安全データシート）を入手する．

7（　）健康障害に係るリスクの見積りは，「化学物質等により当該労働者の健康障害を生ずるおそれの程度（発生可能性）」及び「当該健康障害の程度（重篤度）」を考慮して行う方法がある．

8（　）化学物質等による健康障害に係るリスクについては，化学物質等への労働者のばく露濃度を測定し，測定結果を厚生労働省の「作業環境評価基準」に示されている「管理濃度」と比較することにより見積もる方法が確実性が高い．

9（　）厚生労働省の「化学物質等による危険性又は有害性等の調査等に関する指針」において示されている，化学物質等による疾病に係るリスクを見積もる方法として不適切なものは次のうちどれか．

ただし，発生可能性とは，化学物質等により労働者の健康障害を生ずるおそれの程度をいい，重篤度とは，健康障害の程度をいう．

(1) 発生可能性及び重篤度を相対的に尺度化し，それらを縦軸と横軸とし，あらかじめ発生可能性及び重篤度に応じてリスクが割り付けられた表を使用する方法．

(2) 発生可能性及び重篤度を一定の尺度によりそれぞれ数値化し，それらを加算又は乗算等する方法．

(3) 発生可能性及び重篤度を段階的に分岐していく方法．

(4) 化学物質等への労働者のばく露の程度及び当該化学物質等による有害性を相対的に尺度化し，それらを縦軸と横軸とし，あらかじめばく露の程度及び有害性の程度に応じてリスクが割り付けられた表を使用する方法．

(5) 化学物質等への労働者のばく露濃度を測定し，測定結果を厚生労働省の「作業環境評価基準」に示されている当該化学物質の管理濃度と比較する方法．

10（　）化学物質等による疾病のリスク低減措置の検討では，法令に定められた事項を除けば，危険性又は有害性のより低い物質への代替等を最優先する．

11（　）化学物質等による疾病のリスク低減措置の検討では，化学物質等の有害性に応じた有効な保護具の使用よりも局所排気装置の設置等の工学的対策を優先する．

12（　）化学物質等による疾病のリスクの低減措置を検討する場合，次のアからエの対策について，優先度の高い順に並べたものは（1）～（5）のうちどれか．

ア　作業手順の改善，立入禁止等の管理的対策

イ　危険性又は有害性のより低い物質への代替

ウ　化学物質等に係る機械設備等の密閉化，局所排気装置の設置等の衛生工学的対策

エ　化学物質等の有害性に応じた有効な保護具の使用

(1)　アーイーウーエ

(2)　アーイーエーウ

(3)　イーアーウーエ

(4)　イーウーアーエ

(5)　エーアーイーウ

解答

1	×	2	○	3	○	4	○	5	○	6	○	7	○
8	×	9	(5)	10	○	11	○	12	(4)				

解説

1 ▶ハザードは，危険性又は有害性のことをいう．なお，労働災害発生の可能性と負傷又は疾病の重大性（重篤度）の組合せであると定義されるのはリスクである．

8 ▶化学物質等への労働者のばく露濃度を測定し，測定結果を当該化学物質等のばく露限界と比較することにより見積もる方法が確実性が高い．

9 (5) ▶化学物質等への労働者のばく露濃度を測定し，測定結果を当該化学物質等のばく露限界と比較する方法．

第3章 職業性疾病

3.1 じん肺

(1) じん肺

じん肺とは，粉じんを吸入することによって肺に線維増殖性変化を生じる疾病である．

① 粉じんとは，空気中に含まれる固体粒子をいう．

② 粉じんを吸い込んでも，ある程度大きな粒径の粉じんは，鼻毛に付着したり，気管支の繊(せん)毛によって外に送り出されたりして，肺胞までは入っていけないようになっている．ところが，細かい粒径の粉じんで，かつ，量が多くなると，この働きが追いつかなくなり，肺胞に入っていくようになる（1～5 μm の細かい粒子が最も肺胞に到達しやすい）．

③ 初期には自覚症状がないが，じん肺が少し進んでくると，咳やたんが出るようになり，息切れも起こってくる．さらに，進んでくると合併症が出てくる．合併症としては，肺結核，続発性気管支炎等を起こしやすい．なお，石綿肺の場合は肺がんを併発しやすい．

④ じん肺は，不可逆性であり，症状は元に戻ることはない．それどころか，粉じん業務から離れた後でも症状が進行することもある．

わかるわかる! じん肺になる過程

▶粉じんを吸い込むと，その粉じんが肺の中の肺胞に蓄積されていき，それにつれて線維化（肺が硬くなって，肺がふくらむことができなくなった状態をいう）され，ついには肺のガス交換機能を失って呼吸困難になっていく．これが，じん肺になっていく経過である．

(2) じん肺の種類

じん肺の種類としては，けい肺，石綿肺，アルミニウム肺，溶接工肺等がある．

(3) けい肺

① 遊離けい酸（無水けい酸ともいう．化学式は SiO_2）を吸入することによって発症するじん肺を，けい肺という．

② 遊離けい酸は，最も肺を線維化するといわれており，けい肺がじん肺の代表的なものとされているゆえんである．けい肺は，肺の線維増殖性変化を主

体とする疾病で，けい肺結節という線維性の結節が形成される．

わかるわかる！ 遊離けい酸

▶「けい酸」は結晶水を持っており，化学式 $SiO_2 \cdot H_2O$ で表される．この「けい酸」から化学的に結晶水がなくなると,「遊離けい酸」という物質になる．これは,「けい酸」から水が遊離した（離れてなくなった）という意味であり化学式は SiO_2 で表される．

③ けい肺は，隧道工事，窯業，ガラス製造業，石材加工，鋳物の砂型作業等の粉じん業務に従事する者に起こりやすいので，けい肺対策に万全を期さなければならない．

わかるわかる！ けい酸（SiO_2）が多い仕事

▶岩石や土砂は SiO_2 を含んでいるので，隧道工事や石材加工では，SiO_2 を吸入しやすくなる．窯業では陶土等の原料にも SiO_2 が多く含まれている．又，ガラス製造業は，主原料がけい砂であり，これも SiO_2 が主成分である．

▶鋳物は，必要な型を作って，まずその中に高温の鋳鉄を流し込むが，それが急激に冷えないようにするために，型の保温材として砂を用いる．この砂に SiO_2 が多く含まれている．

(4) 石綿肺

鉱物性粉じんに含まれる石綿を吸入することによって発症したじん肺を，石綿肺という．石綿肺では，胸膜に肥厚な石灰化を生じ，また，中皮腫を起こすおそれがある．

わかるわかる！ 石綿肺

▶石綿の主成分は，SiO_2 と MgO（酸化マグネシウム）であり，SiO_2 を含有しているため，これも一種の「けい肺」ではあるが，原因が石綿に特定されているため「石綿肺」という．

(5) 炭素肺，黒鉛肺

炭素を含む粉じんも，じん肺を起こすことがある．カーボンブラックによるものを炭素肺，黒鉛によるものを黒鉛肺という．

(6) 溶接工肺

① アーク溶接をすると，アーク熱によって金属が溶けて金属の蒸気が発生する．これが空気中で冷えると凝固し微細な粒子となって空気中を浮遊する．白い煙のように見えるが，これを溶接ヒュームという．主成分は，酸化鉄（Fe_2O_3）である．

② このヒュームを吸入することによって発症したじん肺を，溶接工肺という．

過去出題問題

1（　）じん肺は，粉じんを吸入することによって，肺に線維性増殖変化が起きる疾患である．

2（　）じん肺は，肺結核のほか，続発性気管支炎，肺結核を合併することがある．

3（　）じん肺は，ある程度進行すると，粉じんばく露を中止しても肺に生じた変化は治らず，さらに進行する性質がある．

4（　）けい肺は，鉄，アルミニウムなどの金属粉じんによる肺の線維増殖性変化を主体とする疾病で，けい肺結節という線維性の結節が形成される．

5（　）石綿粉じんは，肺がんや中皮腫を起こすおそれがある．

6（　）鉱物性粉じんに含まれる遊離けい酸（SiO_2）は，胸膜に肥厚な石灰化を生じ，また，中皮腫を起こすおそれがある．

7（　）炭素を含む粉じんも，じん肺を起こすことがある．

8（　）鉄，アルミニウムなどの金属粉じんは，じん肺を起こすことがある．

9（　）米杉，ラワン等の木材粉じんは，体質によっては，ぜんそくや気管支炎を起こすことがある．

10（　）溶接工肺は，溶接に際して発生する酸化鉄ヒュームのばく露によって発症するじん肺である．

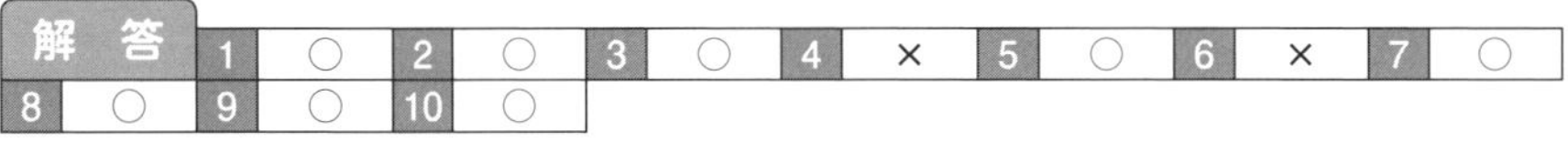

解答													
1	○	2	○	3	○	4	×	5	○	6	×	7	○
8	○	9	○	10	○								

解説

4 ▶けい肺は，遊離けい酸を吸入することによる肺の線維増殖性変化を主体とする疾病で，けい肺結節という線維性の結節が形成される．

6 ▶鉱物性粉じんに含まれる石綿は，胸膜に肥厚な石灰化を生じ，また，中皮腫を起こすおそれがある．

3.2 金属等による職業病

(1) 鉛 (Pb)

① 法令で定める「鉛業務」については，第1編第6章（126ページ）を参照されたい．

② 鉛による症状としては，貧血がある．これは鉛が，血液中の酸素の運搬物質であるヘモグロビンを減少させてしまうからである．さらに重症になると，関節痛，末梢神経障害，伸筋麻痺，腹部の疝痛が起こる．

(2) 水銀 (Hg)

水銀には，金属水銀，無機水銀，有機水銀の3つがある．

① 金属水銀

水銀の蒸気を吸入すると，中枢神経系の障害が出る．初期には手指のふるえ，感情不安定，幻覚などの精神障害，進行すると脳障害にまで至る．

わかるわかる! 金属水銀

▶金属水銀は，病院の血圧計に使われる銀色の丸い粒状のものであるが，これは液体である．金属で液体であるのはこの水銀だけである（現在はディジタル式になったが，以前は体温計にもこの水銀がよく使われた）．

② 無機水銀

無機水銀のうち，人体に害があるのは塩化第2水銀（昇汞（しょうこう）ともいう．化学式は $HgCl_2$）であり，吸入すると腎臓障害となる．

③ 有機水銀

- 有機水銀の代表的なものは，メチル水銀（CH_3Hg）であり，中枢神経系が侵される．手足の麻痺，視野狭窄，運動失調（ふらふら）等の症状が出る．
- 公害で有名な「水俣病」は，この有機水銀が原因となっている．

(3) クロム (Cr)

① クロムは大気中でも錆びないため，クロムめっきやステンレス鋼に使われている．

② クロムを吸入すると，鼻，のどの粘膜を侵される．進行すると鼻中隔穿孔になる．又，皮膚に触れると皮膚炎，皮膚潰瘍になる．

③ 長期に吸入すると，肺がんになる．

わかるわかる！ 鼻中隔穿孔（びちゅうかくせんこう）

▶鼻中隔穿孔とは，鼻の中を左右に隔てている壁をクロムが腐食して，孔を開けて左右を貫通させてしまう障害である．

(4) カドミウム（Cd）

① カドミウムは，ニッカド電池や顔料等に使われている．

② カドミウムを吸入すると，急性中毒では上気道炎や肺炎，慢性中毒では肺気腫や腎障害が見られる．腎障害を発生すると低分子蛋白が尿中に多く排出される．

③ その他の症状としては，門歯・犬歯の黄色環（歯への黄色の色素沈着）が見られる．

④ 公害で有名な「イタイイタイ病」は，カドミウムを長期にわたり多量に摂取したことが原因による病気である．この病気は，骨軟化症であり，身体を少し動かしただけで骨折し，激痛が走るのでこの名前がつけられた．

わかるわかる！ 門歯・犬歯

▶門歯とは，口の前面中央にある，上下４本ずつの歯である．

▶犬歯とは，門歯の両側にある，上下２本ずつの歯である．

(5) 砒素（As），三酸化砒素（As_2O_3），砒化水素（AsH_3）

① 砒素は農薬，防腐剤等に使用されている．

② 砒素を吸入すると，慢性中毒として皮膚の黒皮症（皮膚が黒くなる），角化症（角層が厚くなり皮膚表面がかたくなる），鼻中隔穿孔，末梢神経障害，下痢等の症状が出るが，進行するとボーエン病（皮膚の前がん状態）や皮膚がんになる．又，肺がんになることも知られている．

③ 三酸化砒素は，肺がんや皮膚がんを起こすことがある．

④ 無色のガスである砒化水素（アルシンともいう）を吸入すると，赤血球を溶かし貧血になり（溶血性貧血），それにより尿の赤色化がみられる．

(6) マンガン（Mn）

マンガンを吸入すると，中枢神経系の障害が起こる．手足のしびれ，筋のこわばり，ふるえ，歩行困難等のほかパーキンソン病に似た症状が現れることがある．

(7) ベリリウム（Be）及びその化合物

① ベリリウムは特定化学物質第１類に指定されている製造許可物質である．発がん物質でもある．航空宇宙産業，原子力産業等で使用されている．

② ベリリウムを吸入すると，肺に障害が起こる．初期はせき，息切れが起き，呼吸困難の症状が現れる．慢性の場合は，ベリリウム肺という肺炎になる．

わかるわかる! ベリリウム肺

▶肺が侵される場合は，初期には息切れ，呼吸困難の症状が現れる．

(8) 金属熱

① 金属のヒュームを吸入することによって，高温の発熱をする．これを金属熱という．また，悪感，関節痛などの症状もみられる．特に夜間に増悪することが多く，発汗し，数時間後に解熱することが多い．

② 亜鉛めっき鋼板等のアーク溶接後（ヒュームの吸入後）に発生する．金属熱は，亜鉛による発生が最も多い．その他，銅，鉄，ニッケル等でも起こることがある．

(9) 金属等による職業病のまとめ

□表1□

No	金属	化学物質等	症状
1	鉛		貧血，関節痛，末梢神経障害，伸筋麻痺，腹部の疝痛
2	水銀	金属水銀	中枢神経系の障害．手指のふるえ，感情不安定，幻覚，進行すると脳障害
		無機水銀	腎臓障害
		有機水銀	中枢神経系の障害，手足の麻痺，視野狭窄，運動失調（ふらふら），水俣病
3	クロム	クロム酸	鼻中隔穿孔，皮膚の湿しん，皮膚の潰瘍，肺がん，上気道がん
4	カドミウム		上気道炎，肺炎，肺気腫，腎障害（低分子蛋白尿），門歯・犬歯の黄色環，骨軟化症
5	砒素	三酸化砒素 砒化水素	皮膚の黒皮症，角化症，鼻中隔穿孔，末梢神経障害，肺がん，ボーエン病，皮膚がん
6	マンガン		手足のしびれ，筋のこわばり，ふるえ，歩行困難
7	ベリリウム	酸化ベリリウム	肺障害（ベリリウム肺）
8	亜鉛・銅		金属（亜鉛・銅）のヒュームにより高熱を発する

過去出題問題

1（ ）鉛中毒では，貧血，末梢神経障害，腹部の疝痛，伸筋麻痺などの症状がみられる．

2（　）金属水銀中毒では，手指のふるえ，感情不安定，幻覚などの精神障害などの症状がみられる．

3（　）無機水銀による健康障害では，腎障害などがみられる．

4（　）水銀中毒では，鼻中隔穿孔と頑固な皮膚の湿しんや潰瘍がみられる．

5（　）クロム中毒では，「鼻中隔穿孔と頑固な皮膚の湿しんや潰瘍」がみられる．

類題　a（　）「慢性中毒の症状として，皮膚の黒皮症や角化症，末梢神経障害」では？

b（　）「低分子蛋白尿，歯への黄色の色素沈着，視野狭窄」では？

6（　）カドミウムによる急性中毒では上気道炎や肺炎，慢性中毒では肺気腫や腎障害がみられる．

7（　）カドミウムの標的臓器は脳で，慢性中毒の症状には，筋のこわばり，歩行困難などの神経症状がある．

8（　）砒素中毒では，角化症，黒皮症や鼻中隔穿孔などの症状・障害がみられる．

9（　）マンガン中毒では，「筋のこわばり，ふるえ，歩行困難などの神経症状」がみられる．

類題　a（　）「門歯・犬歯の黄色環」では？

b（　）「鼻中隔穿孔」では？

c（　）「指の骨の溶解や肝臓の血管肉腫」では？

d（　）「蛋白尿や歯への黄色の色素沈着」では？

10（　）ベリリウム中毒では，溶血性貧血，尿の赤色化などの症状がみられる．

11（　）亜鉛や銅のヒュームを吸入すると，労働者の体質によっては，高熱を発することがある．

12（　）金属熱は，金属を溶解する作業などに長時間従事した際に，高温により体温調節機能が障害を受けたために起こる．

13（　）金属熱は，亜鉛や銅のヒュームを吸入した後に生じる疾病で，悪寒，発熱，関節痛などの症状がみられる．

解答

1	○	2	○	3	○	4	×	5	○	a	×	b	×
6	○	7	×	8	○	9	○	a	×	b	×	c	×	d	×
10	×	11	○	12	×	13	○						

解説

4 ▶ 水銀中毒では，中枢神経系が侵され，手足の麻痺，運動失調（ふらふら）等の症状が出る．

5a ▶ 設問の症状は，砒素中毒によるものである．

5b ▶ 低蛋白尿，黄色の色素沈着はカドミウムにより，視野狭窄は有機水銀による中毒症状である．

7 ▶ カドミウム中毒の症状には，急性では上気道炎や肺炎，慢性では肺気腫や腎障害がある．また，門歯・犬歯の黄色環もある．なお，設問の症状は，マンガン中毒によるものである．

9a ▶ 設問の症状は，カドミウム中毒によるものである．

9b ▶ 設問の症状は，クロムや砒素中毒によるものである．

9c ▶ 設問の症状は，塩化ビニル中毒によるものである．

9d ▶ 設問の症状は，カドミウム中毒によるものである．

10 ▶ ベリリウム中毒では，肺に障害が起こる．初期はせき，息切れが起き慢性の場合はベリリウム肺という肺炎になる．なお，設問の症状は，砒化水素中毒によるものである．

12 ▶ 金属熱とは，亜鉛や銅などの金属ヒュームを吸入することにより，数時間後に高温の発熱（体温上昇）をすることをいう．設問の症状は，熱射病によるものである．

3.3 化学物質による職業病

(1) 有機溶剤

① 有機溶剤は，

a. 有機（有機化合物）とは，炭素を主成分とする化合物であり，石油や石炭を原料とした化合物の総称である．

b. 溶剤とは，ほかの物質を溶かす性質がある物質のことである．

c. それゆえ，有機溶剤とは，石油，石炭を原料とした物質で，ほかの物質をよく溶かすことができる性質をもったものということになる．

d. ほかの物質をよく溶かすという性質が，工業的には非常に重宝なものであるが，一方，人が吸入すると，様々な障害が起きるおそれがあるので，防止するために「有機溶剤中毒予防規則」が定められている．

② 有機溶剤の一般的な性質として，以下のａ～ｅがある．

a. 常温では，液体で揮発しやすい．

b. 有機溶剤は脂溶性（脂肪を溶かしやすいこと）で，皮膚や粘膜から吸収されやすい．アセトンなど水溶性と脂溶性を併せ持つものは，さらに吸収されやすい．なお，脂溶性が大きいほど脂肪組織や脳などの神経系に取り込まれやすくなる．

c.　蒸気は一般に空気より重い．

d.　有機溶剤の人体への吸収経路としては，呼吸器，皮膚，消化器からの吸収があるが，呼吸器から吸収されることが多い．

e.　有機溶剤には，揮発性と引火性があるものが多いが，ハロゲン化炭化水素は逆に難燃性（燃えにくい）性質をもっている．

わかるわかる!　有機溶剤もろもろ

▶揮発しやすいということは，人にとっては都合の悪い性質である．揮発した蒸気がどんどん増えていくので，吸入する危険度が大きくなるからである．

▶脂肪を溶かしやすいということは，人の皮膚に触れた場合，その部位の脂肪がとれて，皮膚がカサカサになったり，ひび割れを起こしたりすることになる．また，脂肪の多い脳などに入りやすく中毒を起こすことになる．

▶有機溶剤をいままで入れていたタンクを，空にして修理をしようとするとき，蒸気は空気より重いので，タンクの底部に残っているおそれがある．それを十分排除した後にタンクの中に入らなければならない．すぐに中に入ると危険である．

▶呼吸器からの吸収を防止するため，局所排気装置等の完備が重要な対策となる．一方，皮膚対策としては，ゴム手袋，保護クリーム等がある．

▶ハロゲンとは塩素，臭素，弗素，ヨウ素の4つの元素をいい，炭化水素の水素の代わりにハロゲンが入った化合物がハロゲン化炭化水素である．例として，臭化メチル（CH_2Br）がある．

③　有機溶剤を吸収したことによる症状としては，次のものがある．

a.　高濃度ばく露による急性中毒では，中枢神経系抑制作用により酩酊（めいてい）状態をきたし，重篤な場合は死にいたる．

b.　低濃度の繰り返しばく露による慢性中毒では，頭痛，めまい，記憶力減退，不眠などの不定愁（しゅう）訴がみられる．

c.　皮膚又は粘膜の障害（皮膚の角化，結膜炎など）と中枢神経系の麻酔作用が有機溶剤に共通する有害性である．

d.　ノルマルヘキサンは，末梢神経障害（多発性神経炎）や頭痛，めまいを起こすことがある．

e.　二硫化炭素は精神障害や網膜細動脈瘤を伴う脳血管障害を起こすことが

ある.

f. 酢酸メチルやメチルアルコール（メタノールともいう）は視神経障害（視力低下，視野狭窄）を起こすことがある.

g. N, N-ジメチルホルムアミドは，頭痛，めまい，肝機能障害などを起こすことがある.

わかるわかる！ 有機溶剤による症状

▶皮膚の主な症状としては，皮膚炎，皮膚の角化（カサカサになる），ひび割れがある.

▶粘膜の症状としては，眼では結膜の痛み，鼻腔粘膜の刺激による充血，炎症等がある.

▶中枢神経系の麻酔作用の主な症状としては，頭痛，めまい，意識障害がある.

▶シンナー遊びという危険な遊びがある. これは中枢神経の麻酔作用によるものである.

▶多発性神経炎とは，四肢の末梢神経が左右対称に運動麻痺が起きる症状である.

(2) その他の化学物質

① クロロホルム，四塩化炭素，トリクロロエチレン（いずれも特化物第2類物質で，特別有機溶剤）は，肝臓障害や腎臓障害を起こすことがある.

② 塩化ビニル（特化物第2類物質）は，中程度のばく露で手指のレイノー現象，皮膚障害，肝の血管肉腫，指の骨の溶解，高温ばく露で脳の麻酔障害を起こす.

③ セメントを取り扱う作業で，接触性皮膚炎（俗にかぶれといわれている）を起こすことがある.

④ 消毒や漂白等に用いられる次亜塩素酸溶液と，洗浄や水処理等に用いられる酸性溶液の薬品が混触すると，人体に有害な塩素ガスが発生し，中毒を起こすことがある.

⑤ 塩素による中毒では，咳が出て呼吸困難になる. 慢性中毒として気管支炎，結膜炎等がみられる.

⑥ ニトロベンゼン，アニリンによる中毒では，メトヘモグロビン形成によるチアノーゼがみられる.

⑦ 弗化水素（特化物第2類物質）による中毒では，高濃度では肺水腫，気管支炎などがみられる. また，皮膚から吸収されると嘔吐，けいれん，腎障害を生じる. 慢性中毒では，骨の硬化，斑（はん）状歯，歯牙酸蝕症がみられる.

⑧ 二酸化硫黄による急性中毒では粘膜刺激症状がみられ，慢性中毒では慢性気管支炎，胃腸障害，歯牙酸蝕症がみられる.

⑨ 二酸化窒素による急性中毒では，急性肺水腫や気管支炎がみられる.

わかるわかる！ 次亜塩素酸塩

▶次亜塩素酸塩の代表的なものとしては，次亜塩素酸カルシウムがある．これはカルキとも呼ばれており，消毒や漂白等に用いられる．これが酸性溶液と反応すると，塩素ガスが発生する．

次亜塩素酸カルシウムと酸性溶液（例えば，塩酸）との反応式は次のとおり．
$Ca(ClO)_2 + 4HCl \rightarrow CaCl_2 + 2Cl_2 + 2H_2O$ となり，塩素(Cl_2)を発生する．

わかるわかる！ メトヘモグロビンの形成，チアノーゼ

▶赤血球のヘモグロビンの鉄イオンは，通常は2価（Fe^{2+}）であるが，ニトロベンゼン，アニリンを吸収すると3価（Fe^{3+}）の鉄イオンが形成される．これをメトヘモグロビンの形成という．これが形成されるとヘモグロビンによる酸素の運搬ができにくくなる．その結果，血液中の酸素濃度が低下し，爪や口唇が紫色に見える．この状態をチアノーゼという．

過去出題問題

1（　）有機溶剤の一般的性質として，「脂肪を溶かしにくいため，脂肪の多い脳などには入りにくい」．

類題
a（　）「皮膚・粘膜の刺激と中枢神経系の麻酔作用がある」では？
b（　）「有機溶剤は，水溶性と脂溶性を共に有し，蒸気は一般に空気より軽い」では？
c（　）「人体には呼吸器から吸収されることが多い」では？
d（　）「肝臓障害や腎臓障害を起こすものがある」では？
e（　）「いくつかの有機溶剤の混合物として使用されることが多い」では？
f（　）「皮膚又は粘膜の障害としては，皮膚の角化，結膜炎などがある」では？

2（　）有機溶剤は脂溶性で，皮膚や粘膜から吸収されやすいが，アセトンなど水溶性と脂溶性を併せ持つものは，吸収されにくい．

3（　）有機溶剤の有機溶剤には，揮発性と引火性があり，ハロゲン化炭化水素は特に燃えやすい．

4（　）有機溶剤の高濃度ばく露による急性中毒では，中枢神経系抑制作用により酩酊（めいてい）状態をきたし，重篤な場合は死にいたる．

5（　）低濃度の繰り返しばく露による慢性中毒では，頭痛，めまい，記憶力減退，

不眠などの不定愁訴がみられる.

6（　）トリクロロエチレンは，肝障害を起こすことがある.

7（　）ノルマルヘキサン中毒では，多発性神経炎がみられる.

8（　）二硫化炭素による中毒では，「メトヘモグロビン形成によるチアノーゼ」がみられる.

類題 a（　）「再生不良性貧血などの造血器障害」では？

b（　）「精神障害」では？

9（　）トルエンは，網膜細動脈瘤を伴う脳血管障害を起こすことがある.

10（　）酢酸メチルによる健康障害では，「視力低下，視野狭窄など」がみられる.

類題 a（　）「視神経の障害」では？

11（　）メタノールによる健康障害として顕著なものは，網膜細動脈瘤を伴う脳血管障害である.

12（　）N, N-ジメチルホルムアミドによる健康障害では，頭痛，めまいや肝機能障害がみられる.

13（　）塩化ビニルは，肝の血管肉腫を起こすことがある.

14（　）接触性皮膚炎は，セメントを取り扱う作業でも起こることがある.

15（　）有害化学物質に関する次の文中の［　　］内に入れるA及びBの用語の組合せとして，正しいものは（1）～（5）のうちどれか.

「消毒や漂白等に用いられる次亜塩素酸塩溶液と，洗浄や水処理等に用いられる［ A ］溶液の薬品が混触すると，人体に有害な［ B ］ガスが発生し，中毒を起こすことがある.」

	A	B
(1)	アルカリ性	塩素
(2)	酸性	弗化水素
(3)	アルカリ性	塩化水素
(4)	アルカリ性	弗化水素
(5)	酸性	塩素

16（　）塩素による中毒では，再生不良性貧血や溶血などの造血機能の障害がみられる.

17（　）弗化水素による中毒では，「脳神経細胞が侵され，幻覚，錯乱等の精神障害など」がみられる.

類題 a（　）「貧血，溶血やメトヘモグロビン形成によるチアノーゼ」では？

18（　）二酸化窒素による慢性中毒では，骨の硬化や斑状歯などがみられる.

19（　）二酸化硫黄による慢性中毒では，慢性気管支炎，歯牙酸蝕症などがみられる.

20（　）刺激性物質に長い間ばく露していると，その物質に対する抵抗力が増大し，障害が起こりにくくなる．

解答		1	×	a	○	b	×	c	○	d	○	e	○	f	○
2	×	3	×	4	○	5	○	6	○	7	○	8	×	a	×
b	○	9	×	10	○	a	○	11	×	12	○	13	○	14	○
15	(5)	16	×	17	×	a	×	18	×	19	○	20	×		

解説

1 ▶ 有機溶剤の一般的な性質として，脂肪を溶かしやすいため，脂肪が多い脳などには入りやすく，中毒を起こすことになる．

1b ▶ アセトンなどは水溶性と脂溶性を共に有するが，蒸気は一般に空気より重い．

2 ▶ 有機溶剤は脂溶性で，皮膚や粘膜から吸収されやすいが，アセトンなど水溶性と脂溶性を併せ持つものも，吸収されやすい．

3 ▶ 有機溶剤には，揮発性と引火性があるものが多いが，ハロゲン化炭化水素は逆に燃えにくい．

8 ▶ 二硫化炭素による中毒では，精神障害や網膜細動脈瘤を伴う脳血管障害がみられる．設問の障害は，ニトロベンゼンやアニリンによるものである．

8a ▶ 設問の障害は，ベンゼンによるものである．

9 ▶ 二硫化炭素は，網膜細動脈瘤を伴う脳血管障害を起こすことがある．

11 ▶ メタノール（メチルアルコールともいう）による健康障害として顕著なものは，視神経障害（視力低下，視野狭窄）である．設問の網膜細動脈瘤を伴う脳血管障害は二硫化炭素による障害である．

15 ▶ 次亜塩素酸塩溶液洗浄や水処理等に用いられる酸性溶液の薬品が混触すると，人体に有害な塩素ガスが発生し，中毒を起こすことがある．

16 ▶ 塩素による中毒では，咳が出て呼吸困難になる．慢性中毒として気管支炎，結膜炎等がみられる．なお，設問の障害は，ベンゼンによるものである．

17 ▶ 弗化水素による中毒では，皮膚から吸収されると嘔吐，けいれん，腎障害を生じる．慢性中毒では，骨の硬化，斑状歯，歯牙酸蝕症がみられる．

17a ▶ 設問の障害は，アニリンやニトロベンゼンによるものである．

18 ▶ 二酸化窒素による急性中毒では，急性肺水腫や気管支炎がみられる．なお，設問の障害は弗化水素によるものである.

20 ▶ 刺激性物質に長い間ばく露すればするほど，症状がひどくなり，高濃度になると死に至ることもある.

3.4 窒息性物質

(1) 窒息性物質

① 窒息性物質には，単純窒息性物質と化学的窒息性物質とがある.

わかるわかる! 窒息性物質

▶窒息とは,生命を維持するために必要な酸素の摂取を妨げられている状態をいう. なお，こういう状態に至らしめる物質を窒息性物質という.

(2) 単純窒息性物質

① 二酸化炭素（CO_2）, 窒素（N）, ヘリウム（He）, アルゴン（Ar）等である.

② それ自体には有害性はないが大気中に多く存在するようになると，相対的に酸素が減ってしまって，その結果酸欠状態となって窒息することになってしまう．このような物質を単純窒息性物質という.

(3) 化学的窒息性物質

① 化学的窒息性物質には, 一酸化炭素（CO）, シアン化合物, 硫化水素（H_2S）がある．シアン化合物には，シアン化水素（青酸ともいう．HCN）やシアン化カリウム（青酸カリともいう．KCN）等がある.

② 一酸化炭素

- 一酸化炭素は，空気とほぼ同じ重さの（正確にはわずかではあるが空気より軽い）無色・無臭の気体で，極めて毒性が高い.
- 一酸化炭素は，物が不完全燃焼したとき必ず発生するが，無色，無臭の気体であるため，吸入しても気がつかないことが多い．なお，完全燃焼すると一酸化炭素は発生せず，二酸化炭素が発生する.
- 一酸化炭素とヘモグロビンの親和性は，酸素とヘモグロビンの親和性の 200 倍以上にも及ぶ.
- 一酸化炭素中毒は，一酸化炭素が血液中の赤血球に含まれるヘモグロビンと強く結合し，その酸素運搬能力を低下させ，体内の各組織に酸素欠乏状態を引き起こすことにより発生する.

●一酸化炭素中毒では，息切れ，頭痛から始まり，虚脱や意識混濁がみられる．

●一酸化炭素を高濃度でばく露して急性中毒を起こすと，生命の危険が大きい．

●一酸化炭素中毒の後遺症として，物忘れなどの精神・神経症状や植物人間状態やパーキンソン症状がみられることがある．

●喫煙者の血液中のヘモグロビンは，非喫煙者と比べて一酸化炭素と結合しているものの割合が高い．たばこの煙に一酸化炭素が含まれているからである．

●一酸化炭素は，エンジンの排気ガス，たばこの煙などにも含まれる．

③　シアン化合物

●シアン化合物は，これが体内に入ると，酸化酵素と結合してしまうため，細胞が酸素を摂取することができなくなり窒息する．

●シアン化水素は，気道のみならず皮膚からも吸収され，細胞内の呼吸障害を起こす．

●シアン化水素による中毒では，細胞内の酸素の利用の障害による呼吸困難や痙攣などがみられる．

わかるわかる！　シアン化合物は化学的窒息性物質

▶シアン化合物による窒息の場合，細胞組織が酸素を摂取することができないので，静脈中にもヘモグロビンが存在する．そのため動脈と同じように赤色を呈する（静脈は，通常は二酸化炭素を含んだどす黒い色を呈している）．

▶化学結合によって酸素の摂取を妨げられるということから，化学的窒息性物質という．

▶シアン化合物は，めっきするときに使用される物質である．

④　硫化水素

●硫化水素は，し尿，パルプ液等を入れてあるタンク，マンホール等で発生する刺激性の気体である．

●低濃度では眼や気道の粘膜の刺激だけであるが，高濃度になると脳神経細胞が侵されて意識消失，呼吸麻痺が起こる．

●高濃度になると，硫化水素により酸化酵素の働きが不活発になってしまうため，細胞が酸素を摂取することができなくなり窒息する．

過去出題問題

1（　）一酸化炭素や硫化水素は，それ自体に有害性はないが，空気中の酸素濃度を減少させ，酸素欠乏による障害を起こす．

2（　）一酸化炭素は空気より重い無色の気体で，刺激性が強く，極めて毒性が高い．

3（　）一酸化炭素は，物が完全燃焼したとき必ず発生するが，無臭，無色の気体であるため，吸入しても気がつかないことが多い．

4（　）一酸化炭素中毒は，一酸化炭素が血液中の赤血球に含まれるヘモグロビンの酸素運搬能力を低下させ，体内の各組織に酸素欠乏状態を引き起こすことにより発生する．

5（　）一酸化炭素とヘモグロビンの親和性は，酸素とヘモグロビンの親和性の200倍以上にも及ぶ．

6（　）一酸化炭素中毒では，息切れ，頭痛から始まり，虚脱や意識混濁がみられる．また，高濃度ばく露の場合，生命の危険が大きい．

7（　）一酸化炭素による中毒では，ヘモグロビン合成の障害による貧血や溶血などがみられる．

8（　）一酸化炭素中毒の後遺症として，物忘れなどの精神・神経症状や植物人間状態やパーキンソン症状がみられることがある．

9（　）喫煙者の血液中のヘモグロビンは，非喫煙者と比べて一酸化炭素と結合しているものの割合が高い．

10（　）一酸化炭素は，エンジンの排気ガス，たばこの煙などにも含まれる．

11（　）シアン化水素は，気道のみならず皮膚からも吸収され，細胞内の呼吸の障害を起こす．

12（　）シアン化水素による中毒では，細胞内の酸素の利用の障害による呼吸困難や痙攣などがみられる．

13（　）硫化水素を吸入したり直接接触すると，組織を腐食したり血液系統を侵すことがある．

14（　）硫化水素による中毒では，意識消失，呼吸麻痺などがみられる．

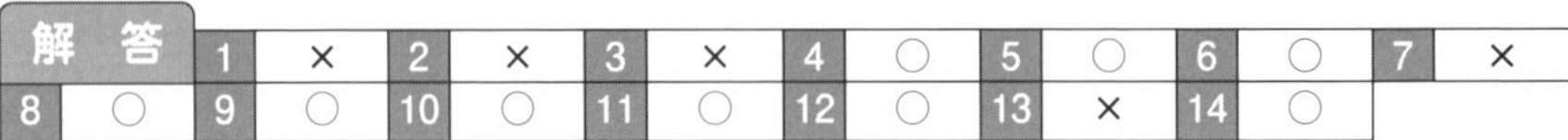

解答													
1	×	2	×	3	×	4	○	5	○	6	○	7	×
8	○	9	○	10	○	11	○	12	○	13	×	14	○

解説

1▶ 二酸化炭素は，それ自体に有害性はないが，空気中の酸素濃度を減少させ，酸素欠乏による障害を起こす（なお，一酸化炭素や硫化水素は，それ自体が有害である）.

2▶ 一酸化炭素は，空気とほぼ同じ重さの無色・無臭の気体で，極めて毒性が高い.

3▶ 一酸化炭素は，物が不完全燃焼したとき必ず発生するが，無臭，無色の気体であるため，吸入しても気がつかないことが多い.

7▶ 一酸化炭素による中毒では，一酸化炭素とヘモグロビンとの結合により，息切れ，頭痛から始まり虚脱や意識混濁がみられる．なお，設問の症状は，鉛中毒によるものである.

13▶ 硫化水素を吸入すると，低濃度では眼や気道の粘膜の刺激だけであるが，高濃度になると脳神経細胞が侵されて意識不明，呼吸麻痺が起こる.

3.5 職業がん

(1) 職業がんとは，職業に起因するがんをいう．起因物としては，化学物質，放射性物質がある.

(2) 職業がんは，潜伏期間が長く，離職後に発症することも多く，そのため健康管理手帳や特定化学物質を扱う場合の長期保存管理（30年保存義務）等のアフターケア制度が定められている.

(3) 職業性肺がんの起因物としては，石綿，クロム酸，コールタール，砒素，発生炉ガス等がある.

(4) 職業性皮膚がんの起因物としては，コールタール，放射線等がある.

(5) 職業性膀胱がんの起因物としては，ベンジジン，ベーター-ナフチルアミン等がある.

(6) 職業性白血病の起因物としては，ベンゼン，放射線等がある.

わかるわかる！ 発がん物質によるがんの発生

▶発がん物質は，人の細胞の中の遺伝子のDNAにくっついて突然変異を起こす．この突然変異を起こした細胞のうち，中にはがん細胞になっていくものがある.

わかるわかる! **コールタールは発がん物質**

▶コールタールは特定化学物質第2類物質で，特別管理物質（発がん物質）である．石炭を乾留するときの副産物であり，黒色の粘性の大きい液体である．

(7) ベンゼンは，造血機能の障害を起こすおそれのあるがん原性物質である．

わかるわかる! **造血機能障害，がん原性物質**

▶造血機能の障害とは，赤血球，白血球を造る骨髄の障害のことである．白血病は，骨髄中の細胞ががんになり正常な造血機能ができなくなり，その結果赤血球，白血球，血小板が減少する症状が現れる．

▶がん原性物質とは，発がん物質のことである．

過去出題問題

1（　）クロム酸塩等の粉じん，ミストは，長期にわたって吸入していると，肺がんや上気道のがんを起こすおそれがある．

2（　）ベンゼンは，造血機能の障害を起こすおそれのあるがん原性物質である．

3（　）ベンゼンは，再生不良性貧血や白血病を起こすおそれがある．

4（　）ベンジジン等染料中間体には，膀胱がんを起こすおそれのあるものがある．

5（　）石綿粉じんは，肺がんや中皮腫という悪性腫瘍を起こすことがある．

6（　）エックス線，ガンマ線等の電離放射線は，発がんや遺伝的障害を起こすおそれがある．

7（　）電離放射線のように骨髄を侵すものは，白血病を起こすおそれがある．

8（　）金属水銀の蒸気は，吸入されて肝がんを起こすことがある．

9（　）三酸化砒素は，肺がんや皮膚がんを起こすことがある．

10（　）染料中間体であるベーター-ナフチルアミンは膀胱（ぼうこう）がんを起こすことがある．

11（　）コールタールは，肺がんや皮膚がんを起こすことがある．

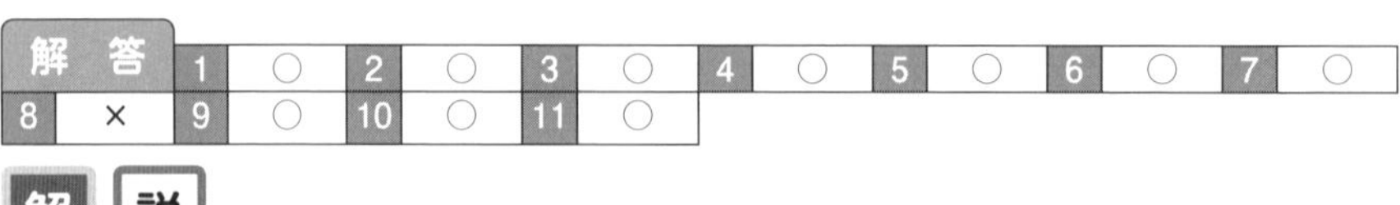

解答														
	1	○	2	○	3	○	4	○	5	○	6	○	7	○
8	×	9	○	10	○	11	○							

解説

8▶金属水銀の蒸気を吸入すると，中枢神経系の障害が出る．初期には手のふるえ，進んでくると脳障害にまで至る（発がん物質ではない）．

3.6 有害光線

(1) 電磁波には，人体に障害を起こす電離放射線，紫外線，赤外線，マイクロ波，レーザー光線等がある．特にいずれも眼に障害を起こす（その障害の部位は異なる）のが特徴である．

わかるわかる! 電磁波

▶「電磁」とは電界と磁界との合成語である．電気があるところ（これを電界という＝電気の世界の意味）には必ず磁石が発生する（これを磁界という）．

▶地球そのものも，大きな磁石であるため，「方位磁石」の針がちゃんと北を指してくれるようになっている．

▶電気から生じるエックス線，ガンマ線，マイクロ波，レーザー光線等すべてが電界磁界を持った電磁波である．一方，太陽光自体も可視光線以外にエックス線，ガンマ線，紫外線，赤外線等を出しており，これらすべて電磁波である．

(2) 電離放射線以外の電磁波は，電離作用がないので非電離放射線とも呼ばれている．以下に非電離放射線である紫外線，赤外線，マイクロ波，レーザー光線について記す（電離放射線については次の 3.7 節を参照）．

(3) 紫外線

① 可視光線より波長の短い電磁波である．

② アーク溶接作業時に強烈な光線が出るが，これに強い紫外線が含まれている．これが角膜や網膜に吸収されて急性炎症を起こすことがある．この炎症を電光性眼炎という．

③ 紫外線は透過力が弱いため皮膚や粘膜で吸収され，皮膚や粘膜の炎症を起こす．しかし，長期間ばく露すると皮膚がんの原因にもなる．

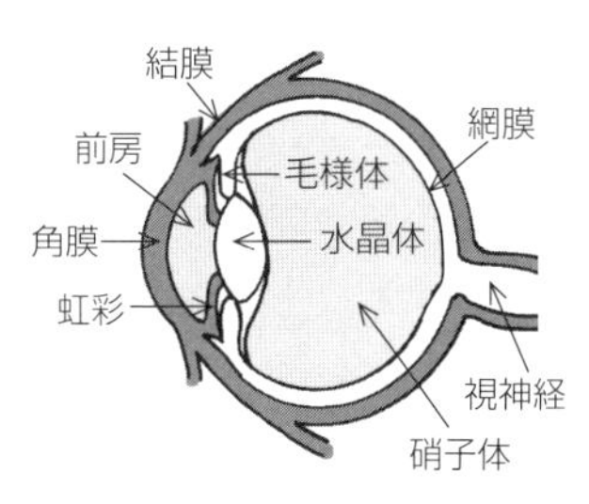

□図1□

わかるわかる! 角膜，網膜

▶角膜とは，目の最も前にある，透明な薄い膜である．

▶外からの光は水晶体というレンズを通って，網膜の上に像を結ぶ．

(4) 赤外線

① 赤外線は可視光線より波長の長い電磁波であり，生体に照射されると組織の深部まで透過し，吸収されて熱となるので熱線とも呼ばれる．

② 赤外線による障害に，長期間ばく露すると，熱により水晶体が濁り白内障を起こすことがある．

わかるわかる! 白内障

▶白内障とは眼の水晶体（レンズの役目）が濁る病気であり，このため視力が低下する．

(5) マイクロ波

① マイクロ波は赤外線より波長が長い電磁波であり，赤外線よりさらに生体組織の深部まで透過する．

② マイクロ波による障害は赤外線と同じように，組織壊死や白内障を起こすことがある．

③ マイクロ波は，皮膚，脂肪層を通過し，筋肉に吸収されて体温上昇作用を生じる．

④ マイクロ波は，レーダーや電子レンジ等に用いられる．

(6) レーザー光線

① レーザー光線の特徴

a. レーザー光線は，誘導放射による光の増幅によって，人工的に作られた電磁波である．

b. レーザー光線は，人工的に作られた単一波長の，位相のそろった電磁波で，強い指向性がある．電離作用はない．

② レーザー光線による障害

a. 熱凝固作用により眼や皮膚の障害を発生させる．眼に入ると網膜を損傷することがある．失明に至ることもある．

b. 直接皮膚に照射すると，重度の熱傷（やけど）になることがある．

③ 厚生労働省により，「レーザー光線による障害防止対策要綱」が定められている．その中から，安全対策としての４項目を例示する．

a. レーザー光路の末端は，作業者の眼の高さを避けて設置すること．

b. レーザー光路の末端は，適切な反射率及び耐熱性を持つ拡散反射体又は吸収体とする．

c. レーザー業務に従事する作業者の衣服は，皮膚の露出が少なく，燃えにくい素材を用いたものとする．

d. レーザー光線の種類に応じた有効な保護眼鏡（メガネ形式とゴーグル形

式がある）を作業者に着用させること.

わかるわかる! レーザー光線

▶レーザーは，Light Amplification by Stimulated Emission of Radiation の略称で，「誘導放射による光増幅」ということである.

▶レーザー光線は人工的に作ることができるため，用途に応じた波長をもったさまざまな光線が開発されている.

▶夏の夜空を彩るレーザー光線によるイベントショーは，強い指向性を活用したものである.

▶レーザー光線は，可視光領域のレーザーのほかに，紫外線レーザー（波長が短い）や赤外線レーザー（波長が長い）等というように，種類としては，さまざまな波長域のものがある．ところが，その1つひとつのレーザーは，おのおの1つの波長しか有していない．すなわち，単一波長の光線である.

わかるわかる! レーザー光線の安全対策

▶レーザー光線は，指向性があり，照射した箇所が熱をもつため，光路の末端は，適切な（弱い）反射率で，耐熱性があり，反射光が拡散してくれるかまたは吸収してくれる物で遮蔽（へい）する等の防護措置が必要である.

▶レーザー光線による熱傷や衣服の燃えを防ぐために，上記 c の衣服が必要である.

(7) 電磁波

電磁波の種類と波長の長短を，図 2 に示す.

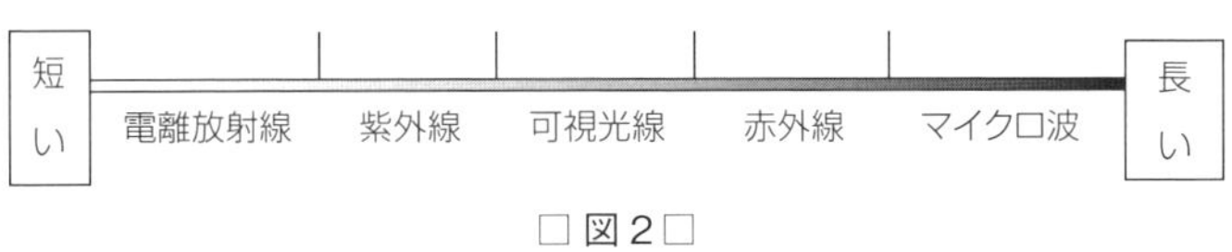

□ 図 2 □

過去出題問題

1（　）強烈な紫外線は，眼の網膜や角膜に吸収されて急性炎症を起こすことがある.

2（　）紫外線に長期間ばく露すると皮膚がんの原因にもなる.

3（　）紫外線は，可視光線より波長の短い電磁波で，これによる障害に電光性眼炎がある.

4（　）アーク溶接作業では，紫外線により眼の硝子体が混濁する白内障が起こることがある．

5（　）赤外線が眼に及ぼす顕著な障害として，電光性眼炎がある．

6（　）赤外線は可視光線よりも波長の長い電磁波で，これによる障害に白内障がある．

7（　）赤外線は，生体に照射されると組織の深部まで透過し，吸収されて熱となる．

8（　）紫外線より波長の短いマイクロ波は，紫外線と同じような障害を起こすことがある．

9（　）マイクロ波の被ばくにより，組織壊死を起こすことがある．

10（　）マイクロ波は，紫外線よりさらに波長の短い電磁波をいい，紫外線と同様の障害を起こす．

11（　）マイクロ波は，赤外線より波長が長い電磁波で，「皮膚，脂肪層を通過し，筋肉に吸収されて体温上昇」を起こすことがある．

類題　a（　）「網膜剥離」では？

12（　）レーザー光線は，単一波長の光線で，強い指向性があり，熱凝固作用が眼や皮膚の障害を発生させる．

13（　）レーザー光線は，誘導放射による光の増幅によって，人工的に作られた電磁波である．

14（　）レーザー光線は，複雑な波長をもつ光線で，物体への透過力が強く，電離作用をもつ．

15（　）レーザー光線は，赤外線域から紫外線域までの連続的な波長を有し，位相の異なる，エネルギー密度の高い光線で，網膜火傷を起こすことがある．

16（　）レーザー光線は，一定の波長を持ち，位相のそろった電磁波で，強い指向性がある．

17（　）レーザー光線は，眼に入ると網膜を損傷することがある．

18　有害光線とそれらによる障害との組合せとして，誤っているものはどれか．

(1) レーザー光線…網膜火傷　　(2) 赤外線…電光性眼炎
(3) 紫外線…皮膚がん　　(4) マイクロ波…白内障
(5) 電離放射線…白内障　　(6) マイクロ波…組織壊死

19（　）レーザー光路の末端は，適切な反射率及び耐熱性を持つ拡散反射体又は吸収体とする．

20（　）レーザー業務に従事する労働者の衣服は，皮膚の露出が少なく，燃えにくい素材を用いたものとする．

解答													
		1	○	2	○	3	○	4	×	5	×	6	○
7	○	8	×	9	○	10	×	11	○	a	×	12	○
13	○	14	×	15	×	16	○	17	○	18	(2)	19	○
20	○												

解説

4▶アーク溶接作業では，紫外線により角膜や網膜に吸収されて急性炎症を起こすことがある．この炎症を電光性眼炎という．なお，設問の白内障は赤外線による障害である．

5▶紫外線が眼に及ぼす顕著な障害として，電光性眼炎がある．

8▶赤外線より波長の長いマイクロ波は，赤外線と同じような障害を起こすことがある．

10▶マイクロ波は，赤外線よりさらに波長の長い電磁波をいい，赤外線と同様の障害を起こす．

11a▶マイクロ波は，赤外線より波長が長い電磁波で，組織壊死や白内障を起こすことがある．

14▶レーザー光線は，単一波長の光線で，物体への透過力が強く，電離作用をもたない．

15▶レーザー光線は赤外線域から紫外線域までの任意の単一波長の光線で，位相がそろった，エネルギー密度の高い光線であり，網膜火傷を起こすことがある．レーザー光線は連続的な波長を有するものではない．

18▶紫外線…電光性眼炎

3.7 電離放射線

(1) 電離放射線の分類

① 電離放射線は，大別して電磁波と粒子線とに分けられる．電磁波にはエックス線，ガンマ線があり，粒子線にはアルファ線，ベータ線，中性子線などがあり，発がんや遺伝的影響を起こすことがある．

② 元素が崩壊してほかの元素に変わり，この時，電離放射線を放出するものがある．その元素には，ウラン，ラジウムなど天然に存在するものと，コバルト60，イリジウム192など人工的に作られたものがある．

わかるわかる! 電離放射線による発がん

▶放射線は，ほかの物質に照射するとその物質の電子を放出させて，陽イオンにさせてしまう（これを「イオン化」するという）働きを持っている．この「イオン化する」ことを「電離」という．すなわち，ほかの物質を電離させる働きを持っている放射線であるので，「電離放射線」という．

▶電離放射線のうち，エックス線とガンマ線は透過力（ものを突き通す力）が，非常に強い．これが人体に照射されると，人間の身体は原子，分子でできているので，それがイオン化することにより，細胞の突然変異が生じて，がんや白血病，潰瘍等の健康障害を生じることになる．

(2) エックス線

エックス線は，通常，エックス線装置を用いて発生させる人工の電離放射線であるが，放射性物質から放出されるガンマ線と同様に電磁波である．

(3) ガンマ線

ガンマ線は，コバルト60，イリジウム192などの放射性同位元素から放射される電磁波で，電離作用があり，白内障を起こすおそれがある．

(4) 電離放射線による健康障害

① 電離放射線障害の分類

●電離放射線に被ばくすると，様々な障害が現れるが，それを表2に分類する．

●電離放射線による早期障害（急性障害）としては，脱毛，骨髄などの造血器障害，皮膚障害，中枢神経系障害等があり，被ばく後，数週間以内に現れる．

●電離放射線による晩発障害としては，発がん，白内障等があり，発がんは，被ばく後数年から10年以上たってから，白内障は数箇月から数年で現れる．

② 確定的影響

●確定的影響の障害として，脱毛，骨髄などの造血器官障害，皮膚障害，白内障等がある（表2）．

□表2□

発症時期等		障害名	影　響
身体的影響	早期障害（急性障害）	脱毛，骨髄などの造血器障害，皮膚障害，中枢神経系障害等	確定的影響
	晩発障害	白内障	
		発がん	確率的影響
遺伝的影響		突然変異	

●被ばく線量が一定量（しきい値という）より少ない場合は，その影響（脱毛，造血器障害などの上記の障害）は現れない．ところが，しきい値を超えると，被ばく線量の増加に伴い障害の発生率が急に高まり（図3），かつ，症状が重くなる（図示なし）現象をいう．

③　確率的影響

●確率的影響の障害として，発がんや遺伝的影響がある（表2）．

●被ばく線量が増加すると，比例的に障害の発生率（がんになる確率）が高くなる（図3）現象をいう．症状（がん）の軽重は，被ばく線量の大小に関係しない（図示なし）．確率的影響には，しきい値というものは存在しない．

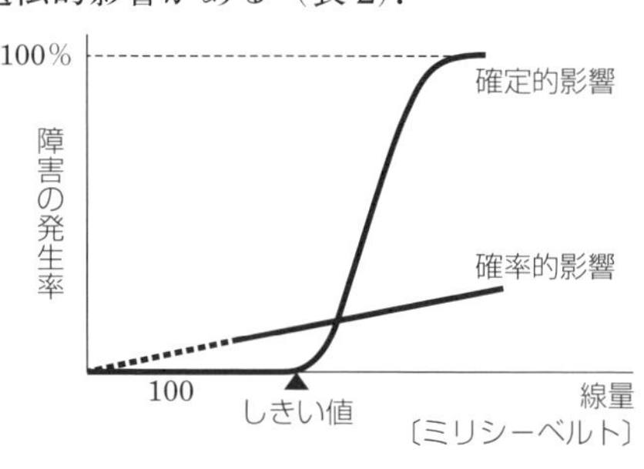

□図3 *3□

わかるわかる!　**確定的影響，確率的影響**

▶「被ばく線量がしきい値を超えると初めて障害（脱毛，造血器障害など）が現れる一方，しきい値より少ない線量では障害が発生しないことが確定的である」ので確定的影響だとイメージするとわかりやすい．

▶「被ばく線量が増加していくと，障害（発がん）が現れる確率は高くなるが，必ずしも，がんになるとは限らず，がんになるか否かは，確率的である」ので確率的影響だとイメージするとわかりやすい．

過去出題問題

1（　）電離放射線は，大別して電磁波と粒子線とに分けられ，早期障害として造血器系や皮膚の障害を，晩発障害として発がんや白内障を起こすことがある．

2（　）電離放射線は，電磁波であるエックス線及びガンマ線のほか，粒子線であるアルファ線，ベータ線，中性子線などを含み，発がんや遺伝的影響を起こすことがある．

3（　）電離放射線のように骨髄を侵すものは，白血病を起こすおそれがある．

4（　）エックス線，ガンマ線に被ばくすることによって，発がんや遺伝的影響が生じるおそれがある．

5（　）ガンマ線は，コバルト 60，イリジウム 192 などの放射性同位元素から放射される電磁波で，電離作用があり，白内障を起こすおそれがある．

6（　）電離放射線を放出する元素には，ウラン，ラジウムなど天然に存在するものと，コバルト 60，イリジウム 192 など人工的に作られたものがある．

7（　）エックス線は，通常，エックス線装置を用いて発生させる人工の電離放射線であるが，放射性物質から放出されるガンマ線と同様に電磁波である．

8（　）電離放射線の被ばくによる影響には，身体的影響と遺伝的影響がある．

9（　）電離放射線に被ばく後，数週間程度までに現れる造血器系障害は，急性障害に分類される．

10（　）電離放射線の被ばくによる白内障は，早期障害に分類され，被ばく後 1 ～ 2 月後に現れる．

11（　）電離放射線の被ばくによる発がんは，晩発障害に分類され，被ばく後 10 年以上たってから現れることもある．

12（　）電離放射線の被ばくによる発がんと遺伝的影響は確率的影響に分類され，発生する確率が被ばく線量の増加に応じて増加する．

13（　）電離放射線の被ばくによる発がんと遺伝的影響は，確定的影響に分類され，その発生には，しきい値があり，しきい値を超えると発生率及び症状の程度は線量に依存する．

14（　）造血器，生殖腺，腸粘膜，皮膚など頻繁に細胞分裂している組織･臓器は，電離放射線の影響を受けやすい．

15（　）電離放射線による中枢神経系障害は，確率的影響に分類され，被ばく線量がしきい値を超えると発生率及び重症度が線量に対応して増加する．

解答

1	2	3	4	5	6	7	8	9	10	11	12	13	14	15
○	○	○	○	○	○	○	○	○	×	○	○	×	○	×

解説

10 ▶ 電離放射線の被ばくによる白内障は，晩発障害に分類され，被ばく後，数箇月から数年たってから現れる．

13 ▶ 電離放射線の被ばくによる発がんと遺伝的影響は，確率的影響に分類され，その発生には，しきい値がなく，被ばく線量の増加に応じて発生する確率が増加する.

15 ▶ 電離放射線による中枢神経系障害は，確定的影響に分類され，被ばく線量がしきい値を超えると発生率及び重症度が線量に対応して増加する.

3.8 騒音

(1) 音圧レベル〔dB〕

① 音の大きさ（強さ）を表す用語として，「音圧レベル」の用語が用いられ，その単位はデシベル〔dB〕で表される.

② 音圧レベルは，通常，その音圧と人間が聴くことができる最も小さな音圧（20 μPa）との比の常用対数を 20 倍して求められる.

わかるわかる! 音圧〔μPa〕と音圧レベル〔dB〕

▶音（音波）は空気中を振動しながら伝わっていくが，その振動により，大気圧に微弱な変動をもたらす．この圧力の変動部分を音圧といい，単位はマイクロパスカル〔μPa〕で表す.

▶ある音の音圧の実効値を p マイクロパスカル〔μPa〕とすると，その音圧レベル L_p（単位はデシベル〔dB〕）は，次式で求められる.

$L_p = 20\log(p/p_0)$ （p：ある音の音圧〔μPa〕，p_0：基準音圧（20 μPa））

基準音圧は，空気中の音の場合 20 μPa であり，正常の聴覚を有する人間の 最小可聴音である.

すなわち，音圧レベルは，そのときの音圧と人間が聴くことができる最も小さな音圧（20 μPa）との比の常用対数を 20 倍して求められる.

▶騒音計は，その場所の音圧を測定して，これを上式で計算後，さらに種々の補正を加えるため，実際に騒音計に表示される値はこの式で算出した音圧レベルの値ではない．表示されるのは補正した値であり，単位はデシベル〔dB(A)〕で表される．補正については次ページの(2)項を参照されたい.

▶ log は常用対数であり，数学で学習したとおり，例えば，$\log 1 = 0$，$\log 5 = 0.6990$，$\log 10 = 1$，$\log 100 = 2$，$\log 1\,000 = 3$ である.

ある音の音圧の実効値を 2 000 μPa とした場合，その音圧レベルは，上式により，$L_p = 20\log(2\,000/20) = 20\log 100 = 20 \times 2 = 40$ dB となる.

また，音圧の実効値を 20 μPa とした場合，その音圧レベルは，上式により，$L_p = 20\log(20/20) = 20\log 1 = 20 \times 0 = 0$ dB となる．よって，20 μPa は人間の最小可聴音圧であるが，これは，ゼロ dB となることがわかる.

(2) 騒音レベル

騒音レベルを表す単位としてデシベル〔dB〕がある．騒音計で測定したときに表示される値がこの値である．騒音レベルの測定は，通常，騒音計の周波数補正回路のA特性で行い，その単位はdB（A）である．

わかるわかる! 周波数補正，騒音レベル

▶人が耳で感じる（聴覚）音の大きさの度合は，音の強さそのものだけによらず，音の周波数によっても異なる．言い換えると，同じ強さの音であっても，周波数の少ない音（低音）は聞き取りにくくなり，小さく感じる．そこで，騒音計自体が，測定した音の強さを人の聴覚に合わせて周波数ごとに一定の数値（A特性）で補正した値を表示する機能をもつようにしている．この補正されて表示された値を騒音レベルという．なお補正回路には，そのほかC特性等もある．

(3) 等価騒音レベル

① 騒音を測定するときに騒音が刻々と変動するような場所では，瞬時値では，正確な測定値とはいえない．そこで，一定時間の平均値的な騒音値をもって，その測定場所の測定値とするほうが，正確度が高いといえる．この平均値的な測定値を等価騒音レベルという．等価騒音レベルは，変動する騒音に対する人間の生理・心理的反応とよく対応する．

② 等価騒音レベルは，騒音計に入ってくるすべての音の騒音レベルを基にして算出されたものであり，いくつかの特定の周波数の騒音レベルを基にして算出されたものではない．

③ 等価騒音レベルは，一定時間における騒音レベルを一定時間ごとに平均化した値で，変動する騒音レベルの平均値として表した値である．

(4) 音の高低

音の周波数を表す単位としてヘルツ〔Hz〕がある．音の高低は周波数と関連し，周波数が高いほど高い音である．

わかるわかる! 周波数（振動数）

▶周波数とは，1秒間に音波が振動する回数のことで，単位はHz（ヘルツ）で表す．

▶ 1秒間に60回振動する音は60 Hzである．

▶人間の会話する音域は，500 ～ 2 000Hzである．それゆえ，会話している声は1秒間に500 ～ 2 000回振動していることになる．

▶人間は振動数（周波数）の高い音ほど，高い音であることを知覚している．

(5) 騒音性難聴

① 耳の構造は図 4 のように，外から外耳，中耳，内耳となっている．騒音性難聴は内耳（内耳の蝸牛の中にある有毛細胞）が障害を受けることによって起こる．

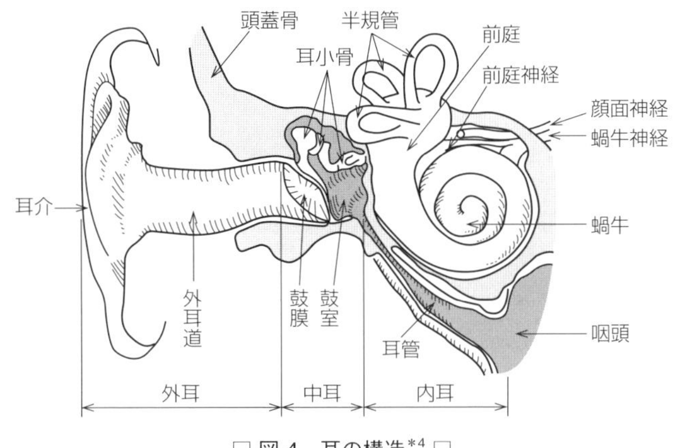

□ 図 4 耳の構造*4 □

② 騒音性難聴は，高音域（4 000 Hz を中心とした）が最初に聞こえにくくなる．この初期に認められる特徴的な聴力低下の型を C^5 ディップという．日常会話の音域は 500 ～ 2 000 Hz であるため，初期には気がつかないことが多い．かつ，治りが悪いのが特徴である．

③ 騒音性難聴は，一定レベル以上の騒音（85 dB 以上の騒音）に長期間さらされた場合に起こることがある．

④ 騒音性難聴は，感音性の難聴で，耳鳴りを伴うことが多い．

⑤ 騒音は，自律神経系や内分泌系へも影響を与えるため，騒音ばく露により，交感神経の活動の亢（こう）進や副腎皮質ホルモンの分泌の増加が認められることがある．

⑥ 騒音性難聴の特徴については，騒音についての過去出題問題を参照されたい．

わかるわかる! 感音性難聴

▶難聴には，伝音性難聴と感音性難聴がある．

▶外界からの音は，外耳，中耳を通って内耳へ伝えられる（伝音）が，外耳や中耳に障害がある場合（例えば，外耳道の大きな耳垢や鼓膜の不具合等）が伝音性難聴である．一方，内耳に障害がある場合を感音性難聴という．騒音性難聴は，内耳に障害があるので感音性難聴である．

過去出題問題

1（ ）音圧レベルは，通常，その音圧と人間が聴くことができる最も小さな音圧（20 μPa）との比の常用対数を 20 倍して求められ，その単位はデシベル〔dB〕で表される．

2（ ）騒音レベルの測定は，通常，騒音計の周波数補正回路の A 特性で行い，その単位は dB（A）である．

3（ ）等価騒音レベルは，単位時間当たりのピーク値の騒音レベルを表し，変動する騒音に対する人間の生理・心理的反応とよく対応する．

4（ ）等価騒音レベルは，単位時間（1 分間）における音圧レベルを 10 秒間ごとに平均化した幾何平均値で，変動する騒音レベルの平均値として表した値である．

5（ ）等価騒音レベルは，変動する騒音に対する人間の生理・心理的反応とよく対応するため，作業環境における騒音の大きさを表すのに広く用いられる．

6（ ）等価騒音レベルは，変動する騒音のある時間範囲について，250，500，1 000，2 000，4 000 及び 8 000 Hz の音圧レベルの平均値として表した量である．

7（ ）等価騒音レベルは、中心周波数 500 Hz，1 000 Hz，2 000 Hz 及び 4 000 Hz の各オクターブバンドの騒音レベルの平均値で，変動する騒音に対する人間の生理・心理的反応とよく対応する．

8（ ）音の周波数を表す単位としてヘルツ〔Hz〕があり，騒音レベルを表す単位としてデシベル〔dB〕がある．

9（ ）騒音性難聴は，騒音により中耳が障害を受けることにより起こる．

10（ ）騒音性難聴は，騒音により内耳の前庭や半規管の機能が低下することにより生じる．

11（ ）騒音性難聴は，通常会話よりも低い音から聞こえにくくなる．

12（ ）騒音性難聴は，初期には気がつかないことが多く，又，治りが悪いという特徴がある．

13（ ）騒音性難聴の初期に認められる 4 000 Hz 付近からの聴力低下の型を C^5

ディップという.

14（　）騒音性難聴は，一定レベル以上の騒音に長期間さらされた場合に起こることがある.

15（　）騒音性難聴は，騒音職場から静かな職場に変わっても回復しない.

16（　）騒音は，自律神経系や内分泌系へも影響を与え，いわゆるストレス反応を起こすことがある.

17（　）騒音の存在は，そのための不快感のほか，その中で特定の音を聞こうとする努力による精神疲労を生じる.

18（　）騒音性難聴は，感音性の難聴で，耳鳴りを伴うことが多い.

19（　）騒音は，自律神経系や内分泌系へも影響を与えるため，騒音ばく露により，交感神経の活動の亢進や副腎皮質ホルモンの分泌の増加が認められることがある.

解答

1	○	2	○	3	×	4	×	5	○	6	×	7	×
8	○	9	×	10	×	11	×	12	○	13	○	14	○
15	○	16	○	17	○	18	○	19	○				

解説

3▶ 等価騒音レベルは，単位時間当たりの平均値の騒音レベルを表し，変動する騒音に対する人間の生理・心理的反応とよく対応する.

4▶ 等価騒音レベルは，一定時間における騒音レベルを一定時間ごとに平均化した値で，変動する騒音レベルの平均値として表した値である.

6▶ 等価騒音レベルは，変動する騒音のある時間範囲について，騒音計に入ってくるすべての音の騒音レベルを基にして算出されたものであり，いくつかの特定の周波数の騒音レベルを基にして算出されたものではない.

7▶ 設問前半部に，誤りがある（上記解説 6 を参照）．設問後半部の「変動する騒音に対する人間の生理・心理的反応とよく対応する」は正しい.

9▶ 騒音性難聴は，騒音により内耳が障害を受けることにより起こる.

10▶ 騒音により，内耳の蝸牛の中にある有毛細胞が障害を受けることによって生じる.

11▶ 騒音性難聴は，通常会話よりも高い音（4 000 Hz を中心とした音）から聞こえにくくなる.

3.9 振　動

(1) 振動障害は，チェーンソー，削岩機などの振動工具を長時間にわたり使用する労働者に生じる障害で，手のしびれなどの神経症状や手指の蒼(そう)白現象（レイノー現象）などがみられる．

(2) この障害は，指の血管が収縮して血流が悪くなるために起こる．そのため，特に寒い冬期に発生しやすい．

わかるわかる!　レイノー現象・チェーンソー

▶レイノー現象とは，手の指の先端が白くなる現象であり，ろうそくに似ているので白ろう病ともいわれる．

▶振動工具（チェーンソー，グラインダー，削岩機等）を長期間使用すると，指の血管が収縮し，血液が指先に流れにくくなるため，白くなる．

▶振動工具のうち，労働安全衛生規則で特別教育が義務づけられているのは，「チェーンソーを用いて行う立木の伐木等」である（則 36 条（43 ページ））．

▶チェーンソーは，Chain Saw と書き，「チェーンに取り付けたのこぎりの刃」という意味である．長楕円の鉄板の周囲を，ひと続きのチェーンに取り付けられた刃が回ることによって，木を切ることができる工具である．回るときに振動が発生するため，レイノー現象の障害が起こることがある（ホームセンターの工具売り場で販売されているので，一度見ておくとよい）．

過去出題問題

1（　）レイノー現象は，振動障害に特有の末梢神経障害で，夏期に発生しやすい．

2（　）手持振動工具の使用によって，レイノー現象（手指の蒼白発作）を起こすことがある．

3（　）振動工具取扱い作業者に対する特殊健康診断を 1 年に 2 回実施する場合，そのうち 1 回は冬期に行うとよい．

4（　）振動障害は，チェーンソー，削岩機などの振動工具を長時間にわたり使用する労働者に生じる障害で，手のしびれなどの神経症状や手指の蒼白現象（レイノー現象）などがみられる．

5（　）全身振動障害では，レイノー現象などの末梢循環障害や手指のしびれ感などの末梢神経障害がみられ，局所振動障害では，関節痛などの筋骨格系障害がみられる．

解答	1	×	2	○	3	○	4	○	5	×

解説

1▶ レイノー現象は，振動障害に特有の末梢神経障害で，冬期に発生しやすい．

5▶ チェーンソーなどの振動工具を手で握っていることによる局所の振動ばく露により，レイノー現象（白指症）などの末梢循環障害や手指のしびれ感などの末梢神経障害がみられる．一方，フォークリフトなどの運転による全身振動障害では，関節痛などの筋骨格系障害がみられる．
設問は，全身振動障害と局所振動障害とが逆になっている．

3.10 高気圧業務

(1) 高気圧業務の種類

高気圧業務として，高圧室内業務（潜函工法などの高圧室内作業）と潜水業務とがある（第1編9.1節（142ページ））．

(2) 高気圧業務での障害を起こす原因

高気圧業務での障害を起こす原因として，不均等な加圧・減圧と窒素の挙動との2つがある．

(3) 潜水業務における潜降時

潜降時の不均等な加圧によって，スクイーズ（締付けともいう）が起こることがある．症状としては，耳や副鼻腔の痛み等がある．

（注）不均等な加圧とは…耳の場合は，鼓膜の外側と内側で部分的な圧力差を生じる．これを不均等という．

(4) さらなる潜降時又は深水時（深度 30 m くらい）

高気圧となるので，窒素酔い（窒素麻酔ともいう）が起こることがある．

(5) 潜水業務における浮上時

① 浮上時の急激な減圧によって，減圧症が起こることがある．これは，急激な減圧に伴い，血液中に溶け込んでいた空気中の窒素が気泡となり，細い血管を閉塞したり組織を圧迫したりすることによるものである．症状としては，皮膚のかゆみ，関節痛，神経の麻痺等がある．

② 浮上時の不均等な減圧によって，気胸（肺の破裂により肺に穴が開く）が起こることがある．

(6) 潜水業務における浮上後

浮上時の急激な減圧によって，浮上後に減圧症が起こることがある．

□表３　潜降時及び浮上時のまとめ□

潜水＼原因	不均等な加圧・減圧	窒素の挙動
潜降時	スクイーズ（加圧）	窒素酔い
浮上時	気胸（減圧）	減圧症（浮上後にも発生）

わかるわかる!　潜水業務とスクイーズ・窒素酔い

潜水業務を例にとって，作業と圧力変化による障害との関係を見てみよう．

▶海水中では，深度が 10 m 増すごとに，1 気圧ずつ圧力が増加する．潜降していくと，耳や副鼻腔への圧力が不均等にかかり，痛み等が起こることがある．この障害を「スクイーズ」（又は締付け）という．スクイーズは squeeze と書き，締め付けるという意味である．

▶さらに深度 30 m くらいまで潜ると，窒素酔い（窒素麻酔ともいう）の障害が起こることがある．圧力が上がると血液の中に溶け込む窒素の量が多くなり，ちょうど酒をのんで酔ったときと同様の状態になるため，窒素酔いといわれている．

▶水中での作業を終えて，浮上する時に，不均等な減圧によって気胸を起こすことがある．これは，急に浮上すると急に圧力が下がるために肺の容積が急膨張（ボイルの法則）して，肺が破裂することがある．胸膜が破裂すると気胸になる．

▶又，一気に浮上すると減圧症を起こすことがある．潜水業務の中で最も気をつけなければならないのがこの減圧症である．潜水業務で減圧症を防止するため，時間をかけて計画的に浮上するようにしている．

減圧症については，次の（わかるわかる!）で説明する．

わかるわかる!　減圧症

▶減圧症は，いままで高圧下で血液中等に溶け込んでいた窒素が，浮上とともに圧力が下がっていくにつれ，血液中等に気泡を生じることにより起こる障害である．

▶この現象は，ビールびんの場合とまったく理屈が同じであるので，これをイメージしてみよう．ビールびんに詰められたビールは加圧されているため，泡（二酸化炭素）はビールの液に溶け込んでいる．そのため，びんの中では泡はない．栓を抜くと，とたんに圧力が大気圧まで下がるため，いままで溶け込んでいた二酸化炭素が，溶け切れなくなって気泡を生じ，それがグラスに注がれることになるわけである（ヘンリーの法則）．

過去出題問題

1（　）潜水作業における減圧症は，潜降時の不均等な加圧によって生じる．

2（　）潜水作業では，潜降時の加圧が急激すぎると，皮膚のかゆみ，関節痛（ベンズ），呼吸困難等の症状が発生する．

3（　）潜水業務における減圧症は，浮上時より潜降時に発生しやすい．

4（　）減圧症は，潜函作業者や潜水作業者が高圧下作業から急激に減圧したとき発生し，皮膚のかゆみ，関節痛，神経の麻痺などの症状がみられる．

5（　）潜水業務における減圧症は，浮上による減圧に伴い，血液中に溶け込んでいた空気の中の酸素が気泡となり，血管を閉塞したり組織を圧迫することにより発生する．

6（　）潜水業務における減圧症は，浮上による減圧に伴い，血液や組織中に溶け込んでいた窒素の気泡化が関与して発生し，皮膚のかゆみ，関節痛，胸痛などの症状がみられる．

（注）「潜水業務」は，「潜水作業」の文言で出題されることがある．

解答	1	×	2	×	3	×	4	○	5	×	6	○

解説

1▶潜水作業におけるスクイーズ（締付けともいう）は，潜降時の不均等な加圧によって生じる．

2▶潜水作業では，浮上時の減圧が急激すぎると，皮膚のかゆみ，関節痛（ベンズ），呼吸困難等の症状が発生する（これを減圧症という）．

3▶潜水業務における減圧症は，浮上時及び浮上後に発生しやすい（潜降時は発生しない）．

5▶空気の中の酸素でなくて，窒素である．

3.11 低　温

(1) 凍傷

0℃以下の寒冷による組織の凍結壊死を凍傷という.

(2) 凍瘡

凍瘡とは，しもやけのことで，異常な寒冷にさらされて発生する凍傷とは異なり，日常生活内での軽度の寒冷により発生する皮膚障害をいう.

(3) 低体温症

全身が冷やされて，直腸などの中心体温が35℃以下に低下したときに生じる意識消失・筋の硬直などの症状をいう.

過去出題問題

1（　）凍傷とは，0℃以下の寒冷による組織の凍結壊死をいう.

2（　）凍瘡とは，しもやけのことで，異常な寒冷にさらされて発生する凍傷とは異なり，日常生活内での軽度の寒冷により発生する皮膚障害をいう.

3（　）凍瘡は，0℃以下の寒冷にばく露することによって発生し，皮膚組織の凍結壊死を伴うしもやけの症状がみられる.

4（　）低体温症は，全身が冷やされて体内温度が低下したときに生じる意識消失・筋の硬直などの症状をいう.

5（　）低体温症は，全身が冷やされて体内温度が25℃以下にまで低下したとき発生し，意識消失，筋の硬直などの症状がみられる.

解答	1	○	2	○	3	×	4	○	5	×

解説

3▶凍傷は，皮膚組織の凍結壊死をいい，0℃以下の寒冷によって発生する．なお，軽度のものを凍瘡（しもやけ）というのに対し，重度のものを凍傷という.

5▶低体温症は，全身が冷やされて体内温度が35℃以下にまで低下したとき発生し，意識消失，筋の硬直などの症状がみられる.

3.12 有害作業要因による疾病

(1) レジ作業，コンベヤー流れ作業など，上肢を同一の位置に保ったり反復使用したりする作業では，局所疲労により頸（けい）肩腕症候群という一連の症状が生じることがある．

過去出題問題

1（　）上肢を同一の位置に保ったり反復使用する作業では，局所疲労により頸肩腕症候群という一連の症状が生じることがある．

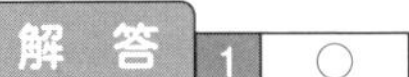

第4章 労働衛生管理

4.1 労働衛生の3管理

(1) 労働衛生の3管理とは，作業環境管理，作業管理，健康管理のことをいう．これらを効果的に進めるには，労働衛生管理体制の整備や労働衛生教育の実施等が必要である．

(2) 労働衛生管理対策を効果的に進めるためには，組織を整える必要がある．法的に定められているものとしては，次のものがある．これらの職務については，第1編第1章（3～30ページ）を参照．

① 総括安全衛生管理者
② 産業医
③ 衛生管理者，衛生工学衛生管理者
④ 作業主任者
⑤ 安全衛生推進者，衛生推進者
⑥ 安全衛生委員会，衛生委員会

4.2 作業環境管理

(1) 作業環境管理とは，作業環境中の有害要因を除去することにより，良い作業環境を作るための諸対策をいう．3管理の中でも最も基本となる対策であるから，「健康診断によって健康障害が発見されたので，その原因を究明し職場の作業環境を改善する」というような後追いの対策にならないようにすべきである．

(2) 作業環境管理とは，換気設備の改善等工学的な対策によって，作業環境を良好な状態に維持することをいう．

(3) 対策としては，作業環境測定を行い，その結果を把握・評価し，有害性の少ない代替物への変更，設備の改善，発生源の密閉化，局所排気装置等の設置等があげられる（詳細は本編5.2節（278ページ））．

4.3 作業管理

(1) 作業管理とは，作業の内容や進め方を適切に管理することによって，労働者の健康障害（職業性疾病）を防止することである．

(2) 作業管理の内容は，作業強度，作業密度，作業時間，作業姿勢，休憩等極めて広範囲にわたる．

(3) 作業管理の進め方としては，適切な作業を行うための手順や方法を定め，それを，訓練等を通じて現場の労働者に徹底させることが必要である．

(4) 作業管理を進める手順としては，労働負荷の程度，作業手順，作業姿勢など作業そのものの分析から始める．

(5) 作業管理の手法としては，心身に対する負荷が少ない作業の手順や方法等を定めることが必要である．

(6) 作業管理では，作業標準による作業の進め方について教育することが必要である．

(7) 作業管理を進める際，職場の実状を把握することが基本であり，衛生管理者が作業者とともに，改善方法を検討していくことが有効である．

(8) 作業管理を進めていく上で無視することができない産業疲労は，生体に対する労働負荷が大きすぎることによって引き起こされるが，疲労の回復には日常生活も大きくかかわっている．

(9) 作業管理に関する上記以外の事項については，次の過去出題問題（問 12 ～ 16）を参照されたい．

過去出題問題

1（　）作業環境管理，作業管理，健康管理を効果的に進めるには，労働衛生管理体制の整備や労働衛生教育の実施が必要である．

2（　）作業環境管理の最終目的は，健康診断によって発見された健康障害の原因を究明し，職場の作業環境を改善することにある．

3（　）作業管理とは，換気設備の改善等工学的な対策によって，作業環境を良好な状態に維持することをいう．

4（　）作業管理の内容は，作業強度，作業密度，作業時間，作業姿勢，休憩等極めて広い範囲にわたる.

5（　）作業管理の進め方としては，適切な作業を行うための手順や方法を定め，訓練等を通じて現場の労働者に徹底させることが必要である.

6（　）作業管理を進める手順としては，労働負荷の程度，作業手順，作業姿勢など作業そのものの分析から始める.

7（　）作業管理の手法としては，心身に対する負荷が少ない作業の手順や方法等を定めることが必要である.

8（　）作業管理を進める際，職場の実状を把握することが基本であり，衛生管理者が作業者とともに，改善方法を検討していくことが有効である.

9（　）作業管理では，作業標準による作業の進め方について教育することが必要である.

10（　）作業管理を進める上で，産業疲労を考える場合，日常生活とのかかわりを無視することはできない.

11（　）作業管理を進めていく上で無視することができない産業疲労は，生体に対する労働負荷が大きすぎることによって引き起こされるが，疲労の回復には日常生活も大きくかかわっている.

12（　）作業管理を進めるには，作業の実態を調査・分析し，評価して，作業の標準化，労働者の教育，作業方法の改善等を行っていくことが重要である.

13（　）作業管理の手法は，労働生理学的手法，人間工学的手法等，多岐にわたる.

14（　）作業管理の内容には，作業方法の変更などにより作業負荷や姿勢などによる身体への悪影響を減少させることが含まれる.

15（　）作業管理の内容には，労働衛生保護具の適正な使用により有害な物質への身体ばく露を少なくすることが含まれる.

16（　）労働衛生対策を進めていくにあたっては，作業管理，作業環境管理及び健康管理が必要であるが，次の（1）～（10）の対策例について，作業管理に該当するものはどれか.

(1) 振動工具の取扱い業務において，その振動工具の周波数補正振動加速度実効値の3軸合成値に応じた振動ばく露時間の制限を行う.

(2) 有機溶剤業務を行う作業場所に設置した局所排気装置のフード付近の吸込み気流の風速を測定する.

(3) 強烈な騒音を発する場所における作業において，その作業の性質や騒音の性状に応じた耳栓や耳覆いを使用する.

(4) 有害な化学物質を取り扱う設備を密閉化する.

(5) 鉛健康診断の結果，鉛業務に従事することが健康の保持のために適当でないと医師が認めた者を配置転換する.

(6) VDT作業における作業姿勢は，椅子に深く腰をかけて背もたれに背を十分当て，履物の足裏全体が床に接した姿勢を基本とする.

(7) 有機溶剤業務を行う作業場所に設置した局所排気装置のフード付近の気流の風速を測定する.

(8) 放射線業務において管理区域を設定し，当該場所に立ち入る必要のある者以外の者を立ち入らせない.

(9) ずい道建設工事の掘削作業において，土石又は岩石を湿潤な状態に保つための設備を設ける.

(10) じん肺健康診断の結果，粉じん業務に従事することが健康の保持のために適当でないと医師が認めた者を配置転換する.

解答

1	○	2	×	3	×	4	○	5	○	6	○	7	○
8	○	9	○	10	○	11	○	12	○	13	○	14	○	15	○
16	(1)，(3)，(6)，(8)												

解説

2▶作業環境管理の最終目的は，作業環境から有害要因となるものを除去することである．決して健康診断によって発見された健康障害の原因を究明し，職場の作業環境を改善することではない.

3▶作業環境管理とは，換気設備の改善等工学的な対策によって，作業環境を良好な状態に維持することをいう.

16▶(2) (4)，(7)，(9) が作業環境管理，(5)，(10) が健康管理である.

4.4 健康管理

(1) 健康管理とは，健康診断の実施及びその結果に基づく事後措置のみならず，健康の保持増進のための措置，さらに日常生活の保健指導等をも含む管理とされている.

(2) 健康管理では，身体の健康に関するもののほか，ストレス等に関連した心の健康の確保対策も必要とされている.

(3) 肥満，高血圧症，高脂血症，耐糖能異常（糖尿病）の4つは「死の四重奏」

といわれ，これらの1つひとつが軽い症状であっても，合併したときは深刻な脳・心臓疾患に至るリスクが大きく高まるとされている．

過去出題問題

1（　）健康管理では，身体の健康に関するもののほか，ストレス等に関連した心の健康の確保対策が必要とされている．

2（　）健康管理の目的としては，健康を保持増進し，労働適応能力を向上させることまで含めて考えられている．

3（　）「死の四重奏」などといわれる4つの因子で，合併したときは深刻な脳・心臓疾患に至るリスクが大きく高まるとされているものの組合せとして，正しいものは次のうちどれか．

(1) 肥満，高血圧症，高脂血症，肝機能低下
(2) 頭痛，高血圧症，狭心症，肝機能低下
(3) 肥満，高血圧症，高脂血症，耐糖能異常
(4) 高血圧症，高尿酸血症，耐糖能異常，肝機能低下
(5) 頭痛，高血圧症，肝機能低下，高脂血症

解答	1	○	2	○	3	(3)

4.5 労働衛生教育

(1) 職場教育の方法として，代表的なものにOJT（On the Job Training）がある．これは仕事を通じて，個々人に教育するものである．大勢を集めて行う集合教育とは対をなすものである．特徴としては，次の過去出題問題を参照されたい．

過去出題問題

1（　）労働衛生教育の方法の1つであるOJT（職場研修）の長所として，誤っているものはどれか．

(1) 一度に多くの者に集中的な指導ができる．

(2) 個人の能力に応じた指導ができる.

(3) 日常的に機会をとらえて指導ができる.

(4) 個人の仕事に応じた指導ができる.

(5) 教育効果の把握が容易である.

(6) 教育内容の原理・原則を体系的に指導できる.

2 ( ) 講義法は，一度に多くの内容を大勢の学習者に確実に伝達することができるが，指導者と学習者との間に人間的な触れ合いが全くできない方法であり，学習者の反応を見ながら学習指導を展開することはできない.

3 ( ) 討議法は，学習者が積極的に学習活動に参加でき，相互の発言により思考を深めることができる方法であるが，全員が討議に参加できるよう配慮が必要で，進行が逸脱したり，時間の浪費を招く場合もある.

4 ( ) 役割演技法（ロールプレイング）は，対人関係を実際に近い状態で学習することができ相手の気持を洞察する力を養うことができる方法であるが，進行が停滞したり，個人批判に陥ったりすることのないよう管理する必要がある.

5 ( ) 事例研究法は，具体的な事例を素材として積極的に学習することができる方法であるが，事例作成に手間がかかり，リーダーに指導技術が要求される.

6 ( ) 視聴覚的方法は，現場に行かなくても実物に近い状態を見ることができ学習者に強い印象を与えることができる方法であるが，設備に経費がかかり，準備に時間を要することが多い.

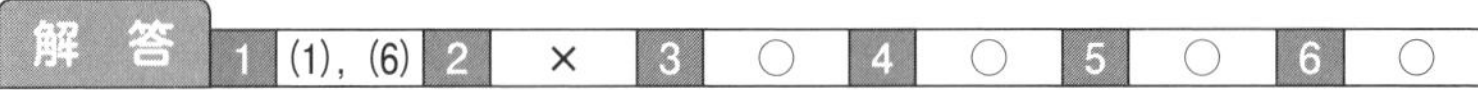

解答	1	(1)，(6)	2	×	3	○	4	○	5	○	6	○

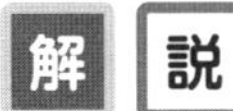

解説

2▶講義法は，一度に多くの内容を大勢の学習者に確実に伝達することができ，かつ，指導者と学習者との間に人間的な触れ合いができる方法であり，学習者の反応を見ながら学習指導を展開することができる.

第5章 作業環境管理

5.1 作業環境測定

職場で働く人は，だれしもが作業環境の良い職場で働きたいのはいうまでもない．そのためには，常に職場の作業環境測定を行って環境状況を把握，管理していく必要がある．

作業環境測定については，労働安全衛生法，作業環境測定法，作業環境測定基準等で定められているが，それらについて基本的なことを説明する．

(1) 単位作業場所の決定

まず，作業場の区域の中で，労働者の作業中の行動範囲，有害物の拡散分布の状況等から見て，測定のために必要な区域の範囲を決める．これを単位作業場所の決定という．

(2) 単位作業場所の中での測定点の決定方法

測定にはA測定とB測定とがある．

① A測定

- 有害物質の濃度が，単位作業場所内でどのように分布されているかを，平均値的に把握するため，無作為に多数点を測定して求める．これをA測定という．
- 測定点の決め方は，「作業環境測定基準」で次のように定められている．

a. 床面上に6m以下の等間隔で引いた縦の線と横の線との交点を測定点とし，その高さは床上50cm以上150cm以下の位置(設備等があって測定が著しく困難な位置を除く)とすること(図1).

b. 測定点は，原則として5点以上とすること．

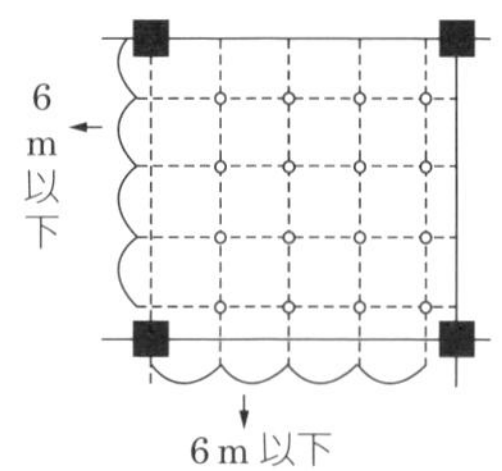

□図1 測定点[*5]□

② B測定

- 労働者が最も多くばく露を受ける可能性があるような作業形態がある場合(例えば，原料投入を間けつ的に行う作業は，投入のつど，近くにいる労働者の周囲に多量の粉じんが発生するため，その投入する間はばく露を多く受けやすい)は，A測定だけでは不十分である．

なぜならば，A 測定は，単位作業場所内の有害物質の濃度分布を平均値的にとらえるだけだからである．そこで，濃度が最も高くなると思われる有害物質の発散源に近接した作業位置における最高濃度（例えば，原料投入場所で原料投入時に）を測定し把握することも必要になってくる．この測定を B 測定という．

(3) 管理区分の決定までの流れと管理濃度

① A 測定，B 測定の測定データを基にして，統計的手法で単位作業場所の管理区分を決定する（管理区分とは，第 1 管理区分から第 3 管理区分まで 3 ランクに分け，最も作業環境が良い場所を第 1 管理区分，最も悪い場所を第 3 管理区分という）．

② この管理区分を決定する際に，管理濃度という指標を使う．

● 管理濃度とは，作業環境の状態を評価するために，測定結果から当該作業場所の作業環境管理の良否を判断する際の管理区分を決定するための指標（数値）として，行政的見地から設定されたものである．

なお，管理濃度は有害物質ごとに数値が定められている（例えば，トルエンは 20 ppm，キシレンは 50 ppm である）．

● 管理区分の決定に際しては，指標となる管理濃度と測定値（A 測定では測定値ではなくて，後述する第 1 評価値と第 2 評価値）を比較して，測定値（評価値）が非常に良ければ第 1 管理区分，非常に悪ければ第 3 管理区分となる．

③ 管理濃度を，ばく露限界と混同しないこと．

● ばく露限界とは，ほとんどすべての労働者が毎日繰り返してばく露されても健康上有害な影響を受けないとされる限界値をいう．

④ 管理区分を決定するまでの流れ図を図 2 で示す．

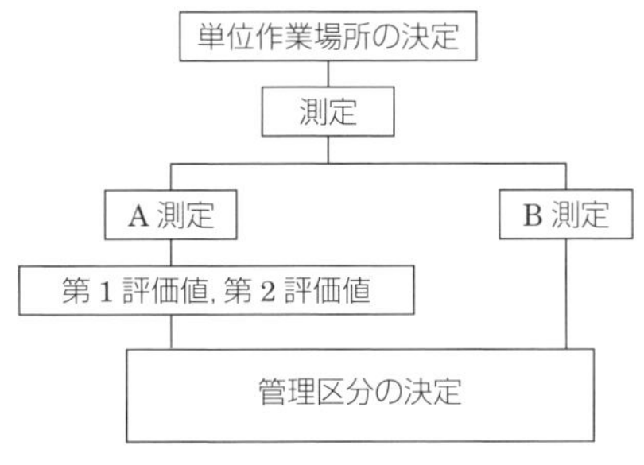

□ 図 2　管理区分決定までの流れ図 □

A 測定と B 測定のデータから総合的に統計的手法でもって管理区分を決定するが，A 測定の場合は第 1 評価値，第 2 評価値を算出して，これらの計算値により管理区分を決定することになる．

では，第 1 評価値，第 2 評価値とは何か？

⑤ 第 1 評価値，第 2 評価値は，測定データを統計的に処理したときの推定値である．

●第 1 評価値（E_{A1}）

空気中の有害物質の濃度の分布は，図 3 のようにほぼ対数正規分布となることが経験的に知られている．この分布図の高濃度側から面積で 5%に相当する濃度の推定値を第 1 評価値といい，このときの濃度を E_{A1} で表す．

●第 2 評価値（E_{A2}）

空気中の有害物質の算術平均濃度の推定値を第 2 評価値といい，E_{A2} で表す（図 3 の分布図で平均値であることを確認すること）．

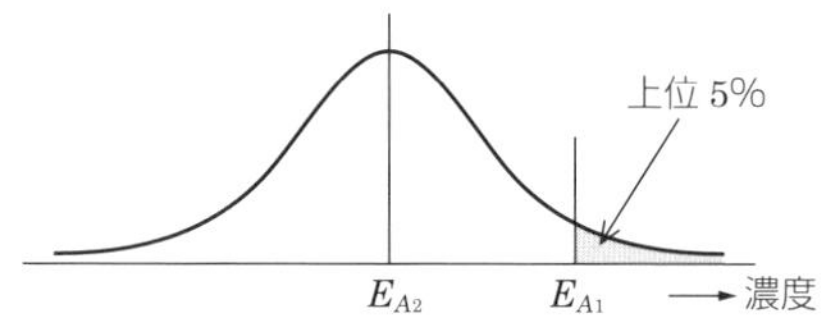

□ 図 3　第 1 評価値と第 2 評価値の意味 □

わかるわかる!　第 1 評価値，第 2 評価値

▶ A 測定における，原則 5 点以上の測定データにより統計的に求められるものが，第 1 評価値と第 2 評価値である．そして，この第 1 評価値や第 2 評価値と，指標となる管理濃度とを比べて，その作業場の A 測定での管理区分を決めることになる．

▶第 1 評価値とは？　→イメージ的に言えば，測定データをもとに統計学的計算により，「その作業場所を 100 点測定したとして，悪いほうから 5 番目のデータ」といえる．すなわち，「この作業場における相当悪い（5 番目に）データなのだ」とイメージする．

▶第 2 評価値とは？　→これもイメージ的に言えば，「測定データの平均値だ」といえる．

(4) 管理区分の決定

管理区分を決定する方法には，A 測定のみの場合と，A 測定と B 測定の両方を行った場合との２通りがある．

1．A 測定のみを行った場合の管理区分の決定

①　第１評価値（E_{A1}）が管理濃度に満たない場合（第１評価値＜管理濃度），要するに，その作業場所における測定値のうちの高濃度側の上位 5％に相当する濃度（E_{A1}）でも，管理濃度より低いので作業環境は良好である→第１管理区分となる．

わかるわかる！　A 測定での第１管理区分

▶その作業場における測定点が 100 点あったとして，5 番目に悪いデータ（第１評価値）をもってしても，なおかつ，指標となる管理濃度よりも良いレベルであるということである．このことから，その作業場全体で見ると，管理濃度よりも良い測定点は 95 点以上もあるため，作業環境は良好といえるので，第１管理区分とする．

②　第１評価値（E_{A1}）が管理濃度以上であり，かつ，第２評価値（E_{A2}）が管理濃度以下の場合（第１評価値≧管理濃度≧第２評価値），要するに，高濃度側の上位 5％に相当する濃度は管理濃度よりも悪いが，それでも平均濃度が管理濃度よりも低いので，作業環境は“もう少し”である→第２管理区分となる．

③　第２評価値（E_{A2}）が管理濃度を超える場合（第２評価値＞管理濃度），要するに，平均濃度が管理濃度よりも悪いので，作業環境は不良である→第３管理区分となる．

わかるわかる！　A 測定での第３管理区分

▶平均値である第２評価値が管理濃度よりも悪いということは，その作業場全体でみれば，その作業場の半分以上の測定データが，指標となる管理濃度よりも悪いと推定されるため，その作業環境は非常に悪いといえるので，第3管理区分とする．

□ 表１ □

A 測定での評価		
第１評価値＜管理濃度	第１評価値≧管理濃度≧第２評価値	第２評価値＞管理濃度
第１管理区分	第２管理区分	第３管理区分

2．A 測定と B 測定の両方を行った場合の管理区分の決定

①　B 測定での評価について

● B 測定では，第１評価値や第２評価値はないので，代わりに管理濃度と管理濃度を 1.5 倍したものの２つを指標として用いる．

●上記2つの指標を，B測定値と比べて，B測定での管理区分を決める（表2の左端の列を参照）．

a.　B測定値が管理濃度に満たない場合……………………… 第1管理区分

b.　B測定値が管理濃度以上であり，かつ，
　　　管理濃度の1.5倍以下である場合 …………………… 第2管理区分

c.　B測定値が管理濃度の1.5倍を超えている場合……… 第3管理区分

わかるわかる!　B測定での管理区分の決め方

▶A測定では第1評価値と第2評価値があったが，B測定ではそれらがない．それゆえ，B測定での管理区分の決定は異なった方法となる．すなわち，管理濃度そのものと管理濃度を1.5倍したものの2つを指標として，実際のB測定値が，その2つに対してどの程度であるかによってB測定での管理区分を決定する．

② 総合管理区分の決め方

A測定での管理区分とB測定での管理区分との両方を見て，悪いほうの管理区分をもって，総合管理区分とする．

例えば，表2の（＊1）は，A測定では第1管理区分，B測定では第2管理区分である．このどちらか悪いほうの管理区分をもって総合管理区分とするので，「第2管理区分」となる．（＊2）は，A測定では第2管理区分，B測定では第3管理区分である．このどちらか悪いほうの管理区分をもって総合管理区分とするので，「第3管理区分」となる．

□表2□

		A測定での評価		
		（第1管理区分）第1評価値＜管理濃度	（第2管理区分）第1評価値≧管理濃度≧第2評価値	（第3管理区分）第2評価値＞管理濃度
B測定での評価	（第1管理区分）B測定値＜管理濃度	第1管理区分	第2管理区分	第3管理区分
	（第2管理区分）管理濃度×1.5≧B測定値≧管理濃度	（＊1）第2管理区分	第2管理区分	第3管理区分
	（第3管理区分）B測定値＞管理濃度×1.5	第3管理区分	（＊2）第3管理区分	第3管理区分

(5) 作業環境測定によって作業環境の状態を把握するためには，有害物質の気中濃度の平均値だけでなく，変動の大きさも考慮する必要がある．

(6) A 測定の評価が悪いのに B 測定の評価が良い場合は，測定のデザインや分析に誤りがあることが多い．

(7) 管理区分ごとの作業場所の状態及び講じなければならない措置

① 第 1 管理区分の場合

□ 表 3 □

作業場所の状態	講じなければならない措置
測定を行った単位作業場所のうち，ほとんどの測定場所（95%以上）で空気中の有害物質の濃度が管理濃度を超えない状態をいう．	現在の状態が継続できるように努める．

② 第 2 管理区分の場合

□ 表 4 □

作業場所の状態	講じなければならない措置
測定を行った単位作業場所の空気中の有害物質の濃度の平均値が管理濃度を超えない状態をいう．	施設，設備，作業工程又は作業方法の点検を行い，その結果に基づき，それらの改善，その他作業環境を改善するため必要な措置を講ずるよう努めなければならない．

③ 第 3 管理区分の場合

□ 表 5 □

作業場所の状態	講じなければならない措置
測定を行った単位作業場所の空気中の有害物質の濃度の平均値が管理濃度を超える状態をいう．	1. 直ちに施設，設備，作業工程又は作業方法の点検を行い，その結果に基づき，それらの改善，その他作業環境を改善するため必要な措置を講じなければならない． 2. 有効な呼吸用保護具を使用させなければならない． 3. 健康診断の実施，その他労働者の健康の保持を図るため必要な措置を講じなければならない．

過去出題問題

1（　）単位作業場所は，作業場の区域のうち労働者の作業中の行動範囲，有害物の分布等の状況等に基づき定められる作業環境測定のために必要な区域をいう．単位作業場所を正しく設定するためには，作業主任者等現場をよく知っている者の協力が必要である．

2（　）A 測定は，単位作業場所における有害物質の濃度の平均的な分布を知るための測定である．

3（　）B 測定は，有害物の発散源に近接する場所において作業が行われる場合に，有害物の濃度が最も高くなると思われる時間に，その作業が行われる位置において行う測定である.

4（ ）原材料を反応槽へ投入する等，間けつ的に有害物の発散を伴う作業に従事する労働者のばく露状況は，A 測定の実施結果により知ることができる.

5（ ）管理濃度は，有害物質に関する作業環境の状態を評価するために，個々の労働者のばく露限界として設定されたものである.

6（ ）管理濃度は，有害物質に関する作業環境の状態を単位作業場所の作業環境測定結果から評価するための指標として行政的見地から設定されたものである.

7（ ）作業環境測定結果から当該作業場所の作業環境の状態を評価するための指標として，管理濃度が設定されている.

8（ ）A 測定の測定値のうち管理濃度を超えるものが 1 つでもあれば，管理区分は第 3 管理区分である.

9（ ）A 測定の第 2 評価値は，単位作業場所における気中有害物質の幾何平均濃度の推定値である.

10（ ）A 測定の第 2 評価値が管理濃度を超えている単位作業場所の管理区分は，B 測定の結果に関係なく第 3 管理区分となる.

11（ ）A 測定の第 1 評価値は，第 2 評価値より常に小さい.

12（ ）A 測定と B 測定を併せて行う場合は，A 測定の測定値を用いて求めた第 1 評価値，第 2 評価値及び B 測定の測定値に基づき，単位作業場所を第 1 管理区分から第 3 管理区分までのいずれかに区分する.

13（ ）A 測定の第 1 評価値及び B 測定の測定値がいずれも管理濃度に満たない場合は，第 1 管理区分となる.

14（ ）A 測定の第 2 評価値及び B 測定の測定値がいずれも管理濃度に満たない場合は，第 1 管理区分になる.

15（ ）B 測定の測定値が管理濃度を超えている場合は，A 測定の結果に関係なく第 3 管理区分となる.

16（ ）B 測定の測定値が管理濃度の 1.5 倍を超えている場合は，必ず第 3 管理区分となる.

17（ ）作業環境測定によって作業環境の状態を把握するためには，有害物質の気中濃度の平均値だけでなく，変動の大きさも考慮する必要がある.

18（ ）A 測定の評価が良いのに，B 測定の評価が悪い場合は，測定のデザイン，分析等に誤りがある.

19（ ）第 1 管理区分とされた作業場所は，管理状態が良好と考えられるので，その状態を維持するように努めなければならない.

20（ ）作業環境測定の結果，第 1 管理区分に該当した場合は，作業環境が良いとして以降の測定は省略して差し支えない．

21（ ）作業環境測定の実施結果により，必要な場合は，臨時の健康診断を行わなければならないことになっている．

解答

1	○	2	○	3	○	4	×	5	×	6	○	7	○
8	×	9	×	10	○	11	×	12	○	13	○	14	×
15	×	16	○	17	○	18	×	19	○	20	×	21	○

解説

4 ▶原材料を反応槽へ投入する等，間けつ的に有害物の発散を伴う作業に従事する労働者のばく露状況は，B測定の実施結果により知ることができる．

5 ▶管理濃度は，個々の労働者のばく露限界として設定されたものではない（管理濃度とは，作業環境の状態を評価するために，測定結果から当該作業場所の作業環境管理の良否を判断する際の管理区分を決定するための指標である）．

8 ▶A測定の第2評価値が管理濃度を超えれば，管理区分は第3管理区分である．管理区分の決定については，設問のように測定値と管理濃度を比較するのではなくて，測定値から統計的に求めた評価値と管理濃度を比較して決定するものである．

9 ▶A測定の第2評価値は，単位作業場所における気中有害物質の算術平均濃度の推定値である．

なお，算術平均とは通常使う平均値のことで，例えば2，3，6の算術平均値は(2＋3＋6)/3 ＝ 3.66である．一方，幾何平均は数字を掛け合わせた値の平方根（$\sqrt{\ }$）で求めた値である．例えば，2, 3, 6の場合，

$2\times3\times6= 36$ の平方根（$\sqrt{36}$）$=6$　である．

11 ▶A測定の第1評価値は，第2評価値より常に大きい．イメージ的には，第2評価値は「平均値」であるのに対し，第1評価値は「悪い方から5番目のデータ」である（272ページのわかるわかる!）から相当濃度が高い（大きい値）である．

13 ▶（注：A測定での管理区分は第1管理区分で，B測定での管理区分も第1管理区分であるので，総合管理区分は当然管理区分1である．）

14 ▶A測定の管理区分は第2評価値が管理濃度に満たない場合であるので第2管理区分となる．B測定の管理区分は測定値が管理濃度に満たない場合であ

るので第1管理区分となる．よって，双方のうち悪いほうの管理区分をもって総合管理区分とするので第2管理区分となる．

15▶ B測定の測定値が管理濃度の1.5倍を超えている場合は，A測定の結果に関係なく第3管理区分となる．

18▶ 例えば，原料投入口のみ粉じんの発散が多い場合は，この事例としてあり得る．

20▶ 測定結果が第1管理区分であっても，以降の測定は省略できない．

5.2 作業環境改善

有害物質に対する作業環境改善の進め方には順序があり，次の項目のうち，上から順に進めていくことが大切である．要は，まずは元から絶ち，それができない場合は，作業者が有害物に触れないですむ方法，その後に局所排気装置と進み，全体換気装置はあくまでも保護具と併用しての最後手段と考えるべきである．

(1) 作業環境改善の進め方の順序

① 有害物質の製造中止，又は使用の中止．

② 有害性の少ない物質への代替使用をする．

③ 有害な生産工程の改善，作業方法の改善をする．

④ 有害物質を取り扱う設備の密閉化，自動化．

⑤ 有害な生産工程の隔離，遠隔操作化．

⑥ 局所排気装置の設置，プッシュプル型換気装置の設置．

⑦ 全体換気装置の設置．

⑧ 作業行動の改善により二次発じん等の防止を考慮する．

(2) 作業環境改善事例

① 有害物を取り扱う設備を構造上又は作業上の理由で完全に密閉できない場合は，装置内の圧力を外気よりわずかに低くする．

わかるわかる！ 装置内の圧力を外気より低くする

▶装置内の圧力を外気よりもわずかに低くすれば，圧力差により周りの空気を装置内に吸い込むため，内部の気体が外部に漏れることはない．ただし，空気を吸い込むことにより装置の生産効率等が低下する場合がよくあるので，できれば密閉化したい．

② 粉じんを発散する作業工程では，密閉化や湿式化を検討する．

わかるわかる！ 湿　式

▶粉じんに水等の液体を少しかけるか又は液体で練る（これを湿式という）と飛散しにくくなるため，簡単で，非常に有効な方法となる．

③ 自動車の塗装を行う場所に，プッシュプル型換気装置を設置する．

わかるわかる！ プッシュプル型換気装置の例

▶有害物質を挟んで，一方からプッシュ（送風）し，この空気流に乗って有害物質を他方へプル（吸引）するというタイプの換気装置である．

▶自動車の塗装等，塗装面積の大きい有機溶剤業務で行われている．

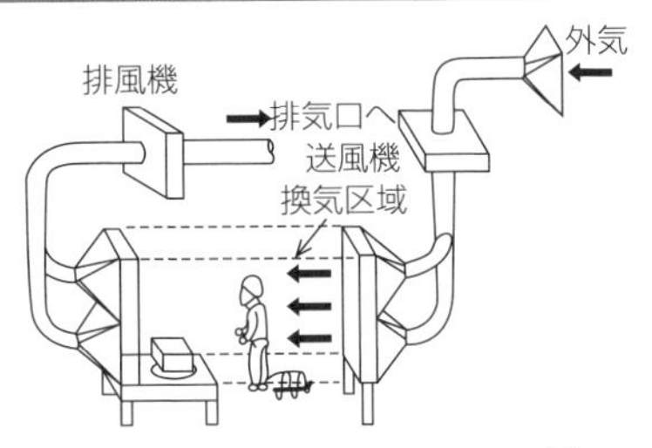

□ 開放式プッシュプル型換気装置[*6] □

④ 全体換気装置は，作業場内に発散した汚染物質を，入ってきた新鮮な空気で希釈しながら拡散し，排出する．

わかるわかる！ 全体換気装置２例

▶左図で発散源から揮発している有害ガスは，左側から入った新鮮な空気により希釈されながら右側の開口部へ，又は天井排気ファンによって天井へ排出される．

▶右図のダクト付き送風機は，工事現場でよく見受ける（ジャバラのダクト付き）ものであり，これも全体換気装置の１つである．

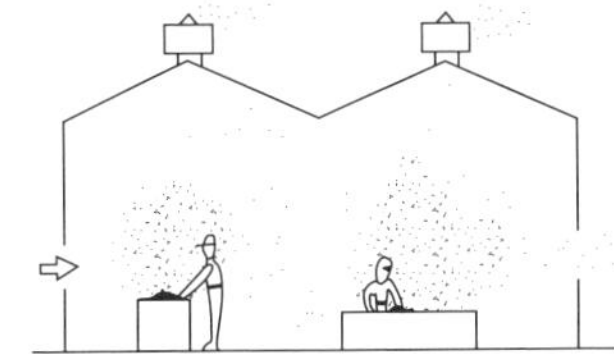

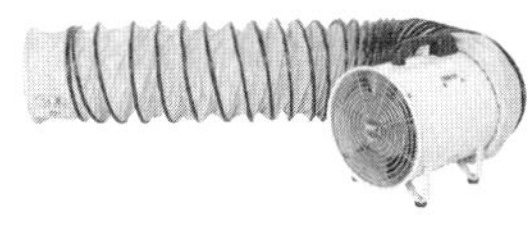

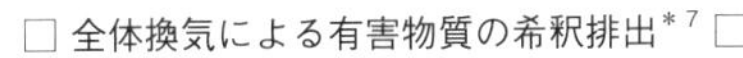

□ 全体換気による有害物質の希釈排出[*7] □

□ ダクト付き送風機[*8] □

⑤ 上記以外の事例については，次の過去出題問題を参照されたい．

過去出題問題

1（　）木製品塗装用に使用している塗料を，有機溶剤を含有しているものから水溶性の塗料に切り換えた．

2（　）有機溶剤は，できるだけ有害性や揮発性の低いものに換える．

3（　）有害物を取り扱う設備を構造上又は作業上の理由で完全に密閉できない場合は，装置内の圧力を外気よりわずかに高くした．

4（　）粉じんでその作業の性質上支障がないと認められたので，湿式に切り換えた．

5（　）局所排気装置を設置する場合は，有害物が作業者の呼吸位置まで拡散しないようにする．

6（　）有害なガス等を発散する作業場所の換気設備を，全体換気装置から局所排気装置に取り換えた．

7（　）自動車の塗装を行う場所に，プッシュプル型換気装置を設置した．

8（　）全体換気は，作業場内に発散した汚染物質を，全体が均一な濃度になるまで希釈してから排出する．

9（　）粉じんを発散する作業工程では，湿式工法の採用を検討する．

10（　）粉じんを発散する作業工程では，密閉化や湿式化を局所排気装置等の換気装置の設置に優先して検討する．

11（　）作業行動の改善により二次発じん等の防止を考慮する．

12（　）自動車等表面積の大きなものの塗装業務では，プッシュプル型換気装置の設置を検討する．

13（　）騒音を減少させるため，鍛造機の周囲に金属の遮へい板を設ける．

14（　）製缶工場で，騒音を減少させるため，鋼板の打ち出しに使う合成樹脂製のハンマーの頭を鋼製のものに替える．

15（　）ビル建設の基礎工事で，騒音と振動を少なくするため，アースオーガーをドロップハンマー式杭（くい）打ち機に切り替える．

16（　）プレス機による騒音と振動の伝ぱを防止するため，機械と基礎との間に金属板を敷く．

17（　）破砕作業を行う場所に隣接した作業場所の騒音を減少させるため，破砕機の周囲に遮音材としてコンクリートパネル，吸音材としてグラスウール及び穴あきボードを用いた防音壁を設ける．

18（　）放射線ばく露を低減させるため，ガンマ線源と労働者の間の鉛製の遮へい材を同厚のコンクリート製のものに替える．

19（　）放射線ばく露を低減させるため，ガンマ線源と労働者の間のコンクリート製の遮へい材を半分の厚さの鉛製のものに替える.

20（　）床に堆積した粉じんを除去するため，ほうきで掃除する.

21（　）レーザー光線の反射を少なくするため，レーザー機器を置く部屋の多孔性ブロック製の壁を鋼製のものに替える.

22（　）有害物質に対するばく露を防止するための次のアからエの作業環境管理の手法について，優先順位の高いものから順に並べた場合，正しいものは（1）～(5) のうちどれか.

ア．有害物質を取り扱う場所における局所排気装置又はプッシュプル型換気装置の設置

イ．有害物質を取り扱う作業場における全体換気装置の設置

ウ．有害物質の製造及び使用の中止，又は有害性の少ない物質への転換

エ．有害物質を取り扱う設備の密閉化又は自動化

(1) アーウーエーイ

(2) ウーエーイーア

(3) ウーエーアーイ

(4) エーウーアーイ

(5) エーウーイーア

解答													
		1	○	2	○	3	×	4	○	5	○	6	○	7	○
8	×	9	○	10	○	11	○	12	○	13	×	14	×	15	×
16	×	17	○	18	×	19	○	20	×	21	×	22	(3)		

解説

3 ▶ 有害物を取り扱う設備を構造上又は作業上の理由で完全に密閉できない場合は，装置内の圧力を外気よりわずかに低くする.

8 ▶ 全体換気は，作業場内に発散した汚染物質を，入ってきた新鮮な空気で希釈しながら拡散し排出する.

13 ▶ 周囲に金属の遮へい板を設けると，反響して良くない.

14 ▶ 鋼製のものは，かえって騒音が増加する.

15 ▶ アースオーガーはスクリューで地中に穴を掘っていくので騒音が少ない機械であるのに対し，ドロップハンマー式は鉄のおもりを杭の頂部に打撃して杭打ちするので騒音が非常に大きい.

16▶ 金属板は，騒音と振動を伝ぱする．

17▶（注：遮音材としては，鉛・コンクリートなどのように比重の大きい物が適し，吸音材としては内部に空気を多く含む多孔質材料であるグラスウール，ロックウールあるいは穴あき材料が適している．）

18▶「コンクリート材が，鉛板と同一の遮へい効果を出すためには鉛の5～6倍の厚さが必要」であるため，同厚では遮へい効果不足となる．

20▶ ほうきで掃除するのは粉じんがたつので良くない．真空そうじ機又は水洗いにより掃除するのが良い．

21▶ 多孔性ブロック製よりも鋼製のもののほうが，レーザー光線の反射が多くなるので良くない．

5.3 局所排気装置

有害物質を取り扱う場合に，密閉化することができなければ，局所排気装置が有効な方法であり，幅広く使用されている．

局所排気装置とは有害物が作業場所内に拡散してしまう前に，有害物を発散源にできるだけ近いところで排気フードから吸い込ませて作業場所外に排気する装置である．

(1) 局所排気装置の概要

有害物をフード（吸気口のこと）から吸い込み，枝ダクト，主ダクトを通って，排気ファンによって排気させる装置である．

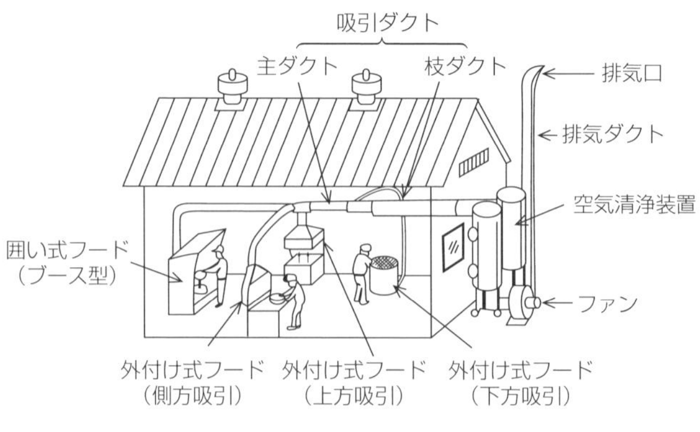

□ 図4　局所排気装置[*9] □

又，有害物の有害性，排気濃度によっては，図4のように空気清浄装置を設置して，清浄化した空気を排気する場合もある．

なお，フードには囲い式フード，外付け式フード，レシーバー式フードがある．

(2) フード

有害物の発散源が，フードの開口面の内側にある型式を囲い式フードという．一方，発散源がフードの外側にある型式を外付け式フードという．

① 囲い式フード

発散源がフードの開口面の中にあり，周囲を囲われているものを囲い式フードという（図5）．

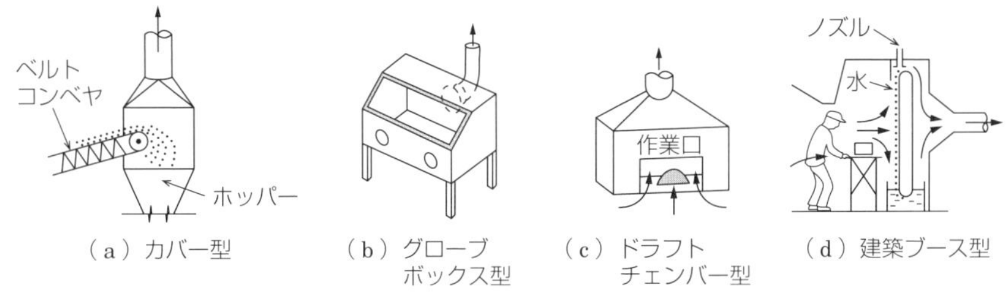

□ 図5　囲い式フードの例*10 □

- カバー型は，ベルトコンベヤからホッパーへの投入口などに使用される．
- グローブボックス型は，アイソトープの取扱い，毒ガスの取扱い等に使用される．斜面は透明板で内部が観察できるようになっている．前面の2つの小穴から手を入れて，ボックスの中の有害物の取扱いができるようになっている．小穴の内側には手袋がついており，直接内部の有害物に手を触れなくてすむようになっている．
- 囲い式フードのうち，カバー型とグローブボックス型は，発散源の周囲が囲われているので，吸引効果は最も大きい．
- ドラフトチェンバー型は，作業面である前面の一部のみが開口されているが，ほかの面は囲われている．化学分析，研磨，袋詰め等の作業で使用されている．
- 建築ブース型は，作業口（通常一面）のみが開口されている型式であり，噴霧塗装などに使用される．
- ドラフトチェンバー型と建築ブース型は，発散源の周囲は囲われているが作業口（通常一面）のみが開口されているため，吸引効果は前者の型式に比べ少し小さくなる．ただし，囲い式であるので，外付け式フードに比べると，当然吸引効果は大きい．

② 外付け式フード

図6のように，発散源がフードの外側にあるものを外付け式フードという．フードの形は，スロット型，グリッド型，ルーバー型のほか様々な形がある．

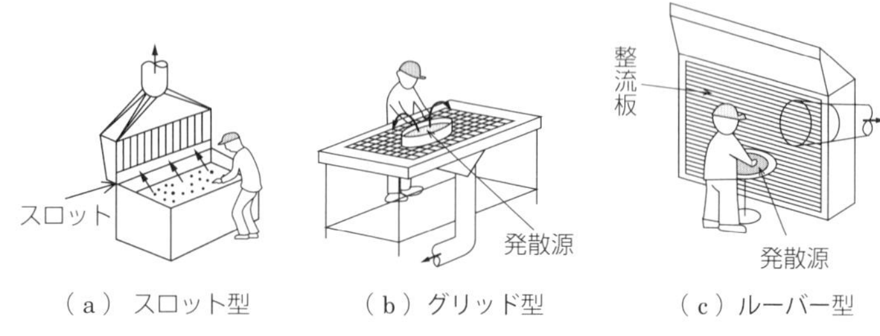

□ 図6 外付け式フードの例*11 □

- スロット型は，フード形状がスロット（slot ＝細長い溝）になっている．細長くすることによって吸引風速を高めることができる．
- グリッド型は，フード形状がグリッド（grid ＝格子）になっている．格子状の作業台をフードとして利用したものである．
- ルーバー型は，フード形状がルーバー（louver ＝整流板）になっている．整流板により一定方向の気流を吸引することができる．

③ レシーバー式フード

- 有害物の飛散方向にフードを置いて飛来する有害物を捕捉する（受ける＝receive）ものをレシーバー式フードという．レシーバー式フードには，キャノピー型とカバー型（グラインダー型）がある．
- キャノピー型フード…キャノピー（canopy）とは，天蓋という意味であり，吸引力は強くないが，熱による上昇気流がある場合にこれを捕捉するのに使用されている．中華料理店の調理場でよく見かけるフードもこのタイプである．図7（a）のように，キャノピーを設けて，熱による上昇気流を受けているのでレシーバー式キャノピー型フードという．
- カバー型フード…図7（b）のように，発生源からの飛散速度を利用して有害物を捕捉するもので，レシーバー式カバー型フードという．

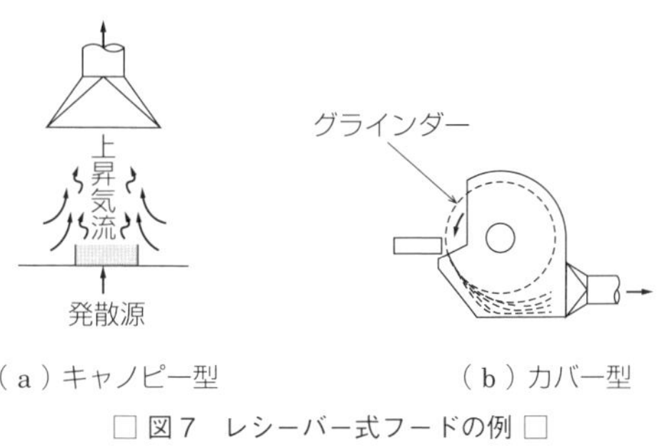

□ 図7　レシーバー式フードの例 □

④　フードのまとめとして図8に示す.

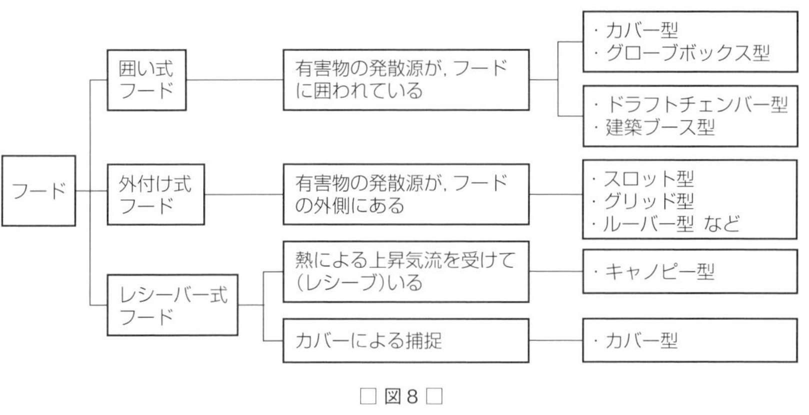

□ 図8 □

⑤　フードの型式と長所・短所

囲い式，外付け式及びレシーバー式キャノピー型のフードのうち，最も効果があるのは囲い式フードである.

□ 表6　囲い式と外付け式とレシーバー式フードとの比較 □

フードの型式	長所と短所	まとめ
囲い式	発散源が囲われているので，作業者は有害物に最もばく露されにくいのが長所であるが，反面，作業性が悪いという短所がある. 外部の気流を吸引する量が少ないので，排風ファンの動力も少なくてすむ長所がある.	作業者へのばく露の面からみて，最も効果があるのは囲い式フードである.
外付け式	発散源が囲われていないことから，囲い式フードの長短とは，すべての面で逆になる.	
レシーバー式キャノピー型	熱による上昇気流を捕捉するのには良いが，ほかの有害物質には使用しないほうが良い.	

⑥　外付け式フードのうち，上方吸引型は，側方吸引型や下方吸引型よりも一般的に効果が悪い．

わかるわかる!　外付け式フード

▶外付け式フードには，フードの設置位置により上方吸引型，側方吸引型，下方吸引型の3つがあるが，このうち，上方吸引型が最も効果が悪い．これは有害物自体に重力があるので，上方へ吸引しにくいためである．

⑦　フード開口面の周囲にフランジをつけることにより，フランジがないときに比べ，少ない排風量で所要の効果をあげることができる．

わかるわかる!　フードのフランジ

▶フランジ（flange）は，縁（ふち）という意味であり，フードのフランジとは外付け式フードの先端に取り付けた縁のことである．

▶フランジを取り付けることにより，吸込み口周囲の不要空気の吸込みを減少することができるため，少ない排風量で所要の効果をあげることができる．

□ フードのフランジ*[12] □

(3) 制御風速

① 制御風速とは

有害物質をフードに捕捉するために必要な最小風速を制御風速という．いいかえれば，これ以上風速が落ちると局所排気装置としての効果が完全には発揮できなくなるという風速をいう．フードの型式によって制御風速の定義と制御風速値が決められている．

② 囲い式フード

囲い式フードの制御風速は，「フードの開口面における最小風速をいう」と定められている．

法令で定められた囲い式フードでの制御風速値は，有機則では0.4 m/s，粉じん則では0.7 m/sとなっている．

わかるわかる!　フードの開口面における最小風速

▶囲い式フードの開口面を図のように16以上に等分して，各々の吸込み速度を微風速計で測定し，そのうちの最も小さい値を「最小速度」とする．

▶この最小速度が，法令で定められた制御風速値以上でなければ，性能を満たしていないということになる．

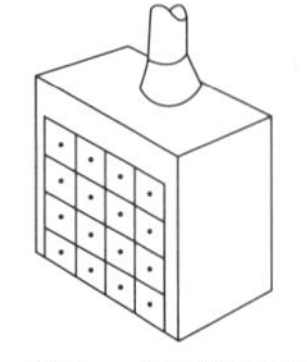

□ 囲い式フードの開口面*[13] □

③　外付け式フード

外付け式フードの制御風速は「フードの開口面から最も離れた作業位置における風速」と定められている．法令で定められた外付け式フードでの制御風速値は，タイプにより異なる（表7）．

□ 表7 □

	側方吸引型〔m/s〕	下方吸引型〔m/s〕	上方吸引型〔m/s〕
有機則	0.5	0.5	1.0
粉じん則	1.0	1.0	1.2

- 上方吸引型は，最も吸引しにくいタイプであるので，制御風速を大きくする必要がある．
- 有機溶剤より粉じんのほうが大きい制御風速値を必要とする理由は，有機溶剤は気体（揮発物）を吸引するのに対し，粉じんは固体であるため，吸引しにくいからである．

わかるわかる!　フードの開口面から最も離れた作業位置における風速

▶外付け式フードの開口面から最も離れた作業位置は，下図の場合は作業台の角になる．なお，この点を「捕捉点」という．

▶この角での測定値のいずれもが，法令で定められた制御風速値以上でなければ，性能を満たしていないということになる．

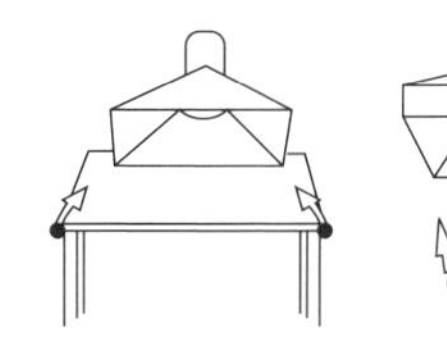
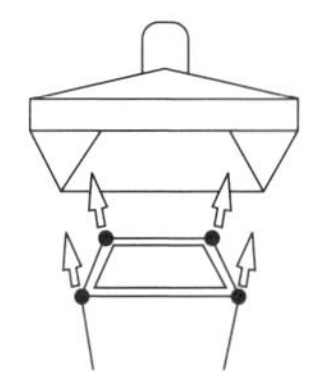

□ 開口面から最も離れた作業位置（捕捉点）*14 □

(4)　ダクト

①　ダクトは，フード内に吸引した汚染空気を，排気口へ向かって搬送するための導管である．

②　圧力損失は，ダクトの長さが長くなるほど，又，ベンドの数が増えるほど大きくなる．

③　ダクトの断面積を大きくしすぎると，搬送速度が不足することにより，粉じんがダクト内に堆積しやすくなる．

④　枝ダクトと主ダクトとの合流角度は45度を超えないようにしなければならない．

⑤　ダクトの断面は円形が最も良い．

⑥　ダクトの設計に際しては，排風量及び汚染空気がダクト中を流れるときに生じる圧力損失を考慮して，その断面積と長さを決定する．

⑦　フード内で吸引した粉じんの粒子が，ダクト内に堆積しないように，輸送するための最小速度を搬送速度という．

⑧　フード内で吸引した粉じんの粒子が重く，又，大きいものほど，ダクト内の流速を大きくする必要がある．

わかるわかる!　ダクト，圧力損失，流速

▶ダクト（duct）とは，ガス，液体等の導管又は輸送管の意味である．

▶ダクトが長いほど，細いほど，かつ，ベンド（曲がり）が多いほど圧力損失は大きくなる．

　これは，人間が管の中をくぐっていくことをイメージするとわかりやすい．くぐり始めるときは元気いっぱいだが，管の長さが長ければ疲れてしまって，元気がなくなってくる．この元気がなくなってくるということが，圧力損失が大きくなったということである．同じように，管が細ければ疲れが大きくなるし，管が曲がりくねっていればやはり疲れが大きくなる．

▶ダクト中の流体の流速（搬送速度）が遅すぎると，流体中の粉じんが流れに乗らずに自重で落下するのが増えてしまいダクト内に堆積することになる．それで，ダクト内に堆積しないような最小速度を搬送速度という．

▶主ダクトと枝ダクトの合流角度が45度を超えてしまうと，互いの流れが衝突してしまい，スムーズに流れないようになる．

▶ダクトの断面は，円形が最も圧力損失が少ない形状であるので良い．

▶ダクトの断面積については大きすぎると，前述のようにダストの堆積量が増えるし，一方，小さすぎると圧力損失が大きくなる．

▶作業場所内のダクトの経路については，作業に邪魔にならない範囲で極力作業場所の周辺に設置したいがそうすると経路が長くなり，圧力損失が大きくなってしまう．それゆえ，圧力損失を考慮して断面積と長さを決める必要がある．なお，圧力損失が大きくなるとなぜ問題なのか？　それは，圧力損失が大きいとそれに打ち勝つだけの容量の大きい排風ファンのモーターが必要となり，その分電気料のコストアップにもなってしまうからである．

(5) 排風機

　排風機に求められる性能は，制御風速を基に算出する必要排風量と静圧によって決定される．

わかるわかる! 排風機に求められる性能

▶排風機を選定する場合は，①制御風速（286 ページ）を確保できること，②排風経路の圧力損失に打ち勝つだけの圧力（静圧）を有していること，を考慮して性能（kW 数など）を決定する必要がある．

(6) 空気清浄装置

空気清浄装置は，粉じんを除去するための除じん装置と，ガス，蒸気を除去するための排ガス処理装置に大別される．

わかるわかる! 空気清浄装置

▶空気清浄装置を設置する場合, 本編 5.3 節（1）項の図 4（282 ページ）のように，排風ファンの前に設置するのがよい．それは，空気清浄装置でダスト等を除去した後にファンを通せば，ファンの腐食等が減り長持ちするからである．

過去出題問題

1（　）ドラフトチェンバー型フードは, 作業面を除き, 周りが覆われているもので, 囲い式フードに分類される.

2（　）囲い式フードは，開口面積を小さくすると吸引効果が大きくなる.

3（　）グローブボックス型フードは，発生源からの飛散速度を利用して有害物を捕捉するもので，外付け式フードに分類される.

4（　）グローブボックス型フードは，発生源に熱による上昇気流がある場合，それを利用して捕捉するもので，外付け式フードに分類される.

5（　）レシーバー式フードは，有害物の飛散方向にフードを置いて飛来する有害物を捕捉するもので，キャノピー型やカバー型（グラインダー型）がある.

6（　）下図のように上昇気流を伴う発散源に取り付けた局所排気装置のフードの型式として，正しいものは次のうちどれか.

(1) 囲い式カバー型
(2) 外付け式グリッド型
(3) 外付け式スロット型
(4) レシーバー式キャノピー型
(5) 囲い式ドラフトチェンバー型

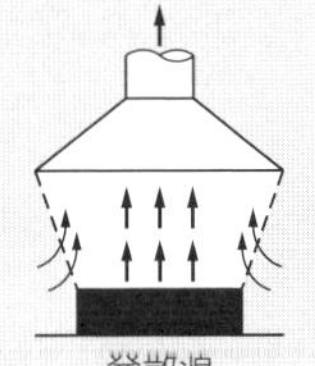

7（　）次の図は局所排気装置のフードを模式的に表したものである．各図のフードの型式の名称の組合せとして正しいものは（1）～(5）のうちどれか.

第5章 作業環境管理

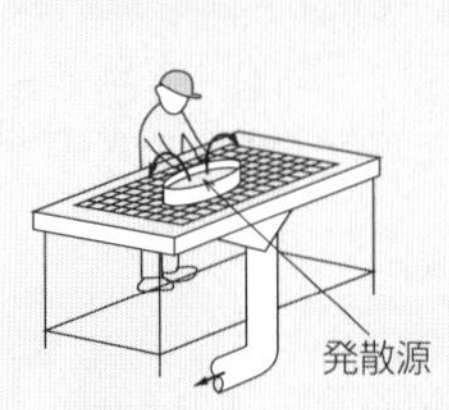

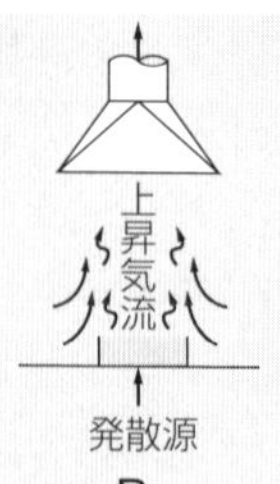

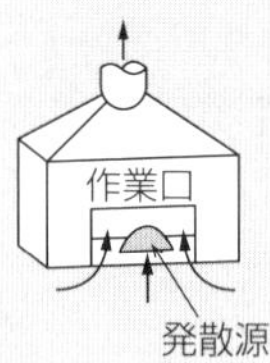

	A	B	C
(1)	外付け式 グリッド型	レシーバー式 キャノピー型	囲い式 ドラフトチェンバー型
(2)	外付け式 スロット型	囲い式 ドラフトチェンバー型	レシーバー式 カバー型
(3)	外付け式 グリッド型	囲い式 ドラフトチェンバー型	レシーバー式 カバー型
(4)	外付け式 スロット型	レシーバー式 キャノピー型	囲い式 ドラフトチェンバー型
(5)	外付け式 スロット型	レシーバー式 キャノピー型	レシーバー式 カバー型

8（　）局所排気装置のフードの型式の名称とその模式図の組合せとして，誤っているものは次のうちどれか．

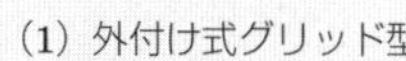
(1) 外付け式グリッド型

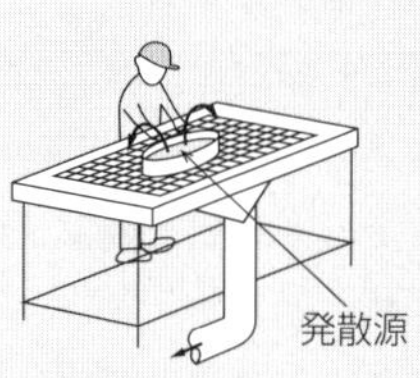

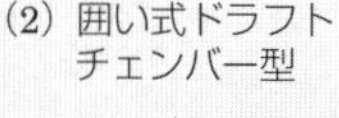
(2) 囲い式ドラフトチェンバー型

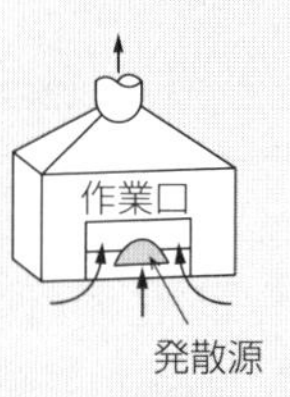

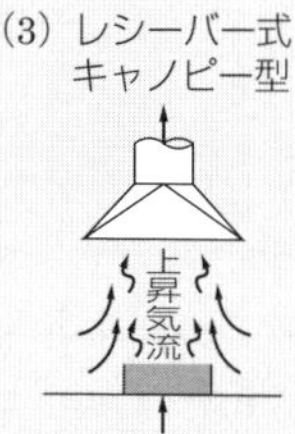

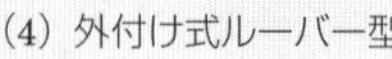
(4) 外付け式ルーバー型

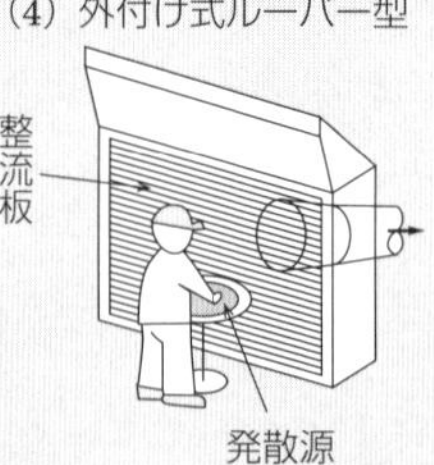

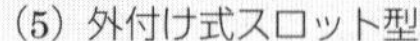
(5) 外付け式スロット型

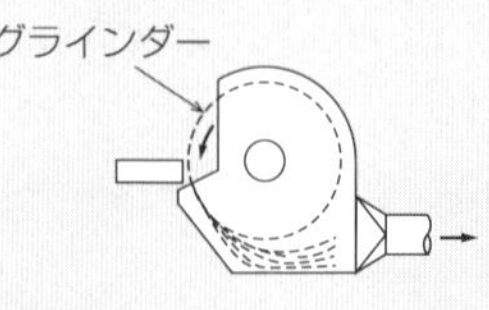

9（　）スロット型フードは，作業面を除き周りが覆われているもので，囲い式フードに分類される．

10（　）外付け式フードのうち，上方吸引型は，側方吸引型や下方吸引型よりも効果があるので広く用いられる．

11（　）局所排気装置に取り付ける次のフードのうち，一般に最も効果的なものはどれか．

(1) 囲い式建築ブース型
(2) 外付け式上方吸引型
(3) 外付け式側方吸引型
(4) 囲い式グローブボックス型
(5) 囲い式ドラフトチェンバー型

12（　）キャノピー型フードは，発生源からの熱による上昇気流を利用して捕捉するもので，レシーバー式フードに分類される．

13（　）フード開口部の周囲にフランジを設けると，吸引範囲は広くなるが，所要の効果を得るために必要な排風量は増加する．

14（　）外付け式フードでは，フード開口面から捕捉点までの距離が大きくなると，捕捉点において吸引される気流の速度が増大する．

15（　）ダクトは，曲がり部分をできるだけ少なくするように配管し，主ダクトと枝ダクトとの合流角度は45°を超えないようにする．

16（　）圧力損失は，ダクトの長さが長くなるほど，又，ベンドの数が増えるほど大きくなる．

17（　）ダクト断面の形状には円形，角形などがあるが，その断面積を大きくするほどダクトによる圧力損失が増大する．

18（　）局所排気装置を設置する場合，ダクトが細すぎると搬送速度が不足し，太すぎると圧力損失が増大することを考慮して，ダクト径を設計する．

19（　）局所排気装置を設置するときは，排気量に見合った給気経路を確保しないと所要の排気効果が得られない．

20（　）ダクトはできるだけ長さを短く，途中の曲がりをなるべく少なくするとよい．

21（　）ダクトの断面積を大きくしすぎると，搬送速度が不足することにより，粉じんがダクト内に堆積しやすくなる．

22（　）空気清浄装置は，粉じんを除去するための除じん装置と，ガス，蒸気を除去するための排ガス処理装置に大別される．

23（　）空気清浄機を設けた局所排気装置を設置する場合，排風機は清浄後の空気が通る位置に設けるようにする．

24（　）排風機に求められる性能は，制御風速を基に算出する必要排風量と静圧によって決定される．

解答

1	○	2	○	3	×	4	×	5	○	6	(4)	7	(1)
8	(5)	9	×	10	×	11	(4)	12	○	13	×	14	×
15	○	16	○	17	×	18	×	19	○	20	○	21	○
22	○	23	○	24	○								

解説

3 ▶グローブボックス型フードは，発散源の周りを囲うことにより，有害物をフード外へ流出することを防ぐ型式のものであり，囲い式フードに分類される．なお，設問の「発生源からの飛散速度を利用して有害物を捕捉するもの」はレシーバー式カバー型フードである．

4 ▶キャノピー型フードは，発生源に熱による上昇気流がある場合，それを利用して捕捉するもので，レシーバー式フードに分類される．

9 ▶スロット型フードは，発散源がフードの外側にあるので，外付け式フードに分類される．

10▶外付け式フードのうち，上方吸引型は，側方吸引型や下方吸引型よりも一般的に効果が悪い．

11▶囲い式グローブボックス型は，発散源の周りが囲われているので最も効果が大きい（なお，囲い式建築ブース型と囲い式ドラフトチェンバー型は，同じ囲い式とはいうものの，作業面が開いているため，グローブボックス型に比べ効果が落ちる）．また，囲い式は外付け式より吸引効果が大きい．

13▶フード開口部の周囲にフランジを設けると，吸引範囲は狭くなり，所要の効果を得るために必要な排風量は減少する．すなわち，フランジを設けることにより，少ない排風量で，所要の効果を上げることができる．

14▶気流の速度が減少する．

17▶ダクトによる圧力損失が減少する．

18▶局所排気装置を設置する場合，ダクトが太すぎると搬送速度が不足し，細すぎると圧力損失が増大することを考慮して，ダクト径を設計する．

5.4 職場における喫煙対策

厚生労働省により，「職場における喫煙対策のためのガイドライン」が策定されている．

(1) ガイドラインの基本的考え方

喫煙による健康への影響に関する社会的関心が高まる中で，自らの意思とは関係なく，環境中のたばこの煙を吸入すること（以下「受動喫煙」という）により，非喫煙者が健康障害を受け，また，不快感，ストレス等を生じている．このことから，受動喫煙を防止するための労働衛生上の対策が一層求められている．事業場において講ずべき措置を示し，喫煙対策に積極的に取り組むため，厚生労働省により本ガイドラインが策定された．以下に要点を示す．

適切な喫煙対策の方法としては，①事業場全体を常に禁煙とする方法（全面禁煙）と，②一定の要件を満たす喫煙室又は喫煙コーナー（以下「喫煙室等」という）でのみ喫煙を認めそれ以外の場所を禁煙とする方法（空間分煙）がある．これらにより受動喫煙を防止しようとするものである．

(2) 経営首脳者，管理者及び労働者の果たすべき役割

職場における喫煙対策は組織の中で実施すべきものであることから，喫煙対策についての経営首脳者，管理者及び労働者が協力して取り組むことが重要であり，それぞれの役割を果たすよう努めること．それぞれの役割については，省略する．

(3) 喫煙対策の推進体制

喫煙問題を喫煙者と非喫煙者の個人間の問題として，当事者にその解決をゆだねることは，その両者の間の人間関係の悪化を招くなど，問題の解決を困難にする可能性がある．このような事態が生ずることを避け，喫煙対策を効果的に進めるには，事業者の責任の下に労働衛生管理の一環として，①喫煙対策委員会，②喫煙対策の担当部課等を設け，喫煙対策の推進体制を整備すること．

(4) 施設・設備

① 施設・設備面の対策として，喫煙室等の設置を行うこと．

② 設置にあたっては，可能な限り，喫煙室を設置することとし，喫煙室の設置が困難である場合には，喫煙コーナーを設置すること．

③ 喫煙室等には，たばこの煙が拡散する前に吸引して屋外に排出する方式の喫煙対策機器を設置し，これを適切に稼働させるとともに，その点検等を行い，適切に維持管理すること．

わかるわかる！ 旧ガイドラインとの比較

▶旧ガイドラインでは，たばこの煙が拡散する前に吸引して屋外に排出する方式のほかに，たばこの煙を除去して屋内に排気する方式（空気清浄装置）でもよいと

されていた．しかし，空気清浄装置ではガス状成分を除去できないという問題点が出てきたことから，局所排気装置や換気扇等にて屋外に排出する方式のみを喫煙対策として推奨することとなった．

④しかし，やむを得ず，空気清浄装置を設置する場合には，この装置はガス状成分を除去できない問題点があることを留意して，次の対策を講じることが必要である．それは，この装置を適切に稼働させ，その点検等を行い，適切に維持管理するとともに，喫煙室等の換気に特段の配慮を行うことなどである．

(5) 職場の空気環境

① 職場の空気環境の測定を行い，浮遊粉じんの濃度を 0.15 mg/m^3 以下及び一酸化炭素の濃度を 10 ppm 以下とするように必要な措置を講じること．

② 喫煙室又は喫煙コーナーからのたばこの煙やにおいの漏れを防止するため，非喫煙場所との境界において，喫煙室又は喫煙コーナーへ向かう気流の風速を 0.2 m/s 以上とするように必要な措置を講じること（図 9）．

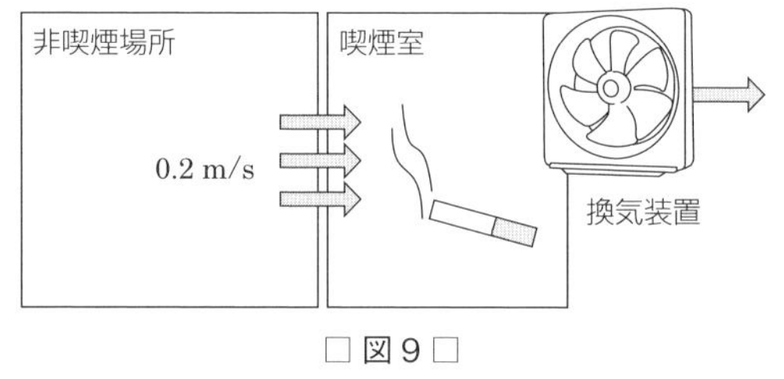

□図 9□

わかるわかる！ 喫煙室の設備対策

▶たばこの煙には様々な物質が含まれているが，空気環境への影響を判定するものとしては浮遊粉じん，一酸化炭素が代表的なものであるので，これらについて測定するものとする．

▶喫煙室の出入口には空気取入れ用のガラリのあるドアを設け，喫煙室内に屋外排出方式の喫煙対策を講じることにより，喫煙室に向かう風速を 0.2 m/s 以上確保する．

(6) 喫煙に関する教育等

事業者は，管理者や労働者に対して，受動喫煙による健康への影響，喫煙対策の内容，喫煙行動基準に関する教育や相談を行い，喫煙対策に関する意識の高揚を図ること．

(7) 喫煙対策の評価

喫煙対策の担当部課等が定期的に喫煙対策の推進状況及び効果を評価すること．

なお，喫煙対策の評価については，その結果を経営首脳者や衛生委員会等に報告し，必要に応じて喫煙対策の改善のための提言を行うことが望ましい．

(8) その他喫煙対策を進める上での留意事項

① 喫煙者と非喫煙者の相互理解

喫煙対策を円滑に推進するためには，喫煙者と非喫煙者の双方が相互の立場を十分に理解することが必要である．喫煙者は，非喫煙者の受動喫煙の防止に十分な配慮をする一方，非喫煙者は，喫煙者が喫煙室等で喫煙することに対して理解することが望まれる．

② 妊婦等への配慮

妊婦及び呼吸器・循環器等に疾患を持つ労働者については，受動喫煙による健康への影響を一層受けやすい懸念があることから，空間分煙を徹底する等の配慮を行う．

③ 喫煙対策の周知

喫煙対策の周知を図るため，ポスターの掲示，パンフレットの配布，禁煙場所の表示等を行う．また，これらにより外来者に対しても喫煙対策への理解と協力を求める．

④ 情報の提供等

喫煙対策の担当部課等は，各職場における喫煙対策の推進状況，ほかの事業場の喫煙対策の事例，喫煙と職場の空気環境に関する資料，受動喫煙による健康への影響に関する調査研究等の情報を収集し，これらの情報を衛生委員会等に適宜提供する．また，効果のあった職場における喫煙対策の事例等の情報は，積極的に外部に公表することが望ましい．

過去出題問題

1（ ）適切な喫煙対策としては，事業場全体を禁煙とする全面禁煙と，喫煙室又は喫煙コーナーでのみ喫煙を認めそれ以外の場所を禁煙とする空間分煙がある．

2（ ）管理者や労働者に対して，受動喫煙による健康への影響，喫煙対策の内容，喫煙行動基準等に関する教育や相談を行い，喫煙対策に対する意識の高揚を図る．

3（　）喫煙対策は，労働衛生管理の一環として組織的に取り組む必要がある．

4（　）空間分煙による施設・設備面の対策としては，可能な限り，喫煙室を設置することとし，これが困難である場合には，喫煙コーナーを設置する．

5（　）喫煙室及び喫煙コーナーには，たばこの煙が拡散する前に吸引して屋外に排出する換気扇，局所排気装置等の喫煙対策機器を設置する．

6（　）喫煙室又は喫煙コーナーには，喫煙対策機器として，たばこの煙を除去して屋内に排気する方式の空気清浄装置を設置し，これが困難である場合には，局所排気装置や換気扇を設置する．

7（　）喫煙室は，壁やガラス等で区画した独立の部屋とし，入口ドアのすき間，吸気口など空気が流入する箇所がない密閉構造とする．

8（　）喫煙対策機器として，やむを得ず空気清浄装置を設置する場合には，空気清浄装置はガス状成分を除去できない問題点があることに留意して対策を講ずる．

9（　）職場の空気環境の測定を定期的に行い，浮遊粉じんの濃度を 0.15 mg/m^3 以下及び一酸化炭素の濃度を 10 ppm 以下とするように必要な措置を講じる．

10（　）喫煙室又は喫煙コーナーからのたばこの煙やにおいの漏れを防止するため，非喫煙場所との境において，喫煙室又は喫煙コーナーへ向かう気流の風速を 0.2 m/s 以上とするように必要な措置を講じる．

11（　）妊婦及び呼吸器・循環器等に疾患を持つ労働者は，受動喫煙による健康への影響を一層受けやすい懸念があることから，空間分煙を徹底する等の配慮を行う．

解答													
1	○	2	○	3	○	4	○	5	○	6	×	7	×
8	○	9	○	10	○	11	○						

解説

6▶喫煙室又は喫煙コーナーには，たばこの煙が拡散する前に吸引して，屋外に排出する方式である喫煙対策機器を設置すること．やむを得ない措置として，たばこの煙を除去して屋内に排気する方式である空気清浄装置を設置する場合には，喫煙室等の換気に特段の配慮を行うこと．設問の「空気清浄装置を設置する」は，あくまでもやむを得ない措置で行うものである．

7▶喫煙室は密閉構造ではなく，喫煙室等から非喫煙場所へのたばこの煙やにおいの漏れを防止するため，非喫煙場所と喫煙室等との境界において喫煙室等へ向かう気流の風速を 0.2 m/s 以上となるようにすることが必要．

5.5 快適な職場環境の形成

厚生労働省により，「事業者が講ずべき快適な職場環境の形成のための措置に関する指針」が公表されている．その概要は次のとおり．

(1) 指針の目的

この指針は，事業者が講ずべき快適な職場環境の形成のための措置に関し，その目標に関する事項，それを適切かつ有効な実施を図るために講ずべき措置の内容及び実施に関し考慮すべき事項を定め，事業者の自主的な取組を促進し，もって快適な職場環境の形成に資することを目的とするものである．

(2) 指針の中で，快適な職場環境の形成のための措置の実施に関し考慮すべき事項としてあげられているのは次のとおり．

① 継続的かつ計画的な取組

必要な施設・設備を整備する等の措置を講ずることだけでは足りず，その後においても継続的かつ計画的な取組みが不可欠である．

② 労働者の意見の反映

職場環境の影響を最も受けるのは，その職場で働く労働者であることにかんがみ，その職場で働く労働者の意見ができるだけ反映されるよう必要な措置を講ずること．

③ 個人差への配慮

作業をするにあたっての温度，照明等の職場の環境条件についての感じ方や作業から受ける心身の負担についての感じ方等には，その労働者の年齢等による差を始めとして個人差があることから，そのような個人差を考慮して必要な措置を講ずること．

④ 潤いへの配慮

職場は，仕事の場として効率性や機能性が求められることは言うまでもないが，同時に，労働者が一定の時間を過ごしてそこで働くものであることから，生活の場としての潤いを持たせ，緊張をほぐすよう配慮すること．

過去出題問題

1（　）厚生労働省の「事業者が講ずべき快適な職場環境の形成のための措置に関する指針」において，快適な職場環境の形成のための措置の実施に関し，考慮すべき事項とされていないものは次のうちどれか．

(1) 継続的かつ計画的な取組
(2) 経営者の意向の反映
(3) 労働者の意見の反映
(4) 個人差への配慮
(5) 潤いへの配慮

解答　1　(2)

第6章 作業管理

6.1 労働衛生保護具

労働者が有害物質を扱う作業に従事する場合，設備の密閉化，局所排気装置等を優先して設置する必要があるが，それでもどうしてもできない場合の最後の手段とするものが，労働衛生保護具（以下「保護具」という）である．保護具の種類としては，①呼吸用保護具，②防音用保護具（耳栓，耳覆い），③保護クリーム，④遮光保護具，⑤防熱衣，⑥保護めがね，⑦保護衣（手袋，長靴含む）の7種に分類される．

(1) 呼吸用保護具

呼吸用保護具は，図1のように分類される．

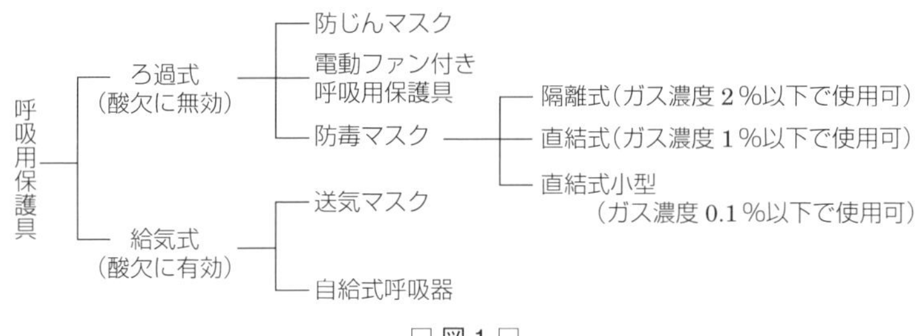

□ 図1 □

(2) ろ過式

① 作業者が呼吸するために，作業場内の空気（有害物質を含む）を吸い込むとき，保護具に取り付けられているフィルター（防じんマスクでは）又は吸収缶（防毒マスクでは）を通過する際に，有害物のみを付着又は吸収してくれる（これを「ろ過」という）．それにより，作業者はきれいな空気を吸うことができる．このような方式の呼吸用保護具を「ろ過式」という．

② ろ過式の保護具として，防じんマスクと防毒マスクがある．

(3) 防じんマスク

① 防じんマスクには，取替え式（フィルターの取替え）と使い捨て式の2種類があり，用途により使い分けをしている．

② 防じんマスクはメーカーによりいろいろな形状があるが，図2に取替え式の一例を示す．

空気を左右の円盤状のところから吸入する．円盤の中に取り付けられたフィルターに粉じんが付着するため，作業者はきれいな空気のみを吸入することができる．排気は，中央下部の丸い排気口より排出される．

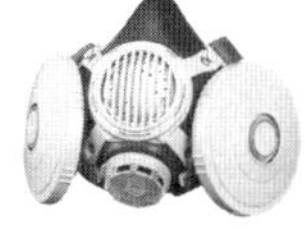

図2　防じんマスク[*15]

③　防じんマスクは，有毒ガスの存在する場所や酸素濃度が18％未満の場所では使用してはならない．

④　防じんマスクは，ヒュームに対しても効果がある．

⑤　一般に防じんマスクの通気抵抗は，防毒マスクの通気抵抗よりも小さい．

⑥　防じんマスクは面体及びろ過材に，使い捨て式（ろ過材の取替ができないもの）の防じんマスクは面体のみに，型式検定合格標章の付されたものを使用する（第1編1.11節(2)項③（31ページ））．

⑦　使い捨て防じんマスクは，使用限度内であっても，著しい型くずれを生じた場合には廃棄しなければならない．

⑧　防じんマスクの手入れの際，ろ過材に付着した粉じん等を圧縮空気で吹き飛ばしたり，ろ過材を強くたたいたりしてはならない．軽くたたいて払うのがよい．なお，圧縮空気で吹き飛ばすのは，ろ過材の繊維が取れてろ過効率が悪くなる．

⑨　防じんマスクの面体の接顔部に接顔メリヤスを使用すると，マスクと顔面との密着性が悪くなりやすいので，使用する際はマスクと顔の密着性が良好であることの確認が必要である．接顔メリヤスとは，接顔部のゴムにかぶれやすい者がマスクのゴム部と顔との間に装着する布である．なお，防毒マスクにおいては使用しないこと（本編1.15節(5)項⑤（303ページ））．

⑩　防じんマスクは作業に適したものを選択し，顔面と面体との高い密着性が要求される有害性の高い物質を取り扱う作業については，使い捨て式ではなく，密着性が良い取替え式のものを選ぶ．

⑪　防じんマスクは作業に適したものを選択し，高濃度の粉じんのばく露のおそれがあるときは，できるだけ粉じんの捕集効率が高く，かつ，漏れ率（排気弁のすき間や顔のすき間からの漏れ）が低いものを選ぶ．

わかるわかる!　防じん・防毒マスクは酸欠場所で使用不可，通気抵抗，合格標章

▶防じんマスクも防毒マスクも，ろ過式であるため，酸素濃度が18％未満の場所（酸欠場所)では使用してはならない.酸欠場所で使用できるのは,給気式のみである.

▶ヒュームとは，固体の微粒子のことであり，粉じんよりも粒径が小さい（ヒュームの詳細は本編 1.4 節（213 ページ））.

▶一般に，防じんマスクの通気抵抗は，防毒マスクの通気抵抗より小さい．フィルターのほうが吸収缶よりも通気抵抗が少ないからである．通気抵抗が大きいと，保護マスクを通しての呼吸がしにくくなるので，作業強度の大きい作業では支障が出ることがある.

▶例えば，防じんマスクの面体には，横幅 18 mm で極薄の金属製のものが貼付されている．これが型式検定合格標章である（型式検定合格番号，品名，種類等が記載されている）.

(4) 電動ファン付き呼吸用保護具

① 粒子状物質（粉じん・ヒューム・ミストなど）をフィルターで除去した後，その清浄空気を電動ファンによって，使用者の面体へ送風する構造のろ過式の呼吸用保護具である（図 3）.

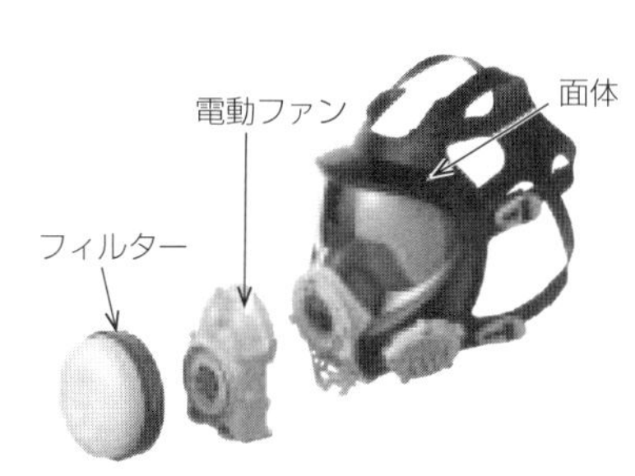

□ 図 3　全面形面体の構造[*16] □

② 電動ファンによって送風するため，面体内を陽圧に保ち，面体がズレたとしても，粉じんを吸入する恐れを低減できる.

③ 防じんマスクと比較すると，呼吸が楽である.

④ 吹き付けられた石綿の除去など有害性の高い粉じんが発生する作業では，高い防護性能を有することから,電動ファン付き呼吸用保護具が使用される.

(5) 防毒マスク

防毒マスクもメーカーによりいろいろな形状があるが，図 4 にタイプごと一例を示す.

① 直結式小型

●直結式小型は,面体及び吸収缶からなっている.吸収缶が面体に直接つながっていて，しかも吸収缶が小型であるため，直結式小型という（図 4 で，吸収缶（左側先端）以外の部分を面体という）．鼻及び口辺又はあごまでを覆うものを半面形という.

●軽量であり作業はしやすいが，吸収缶の容量が小さいため，ガス濃度 0.1% 以下でなければ使用できない．そのため，直結式小型防毒マスクは，ほかの

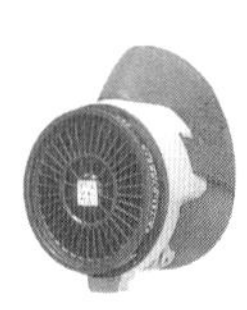
直結式小型（半面形）

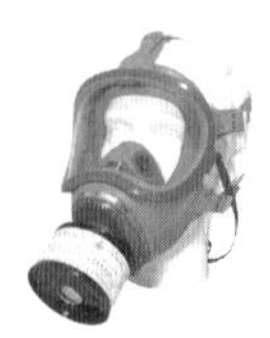
直結式（全面形）

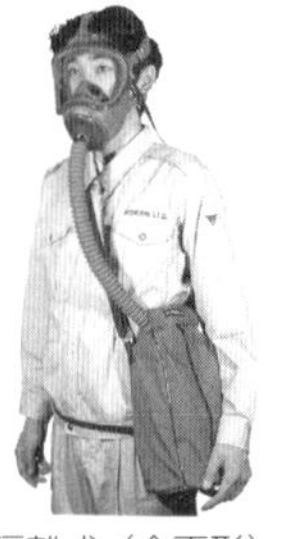
隔離式（全面形）

□図4　防毒マスクの例（各タイプ）[*17]□

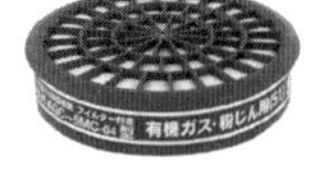

□図5　直結式小型用の吸収缶（有機ガス用）[*18]□

マスクより使用範囲が狭い.

●吸収缶は図5に示すように円形の缶に吸収剤が入っている．この吸収缶は防毒マスクの先端に取り付けられており，作業者が吸い込んだ空気は，最初に吸収缶を通り，ここで有害物質が吸収されるようになっている.

●使用頻度はこのタイプが最も多い.

② 直結式

●面体と吸収缶が直接つながっているため，直結式という．顔全体を覆うものを全面形という.

●吸収缶の容量がやや大きいため，ガス濃度1％以下で使用可である.

③ 隔離式

●図4のように面体と吸収缶が別々に隔離されているものである．吸収缶が大きく重いため，マスクに取り付けられないので，袋の中に入れてわき腹にぶら下げるようになっている.

●隔離式の吸収缶は容量が大きいため，ガス濃度2％まで使用可である．それ以上高濃度の有害ガスが存在する場合は，送気マスクか自給式呼吸器を使用するようにしなければならない.

わかるわかる!　作業場の有害ガス濃度と防毒マスクの選択

▶直結式小型防毒マスクは，ガス濃度0.1％以下でなければ使用できないため使用範囲が狭い.

▶有害ガス濃度が2％を超えれば，吸収缶の能力を超えてしまうため，送気マスクか自給式呼吸器でなければならない．なお，作業場の有害ガス濃度が不明なときも，最大の注意を払って送気マスクか自給式呼吸器を使用しなければならない.

④　防毒マスクは，酸素濃度が18%未満の場所では使用してはならない．吸収缶は，酸欠場所ではなんら役に立たない．

⑤　防毒マスクの使用にあたっては，面体と顔面の間に接顔メリヤスやタオル等を当ててはならない（密着度を高めるためには不適である）．

⑥　防毒マスクは，顔面と面体との密着性を保つため，締めひもを適切に締めるとともに，耳にかけずに，後頭部において固定する．

⑦　防毒マスクは，吸収缶及び面体に，型式検定合格標章の付されたものを使用する．

⑧　防毒マスクの吸収缶

- すべての有害ガスに対して万能な吸収缶はない．それゆえ，対象ガスに応じた吸収缶を選択して使用しなければならない．
- 吸収缶の種類は10種類以上あるため，誤用を防止する目的で吸収缶の外観を色分けしている．例として有機ガス用は黒色，一酸化炭素用は赤色，硫化水素用は黄色，シアン化水素は青色，アンモニアは緑色，ハロゲンガスは灰色と黒色（2層に分ける）である．
- 吸収剤の活性炭やポプカリットは，吸湿により能力が減退するので，吸収缶の保管は十分留意する必要がある．
- 防毒マスクの吸収缶の防毒能力には限界があるので，使用するときは，この点の注意が必要である．
- 防毒マスク使用後，吸収缶に栓のあるものは上栓と下栓を閉めて保管すること．

⑨　2種類以上の有害ガスが混在している場合には，送気マスクか自給式呼吸器を使用する．防毒マスクの吸収缶1つで1種類の有害ガスしか吸収できないので，2種類以上の有害ガスが混在している場合には防毒マスクは適さない．

⑩　ガス又は蒸気状の有害物質が粉じんと混在している作業環境中では，防じん機能を有する防毒マスクを選択する．

わかるわかる!　吸収缶

▶吸収剤としては，例として有機ガス用には活性炭，一酸化炭素用にはポプカリットを使用しているが，吸収剤は吸湿性があるため，保管には注意が必要となる．又，ある濃度の中で一定時間使用すると効力を失ってしまう（これを「破過」という）ので，所定時間を超えないうちに取り換える必要がある．

▶吸収缶を購入すると，箱の中に破過曲線図が添付されており，これにより破過時間（使用限度時間）を推定することができる．

▶防毒マスク使用後，吸収缶に栓のないものは，密閉できる容器又は袋に入れて保管すること．

(6) 給気式

有害物質が高濃度である場所や酸欠場所（酸素濃度が18％未満の場所のこと），又は，有害ガスの種類が不明の場所では，ろ過式は使用できないのでこの給気式を使用する．給気式には，通常の空気を別の場所からホースで送ってくるタイプ（送気マスクという）と，空気ボンベを背負ってそのボンベの空気を使用するタイプ（自給式呼吸器という）との２通りがある．

① 送気マスク（エアラインマスクともいう，図６）

右下にあるのが送風機であり，これを有害物質がない場所に設置し，その周囲の新鮮な空気をホース（送風機の左にあるホースを作業場まで伸ばす）により，面体内に供給する．長時間作業に適しているが，ホースがあるため作業がしにくいことが短所である．なお，エア供給源として圧縮空気を減圧して使用する場合もある．

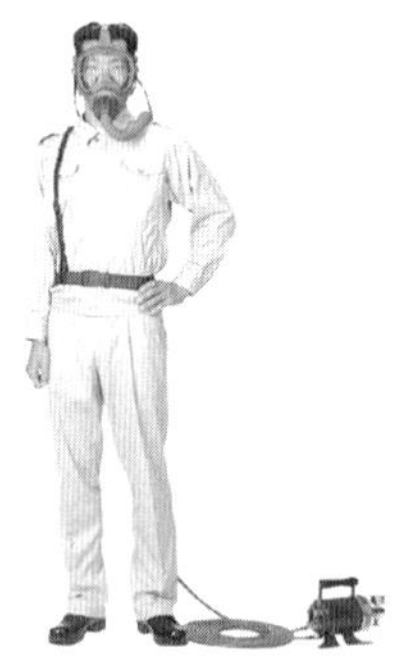

□ 図６　送気マスク＊19 □

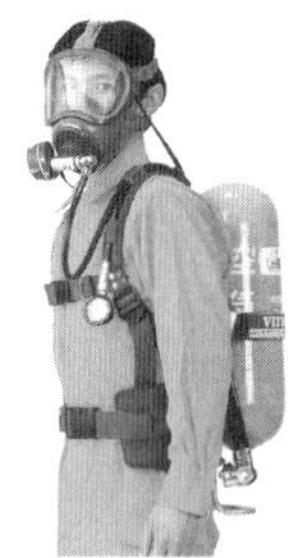

□ 図７　自給式呼吸器＊20 □

② 自給式呼吸器（図７）

背中に空気ボンベを背負うタイプのものである．

この方式は，ホースがないため作業はしやすいが，ボンベ容量の制約があるため，長時間作業には適していない．

(7) その他の保護具

① 耳栓と耳覆い

- 防音保護具として耳栓と耳覆いのどちらを選ぶかは，作業の性質や騒音の性状で決めるが，非常に強烈な騒音に対しては両者の併用も有効である．
- 85 dB 以上の騒音作業場では防音保護具の着用が必要であるが，適切な耳栓だけで十分である．100 dB を超えるような大きな騒音の場合でも，きちんと装着されていれば耳栓だけでも十分であり，耳覆いを併用しなければ遮音できないということはない．

わかるわかる! 耳覆い（イヤーマフ）

▶防音保護具には，耳栓と耳覆い（イヤーマフ = ear-muff）の 2 種類がある．

▶耳覆いは図に示すように，耳をすっぽり覆うタイプのものである．非常に強烈な騒音の場合は，耳栓と耳覆いを併用すると効果的である．

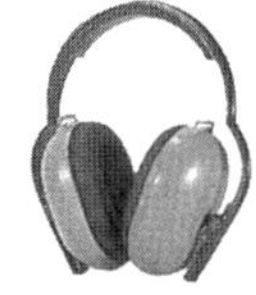

□ 耳覆い* 21 □

② 保護クリーム

- 保護クリームは，皮膚に塗布して保護層を作り，有害物質が直接皮膚に付着しないようにするものである．
- 保護クリームは，作業中に有害な物質が直接皮膚に付着しないようにする目的で塗布するもので，作業終了とともに完全に洗い落とさなければならない．

③ 遮光保護具

- 遮光保護具は，有害光線による眼の障害を防ぐために使用する．
- 遮光保護具は，アーク溶接・切断作業，高熱作業等の作業の種類に応じて，JIS で定められた適切な遮光度番号のものを選定して使用する．番号の大きいものほど色が濃くなる．

④ 保護めがね

保護めがねは，飛散粒子，薬品の飛沫等による眼の障害を防ぐものである．

⑤ 防熱衣

防熱衣としては，アルミナイズドクロス製のものが多く使用されている．

過去出題問題

1（　）防じんマスクは，有毒ガスの存在する場所，酸素濃度が 18%未満の場所では使用してはならない.

2（　）型式検定合格標章のある防じんマスクでも，ヒュームのような微細な粒子に対しては無効である.

3（　）一般に防じんマスクの通気抵抗は，防毒マスクの通気抵抗よりも小さい.

4（　）防じんマスクは，面体及びろ過材に，型式検定合格標章の付されたものを使用する.

5（　）使い捨て防じんマスクは，使用限度内であっても，著しい型くずれを生じた場合には廃棄しなければならない.

6（　）防じんマスクの手入れの際，ろ過材に付着した粉じん等を圧縮空気で吹き飛ばしたり，ろ過材を強くたたいたりしてはならない.

7（　）防じんマスクの面体の接顔部に接顔メリヤスを使用すると，マスクと顔面との密着性が良くなる.

8（　）防じんマスクは作業に適したものを選択し，顔面とマスクの面体の高い密着性が要求される有害性の高い物質を取り扱う作業については，取替え式のものを選ぶ.

9（　）防じんマスクは作業に適したものを選択し，高濃度の粉じんのばく露のおそれがあるときは，できるだけ粉じんの捕集効率が高く，かつ，排気弁の動的漏れ率が低いものを選ぶ.

10（　）電動ファン付き呼吸用保護具は，電動ファンにより有害物質を含む空気を拡散して呼吸域から除去する呼吸用保護具である.

11（　）有毒ガスの濃度が高い場合には,電動ファン付き呼吸用保護具を使用する.

12（　）高濃度の有害ガスが存在する場合は，防毒マスクではなく，送気マスクか自給式呼吸器を使用する.

13（　）防毒マスクは，酸素濃度が 16%以上の場所での使用が認められている.

14（　）空気中の酸素濃度が 15 ～ 16%程度の酸素欠乏症では，一般に頭痛，吐き気などの症状がみられる.

15（　）防毒マスクの使用にあたっては，面体と顔面の間にタオル等を当てて，密着度を高めるとよい.

16（　）防毒マスクは，顔面との密着性を保つため，締めひもを耳にかけてマスクを固定する.

17（　）防毒マスクの通気抵抗は防じんマスクより小さいので，作業強度の大きい作業でも支障なく使用できる．

18（　）防毒マスクは，対象とするガスに応じて適合した吸収缶を選択し使用しなければならない．

19（　）防毒マスクの吸収缶には，あらゆる対象ガスに有効なものがある．

20（　）防毒マスクの吸収缶が除毒能力を喪失するまでの時間を破過時間といい，防毒マスクの吸収缶に添付された破過曲線図は，吸収缶の有効時間を推定するために用いられる．

21（　）有機ガス用防毒マスクの吸収缶は黄色で，ハロゲンガス用防毒マスク用は，赤色である．

22（　）一酸化炭素用防毒マスクの吸収缶は赤色で，シアン化水素用は青色である．

23（　）防毒マスクを使用するときは，吸収缶に添付された破過曲線図などに基づき，使用限度時間をあらかじめ設定する．

24（　）防毒マスクは吸収缶を用いるので，酸素濃度が 8%未満の場所でも使用することができる．

25（　）防毒マスク使用後，吸収缶に栓のあるものは上栓と下栓を閉めて保管すること．

26（　）2 種類以上の有毒ガスが混在している場合には，そのうち最も毒性の強いガス用の防毒マスクを使用する．

27（　）ガス又は蒸気状の有害物質が粉じんと混在している作業環境中では，防じん機能を有する防毒マスクを選択する．

28（　）酸素濃度 18%未満の場所で使用できる呼吸用保護具には，送気マスク，空気呼吸器のほか，電動ファン付き呼吸用保護具がある．

29（　）送気マスクは，清浄な空気をパイプ，ホースなどにより作業者に供給する呼吸用保護具である．

30（　）空気呼吸器は，ボンベに充てんされた清浄空気を作業者に供給する自給式呼吸器である．

31（　）防音保護具として耳栓と耳覆いのどちらを選ぶかは，作業の性質や騒音の性状で決めるが，非常に強烈な騒音に対しては両者の併用も有効である．

32（　）防音保護具として，100 dB 以下の騒音には耳栓が有効であるが，100 dB を超える騒音は，耳覆い（イヤーマフ）を併用しなければ遮音することができない．

33（　）保護クリームは，皮膚に塗布して保護層を作り，有害物質が直接皮膚に付着しないようにするものである．

34（　）保護クリームは，作業中に有害な物質が直接皮膚に付着しないようにする目的で塗布するもので，作業終了とともに完全に洗い落とさなければならない．
35（　）遮光保護具は，有害光線による眼の障害を防ぐために使用する．
36（　）遮光保護具は，アーク溶接・切断作業，高熱作業等の作業の種類に応じて適切な遮光度番号のものを選定して使用する．
37（　）保護めがねは，赤外線などの有害光線による眼の障害を防ぐ目的で使用するもので，飛散粒子，薬品の飛沫等による障害を防ぐものではない．
38（　）防熱衣としては，アルミナイズドクロス製のものが多く使用されている．

解答

		1	○	2	×	3	○	4	○	5	○	6	○	7	×
8	○	9	○	10	×	11	×	12	○	13	×	14	○	15	×
16	×	17	×	18	○	19	×	20	○	21	×	22	○	23	○
24	×	25	○	26	×	27	○	28	×	29	○	30	○	31	○
32	×	33	○	34	○	35	○	36	○	37	×	38	○		

解説

2▶防じんマスクは，ヒュームに対しても効果がある．

7▶防じんマスクの面体の接顔部に接顔メリヤスを使用すると，マスクと顔面との密着性が悪くなりやすいので，使用する際はマスクと顔の密着性が良好であることの確認が必要である．

10▶電動ファン付き呼吸用保護具は，有害物質をフィルターで除去した後，その清浄空気を電動ファンによって，使用者の面体へ送風する構造のろ過式の呼吸用保護具である．電動ファンの役目は，有害空気を呼吸域から吹き払う役目ではない．

11▶有害度の高い粉じん（例えば石綿の除去作業）の場合には，電動ファン付き呼吸用保護具を使用する．

13▶防毒マスクは，酸素濃度が18％未満の場所では使用してはならない（酸欠場所とは18％未満の場所）．

15▶防毒マスクの使用にあたっては，面体と顔面の間にタオル等を当ててはならない（かえって密着度が悪くなる）．

16▶顔面との密着性を保つため，締めひもは耳にかけずに後頭部において固定させる．

17▶防じんマスクの通気抵抗は防毒マスクより小さいので，作業強度の大きい作業でも支障なく使用できる.

19 ▶ 防毒マスクの吸収缶には，あらゆる対象ガスに有効なものはない.

21 ▶ 有機ガス用防毒マスクの吸収缶は黒色で，ハロゲンガス用防毒マスク用は，灰色と黒色（2層に分ける）である.

24 ▶ 防毒マスクは，酸素濃度が8％未満の場所では使用することができない.吸収缶は酸欠場所では何ら役に立たない.

26 ▶ 2種類以上の有毒ガスが混在している場合には，1つの吸収缶で2種以上の有毒ガスに同時に対応できる吸収缶がないので，給気式（送気マスク又は自給式呼吸器）を使用する.

28 ▶ 電動ファン付き呼吸用保護具は，使用する場所での空気（環境空気）を吸い込むので，酸欠場所では使用してはならない.

32 ▶ 100 dB を超える騒音でも，きちんと装着されていれば耳栓だけでも十分であり，耳覆い（イヤーマフ）を併用しなければ遮音できないということはない.

37 ▶ 保護めがねは，飛散粒子，薬品の飛沫等による障害を防ぐものである．なお，赤外線などの有害光線による目の障害を防ぐ目的で使用するものは遮光保護具である.

6.2 VDT 作業

(1) VDT 作業とは，Visual（視覚の）Display（表示）Terminal（端末装置）の略称で，コンピュータ端末装置を使用する作業のことである.

(2) VDT 作業者の心身の負担をより軽減し，VDT 作業を支障なく行うことができるように，厚生労働省により，「VDT 作業者における労働衛生管理のためのガイドライン」が策定されている.

(3) **作業時間**

① 1連続作業時間が1時間を超えないようにし，次の連続作業時間までの間に10～15分の作業休止時間を設ける.

② 1連続作業時間の中で1～2回の小休止時間を設ける.

わかるわかる！ 連続作業時間・作業休止時間・小休止

▶同じ姿勢を1時間以上も続けて行うこと自体が良くないので，作業休止時間を入れること．この作業休止時間とは，休憩時間ではなく，ほかの作業を入れたり，ストレッチ運動等を行ったりする時間である.

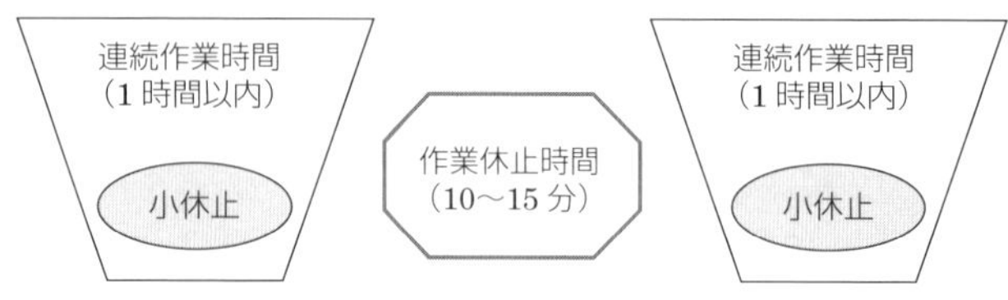

▶「小休止」とは，1連続作業時間の途中でとる1～2分程度の作業休止のことであり，作業者が自由にとれるようにする.

▶人間が本当に集中できるのは30分くらいとしたもの．それゆえ，1時間も経つとミスを生じやすいとして，作業休止時間は必要とされている.

(4) 照明

① グレア

●グレアとは，光源から直接に，又は間接に受けるギラギラしたまぶしさのことである.

●直接グレアとは光源が直接眼に入ってくる，ギラギラしたまぶしさをいう.

●間接グレアとは画面上に映り込む，ギラギラしたまぶしさをいう.

② グレア防止対策

●太陽光線や高輝度の照明器具等の光源が画面に映り込まないように，ブラインドやカーテンで調節する.

●室内は，できるだけ明暗の対照が著しくなく，かつ，まぶしさを生じさせないようにする.

●反射防止型ディスプレイを選択するとともに間接照明の照明器具を用いる.

(5) 照度

① ディスプレイ画面，書類及びキーボード面における照度が適切となるように配慮する（ディスプレイ画面上における照度は500ルクス以下，書類上及びキーボード上における照度は300ルクス以上とする）.

わかるわかる! ディスプレイ画面上における照度

▶「ディスプレイ画面上における照度」とは，ディスプレイ画面自体の明るさのことではなく，ディスプレイ画面に入射する光（照明）の明るさをいう．500ルクスより明るいと文字がぼやけてしまう.

▶「書類上及びキーボード上における照度」も同様に，書類やキーボード等に入射する光（照明）の明るさをいう.

▶文言の相違に留意！　→　500 ルクス以下と 300 ルクス以上

(6) 姿勢，疲労等

① ディスプレイ画面と眼との距離は，おおむね 40 cm 以上の視距離が確保できるようにすること．

② ディスプレイは，その画面の上端が眼の高さとほぼ同じか，やや下になる高さにすることが望ましい．

③ VDT 作業においては，視覚以外に，姿勢，騒音，作業時間その他種々の疲労誘発要因に対する対策が必要である．

④ VDT 作業を行っている作業者で身体的疲労を感じている人が多い．その内訳は，眼が最も多く，次いで首・肩となっている．

⑤ VDT 作業による疲労には，種々の部位の局所疲労や，不快感を主とする精神的疲労がある．

⑥ ディスプレイに表示する文字は，文字の高さがおおむね 3 mm 以上とすることが望ましい．

⑦ 複数の作業者が交替で使用する椅子は，高さ調整が容易であり，調整中に座面が落下しない構造のものを用いる．

(7) 健康診断

① VDT 作業従事者に対する特殊健康診断の検査項目は，以下の 3 項目である．

- 業務歴の調査，既往歴の調査，眼疲労を中心とする「自覚症状の有無の検査」
- 視力・調節機能等の「眼科学的検査」
- 上肢の運動機能等の「筋骨格系に関する検査」

なお，上記の検査項目は，作業区分 A の労働者（VDT 作業時間が，1 日 4 時間以上と最も長い者）を対象とする検査であり，作業区分 B（2 時間以上 4 時間未満），作業区分 C（2 時間未満）に応じて省略できる項目が増えていく．

② 筋骨格系疾患については，自覚症状が他覚的検査よりも先行することが多い．

③ VDT 作業健康診断は，定期の一般健康診断を実施する際に，あわせて実施して差し支えない．

わかるわかる！ 他覚的検査

▶検査機器による検査のことである．自覚症状と相対する用語である．

過去出題問題

1（　）1 日の労働時間のうち，どの程度 VDT 作業に従事するか等により作業形態を区分し，それぞれに適した労働衛生管理を行う．

2（　）単純入力型又は拘束型に該当する VDT 作業については，1 連続作業時間が 1 時間を超えないようにし，次の連続作業時間までの間に 10 ～ 15 分の作業休止時間を設ける．

3（　）ディスプレイ画面上における照度は，書類上及びキーボード上における照度とほぼ同じ明るさとし，400 ルクス程度としている．

4（　）照明器具等の高輝度の光源が，ディスプレイ画面に映り込まないようにする．

5（　）作業室内には，間接照明等のグレア防止用照明器具を用いている．

6（　）反射防止型ディスプレイを選択するとともに，直接照明の照明器具を用いてグレアを防ぐようにする．

7（　）ディスプレイ画面上における照度は 500 ルクス以下にするとよい．

8（　）書類上及びキーボード上における照度は，300 ルクス以上になるようにする．

9（　）ディスプレイについては，30 cm 程度の視距離が保てるようにし，画面の上端は，眼の高さと同じか，やや上になるようにする．

10（　）ディスプレイは，おおむね 50 cm 程度の視距離が確保できるようにしている．

11（　）VDT 作業による疲労には，種々の部位の局所疲労や，不快感を主とする精神的疲労がある．

12（　）ディスプレイに表示する文字は，文字の高さがおおむね 3 mm 以上とすることが望ましい．

13（　）複数の作業者が交替で使用する椅子は，高さ調整が容易であり，調整中に座面が落下しない構造のものを用いる．

14（　）VDT 作業従事者に対する特殊健康診断の検査項目は，眼疲労を中心とする「自覚症状の有無の検査」及び視力，調節機能等の「眼科学的検査」の 2 項目である．

15（　）VDT 作業健康診断は，定期の一般健康診断を実施する際に，あわせて実施して差し支えない．

16（　）VDT 作業では，視覚以外に，姿勢，騒音，作業時間その他種々の疲労誘発要因があるので，これらに対する対策が必要である．

17（　）VDT 作業による健康障害は，初期にはほとんど自覚症状がないので，眼の検査及び筋骨格系の他覚的検査により異常を早期に発見することが必要である.

解答														
	1	○	2	○	3	○	4	○	5	○	6	×	7	○
8	○	9	×	10	○	11	○	12	○	13	○	14	×	15	○
16	○	17	×											

解説

6▶反射防止型ディスプレイを選択するとともに，間接照明の照明器具を用いてグレアを防ぐようにする.

9▶ディスプレイについては，おおむね 40 cm 以上の視距離が保てるようにし，画面の上端は，眼の高さと同じか，やや下になるようにする.

14▶ VDT 作業従事者に対する特殊健康診断の検査項目は，業務歴の調査，既往歴の調査，眼疲労を中心とする「自覚症状の有無の検査」と視力・調節機能等の「眼科学的検査」及び上肢の運動機能等の「筋骨格系に関する検査」の 3 項目である.

17▶ VDT 作業による健康障害は，筋骨格系疾患については，自覚症状が他覚的検査よりも先行することが多い.

6.3 腰痛予防対策

厚生労働省より「職場における腰痛予防対策指針」が示されている．その中から要点を記す.

(1) 本指針では，一般的な腰痛の予防対策を示した上で，腰痛の発生が比較的多い次の作業における予防対策をあげている.

① 重量物取扱い作業　② 立ち作業　③ 座り作業
④ 福祉・医療分野等における介護・看護作業　⑤ 車両運転の作業

(2) 重量物取扱い作業

① 満 18 歳以上の男子労働者が人力のみにより取り扱う物の重量は，体重のおおむね 40%以下となるように努めること．満 18 歳以上の女子労働者では，さらに男性が取り扱うことのできる重量の 60%くらいまでとする.

② 取り扱う物の重量は，できるだけ明示する.

③ 重量物を持ち上げたり，押したりする動作をするときは，できるだけ身体

を対象物に近づけ，重心を低くするような姿勢を取る．

④ 必要に応じて腰部保護ベルトの使用を考えること．腰部保護ベルトについては，一律に使用させるのではなく，労働者ごとに効果を確認してから使用の適否を判断する．

(3) 立ち作業

① 床面が硬い場合は，立っているだけでも腰部への衝撃が大きいので，クッション性のある作業靴やマットを利用して，衝撃を緩和する．

(4) 腰掛け作業

① 椅子に深く腰を掛けて，背もたれで体幹を支え，履物の足裏全体が床に接する姿勢を基本とすること．また，必要に応じて，滑りにくい足台を使用する．

(5) 作業床面

労働者の転倒，つまずきや滑りなどを防止するため，作業床面はできるだけ凹凸がなく，防滑性，弾力性，耐衝撃性及び耐へこみ性に優れたものとすることが望ましい．

(6) 健康診断

腰部に著しい負担のかかる作業に常時従事する労働者に対しては，当該作業に配置する際及びその後6月以内ごとに1回，定期に，次のとおり医師による腰痛の健康診断を実施する．

① 配置前の健康診断

配置前の労働者の健康状態を把握し，その後の健康管理の基礎資料とするため，配置前の健康診断の項目は，次のとおりとする．

a. 既往歴（腰痛に関する病歴及びその経過）及び業務歴の調査．

b. 自覚症状（腰痛，下肢痛，下肢筋力減退，知覚障害等）の有無の検査．

c. 脊柱の検査：姿勢異常，脊柱の変形，脊柱の可動性及び疼（とう）痛，腰背筋の緊張及び圧痛，脊椎棘（きょく）突起の圧痛等の検査．

d. 神経学的検査：神経伸展試験，深部腱（けん）反射，知覚検査，筋萎縮等の検査．

e. 脊柱機能検査：クラウス・ウェーバーテスト又はその変法（腹筋力，背筋力等の機能のテスト）．

なお，医師が必要と認める者については，画像診断と運動機能テスト等を行う．

② 定期健康診断

定期に行う腰痛の健康診断の項目は，次のとおりとする．

● 配置前の健康診断で記載した項目のうち，a. 既往歴，b. 自覚症状の 2 つを行う．この結果，医師が必要と認める者については，c. 脊柱の検査，d. 神経学的検査を追加して行う．

なお，医師が必要と認める者については，画像診断と運動機能テスト等を行う．

過去出題問題

1（　）厚生労働省の「職場における腰痛予防対策指針」に基づく，重量物取扱い作業における腰痛予防対策に関する次の記述のうち，誤っているものはどれか．

(1) 労働者全員に腰部保護ベルトを使用させる．
(2) 取り扱う物の重量をできるだけ明示する．
(3) 重量物を取り扱うときは，急激な身体の移動をなくし，前屈やひねり等の不自然な姿勢はとらず，かつ，身体の重心の移動を少なくする．
(4) 重量物を持ち上げるときは，できるだけ身体を対象物に近づけ，重心を低くするような姿勢をとる．
(5) 重量物取扱い作業に常時従事する労働者に対しては，当該作業に配置する際及びその後 6 か月以内ごとに 1 回，定期に，医師による腰痛の健康診断を行う．
(6) 満 18 歳以上の男子労働者が人力のみで取り扱う物の重量は，体重のおおむね 50％以下となるようにする．
(7) 立ち作業時は身体を安定に保持するため，床面は弾力性のない硬い素材とする．
(8) 腰掛け作業の場合の作業姿勢は，椅子に深く腰を掛けて，背もたれで体幹を支え，履物の足裏全体が床に接する姿勢を基本とする．

2（　）厚生労働省の「職場における腰痛予防対策指針」に基づき，腰部に著しい負担のかかる作業に常時従事する労働者に対して当該作業に配置する際に行う健康診断の項目として，適切でないものは次のうちどれか．

(1) 既往歴（腰痛に関する病歴及びその経過）及び業務歴の調査
(2) 自覚症状（腰痛，下肢痛，下肢筋力減退，知覚障害等）の有無の検査
(3) 上肢のエックス線検査（2 方向撮影）

(4) 脊柱の検査（姿勢異常，脊柱の変形等の検査）
(5) 神経学的検査（神経伸展試験，深部腱反射等の検査）

解答 1 (1)，(6)，(7) 2 (3)

解説

1(1)▶腰部保護ベルトは，個人により効果が異なるため，一律に使用するのではなく，個人ごとに効果を確認してから使用の適否を判断する．

1(6)▶満 18 歳以上の男子労働者が人力のみで取り扱う物の重量は，体重のおおむね 40％以下となるようにする．

1(7)▶労働者の転倒，つまずきや滑りなどを防止するため，作業床面はできるだけ凹凸がなく，防滑性，弾力性，耐衝撃性及び耐へこみ性に優れたものとすることが望ましい．

6.4 ホルムアルデヒドの濃度低減

厚生労働省により，「ホルムアルデヒドの濃度低減に関するガイドライン」が策定されている．

(1) ガイドラインの趣旨

住宅に使用される建材等から発散するホルムアルデヒド等の化学物質に室内空気が汚染されること等により，目，鼻，のど等への刺激，頭痛等の多様な症状が生じる，いわゆる「シックハウス症候群」がある．これに関して，労働者の健康リスクの低減を図っていくため，厚生労働省により「職域における屋内空気中のホルムアルデヒド濃度低減のためのガイドライン」が策定されている．以下に要点を示す．

(2) 事業者が講ずべき措置

職域における屋内空気中のホルムアルデヒドの濃度を 0.08 ppm 以下とし，ホルムアルデヒドによる労働者の健康リスクの低減を図るため，以下の措置を講ずるよう努めること．

① 濃度の測定

●屋内空気中にホルムアルデヒド蒸気が発散しているおそれがある場合は，空気中のホルムアルデヒドの濃度を測定すること．

- 測定点は，事務室，室内作業場等の作業場の中央付近の床上 50 cm 以上 150 cm 以下の位置の一以上とする．なお，測定は，通常の作業時間中に行う．
- 一般の事務所等におけるホルムアルデヒド蒸気の発散源としては，合板，繊維板等の建材，オフィス家具，カーペット等に使用されているホルムアルデヒドを含有する接着剤，防腐剤等がある．

② 濃度低減のための措置

ホルムアルデヒドの濃度が 0.08 ppm を超える場合は，次に掲げる措置のうち，当該作業場において有効な措置を講ずることにより，当該濃度を超えないようにすること．

- 換気装置の設置又は増設
- 継続的な換気の励行
- 発散源となっている合板，繊維板等の建材，オフィス家具，カーペット等の撤去又は交換
- 発散源のコーティング等の封じ込め措置又は有効な吸着剤等の使用

わかるわかる!　シックハウス症候群

▶新築の住居等に入ると，目がチカチカする，頭痛，吐き気，めまい，不眠などの症状が起こることがある．これをシックハウス症候群という．これらの原因は，接着剤等の中に含まれるホルムアルデヒド（特定化学物質第 2 類物質）蒸気とされている．本ガイドラインでは，室内の濃度測定を行い，規定の濃度を超えたときは，きちんと措置を行って労働者の健康リスクの低減を図っていこうとするものである．

過去出題問題

1（　）室内空気がホルムアルデヒド等の化学物質に汚染されることにより，シックハウス症候群が発症することがある．

2（　）事務室等においては，合板，繊維板等の建材，オフィス家具，カーペット等に使用されている接着剤，防腐剤等がホルムアルデヒドの発散源になることがある．

3（　）ホルムアルデヒドの蒸気は空気よりも重いので，事務室等の屋内空気中の

ホルムアルデヒドの濃度の測定は，壁の付近の床上 30 cm 以下の位置で行う．
4（　）事務室等の屋内空気中のホルムアルデヒドの濃度は，0.08 ppm 以下になるようにする．
5（　）屋内空気中のホルムアルデヒドの濃度低減のための措置としては，換気装置の設置又は増設，発散源のコーティングなどがある．

解答	1	○	2	○	3	×	4	○	5	○

解説

3▶ホルムアルデヒドの濃度の測定は，作業場の中央部の床上 50 cm 以上 150 cm 以下の位置で行うこと（第 1 編 3.1 節 (7) 項⑥（91 ページ））．

6.5 過重労働等による健康障害

長時間の時間外労働や過重労働により血管病変等が著しく増悪し，その結果，脳・心臓疾患が発症することがある．

(1) 脳血管障害（脳血管疾患）

① 脳血管障害は，脳の血管の病変が原因で生じ，出血性病変，虚血性病変などに分類される．

② 出血性の脳血管障害は，脳実質内に出血する脳出血と脳表面のくも膜下腔（くう）に出血するくも膜下出血などに分類される．

③ 虚血性の脳血管障害である脳梗塞は，脳血管自体の動脈硬化性病変による脳血栓症と，心臓や動脈壁の血栓が剥がれて脳血管を閉塞する脳塞栓症に分類される．

④ 脳出血（脳内出血）…脳内の血管が破れ，脳の中に出血した状態をいう．高血圧が主な原因である．

⑤ くも膜下出血…脳は 3 枚の膜で囲われていて，外側（上）から順に，硬膜，くも膜，軟膜という．このうち，くも膜と軟膜との間にすき間があり，ここに血管が張り巡らされている．この血管の一部にできた動脈瘤が突然破れ，すき間（くも膜の下に位置する）に出血した状態をいう．

⑥ 脳梗塞…脳の血管が血栓により，詰まったり，狭くなったりして血流が悪

くなる. この結果, 脳組織が酸素, または栄養不足のため壊死する状態をいう.

⑦ 上記を総称して脳卒中という. 脳出血とくも膜下出血は, 血管が破れて出血した場合であり, 一方, 脳梗塞は, 出血はなく, 血管が血栓により梗塞（詰まり）され, 血液が不足（虚血）した場合をいう.

⑧ 脳出血や脳梗塞では, 頭痛, 吐き気, 手足のしびれ, 麻痺（ひ）, 言語障害, 視覚障害などの症状が認められる.

⑨ くも膜下出血の症状は,「頭が割れるような」,「ハンマーでたたかれたような」と表現される急激で激しい頭痛が特徴である.

⑩ 上記について, 図8にまとめた.

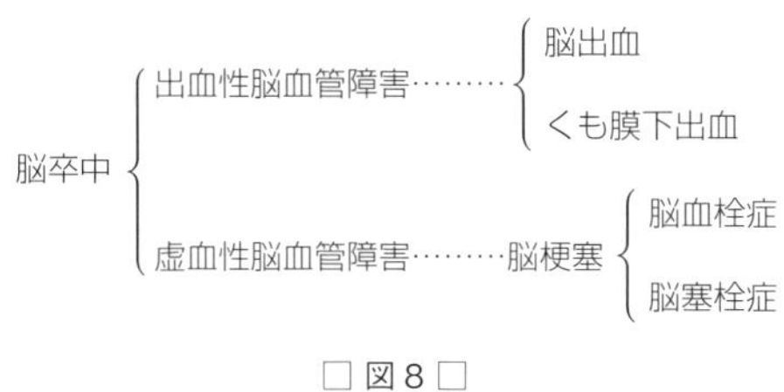

□ 図8 □

(2) 虚血性心疾患

① 虚血性心疾患は, 冠状動脈（第3編1.1節(2)項⑦（380ページ））の狭窄又は閉塞により, 心臓の筋肉（心筋）が, 血液不足になる（虚血という）ことによる心臓疾患である. 前者が狭心症で, 後者が心筋梗塞である.

② 虚血性心疾患は, 心筋の一部分に可逆的虚血が起こる狭心症と, 不可逆的な心筋壊死が起こる心筋梗塞に大別される.

③ 心筋梗塞では, 突然激しい胸痛が起こり,「締め付けられるように痛い」,「胸が苦しい」などの症状が長時間続き, 1時間以上になることもある.

④ 狭心症の痛みの場所は, 心筋梗塞とほぼ同じであるが, その発作が続く時間は, 通常数分程度で, 長くても15分以内におさまることが多い.

⑤ 虚血性心疾患発症の危険因子には, 高血圧, 喫煙, 高脂血症などがある.

⑥ 運動負荷心電図検査は, 心筋の異常, 虚血性心疾患, 不整脈の異常の発見に役立つ.

わかるわかる! **可逆的な狭心症と不可逆的な心筋梗塞**

▶狭心症は，冠状動脈の狭窄による一過性の虚血であり心筋の障害は可逆的（元に戻る）である．心筋梗塞は，虚血が長時間であり心筋壊死が起こるため，障害は不可逆的（元に戻らない）となる．

わかるわかる! **運動負荷心電図検査**

▶運動負荷心電図検査とは，運動することにより，心臓に一定の負荷（負担）をかけ，安静時ではわからない異常を見つける心電図検査である．

▶検査方法として，胸に電極を付けた状態で，ベルトコンベヤ状の検査装置の上を歩く方法やペダルをこぐ方法などがある．

▶検査結果，異常な場合に疑われる病気として，狭心症，心筋梗塞などの虚血性心疾患，不整脈を伴う病気がある．

過去出題問題

1（　）脳血管障害は，脳の血管の病変が原因で生じ，出血性病変，虚血性病変などに分類される．

2（　）出血性の脳血管障害は，脳表面のくも膜下腔（くう）に出血するくも膜下出血や脳実質内に出血する脳出血などに分類される．

3（　）虚血性の脳血管障害である脳梗塞は，脳血管自体の動脈硬化性病変による脳塞栓症と，心臓や動脈壁の血栓が剥がれて脳血管を閉塞する脳血栓症に分類される．

4（　）脳梗塞や脳出血では，頭痛，吐き気，手足のしびれ，麻痺，言語障害，視覚障害などの症状が認められる．

5（　）くも膜下出血の症状は，「頭が割れるような」，「ハンマーでたたかれたような」と表現される急激で激しい頭痛が特徴である．

6（　）虚血性心疾患は，門脈による心筋への血液の供給が不足したり途絶えることにより起こる心筋障害である．

7（　）虚血性心疾患は，心筋の一部分に可逆的虚血が起こる狭心症と，不可逆的な心筋壊死が起こる心筋梗塞とに大別される．

8（　）心筋梗塞では，突然激しい胸痛が起こり，「締め付けられるように痛い」，「胸が苦しい」などの症状が長時間続き，1時間以上になることもある．

9（　）狭心症の痛みの場所は，心筋梗塞とほぼ同じであるが，その発作が続く時間は，通常数分程度で，長くても 15 分以内におさまることが多い．

10（　）虚血性心疾患発症の危険因子には，高血圧，喫煙，高脂血症などがある．

11（　）運動負荷心電図検査は，心筋の異常や不整脈の発見には役立つが，虚血性心疾患の発見には役立たない．

解答

1	○	2	○	3	×	4	○	5	○	6	×	7	○
8	○	9	○	10	○	11	×						

解説

3 ▶ 虚血性の脳血管障害である脳梗塞は，脳血管自体の動脈硬化性病変による脳血栓症と，心臓や動脈壁の血栓が剥がれて脳血管を閉塞する脳塞栓症に分類される．

6 ▶ 虚血性心疾患は，冠動脈による心筋への血液の供給が不足したり途絶えることにより起こる心筋障害である．

11 ▶ 運動負荷心電図検査は，心筋の異常，虚血性心疾患，不整脈の異常の発見に役立つ．

第7章 健康管理及び健康保持増進等

7.1 健康管理

(1) 健康管理とは，労働者の健康状態を継続的に観察し，異常のある者を早期に発見し，もとの健康状態への復帰を図るとともに，健康状態を阻害する原因を見つけて，それを取り除いていく活動である．

単に，健康診断を実施して，異常のある者に対して早期治療を進めていくというものではない．

(2) 健康管理活動の内容としては，健康診断，健康測定と健康指導，疾病休業統計等による健康管理活動がある．

7.2 一般健康診断

(1) 一般健康診断

一般健康診断の種類を以下に示す（第1編 1.15節（53ページ））．

① 雇入れ時の健康診断

② 定期健康診断

③ 特定業務従事者の健康診断

④ 海外派遣労働者の健康診断

⑤ 給食従業員の検便

(2) 一般健康診断の検査項目

① 血清トリグリセライド（中性脂肪）は，食後に値が上昇する脂質で，空腹時にも高値が持続することは動脈硬化の危険因子となる．

② LDLコレステロールは，悪玉コレステロールとも呼ばれ，高値であることは血管を硬化させ，動脈硬化の危険因子となる．一方，HDLコレステロールは，善玉コレステロールとも呼ばれ，血液中の余分なコレステロールを回収し，さらに血管壁にたまったコレステロールを取り除いて，肝臓に戻す役割をし，動脈硬化を抑える働きをする．

③ 尿酸は，体内のプリン体と呼ばれる物質の代謝物で，血液中の尿酸値が高くなる高尿酸血症は，関節の痛風発作などの原因となるほか，動脈硬化とも

関連するとされている．

④ 尿素窒素（BUN）は，腎臓から排泄される老廃物の一種で，腎臓の働きが低下すると尿中に排出されず，血液中の値が高くなる．

⑤ γ-GTP は，正常な肝細胞に含まれている酵素で，肝細胞が障害を受けると血液中に流れ出し，特にアルコールの摂取で高値を示す特徴がある．

7.3 特殊健康診断

(1) 特殊健康診断は，特定の有害業務に従事する労働者の，業務上疾病を防止するために行う，特別な項目の健康診断であり，法令で義務づけられているものと，行政通達で定められているものとの 2 種類がある．

① 法令で義務づけられているものは，有機溶剤等健診，特定化学物質健診，電離放射線健診，鉛健診，高気圧作業健診，石綿業務健診等がある．

② 行政通達で定められているものは，VDT，紫外線・赤外線，強烈な騒音，米杉・ラワンの粉じん作業，腰痛等の健診がある．

両者あわせて 70 種類以上ある．

(2) 有害物質による健康診断の大部分のものは，他覚所見が自覚症状に先行して出現するものが多い．一方，VDT 作業や振動工具を取り扱う業務による健康障害は，他覚所見より自覚症状のほうが先行して発症する愁訴先行型である．

(3) 健康診断の結果得られた異常所見の業務起因性を判断することは，事後措置を進める上で重要なことである．この点，対象とする特定の健康障害と類似のほかの疾患との判別が，一般健康診断よりもいっそう強く求められる．

(4) 健康診断の結果によっては，作業方法，作業環境の改善が必要である．

わかるわかる! **他覚所見，特殊健康診断の業務起因性**

▶他覚所見とは，医師が診察又は検査によって把握した患者の状態をいう．例えば，レントゲン撮影によって骨折しているとか，血液検査によって血糖値が高い等である．有害物質による健康障害は，ほとんどの場合，初期には自覚症状がないので，検査（他覚所見）によって早期発見をすることが大切である．

▶一般健康診断は，私的要因による疾患も含めていろいろな疾患を検査するという性質のものであるが，それに対して特殊健康診断は，作業者が従事している特定の有害物質による健康障害を検査するものであるため，類似の疾患がある場合，それが業務に起因するものかどうかの判別を厳密にする必要がある．そして，業務に起因しているとわかれば，事業者はその対策（作業方法，作業環境の改善等）を即刻講じなければならない．

(5) 生物学的モニタリング

① 生体試料（人体）中の有害物質そのものか，又はその代謝物の濃度を，尿検査により測定することで，その有害物質のばく露の状態を把握することを，生物学的モニタリングという．

② 有機溶剤や鉛における尿中代謝物のうち，主なものを表1で示す．

□ 表1 □

対象物質名	検査内容（代謝物）
トルエン	馬尿酸
キシレン	メチル馬尿酸
スチレン	マンデル酸
ベンゼン	フェノール
アセトン	アセトン
ノルマルヘキサン	2, 5-ヘキサンジオン
鉛	デルタアミノレブリン酸

例えば，有機溶剤の1つであるキシレンは，体内で代謝されて代謝物としてメチル馬尿酸となって尿中に排出される．それゆえ，その作業者がどの程度キシレンを体内摂取しているかを見るには，尿中のメチル馬尿酸量の検査をすれば把握できることになる．

③ この検査は，低濃度体内摂取（ばく露）でも検査できるため，早期発見に非常に有用な検査方法である．

④ 尿の採取時期については，鉛健康診断では，鉛の生物学的半減期（人の体内に残留する成分量が半分になるまでの時間をいう）が長い（数箇月）ため，作業期間中の任意の期間に採尿してもよい．一方，有機溶剤健康診断においては，有機溶剤の半減期が短い（数時間～数日）ため厳重にチェックする必要がある．例えばトルエンでは連続した作業日の初日を除いた作業終了時に採尿すること．ただし，採尿2時間前に一度排尿することとされている．

わかるわかる！ 有機溶剤の尿検査（生物学的モニタリング）

▶人が，ある有機溶剤（例えばトルエンとする）に，どれだけばく露されているかを検査するため，尿検査を行う．トルエンが体内に入ると，代謝作用（体内での化学変化等)を受けてその結果トルエンは馬尿酸に変化して尿中に排出される(尿中代謝物という). したがって, トルエンそのものでは検査できないが尿中の馬尿酸量の検査をすることによって, トルエンのばく露程度を検査することができることになる. これを生物学的モニタリングという.

▶アセトンは, 表1でもわかるように, 尿中のアセトンで検査する.

過去出題問題

1 ( ) 健康診断における検査項目に関する次の記述のうち, 誤っているものはどれか.

(1) 尿酸は, 体内のプリン体と呼ばれる物質の代謝物で, 血液中の尿酸値が高くなる高尿酸血症は, 関節の痛風発作などの原因となるほか, 動脈硬化とも関連するとされている.

(2) 血清トリグリセライド (中性脂肪) は, 食後に値が上昇する脂質で, 空腹時にも高値が持続することは動脈硬化の危険因子となる.

(3) HDL コレステロールは, 悪玉コレステロールとも呼ばれ, 高値であることは血管を硬化させ, 動脈硬化の危険因子となる.

(4) 尿素窒素 (BUN) は, 腎臓から排泄される老廃物の一種で, 腎臓の働きが低下すると尿中に排出されず, 血液中の値が高くなる.

(5) γ-GTP は, 正常な肝細胞に含まれている酵素で, 肝細胞が障害を受けると血液中に流れ出し, 特にアルコールの摂取で高値を示す特徴がある.

2 ( ) 特殊健康診断は, 労働衛生上有害な特定の業務に従事する労働者に対して行う特別の健診項目による健康診断である.

3 ( ) 特殊健康診断の実施にあたっては, 現在の作業内容及び有害条件のばく露状態を把握しておく必要がある.

4 ( ) 特殊健康診断において適切な健診デザインを行うためには, 作業内容と有害要因へのばく露状況を把握する必要がある.

5 ( ) 業務歴と既往症の調査では, 生活条件の変化について忘れないよう聴取する.

6 ( ) 有害物質による健康診断の大部分のものは, 自覚症状が他覚所見に先行して出現するので, この健康診断では問診に重きが置かれている.

7 ( ) 有害物質による健康障害の大部分のものは, 急性発症を除き, 初期又は軽度の場合はほとんど無自覚で, 諸検査の結果により早期に発見されることが多い.

8（　）VDT作業や振動工具を取り扱う業務による健康障害は，他覚的所見より自覚症状のほうが先行して発症する愁訴先行型である．

9（　）特殊健康診断の結果得られた異常所見の業務起因性を判断することは，事後措置を進める上で重要である．

10（　）対象とする特定の健康障害と類似のほかの疾患との判別が，一般健康診断よりも一層強く求められる．

11（　）特殊健康診断の結果によっては，作業方法，作業環境の改善が必要である．

12（　）有害業務への配置替えの際に行う特殊健康診断には，業務適正の判断と，その後の業務の影響を調べるための基礎資料を得るという目的がある．

13（　）有機溶剤健康診断における尿中の代謝物の量の検査等，健診項目として生物学的モニタリングによる検査が含まれているものがある．

14（　）特殊健康診断における生物学的モニタリングによる検査は，有害物の体内摂取量や有害物による軽度の影響の程度を把握するための検査である．

15（　）特殊健康診断における尿の採取時期については，有機溶剤健康診断では，作業期間中の任意の時期でよいが，鉛健康診断においては，鉛の生物学的半減期が短いため，厳重にチェックする必要がある．

16（　）鉛健康診断や有機溶剤等健康診断においては，有害物の体内摂取量を把握するため，血中や尿中の代謝物等の量の検査を行う．

17（　）特殊健康診断における生物学的モニタリングに関する次の文中の［　　］内に入れるAからCの語句の組合せとして，正しいものは（1）～(5）のうちどれか．

「有害物の［ A ］を把握する検査として，代表的なものが生物学的モニタリングである．有機溶剤ばく露の場合の生物学的半減期は［ B ］ので，有機溶剤等健康診断における［ C ］の量の検査においては，採尿の時刻を厳重にチェックする必要がある．」

	A	B	C
(1)	高濃度ばく露	長い	有機溶剤代謝物
(2)	体内摂取量	短い	有機溶剤代謝物
(3)	高濃度ばく露	長い	尿中蛋白
(4)	体内摂取量	長い	尿中蛋白
(5)	体内摂取量	短い	血清トリグリセライド

類題 a「特殊健康診断における有害物の体内摂取量を把握する検査として，代表的なものが生物学的モニタリングである．有機溶剤の場合は生物学的半減期が［ A ］ので，有機溶剤等健康診断における［ B ］の量の検査においては，

C の時刻を厳重にチェックする必要がある.」

	A	B	C
(1)	短い	尿中蛋	採尿
(2)	短い	有機溶剤代謝物	採尿
(3)	短い	血清トリグリセライド	採血
(4)	長い	尿中蛋白	採尿
(5)	長い	有機溶剤代謝物	採血

18（　）特殊健康診断において有害物の体内摂取量を把握する検査として，生物学的モニタリングがあり，トルエンについては，血液中のトルエンを測定し，鉛については，血液中のデルタアミノレブリン酸を測定する.

19（　）ノルマルヘキサンのばく露の生物学的モニタリングの指標としての尿中代謝物は，2, 5-ヘキサンジオンである.

解答

1	(3)	2	○	3	○	4	○	5	○	6	×	7	○
8	○	9	○	10	○	11	○	12	○	13	○	14	○
15	×	16	○	17	(2)	a	(2)	18	×	19	○		

解説

1▶ (3) HDL コレステロールは，善玉コレステロールとも呼ばれ，血液中の余分なコレステロールを回収し，さらに血管壁にたまったコレステロールを取り除いて，肝臓に戻す役割をし，動脈硬化を抑える働きをする．設問は，LDL コレステロールについての説明である.

6▶ 有害物質による健康診断の大部分のものは，他覚所見が自覚症状に先行して出現する.

15▶ 有機溶剤と鉛の語が逆になっている.

18▶ トルエンについては，尿中の馬尿酸を測定し，鉛については，尿中のデルタアミノレブリン酸を測定する.

7.4 健康保持増進

厚生労働省より「事業場における労働者の健康保持増進のための指針」が示されている．その概要は次のとおり.

(1) 指針の内容

指針は，次の3項目について示している．

① 健康保持増進計画等　　② 健康保持増進措置の内容

③ 個人情報の保護への配慮

(2) 健康保持増進計画の策定

継続的かつ計画的に行うため，労働者の健康の保持増進を図るため基本的な計画である健康保持増進計画を策定する．健康保持増進計画で定める事項は，次のとおりである．

① 事業者が健康保持増進を積極的に推進する旨の表明に関すること．

② 健康保持増進計画の目標の設定に関すること．

③ 事業場内健康保持増進体制の整備に関すること．

④ 労働者に対する健康測定，運動指導，メンタルヘルスケア，栄養指導，保健指導等健康保持増進措置の実施に関すること．

⑤ 健康保持増進措置を講ずるために必要な人材の確保並びに施設及び設備の整備に関すること．

⑥ 健康保持増進計画の実施状況の評価及び計画の見直しに関すること．

⑦ その他労働者の健康の保持増進に必要な措置に関すること．

(3) 事業場内健康保持増進対策の推進体制の確立

事業場における健康保持増進措置を実施するにあたっての必要なスタッフの種類とその役割は，次のとおりである．

① 産業医

産業医は，健康測定の実施結果を評価し，運動指導等の健康指導を行うための指導票を作成し，健康保持増進措置を実施する他のスタッフに対して指導を行う．

② 運動指導担当者

健康測定の結果に基づき，個々の労働者に対して具体的な運動プログラムを作成し，運動実践を行うにあたっての指導を行う．また，自ら又は運動実践担当者に指示し，当該プログラムに基づく運動実践の指導援助を行う．

③ 運動実践担当者

運動プログラムに基づき，運動指導担当者の指示のもとに個々の労働者に対して，運動実践の指導援助を行う．

④　心理相談担当者

健康測定の結果に基づき，メンタルヘルスケアが必要と判断された場合又は問診の際に労働者自身が希望する場合に，産業医の指示のもとにメンタルヘルスケアを行う．

⑤　産業栄養指導担当者

健康測定の結果，食生活上問題が認められた労働者に対して，産業栄養指導担当者が，健康測定の結果及び産業医の指導票に基づいて，栄養の摂取量にとどまらず，労働者個人個人の食習慣や食行動の評価とその改善に向けて指導を行う．

⑥　産業保健指導担当者

産業保健指導担当者が，健康測定の結果及び産業医の指導票に基づいて，個々の労働者に対して，睡眠，喫煙，飲酒，口腔保健等の健康的な生活への指導及び教育を，職場生活を通して行う．

(4)　健康保持増進措置を実施するためのスタッフの確保が事業場内で困難な場合は，労働者の健康の保持増進のための業務を行う外部のサービス機関などに委託して実施する．

(5)　健康保持増進措置の内容

労働者の健康の保持増進のための具体的措置としては，健康測定とその結果に基づく運動指導，メンタルヘルスケア，栄養指導，保健指導等がある．

(6)　健康測定

①　健康診断が有所見者を標的にしているのに対し，健康測定は健常者を標的にしている点が，両者の大きな相違点である．

②　健康測定とは，健康度の測定のことである．

●健康測定項目として，問診，生活状況調査，診察，医学的検査，運動機能検査があり，原則として産業医が中心となって測定を行う（表2）．

□表２□

問診，生活状況調査	診察，医学的検査	運動機能検査
・仕事の内容	・形態（身長・体重など）	・筋力
・職場の人間関係	・循環機能（血圧・心拍数など）	・筋持久力
・家庭状況	・血液（血中脂質，血糖，尿酸など）	・柔軟性
・趣味・嗜好	・尿（尿糖，尿蛋白，尿潜血）	・敏捷性
・運動歴・運動習慣	・呼吸機能（%肺活量，１秒率）	・平衡性
・食生活　など		・全身持久性

●健康測定の項目と定期健康診断の項目とは共通しているものが多いが，健康測定においてのみ行われているものに，心拍数，呼吸機能（肺活量），運動機能検査がある．なお，運動機能検査については，第 3 編 12.1 節（455 ページ）を参照されたい．

③　事業者は，測定結果に基づき，次の 4 つの健康指導へ進む（図 1）.

●運動指導担当者と運動実践担当者は，(3)項②，③（328 ページ）に基づき，個々の労働者に対して，運動指導を行う．

●産業保健指導担当者は，(3)項⑥（329 ページ）に基づき，個々の労働者に対して，保健指導を行う．

●心理相談担当者は，(3)項④に基づき，必要な労働者に対して，心理相談を行う．

●産業栄養指導担当者は，(3)項⑤に基づき，必要な労働者に対して，栄養指導を行う．

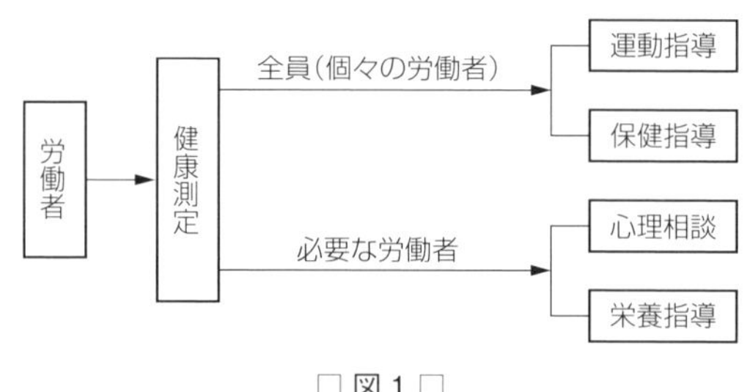

□ 図 1 □

わかるわかる！ 健康測定

▶健康測定は，疾病の早期発見に重点をおいた健康診断とはその目的が異なることに注意.

▶健康測定の結果，運動指導と保健指導は労働者全員に対して行うが，心理相談と栄養指導は特に必要な労働者に対して行う点が異なるので注意.

過去出題問題

1（　）継続的かつ計画的に行うため，労働者の健康の保持増進を図るため基本的な計画である健康保持増進計画を策定する.

2（　）健康保持増進計画で定める事項には，事業者が健康保持増進を積極的に推進する旨の表明に関することが含まれる．

3（　）産業医は，健康測定の実施結果を評価し，運動指導等の健康指導を行うための指導票を作成するとともに健康保持増進措置を実施する他のスタッフに対して指導を行う．

4（　）健康保持増進措置を実施するためのスタッフの確保が事業場内で困難な場合は，労働者の健康の保持増進のための業務を行う外部のサービス機関などに委託して実施する．

5（　）事業場内健康保持増進体制の整備に関することは，健康保持増進計画で定める事項に含まれない．

6（　）産業医は，健康診断の結果を評価し，運動指導等の健康指導を行うための指導票を作成するとともに，個々の労働者に対して指導を行う．

7（　）健康保持増進措置を実施するためのスタッフは，いかなる場合でもその事業場内で確保するべきであり，外部の機関に委託してその職務を実施させてはならない．

8（　）労働者の健康を確保していくには，労働者の自助努力に加え職場における健康管理が重要である．

9（　）健康測定における生活状況調査は，仕事の内容，職場の人間関係のほか，趣味・し好，運動習慣・運動歴，食生活などについて行う．

10（　）健康測定における医学的検査は，個々の労働者の健康状態を身体面から調べ，健康障害や疾病を発見することを目的として行う．

11（　）健康測定のうち運動機能検査では，筋力，柔軟性，平衡性，敏捷性，全身持久性などの検査が行われる．

12（　）健康保持増進のための健康測定の項目と，法令による定期健康診断の項目とは共通しているものが多いが，健康測定においてのみ行われるものはどれか．

(1) 心拍数の測定
(2) 血圧の測定
(3) 血糖検査
(4) 血中脂質検査
(5) 自覚症状及び他覚症状の有無の検査
(6) 安静時心電図検査
(7) 血色素量及び赤血球数の検査
(8) 肝機能の検査
(9) 呼吸機能の検査

(10) 血液中の尿酸の量の検査

13 労働者の健康保持増進のために，事業者が実施する具体的措置として，

(1) (　) 疾病の早期発見を主な目的とした健康測定を，労働者に対して行う．

(2) (　) 健康測定の結果に基づき，「個々の労働者が健康状態に合った適切な運動を日常生活に取り入れる方法を習得することを目的とする」運動指導を行う．

類題 a (　)「個々の労働者の健康状態に合わせた」では？

(3) (　) 健康測定の結果に基づき，勤務形態や生活習慣からくる健康上の問題を解決するため，「個々の労働者に対し」，保健指導を行う．

類題 a (　)「睡眠，喫煙，飲酒，口腔保健などについて」では？

(4) (　) 健康測定の結果に基づき，「必要な場合」は，労働者に対しメンタルヘルスケアを実施する．

類題 a (　)「必要と判断された場合や労働者自らが希望する場合」では？

(5) (　) 健康測定の結果，食生活上問題が認められた労働者に対して，栄養の摂取量のほか，食習慣や食行動の評価とその改善について栄養指導を行う．

14 (　) 栄養指導では，単に栄養摂取量のみを問題とするのではなく，労働者個人個人の食習慣や食行動をバランスのとれたものに改善することが求められる．

15 (　) 健康測定の結果に基づき行う健康指導は，メタボリックシンドロームの予防など，身体的健康の保持増進を目的とするものであり，メンタルヘルスケアを含むものではない．

解答		1	○	2	○	3	○	4	○	5	×	6	×	7	×
8	○	9	○	10	×	11	○	12	(1),(9),(10)	13(1)	×	(2)	○	a	○
(3)	○	a	○	(4)	○	a	○	(5)	○	14	○	15	×		

解説

5▶ 事業場内健康保持増進体制の整備に関することは，健康保持増進計画で定める事項に含まれている．

6▶ 産業医は，健康測定の実施結果を評価し，運動指導等の健康指導を行うための指導票を作成するとともに，健康保持増進措置を実施する他のスタッフに対して指導を行う．

7▶ 健康保持増進措置を実施するためのスタッフの確保が事業場内で困難な場合

は，労働者の健康の保持増進のための業務を行う外部のサービス機関などに委託して実施してもよい.

10▶医学的検査は，健康の保持増進を図る目的で労働者の健康度を身体面から把握するための検査であって，健康障害や疾病を早期に発見することを目的とする検査ではない.

13(1)▶健康測定とは，それぞれの労働者の健康状態を把握し，その結果に基づいた健康指導を実施していくために行う各種検査のことをいう．決して疾病の早期発見を主な目的としているものではない.

15▶健康指導は，運動指導，保健指導，心理相談（メンタルヘルスケア），栄養相談の 4 つをいい，設問のメンタルヘルスケアを含む.

7.5 BMI

(1) BMI（Body Mass Index）は，肥満度を判定する指数であり，体重を W〔kg〕，身長を H〔m〕とすると，W/H^2 で算出される.

(2) BMI は，肥満の予防や改善のための指導を適切に行うのに有用な指数であり，健康診断個人票の様式にも BMI の欄が設けられている.

(3) 表 1 は，日本肥満学会で示されている BMI の判定値である．標準値は 22 で，この値は統計的に見て，最も病気にかかりにくい体型である.

□ 表 1 □

BMI 値	判定
18.5 未満	低体重（やせ）
18.5 以上 25 未満	普通体重
25 以上	肥満

（日本肥満学会）

過去出題問題

1　肥満の程度を評価するための指標として用いられる BMI の値を算出する式として，正しいものは次のうちどれか．体重を W〔kg〕，身長を M〔m〕とする.

（1）$W/100(H-1)$　（2）H/W　（3）W/H

（4）W/H^2　（5）H/W^2

解　答	1	(4)

7.6 メタボリックシンドローム診断基準

(1) 腹部肥満

腹腔内に蓄積された脂肪を内臓脂肪というが，腹囲は，この内臓脂肪の量を推定する指標として使われている．日本では，腹囲（へその高さのウエスト周囲径）が男性 85 cm，女性 90 cm 以上の場合，腹部肥満とされる．

(2) メタボリックシンドローム診断基準

腹部肥満があり，かつ，血圧・血糖・脂質（中性脂肪・HDL コレステロール）の3つのうち2つ以上が基準値から外れると「メタボリックシンドローム」と診断され，心疾患や脳卒中の発生が高まるとされている．

過去出題問題

1（　）メタボリックシンドローム診断基準に関する次の文中の［　　］内に入れるAからCの語句又は数値の組合せとして，正しいものは（1)～(5）のうちどれか．

「日本人のメタボリックシンドローム診断基準で，腹部肥満（［ A ］脂肪の蓄積）とされるのは，腹囲が男性では［ B ］cm 以上，女性では［ C ］cm 以上の場合である．」

	A	B	C
(1)	内臓	85	90
(2)	内臓	90	85
(3)	皮下	85	90
(4)	皮下	90	85
(5)	体	95	90

解　答	1	(1)

第8章 労働衛生管理統計

8.1 統計の基礎知識

(1) 労働衛生管理統計は，記録や指標を客観的，統一的，継続的に分析，評価することによって，当該事業場における衛生管理上の問題点を明確にすることができる．

(2) 生体から得られた諸指標は，その測定値又は対数変換値が，正規分布といわれる形の分布を示すことが多い．

(3) 生体から得られたある指標が正規分布という型をとって分布する場合，そのばらつきの程度は，分散や標準偏差によって表される．

わかるわかる!　正規分布，分散，標準偏差

▶生体から得られた指標（健康診断のデータ）のデータを横軸に，頻度（人数）を縦軸にとり，プロットすると，右図のように正規分布といわれる平均値を中心とした左右対称形を示すことが多い．例えば身長データを横軸にとると，身長の平均値（m'）のところで頻度（縦軸）がピークを示す．平均身長に近い人が相当多く（頻度が大），逆に，平均身長よりもかなり高い人や低い人は少なくなる（頻度小）．なお，肝機能の検査データ（GOT，GTP，γ-GTP）などは，生のデータでは正規分布を示さず，データの対数（対数変換値）を横軸にとったときに，正規分布を示すことが経験的にわかっている．

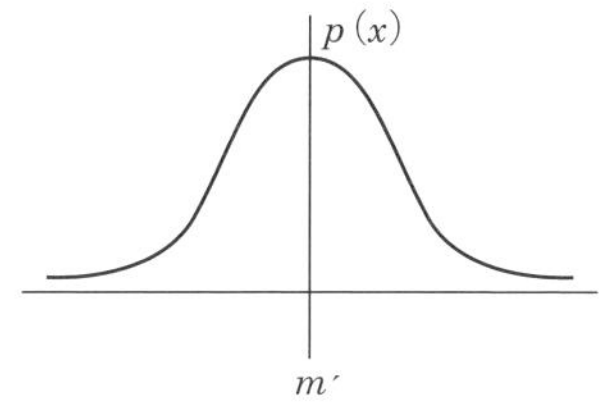

▶分散とは，それぞれのデータが，集団の平均値とどれだけ離れているか，すなわち，散らばり具合（ばらつきの程度）を見る尺度の1つである．分散は，{(データ－平均値）の2乗した値の総和} ÷(データ個数）の算出式にて求められる．この値が大きいほど，その集団のばらつき具合が大きいといえる．

▶標準偏差とは，分散値の平方根（ルート：$\sqrt{\ }$）の値をいう．分散を基にして算出したものであるから，当然ばらつきの程度を表す尺度である．なお，標準偏差と分散の使い分けについては，統計学的になっていくので，ここでは割愛する．

(4) 異なる集団を比較する場合，平均値が等しくても分散が異なれば，一般に異なった特徴を持つ集団と評価される．言い換えれば，異なる集団において，データの平均値が同じであるので同じ特徴を持つ集団である，と判断するのは正しくない．

わかるわかる！ 分散の計算

異なる集団AとBを比較する場合，平均値が等しくても，分散が異なれば，AとBは異なった特徴を持つ集団と評価される．なお，分散とはデータのばらつき度合いのことをいう．

これを，ごく簡単な具体例にて説明しよう．

▶集団Aは7つのデータがあり，各々1，3，5，7，9，11，13とする．

▶集団Bも7つのデータがあり，各々5，5，7，7，7，9，9とする．

集団Aと集団Bとを比較すると，集団Aも集団Bも平均値は等しく7である．しかし，分散（ばらつきの度合い）は集団AのほうがBより大きい．分散は，一目しただけでも差異がわかるが，念のため計算してみよう．

集団Aの分散 $=\{(1-7)^2+(3-7)^2+(5-7)^2+(7-7)^2+(9-7)^2+(11-7)^2+(13-7)^2\}\div7=\underline{16}$ となる．一方，集団Bの分散 $=\{(5-7)^2+(5-7)^2+(7-7)^2+(7-7)^2+(7-7)^2+(9-7)^2+(9-7)^2\}\div7=\underline{2.3}$ となる．

この例では，AとBは平均値が等しくても，Aのほうが分散は大きく，AとBは異なった特徴を持つ集団であることがわかる．

(5) データがばらつきをもって分布する集団の特徴を表現する指標にはいくつかのものがあるが，データの代表値としてどの指標を用いるかは，データの内容と分布の形によって異なる．

わかるわかる！ データの代表値

▶データの代表値として，平均値，中央値（データを大きい順に並べた場合の中央値），最頻値（データの中で，最も多くみられた値）などの指標がある．

過去出題問題

1（　）労働衛生管理統計は，記録や指標を客観的，統一的，継続的に分析，評価することによって，当該事業場における衛生管理上の問題点を明確にする．

2（　）生体から得られた諸指標は，その測定値又は対数変換値が，正規分布といわれる形の分布を示すことが多い．

3（　）異なる集団を比較する場合，平均値が等しくても分散が異なれば，一般に異なった特徴をもつ集団と評される．

4（　）異なる集団について，調査の対象とした項目のデータの平均値が同じであれば，この項目に関しては同じ特徴を持つ集団であると判断される.

5（ ）生体から得られたある指標が正規分布という型をとって分布する場合，そのばらつきの程度は，分散や標準偏差によって表される.

6（ ）データがばらつきをもって分布する集団の特徴を表現する指標にはいくつかのものがあるが，データの代表値としてどの指標を用いるかは，データの内容と分布の形によって異なる.

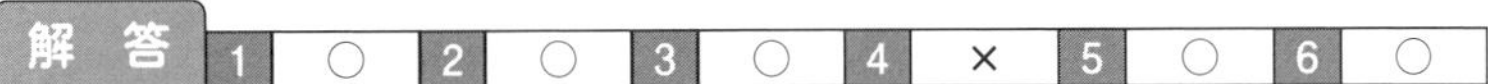

解説

4▶分散（ばらつき）の程度も同じであることが必要である.

8.2 疫 学

(1) 疫学とは，ある人の集団について，何らかの健康事象（ある病気など）を調べ，次に，ある原因と病気との仮説を立て，その仮説に基づいて原因を統計学的に追跡調査していき，因果関係を明確にし，その対策を立てる手法をいう.

(2) 疫学において，ある事象と健康事象との間に統計上，一方が増えると他方が増えるというような相関が認められるからといって，それらの間には必ず因果関係が成り立っているとはいえない．因果関係がないこともある．因果関係の妥当性を判断するには，5つの条件（省略）を満たさなければならない.

わかるわかる! 疫 学

▶肺がんをイメージとして疫学的にみてみよう．肺がんの発生状況を調べた結果，たばこが原因の1つだと仮説を立てる．この仮説に基づき，たばこを吸う集団の肺がんの発生率と，吸わない集団の発生率を比較調査する．その結果，「たばこを吸う集団は，吸わない集団に比べ，発生率が何倍になっている」などといった因果関係を明確にし，それに応じた対策を立てることになる.

▶最初は，疫病（流行病，伝染病）についてこの手法がとられたので，いまだに疫学という名称が残っている．現在は，臨床，栄養，交通事故などいろいろな分野で，疫学が活用されている.

過去出題問題

1（　）疫学において，ある事象と健康事象との間に統計上，一方が増えると他方が増えるというような相関が認められるときは，それらの間には必ず因果関係が成り立っている．

解答　1　×

解説

1▶相関が認められるからといって，それらの間には必ず因果関係が成り立っているとはいえない．因果関係がないこともある．因果関係の妥当性を判断するには，5つの条件を満たさなければならない．

8.3 スクリーニングレベルについて

(1) スクリーニングレベル

健康診断を行ったとき，正常者と有所見者を選別する判定値を決めておく必要がある．この値をスクリーニングレベルという．

わかるわかる！ スクリーニング

▶スクリーニングは，screening と書き，ふるい分け，選別という意味である．

(2) スクリーニングレベルの値を低く設定すると，正常の人を有所見と判定する率（偽陽性率）は高くなる．

わかるわかる！ スクリーニングレベルの値を低く設定する

▶スクリーニングレベルを低く設定するということは，判定値を「厳しく」するということになる．そのため，本来は正常者に該当する人でも，「厳しく」なった分，有所見者としてカウントされる人（偽陽性者という）も増え，その結果，偽陽性率は高くなる．

(3) 種々の検査において，正常者を有所見者と判定する率が高くなるようにスクリーニングレベルが低く設定されるため，有所見の判定の適中率が低い統計データとなる．なお，適中率とは，本当に病気である率のことである．

わかるわかる! **健康診断でのスクリーニングレベル**

▶健康診断ではスクリーニングレベルが低く設定される．それは，偽陽性者は精密検査で詳しく検査をして，最終的に「異常なし」とすることができるからである．要するに，判定基準を厳しくして，「疑わしきは精密検査で」という基本的考え方である．それゆえ，「外れ」も出てくるため，健康診断は適中率が低い統計データとなる．

過去出題問題

1（　）労働衛生管理では，種々の検査において，正常者を有所見者と判定する率が低くなるようにスクリーニングレベルが高く設定されるため，有所見の判定の適中率が低い統計データとなる．

2　1 000人を対象としたある疾病のスクリーニング検査の結果と精密検査結果によるその疾病の有無（真の姿）は下表のとおりであった．このスクリーニング検査の偽陽性率及び偽陰性率の近似値の組合せとして，正しいものは（1）～（5）のうちどれか．ただし，偽陽性率とは，疾病無しの者を陽性と判定する率をいい，偽陰性率とは，疾病有りの者を陰性と判定する率をいう．

精密検査結果による疾病の有無	スクリーニング検査結果	
	陽性	陰性
疾病有り	20	5
疾病無し	180	795

	偽陽性率〔%〕	偽陰性率〔%〕
(1)	18.0	0.5
(2)	18.5	20.0
(3)	22.0	0.5
(4)	22.5	2.5
(5)	90.0	0.6

3（　）健康診断における各検査において，スクリーニングレベルを高く設定すると偽陽性率は低くなるが，偽陰性率は高くなる．

解答	1	×	2	(2)	3	○

解 説

1 ▶ 労働衛生管理では，種々の検査において，正常者を有所見者と判定する率が高くなるようにスクリーニングレベルが低く設定されるため，有所見の判定の適中率が低い統計データとなる．

2 ▶ 偽陽性率とは，本当（真の姿）は疾病無しであるが，その中で，スクリーニング検査（健康診断）で陽性（有所見者＝引っかかった者）と偽って判定してしまった者の割合をいう．

偽陽性率＝{疾病無しのうち陽性者/疾病無し全員}×100
＝{180/(180+795)}×100＝18.5%

偽陰性率とは，本当（真の姿）は疾病有りであるが，その中で，健康診断で陰性（異常所見なし＝引っかからなかった者）と偽って判定してしまった者の割合をいう．

偽陰性率＝{疾病有りのうち陰性者/疾病有り全員}×100
＝{5/(20 ＋ 5)}×100＝20.0%

8.4 疾病休業等統計

疾病休業統計は，労働衛生活動を評価するものさしであり，今後の活動の施策に結びつけることができる．統計は，月ごと又は年ごとに統計をとるのが普通である．指標として代表的なものを 4 つあげる．

(1) 疾病休業日数率

在籍労働者の延所定労働日数に対して，疾病休業延日数が何%あったかを示すものである．

$$\text{疾病休業日数率} = \frac{\text{疾病休業延日数}}{\text{在籍労働者の延所定労働日数}} \times 100$$

(2) 病休件数年千人率

在籍労働者 1 000 人当たり，1 年間に何件の疾病休業があったかを示すものである．次式で計算する．なお，在籍労働者数は，月平均の人数（各月の月末における在籍労働者数を合計し，12（箇月）で除したもの）を用いる．

$$病休件数年千人率 = \frac{疾病休業件数}{在籍労働者数} \times 1\,000$$

(3) 病休強度率

在籍労働者の延実労働時間 1 000 時間当たり，何日の疾病休業があったかを示すものである．

$$病休強度率 = \frac{疾病休業延日数}{在籍労働者の延実労働時間数} \times 1\,000$$

(4) 病休度数率

在籍労働者の延実労働時間 100 万時間当たり，何件の疾病休業があったかを示すものである．

$$病休度数率 = \frac{疾病休業件数}{在籍労働者の延実労働時間数} \times 1\,000\,000$$

わかるわかる！ 強度率と度数率の違い

- ▶「強度率」は，文字どおり「疾病の強さ」を表すものであり，同じ人が何日も休業すればそれだけ強度率は大きくなる．
- ▶「度数率」は，文字どおり，「何度（何件）」を表すものであり，1 人が 3 日休業しようが 15 日休業しようが，1 件である．
- ▶したがって，「強度率が下がれば，度数率が必ず下がる」ということはない．

(5)「在籍労働者の延所定労働日数」は，在籍労働者の所定労働日数の総計とすること（所定休日に労働した日があっても，その日は含めない）．

(6) 延実労働時間数には，残業時間数，休日労働時間数も含めて計算する．

(7) 疾病休業延日数には，年次有給休暇のうち疾病によることが明らかなものも含める．

(8) 負傷が原因となって引き続き発生した疾病については，疾病休業件数として含める（カウントする）．

(9) 健康管理統計において，ある時点での検査（例えば，ある健康診断）における有所見者の割合を有所見率といい，ある一定期間（例えば 1 年間）に新たな有所見者が発生した割合を発生率という．両者は各々意味の異なったものとして用いなければならない．1 年ごとの健康診断日における有所見率と発生率を次ページの図 1 に示す．

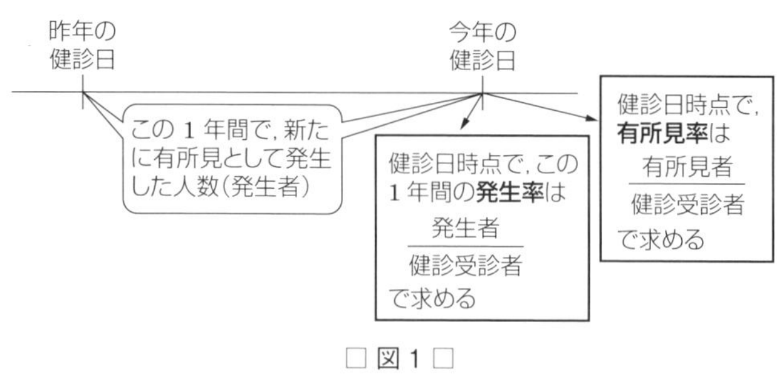

□ 図1 □

過去出題問題

1（　）疾病休業日数率を表す次式中の□内に入れるAからCの語句又は数字の組合せとして，正しいものは（1）～（5）のうちどれか．

$$疾病休業日数率 = \frac{\boxed{A}}{在籍労働者の\boxed{B}} \times \boxed{C}$$

	A	B	C
(1)	疾病休業延日数	延所定労働日数	100
(2)	疾病休業延日数	延所定労働日数	1 000
(3)	疾病休業件数	延所定労働日数	1 000
(4)	疾病休業延日数	延所定労働時間数	100
(5)	疾病休業件数	延所定労働時間数	1 000

2（　）病休件数年千人率は，在籍労働者1 000人当たりの1年間の疾病休業件数で示される．

3（　）病休強度率は，在籍労働者の延実労働時間1 000時間当たりの疾病休業延日数で示される．

4　病休強度率を表す式は，次のとおりである．

$$病休強度率 = \frac{\boxed{ア}}{在籍労働者の延実労働時間数} \times \boxed{イ}$$

5　疾病り患の頻度を表す病休度数率は，次の式により求められる．

$$病休度数率 = \frac{\boxed{ウ}}{\boxed{エ}} \times \boxed{オ}$$

6（　）病休度数率は，在籍労働者の延実労働時間100万時間当たりの疾病休業件数で示される．

7　月末の在籍労働者が 350 人の事業場で，その月の延所定労働日数が 7 000 日，同じく延実労働時間数が 49 500 時間，同期間中の疾病休業件数が 20 件，疾病休業延日数が 120 日である場合に，下式を用いて求めた病休強度率は約 [カ] である．

$$病休強度率 = \frac{[キ]}{在籍労働者の延実労働時間数} \times 1\,000$$

8（　）在籍労働者数が 60 人の事業場において，在籍労働者の年間の延所定労働日数が 14 400 日，延実労働時間数が 101 300 時間であり，同期間の疾病休業件数が 23 件，疾病休業延日数が 240 日である．このときの疾病休業日数率及び病休件数年千人率の概算値の組合せとして，適切なものは次のうちどれか．

	疾病休業日数率	病休件数年千人率
(1)	0.10	227
(2)	2.37	103
(3)	2.37	383
(4)	1.67	227
(5)	1.67	383

9（　）延労働時間数には，残業時間数，休日労働時間数も算入する．

10（　）疾病休業延日数には，年次有給休暇のうち疾病によることが明らかなものも含める．

11（　）負傷が原因となって引き続き発生した疾病については，疾病休業件数には含めない．

12（　）健康管理統計において，ある時点での検査における有所見者の割合を有所見率といい，これは発生率と同じ意味である．

解答											
1	(1)	2	○	3	○	4	ア．疾病休業延日数 イ．1 000	5	ウ．疾病休業件数 エ．在籍労働者の延実労働時間数 オ．1 000 000		
6	○	7	カ．2.42（(120/49 500) × 1 000） キ．疾病休業延日数	8	(5)	9	○	10	○	11	×
12	×										

解説

8 ▶ 疾病休業日数率 =（240 ÷ 14 400）× 100 ≒ 1.67　病休件数千人率 =（23 ÷ 60）× 1 000 ≒ 383　よって（5）が正しい．

11 ▶ 疾病休業件数に含める（カウントする）．

12 ▶ 有所見率の説明は設問のとおりであるが，発生率は一定期間（例えば 1 年間）

に有所見者が発生した割合をいう．したがって，意味の異なったものとして用いなければならない．

8.5 メンタルヘルス

厚生労働省により，「労働者の心の健康の保持増進のための指針」が平成28年11月に改正された．

(1) 指針の趣旨

労働安全衛生法第69条に「事業者は，労働者に対する健康教育及び健康相談その他労働者の健康の保持増進を図るため必要な措置を継続的かつ計画的に講ずるよう努めなければならない」と定められているが，これに基づき，事業場において事業者が講ずるように努めるべき労働者の心の健康の保持増進の措置（以下「メンタルヘルスケア」という）が適切かつ有効に実施されるよう，本指針が策定された．

(2) メンタルヘルスケアの基本的考え方

事業者は，自らがストレスチェック制度（67ページ）を含めた事業場におけるメンタルヘルスケアを積極的に推進することを表明するとともに，衛生委員会等において十分調査審議を行い，「心の健康づくり計画」やストレスチェック制度の実施方法等に関する規程を策定する必要がある．また，その実施にあたってはストレスチェック制度の活用や職場環境等の改善を通じて，メンタルヘルス不調を未然に防止する「一次予防」，メンタルヘルス不調を早期に発見し，適切な措置を行う「二次予防」及びメンタルヘルス不調となった労働者の職場復帰支援等を行う「三次予防」が円滑に行われるようにする必要がある．これらの取組みにおいては教育研修・情報提供を行い，「4つのケア」を効果的に推進し，職場環境等の改善，メンタルヘルス不調への対応，休業者の職場復帰のための支援等が円滑に行われるようにする必要がある．さらに，メンタルヘルスケアを推進するにあたっては，次の事項に留意すること．

① 心の健康問題の特性

心の健康については，客観的な測定方法が十分確立しておらず，また，心の健康問題の発生過程には個人差が大きく，そのプロセスの把握が難しいという特性がある．

② 労働者の個人情報の保護への配慮

メンタルヘルスケアを推進するにあたって，労働者の個人情報を主治医等の医療職や家族から取得する際には，あらかじめこれらの情報を取得する目的を労働者に明らかにして承諾を得るとともに，これらの情報は労働者本人から提出を受けることが望ましい．

③ 人事労務管理との関係

労働者の心の健康は，職場配置，人事異動，職場の組織などの要因によって影響を受けるため，メンタルヘルスケアは，人事労務管理と連携しなければ，適切に進まない場合が多いことに留意する．

④ 家庭・個人生活等の職場以外の問題

労働者の心の健康は，職場のストレス要因のみならず，家庭・個人生活などの職場外のストレス要因の影響を受けている場合も多いことに留意する．

(3) 4つのメンタルヘルスケアの推進

4つのメンタルヘルスケアとは，①セルフケア，②ラインによるケア，③事業場内産業保健スタッフ等によるケア，④事業場外資源によるケア，をいう．

① セルフケア

- 労働者自身がストレスや心の健康について理解し，自らのストレスの予防や対処を行うケアをいう．
- ストレスの対処法には，運動，休養，睡眠など生活習慣に基づくものやリラクゼーション法などストレス対処の技法を習得する方法などがある．
- ストレスチェックを実施する．

② ラインによるケア

- 管理監督者が，職場環境等の改善や労働者からの相談への対応を行うケアをいう．
- ラインとは，日常的に労働者と接する，職場の管理監督者をいう．
- 管理監督者は，部下である労働者の状況を日常的に把握しており，また，具体的なストレス要因を把握し，その改善を図ることができる立場にあることから，メンタルヘルスケアにおいて重要な役割を持っている．

③ 事業場内産業保健スタッフ等によるケア

- 産業医，衛生管理者等の産業保健スタッフ等が，心の健康づくり対策の提言や労働者及び管理監督者に対する支援を行うケアである．

●事業場内産業保健スタッフ等とは，事業場内産業保健スタッフ（産業医，健康管理を行うのに必要な知識を有する医師，衛生管理者及び事業場内の保健師等をいう）及び事業場内の心の健康づくり専門スタッフ（精神科・心療内科の医師，心理職等をいう），人事管理スタッフ等をいう．

④　事業場外資源によるケア

●メンタルヘルスケアに関する専門的な知識を有する事業場外の機関及び専門家を活用し支援を受けるケアをいう．

●事業場外資源とは，事業場外でメンタルヘルスケアへの支援を行う機関及び専門家をいう．地域産業保健センターや都道府県産業保健推進センター，医療機関等がある．

わかるわかる!　4つのメンタルヘルスケア

▶事業者は，事業場における心の健康づくりを積極的に推進するため，「心の健康づくり計画」を策定し，同計画に基づき，4つのメンタルヘルスケアを効果的に推進する必要がある，と指針で示されている．

(4)　上記のほかのメンタルヘルスに関しては，過去出題問題を参照されたい．

過去出題問題

1（　）厚生労働省の「労働者の心の健康の保持増進のための指針」に基づくメンタルヘルスケアの実施に関する次の記述のうち，不適切なものはどれか．

(1)　心の健康については，客観的な測定方法が十分確立しておらず，また，心の健康問題の発生過程には個人差が大きく，そのプロセスの把握が難しいという特性がある．

(2)　心の健康づくり計画の実施にあたっては，メンタルヘルス不調を早期に発見する「一次予防」，適切な措置を行う「二次予防」及びメンタルヘルス不調となった労働者の職場復帰支援を行う「三次予防」が円滑に行われるようにする必要がある．

(3)　労働者の心の健康は，職場配置，人事異動，職場の組織などの要因によって影響を受けるため，メンタルヘルスケアは，人事労務管理と連携しなければ，適切に進まない場合が多いことに留意する．

(4)　労働者の心の健康は，職場のストレス要因のみならず，家庭・個人生活などの職場外のストレス要因の影響を受けている場合も多いことに留意する．

(5) メンタルヘルスケアを推進するにあたって，労働者の個人情報を主治医等の医療職や家族から取得する際には，あらかじめこれらの情報を取得する目的を労働者に明らかにして承諾を得るとともに，これらの情報は労働者本人から提出を受けることが望ましい．

2 厚生労働省の「労働者の心の健康の保持増進のための指針」において，心の健康づくり対策の進め方として示されている４つのメンタルヘルスケアに，下記のケアは該当する．

(1) (　) 労働者自身がストレスや心の健康について理解し，自らのストレスの予防や対処を行うセルフケア．

(2) (　) メンタルヘルス不調の労働者を参加させ，その個別的問題を把握することにより，心の健康づくり対策の具体的な措置を検討する衛生委員会によるケア．

(3) (　) 管理監督者が，職場環境等の改善や労働者からの相談への対応を行うラインによるケア．

(4) (　) 産業医，衛生管理者等が，心の健康づくり対策の提言や労働者及び管理監督者に対する支援を行う事業場内産業保健スタッフ等によるケア．

(5) (　) メンタルヘルスケアに関する専門的な知識を有する事業場外の機関及び専門家を活用し支援を受ける事業場外資源によるケア．

(6) (　) 職場の同僚がメンタルヘルス不調の労働者の早期発見，相談への対応を行うとともに管理監督者に情報提供を行う同僚によるケア．

3 (　) 心の健康については，客観的な測定方法が十分確立しておらず，その評価は容易ではなく，さらに，心の健康問題の発生過程には個人差が大きく，そのプロセスの把握が難しいという特性がある．

4 (　) メンタルヘルスケアは，「セルフケア」，「ラインによるケア」，「事業場内産業保健スタッフ等によるケア」及び「事業場外資源によるケア」の４つのケアが継続的かつ計画的に行われることが重要である．

5 (　) 労働者の心の健康は，職場配置，人事異動，職場の組織等の要因によって影響を受ける可能性があるため，人事労務管理部門と連携するようにする．

6 (　) 労働者の心の健康は，職場のストレス要因のみならず，家庭・個人生活等の職場外のストレス要因の影響を受けている場合があることにも留意する．

7 (　) 労働者にメンタルヘルス不調が発生した場合には速やかな対応が必要であるので，当該労働者の状況を主治医や家族から本人の同意を得ることなく取得するようにする．

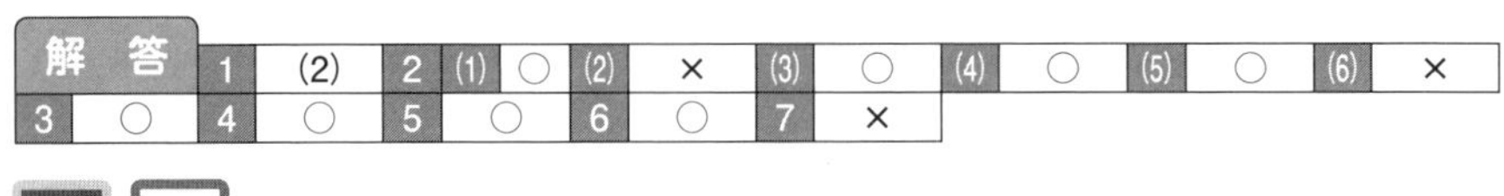

解答															
1	(2)	2	(1)	○	(2)	×	(3)	○	(4)	○	(5)	○	(6)	×	
3	○	4	○	5	○	6	○	7	×						

解説

1▶心の健康づくり計画の実施にあたっては，メンタルヘルス不調を未然に防止する「一次予防」が正しい．

2(2)▶衛生委員会によるケアは，4つのケアに該当しない．

2(6)▶同僚によるケアは，4つのケアに該当しない．

7▶主治医や家族から本人の同意を得た後に取得するようにする．

第9章 救急処置

9.1 救急蘇生（心肺蘇生と一次救命処置）

(1) 心肺蘇生，一次救命処置

病気やけがにより，突然に呼吸停止，心停止，もしくはこれに近い状態になったときに，胸骨圧迫や人工呼吸を行うことを心肺蘇生という．さらに，AED（心臓に電気ショックを与える機械）を用いた処置を含めて一次救命処置という．また，異物で窒息をきたした場合の気道異物除去も一次救命処置に含まれる．

(2) 一次救命処置（心肺蘇生の方法と AED の使用）の手順

図 1 に大まかな手順を示す．

① 安全確認をして，反応をみる．

- 周囲の安全を確認して，傷病者の肩を軽くたたきながら大声で呼びかけ，反応がなければ，大声で叫んで応援を呼ぶ．
- 周囲の人に，119 番通報と AED の手配を依頼する．なお，反応の有無について迷った場合も 119 番通報して通信指令員に相談する．

② 呼吸をみる…呼吸の確認には 10 秒以上かけないこと．

- 傷病者に反応がなく，普段どおりの呼吸がないか異常な呼吸（死戦期呼吸）が認められる場合，あるいはその判断に自信が持てない場合は，心停止とみなし，ただちに胸骨圧迫を開始する．
- 傷病者に普段どおりの呼吸がある場合は，気道確保をし，応援・救急隊を待つ．

③ 胸骨圧迫…心肺蘇生の開始手順としては，胸骨圧迫から開始する．

- 人工呼吸ができる場合は，胸骨圧迫と人工呼吸を 30：2 の比で行う．人工呼吸を実施する場合は気道確保をした後に行う必要がある．人工呼吸ができないか，行うことをためらう場合は，人工呼吸を行わない．

④ AED 装着

- AED が到着したら，速やかに装着する．
- 電極パッドを貼ると，AED が自動的に心電図を解析して電気ショックが必要かどうかを音声メッセージで指示してくれる．「ショックが必要です」のメッセージが流れたら，音声メッセージの指示に従って，ショックボタンを押し，電気ショックを 1 回行う．

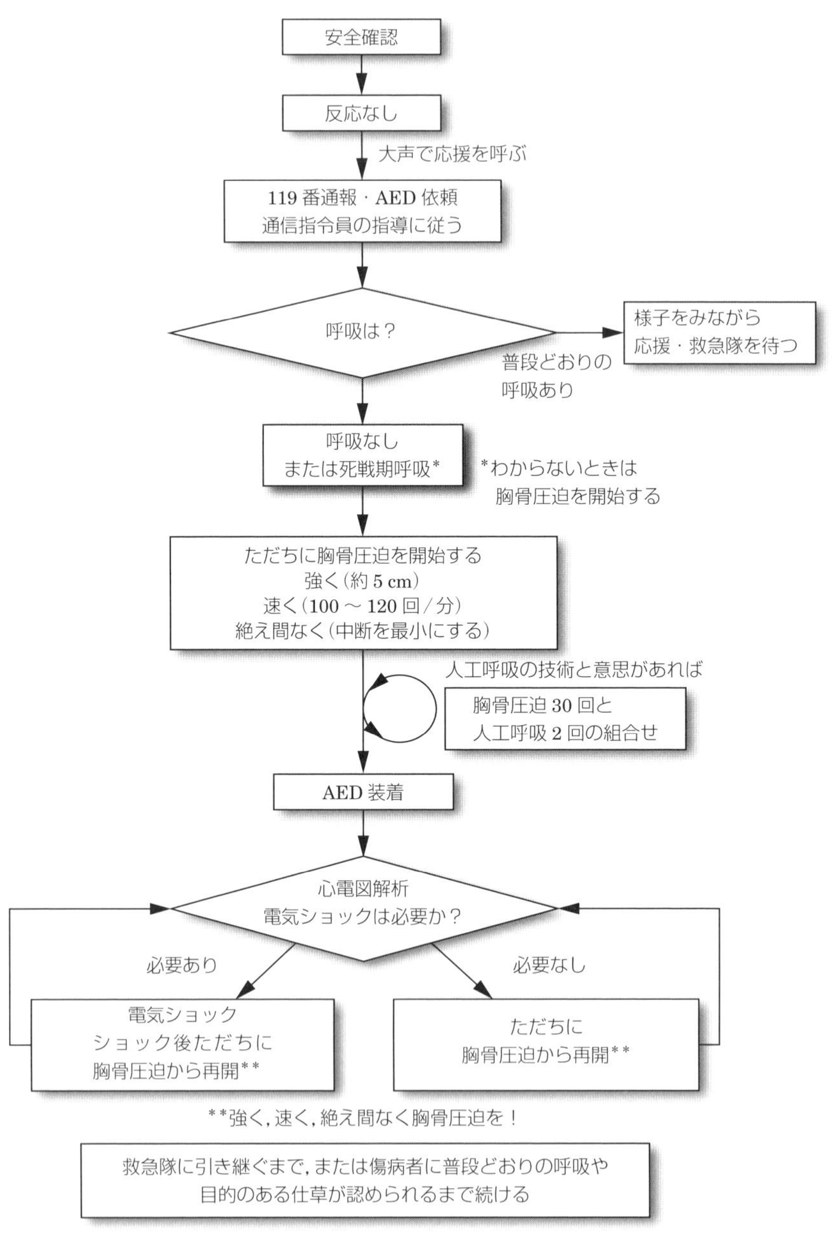
安全確認
反応なし
大声で応援を呼ぶ
119番通報・AED依頼
通信指令員の指導に従う
呼吸は？
様子をみながら
応援・救急隊を待つ
普段どおりの
呼吸あり
呼吸なし
または死戦期呼吸*
*わからないときは
胸骨圧迫を開始する
ただちに胸骨圧迫を開始する
強く（約5 cm）
速く（100～120回/分）
絶え間なく（中断を最小にする）
人工呼吸の技術と意思があれば
胸骨圧迫30回と
人工呼吸2回の組合せ
AED装着
心電図解析
電気ショックは必要か？
必要あり
必要なし
電気ショック
ショック後ただちに
胸骨圧迫から再開**
ただちに
胸骨圧迫から再開**
**強く，速く，絶え間なく胸骨圧迫を！
救急隊に引き継ぐまで，または傷病者に普段どおりの呼吸や
目的のある仕草が認められるまで続ける

□ 図1 *22 □

- 電気ショックを1回行った後，すぐに胸骨圧迫から心肺蘇生を再開する．
- なお，「ショックが不要です」のメッセージが流れた場合は，ただちに，胸骨圧迫から心肺蘇生を再開する．

⑤　心肺蘇生とAEDの，手順の繰り返し

- AEDは2分おきに自動的に心電図解析を始める．そのつど，「体から離れてください」などの音声メッセージが流れるので，当然ながら心肺蘇生は中断する．
- その後，新たなメッセージの指示に従い，心肺蘇生とAEDを繰り返す．

⑥　救急隊に引き継ぐまでの対応

- 心肺蘇生とAEDの繰り返しは，救急隊員などの熟練した救助者に傷病者を引き継ぐまで行う．
- 傷病者が普段どおりの呼吸をしはじめる，あるいは目的のある仕草が認められて，心肺蘇生をいったん終了できても，再び心臓が停止してAEDが必要になることもある．それゆえ，AEDの電極パッドは傷病者の胸から剥がさず，電源も入れたままにしておく必要がある．

(3) 胸骨圧迫

①　胸骨圧迫は，図2のように胸骨を押すことによって，止まった心臓を圧迫し，心臓のポンプ機能を代行する．これにより血液を送り出すことを目的とする．

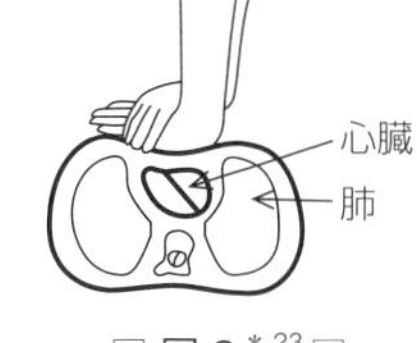

□ 図2 [*23] □

②　胸骨圧迫部位は胸骨の下半分とする．その目安としては「胸の真ん中」とする．

③　胸骨圧迫の深さは，胸が約5 cm沈むように圧迫するが，6 cmを超えないようにする．

④　すべての救助者は，1分間当たり100～120回のテンポで胸骨圧迫を行う．

⑤　毎回の胸骨圧迫の後には，胸を完全に元の位置に戻すために，圧迫と圧迫の間に胸壁に力がかからないようにする．

⑥　胸骨圧迫の中断は最小にすべきである．人工呼吸や電気ショックを行うときに中断するのはやむを得ないが，この場合でも最小にすべきである．

⑦　傷病者を硬い床の面に仰臥位（仰向け）に寝かせて行う．

⑧　疲労による胸骨圧迫の質の低下を最小とするために，救助者が複数いる場合には，1～2分ごとを目安に胸骨圧迫の役割を交代する．

(4) 気道確保と人工呼吸

① 人工呼吸を実施する場合には，気道確保をした後に人工呼吸を行う必要がある．人工呼吸ができないか，ためらう場合は胸骨圧迫のみでよい．

(5) 気道確保

① 気道とは，呼吸をするときに空気の通る道（口又は鼻から入って，のど，気管支等を経て肺に達する）をいう．意識がなくなると，口の奥に舌根（舌の付け根）が落ち込んで気道をふさいでしまう．このように，気道がふさがらないようにすることを，気道確保という．

② 気道確保の方法として，意識がないときには，図3のように，片手で額を押さえながら，もう一方の手で顎(あご)先を上に引き上げるようにする（頭部後屈(とうぶこうくつ)あご先挙上法(さききょじょうほう)という）．

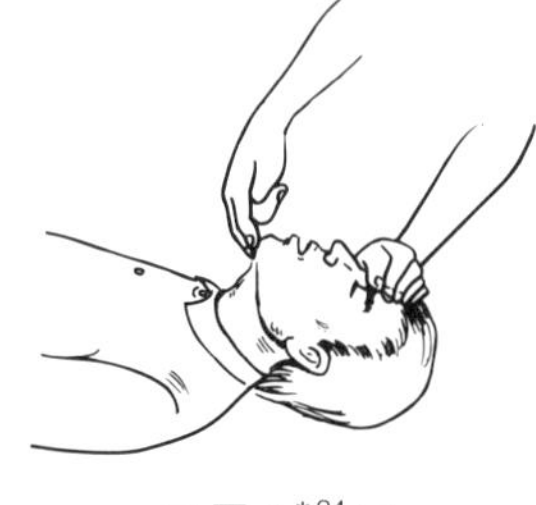

図3[*24]

(6) 胸骨圧迫と人工呼吸（心肺蘇生）

① 人工呼吸ができる救助者の場合は，胸骨圧迫と人工呼吸（この組合せを心肺蘇生という）を30：2の割合で行う．

② 人工呼吸は，「口対口人工呼吸法」が最も有効である．傷病者の鼻をつまんで，口と口を合わせて，胸が膨らむのが見えるまで，1回当たり約1秒間かけて吹き込む．吹き込みは2回行う．

③ 救助者が1人で行う場合も2人で行う場合も，30：2の割合で行う．

④ 人工呼吸の訓練を受けていない救助者は，人工呼吸は行わない（胸骨圧迫のみにする）．訓練を受けた救助者であっても，気道を確保し人工呼吸をする意思または技術をもたない場合も同様である．

(7) AED（自動体外式除細動器）

① AEDは，心臓が痙攣(けいれん)している状態（心室細動という）のときに，電気ショックを与えて，心臓の正常な働きを取り戻させるための機器である．

② 電極パッドを肌に貼り付けるとき，傷病者の胸が濡れている場合は，乾いた布やタオルで胸を拭いてから貼り付ける．電気が体表面の水を伝わって流れてしまうために，AEDの効果が不十分になるからである．

わかるわかる!「救急蘇生法 2015」の，2010 年版からの主な改訂点

▶ 2015 年版（現行）への改訂の趣旨は，胸骨圧迫の重要性を高めることである．

▶胸骨圧迫の深さは「約 5 cm．6 cm を超えないよう」に，回数は「1 分間当たり 100 ～ 120 回」に改訂．

▶人工呼吸，気道確保ができない又は行う技術又は意思がない等の救助者は，人工呼吸を行わず，胸骨圧迫のみを行うことにする．

▶胸骨圧迫では，胸をしっかりと元の位置に戻す．胸骨圧迫で胸を押した後，掛かる圧を解除することが重要．解除する際は胸を完全に元の位置に戻すように力を抜く．

▶胸骨圧迫の中断を最小限にする．中断が 10 秒を超えないようにする．

▶呼吸の確認に迷ったら，すぐに胸骨圧迫をする．

▶ 119 番通報で指示を仰ぐ…119 番通報した際に電話を切らずに指示を仰ぐ．

わかるわかる! AED

▶心肺蘇生といえば，以前は胸骨圧迫と人工呼吸の組合せが定番であったが，いまは AED が一次救命処置に組み込まれ，一般市民でも使用が可能になり，公共施設や民間の大型店などに常備されてきている．

過去出題問題

1（　）傷病者の反応の有無を確認し，反応がない場合には，大声で叫んで周囲の注意を喚起し，協力を求めるようにする．傷病者に反応がある場合は，回復体位をとらせて安静にして，経過を観察する．

2（　）協力者がいるときは，119 番通報と，近くにある AED の手配を依頼し，協力者がいないときは自ら行った後，救命措置を開始する．

3（　）傷病者に反応がない場合は，気道を確保した後，約 1 分間呼吸の様子を観察し，普段どおりの息（正常な呼吸）がないと判断した場合に，心肺蘇生を行う．

4（　）人工呼吸をする前に，大事なことは気道を確保することである．

5（　）気道が確保されていない状態で人工呼吸を行うと，吹き込んだ息が胃に流入し，胃が膨張して内容物が口のほうに逆流し，気道閉塞を招くことがある．

6（　）気道を確保するためには仰向けにした傷病者のそばにしゃがみ「片手で額を押さえながら，もう一方の手の指で顎先を上に引き上げるようにする」．

類題 a（　）「後頭部を軽く上げ，顎を下方に押さえる」では？

7（　）胸骨圧迫と人工呼吸を行う場合は，胸骨圧迫 30 回と人工呼吸 2 回を繰り返す．

8（　）人工呼吸は，1 回の吹き込みにゆっくりと 5 秒程度かけ，1 分間に 5 ～ 6 回程度の速さで行う．

9（　）胸骨圧迫は，胸が 4 ～ 5 cm 程度沈む強さで胸の真ん中にある胸骨の下半分を手のひらで圧迫し，1 分間に約 50 回のテンポで行う．

10（　）胸骨圧迫を行う場合には，傷病者を柔らかいふとんの上に寝かせて行うとよい．

11（　）AED の使用を開始した後は，人工呼吸や胸骨圧迫はいっさい行う必要がなく，専ら AED によって救命措置を行う．

12（　）AED（自動体外式除細動器）を用いた場合，電気ショックを行った後や電気ショックを不要と判断されたときには，音声メッセージに従い，胸骨圧迫を開始し心肺蘇生を続ける．

解答														
1	○	2	○	3	×	4	○	5	○	6	○	a	×
7	○	8	×	9	×	10	×	11	×	12	○		

解説

3 ▶ 傷病者に反応がない場合は，10 秒以上かけないうちに呼吸の様子を確認し，普段どおりの息（正常な呼吸）がないと判断した場合は，ただちに胸骨圧迫を開始する．なお，この時点では気道確保は行わない．

8 ▶ 人工呼吸は，1 回の吹き込み量は傷病者の胸が膨らむ程度で，1 回当たり約 1 秒間かけて 2 回行う．

9 ▶ 胸骨圧迫は，胸が約 5 cm（6 cm を超えないように）沈む強さで胸の真ん中にある胸骨の下半分を手のひらで圧迫し，1 分間に 100 ～ 120 回のテンポで行う．

10 ▶ 傷病者を硬い床面の上に寝かせて行うとよい．

11 ▶ AED を使用するときは，AED 機器による音声ガイドが流れるので，それに従って電気ショックと胸骨圧迫・人工呼吸（人工呼吸を省いても可）を併用することが必要である．

9.2 ショック

(1) ショックとは，大量出血や心臓機能の低下等により，血圧が低下し，意識が低下する状態をいう．

(2) 症状としては，顔面蒼白，脈拍微弱，手足の冷え，冷や汗，悪心，嘔吐等である．意識はもうろうとし，ひどくなると意識不明にもなる．

(3) 出血が原因であるショックの場合は，止血をすることがまず第一である．

(4) 一般的には，頭を低くして，足を上げ寝かせてやるのがよい．脳への血流を維持することが最も大事である．

(5) 四肢が冷えるので，毛布やシーツ等で身体をつつみ，体温を下げないようにすることが大事である．

わかるわかる！ ショック

▶全身の血液量が減少（血圧が低下）し，ショックの状態になる．

▶脳への血流を最重視し，頭を低く足を高くして寝かせるのが大事．

過去出題問題

1（　）ショックを起こした場合は，一般的には，頭を高くして，ゆっくり寝かせてやるのがよい．

2（　）ショックを起こした場合は，四肢が冷えるので，体温を下げないようにすることが大事である．

解答	1	×	2	○

解説

1▶一般的には，頭を低くして，足を上げ寝かせてやるのがよい．

9.3 出血及び止血

(1) 人間の全血液量は，体重の約 1/13 で，一時にその 1/3 以上を失うと，組織に酸素が運ばれなくなり，生命に危険が及ぶ．したがって，傷等からの大出血は直ちに止血をしなければならない．

(2) 止血法としては，直接圧迫法，間接圧迫法，止血帯法がある．

① 直接圧迫法

- 出血部を直接圧迫する方法である．傷口に清潔なガーゼやハンカチを当てて，手でしっかり押さえ，その上に包帯を少し強めに巻いて締め付ける．この方法が最も効果的であり，一般市民が行う応急手当として推奨されている．
- 動脈出血もこの方法でよい．

② 間接圧迫法

- 傷口より心臓に近い動脈の止血点を，骨に向けて手や指で強く圧迫して血流の流れを止める方法である．
- 肘の内側のくぼみで止血をする場合は，くぼみの中央よりやや内側に親指を当て，肘をつかんで圧迫する（図 4）．

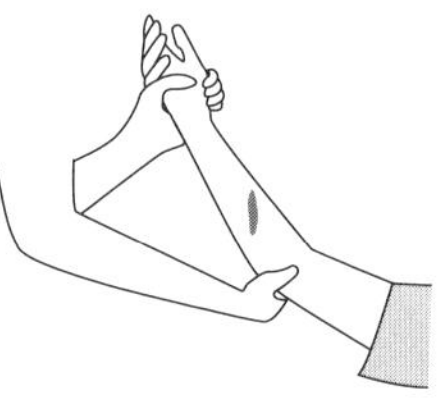

□ 図 4[*25] □

- 額の出血の場合は，耳の前部の動脈を圧迫する．

③ 直接圧迫法と間接圧迫法の併用

直接圧迫止血だけでは止まらないときには，さらに間接圧迫止血を加えて行うとよい．

なお，傷の状況によっては，直接圧迫法をすぐに行えない場合がある．このときは，まず間接圧迫法を行うとよい．

④ 止血帯法

- 足や腕の動脈から血が吹き出すような大出血で，圧迫法（直接・間接）で止まらないときに，最後の手段として止血帯（三角巾，手ぬぐい，タオル等）を使う方法である（図 5）．出血部位より心臓に近い止血点で縛る．

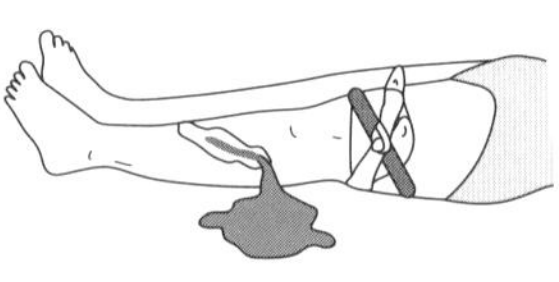

□ 図 5[*26] □

- 止血帯を施したときは，長時間の血流遮断による異常を防ぐため，巻いた時刻がわかるようにしておく．

止血帯を施した後，受傷者を医師に引き継ぐまでに30分以上かかる場合には，止血帯を施してから30分ごとに1～2分間，出血部から血液がにじんでくる程度まで結び目をゆるめる．

(3) 止血処置を行うときは，感染防止のため，ビニール手袋を着用したりビニール袋を活用したりして，受傷者の血液に直接触れないようにする．

(4) 胸部，腹部の打撲や土砂埋没の場合は，外部に出血を見なくても内出血に留意することが大事である．

(5) 毛細管出血は，じわじわとしみ出るような出血で，一般に出血量は少なく止血しやすい．

(6) 静脈性出血は，傷口からゆっくり持続的に湧き出るような出血で，通常直接圧迫法で止血する．

(7) 内出血は，胸腔，腹腔などの体腔内や皮下などの軟部組織への出血で，血液が体外に流出しないものである．

(8) 救急処置として，傷口が泥で汚れているときは，手際良く水道水で洗い流す．

過去出題問題

1（　）体内の全血液量は，体重の13分の1程度で，その3分の1が急激に失われると，出血によるショックを経て生命に危険が及ぶ．

2（　）直接圧迫法は，出血部を直接圧迫する方法であって，最も簡単であり，効果的であり，一般市民が行う応急手当として推奨されている．

3（　）動脈からの出血は，止血帯法により止血しなければならない．

4（　）四肢の出血では，大きな動脈からの出血のほかは，ほとんどの場合，直接圧迫法で止血できる．

5（　）間接圧迫法は，出血部より心臓に近い部位の動脈を圧迫する方法である．

6（　）間接圧迫法による上肢の止血は，上腕の内側の中央部を，骨に向かって強く圧迫する．

7（　）額，こめかみあたりの出血を間接圧迫法により止血するときは，耳のすぐ前の脈拍が触れる部位を圧迫する．

8（　）静脈からの出血は，直接圧迫法又は間接圧迫法により止血することができるが，動脈からの出血は止血帯により止血しなければならない．

9（　）止血帯としては，三角巾，手ぬぐい，ネクタイ等を利用する.

10（　）止血帯法で使用する止血帯は，ゴム紐などのできるだけ幅の細いものを使用する.

11（　）止血処置を行うときは，感染防止のため，ビニール手袋を着用したりビニール袋を活用したりして，受傷者の血液に直接触れないようにする.

12（　）止血帯を施したときは，長時間の血流遮断による異常を防ぐため，巻いた時刻がわかるようにしておく.

13（　）胸部，腹部の打撲の場合は，内出血に留意する.

14（　）出血が体内か体外かで内出血と外出血とに分けられるが，応急対策で止血できるのは外出血である.

15（　）止血帯を施した後，受傷者を医師に引き継ぐまでに 1 時間以上かかる場合には，止血帯を施してから 1 時間ごとに 1 ～ 2 分間，出血部から血液がにじんでくる程度まで結び目をゆるめる.

16（　）静脈性出血は，傷口からゆっくり持続的に湧き出るような出血で，通常直接圧迫法で止血する.

17（　）内出血は，胸腔，腹腔などの体腔内や皮下などの軟部組織への出血で，血液が体外に流出しないものである.

18（　）救急処置として，傷口が泥で汚れているときは，手際良く水道水で洗い流す.

解答		1	○	2	○	3	×	4	○	5	○	6	○	7	○
8	×	9	○	10	×	11	○	12	○	13	○	14	○	15	×
16	○	17	○	18	○										

解説

3▶動脈からの出血の場合は，直接圧迫法又は間接圧迫法でほとんどの場合止血できる．どうしても止血できないときのみ止血帯法により止血する.

8▶動脈からの出血も圧迫法（直接，間接）で行う．この方法で出血が止まらないときに，最後の手段として止血帯法により止血する.

10▶三角巾，手ぬぐいなどのできるだけ幅の広いものを使用する.

15▶止血帯を施した後，受傷者を医師に引き継ぐまでに 30 分以上かかる場合には，止血帯を施してから 30 分ごとに 1 ～ 2 分間，出血部から血液がにじんでくる程度まで結び目をゆるめる.

9.4 創傷（けが）

外部の力による損傷で，皮膚に開口や亀裂ができることを創傷という．

9.5 熱傷（以前は「火傷」の呼称であった）

(1) 熱傷の程度と状態

皮膚は，表面を表皮といい，深くなるにつれて真皮，皮下組織という．

熱傷の程度は，損傷している皮膚の深さでⅠ度，Ⅱ度，Ⅲ度（重症）に分けられる．

(2) 熱傷の救急処置

□ 表 1 □

程度	状態
Ⅰ度	皮膚が赤くなりヒリヒリする．皮膚表面の熱傷
Ⅱ度	水疱ができ，激しい痛みと灼（しゃく）熱感を伴う．真皮まで及ぶ熱傷
Ⅲ度	皮膚は白っぽくなり，ただれてくる．皮下組織まで及ぶ熱傷

① 熱傷の救急処置として最優先で行うことは，できるだけ早く患部を水で冷やすことである．

② ヒリヒリした痛みや患部の熱感が消えるまで水で冷やす．なお，服の上から熱傷したときは，無理に服を脱がさず服の上から水で冷やす．

③ 熱傷面は，受傷後速やかに水道水などで痛みが和らぐまで冷やすが，広範囲の熱傷では過度に体温が低下しないように注意する．

④ 衣類を脱がすときは，熱傷面に付着している衣類は残して，その周囲の部分だけを切りとる．

⑤ 水疱ができたときは，これを破らないようにし，清潔なガーゼや布で軽く覆い，医師の診察を受ける（破ると化膿のおそれが出てくるため）．

⑥ 化学薬品による熱傷も水で冷やしながら洗い流す（中和剤等による処置は不要）．

⑦ 熱傷部位が広くショックに陥ったときは，寝かせて，身体を保温し，両足を高くする体位をとらせる，心臓へ血液が還流しやすくするためである．

⑧ 熱傷面は，すぐに水をかけて十分冷やすことが応急手当のポイントであるが，熱傷の範囲が広い場合全体を冷却し続けることは低体温となるおそれが

あるので注意が必要である．

⑨　低温熱傷は，45℃程度の熱源への長時間接触により受傷する．一見，軽症にみえても熱傷深度は深く難治性の場合が多い．熱により生体の組織が破壊されるからである．暖房器具（温風ヒーター，カイロなど）による被害が多い．

(3) 熱傷の面積による重症の度合い

①　熱傷の面積が大きくなってくると重症となるが，一般に，体表面の面積の20%以上になると非常に危険な状態であるといわれている．

②　人の手のひらが，体表面の約1%にあたるので，これをもとに熱傷面積の見当をつければよい．

過去出題問題

1（　）熱傷は，Ⅰ度～Ⅲ度に分類され，水疱（ほう）ができる程度の熱傷は，Ⅱ度に分類される．

2（　）熱傷の分類では，Ⅰ度が最も重症で，皮膚は白っぽくなったり，ただれてくる．

3（　）水疱ができる程度のもので，灼熱感を伴う熱傷は，Ⅱ度に分類される．

4（　）熱傷面は，受傷後速やかに水道水などで痛みが和らぐまで冷やすが，広範囲の熱傷では過度に体温が低下しないように注意する．

5（　）衣類を脱がすときは，熱傷面に付着している衣類は残して，その周囲の部分だけを切りとる．

6（　）熱傷部には，できるだけ早く，軟膏や油類を塗り，空気を遮断する．

7（　）生じた水疱は，破って十分消毒した後，ガーゼを当てる．

8（　）化学薬品がかかった場合には，直ちに中和剤により中和した後，水で洗浄する．

9（　）熱傷面は，すぐに水をかけて十分冷やすことが応急手当のポイントであるが，熱傷の範囲が広い場合，全体を冷却し続けることは低体温となるおそれがあるので注意が必要である．

10（　）高温のアスファルトやタールが皮膚に付着した場合は，水をかけて冷やしたりせず，早急に皮膚から取り除く．

11（　）熱傷部位が広くショックに陥ったときは，寝かせて，身体を冷やし，頭部を高くする体位をとらせる．

12（　）45℃程度の熱源への長時間接触による低温熱傷は，一見，軽症にみえても熱傷深度は深く難治性の場合が多い．

13（　）熱傷が体表面の面積の「20%以上になる」と非常に危険な状態であるといわれている．

類題 a（　）「5%に達する」では．

解答													
1	○	2	×	3	○	4	○	5	○	6	×	7	×
8	×	9	○	10	×	11	×	12	○	13	○	a	×

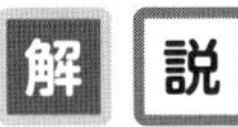

2▶熱傷の分類では，Ⅲ度が最も重症で皮膚は白っぽくなったり，ただれてくる．

6▶できるだけ早く，患部を水で冷やす．

7▶生じた水疱は，破らないようにし，ガーゼを当てて，医師の診察を受ける．

8▶化学薬品がかかった場合には，水で洗浄する．決して直ちに中和してはならない．

10▶高温のアスファルトやタールが皮膚に付着した場合は，早急に水をかけて冷やす．皮膚から取り除こうとすると皮膚がはがれてしまう恐れがあるのでしてはいけない．

11▶熱傷部位が広くショックに陥ったときは，寝かせて，身体を保温し，両足を高くする体位をとらせる．心臓へ血液が還流しやすくするためである．

9.6 骨　折

(1) 骨折の症状

① 皮膚の損傷の有無による分類

- 単純骨折…皮膚の下で骨が折れ，損傷は皮膚には及ばない状態．
- 複雑骨折…開放骨折ともいい，骨折片が内部より皮膚を破って外に出ている状態．皮膚及び皮下組織が損傷している．感染が起こりやすく治りにくい．

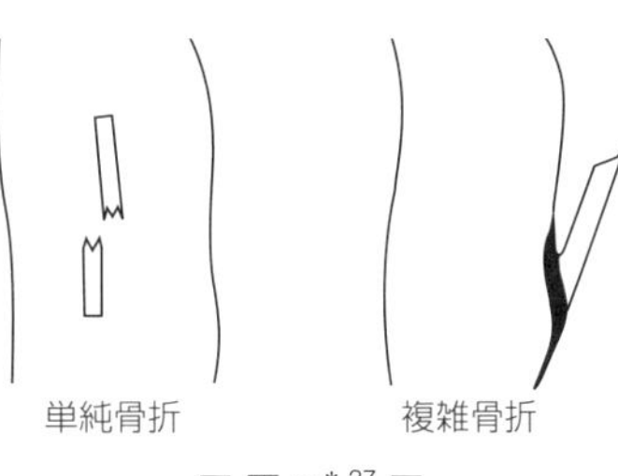

□ 図6[*27] □

わかるわかる! 複雑骨折

▶複雑骨折とは，多数の骨片に破砕された複雑な骨折のことではない(「文字どおり」は通用しない！).

② 折れ方による分類

●完全骨折…骨が完全に折れている状態．骨折端どうしが擦れ合う軋轢(あつれき)音や変形などが認められる．

●不完全骨折…骨にひびが入った状態（骨の連続性が不完全に途絶えてしまう状態）．

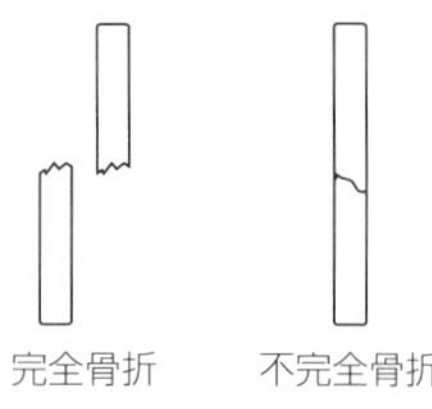

□ 図7 *28 □

(2) 症状

① 骨折部には，変形や異常な動きが認められる．

② 骨折部には，限局した激痛があり，動かすと痛みが増加する．

(3) 処置

① 創傷や出血があるときは，まずその手当をしてから副子(ふくし)で固定をする．

② 副子は骨折した部位の骨の両端にある2つの関節にまたがる長さのものがよい．

③ 副子を手や足に当てるときは，副子の先端が手先・足先から少し出るようにする．

④ 副子を当てて隙間ができた場合は，隙間に布等を詰めて動かないように固定する．

⑤ 骨折部を副子で固定するときには，骨折した部分が変形していても，そのままの状態を保持して，直近の関節部を含めた広い範囲を固定する．

⑥ 副子は，三角巾や手ぬぐい等でくるんで，又は吊るして用いる．

⑦ 骨折が疑われる部位は，無理に動かさないようにする．

⑧ 皮膚から突出している骨は，皮下に戻さないこと．骨折部を動かないよう固定をし，直ちに医療機関に搬送する．

⑨ 脊(せき)髄損傷が疑われる場合は，傷病者を硬い板の上に乗せて搬送するとよい（脊柱が曲がらないようにするため）．

⑩ 意識のない場合で，頸椎骨折が疑われるときの気道確保の方法は，下顎挙上法で行うのがよい．頸椎を伸ばす動作が加わらないからである．

わかるわかる! 副　子

▶副子とは，骨折部の動揺を防ぐために，身体に当てる支持具のことである．緊急の場合は木の枝，週刊誌，ダンボール等でもよい．

▶骨折部の上下の関節を含める十分な長さ，強さ，幅を持つものが望ましい．

過去出題問題

1（　）単純骨折は，皮膚の損傷はなく，骨にひびが入った状態のことをいう．

2（　）複雑骨折とは，多数の骨片に破砕された複雑な骨折をいう．

3（　）複雑骨折とは，開放骨折のことをいい，皮膚及び皮下組織の損傷を伴い，感染が起こりやすく治りにくい．

4（　）完全骨折とは，骨が完全に折れている状態をいう．変形や骨折端どうしが擦れ合う軋轢音が認められる．

5（　）不完全骨折とは，骨にひびが入った状態をいう．

6（　）骨折部には，変形，異常な動き，摩擦音が認められることがある．

7（　）骨折部には，限局した激痛があり，動かすと痛みが増加する．

8（　）創傷や出血があるときは，まず，その手当をしてから副子で固定する．

9（　）副子は骨折した部位の骨の両端にある2つの関節にまたがる長さのものを用いる．

10（　）副子を手や足に当てるときは，先端が手先・足先から出ないようにする．

11（　）骨折部を副子で固定するときには，骨折した部分が変形していても，そのままの状態を保持して，直近の関節部を含めた広い範囲を固定する．

12（　）骨折が疑われる部位は，無理に動かさないようにする．

13（　）開放骨折では，皮膚から突出している骨は，直ちに皮下に戻すようにする．

14（　）脊髄損傷が疑われる場合は，傷病者を硬い板の上に乗せて搬送してはならない．

15（　）意識や呼吸がない場合，頸椎骨折が疑われるときは，下顎挙上法による気道確保は，頸椎を伸ばす動作が加わるので行ってはならない．

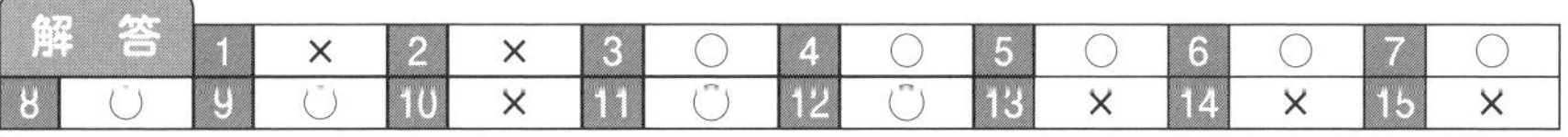

解答													
1	×	2	×	3	○	4	○	5	○	6	○	7	○
8	○	9	○	10	×	11	○	12	○	13	×	14	×	15	×

解 説

1▶ 単純骨折は，皮膚の下で骨が折れ，損傷は皮膚に及ばない状態をいう．

2▶ 複雑骨折とは，骨折片が内部より皮膚を破って外に出ている状態の骨折のことであり，決して多数の骨片に破砕された複雑な骨折のことではない．

10▶ 副子の先端が手先・足先から少し出るようにする．

13▶ 皮膚から突出している骨は，皮下に戻さないこと．

14▶ 硬い板の上に乗せて搬送するとよい（脊柱が曲がらないようにするため）．

15▶ 下顎挙上法がよい．頸椎を伸ばす動作が加わらないからである．

9.7 窒息者の処置

(1) 窒息とは，空気が肺に入らなくなることによって酸素欠乏となり，意識喪失，けいれん，大小便の失禁等の障害を起こすことをいう．窒息は，次の場合に起こる．

① 気道が閉塞した場合

土砂等への埋没，溺水，気道の異物詰まり等が原因．

② 有毒ガスを吸入した場合

硫化水素，一酸化炭素，青酸ガス等の吸入が原因．

③ 酸素不足の空気を吸入した場合

窒素ガス，アルゴンガス，二酸化炭素（炭酸ガス），メタンガス等，それ自体有毒性はないが，これらが通風の悪いところで漏洩した場合，相対的に空気中の酸素が不足となる．この空気の吸入が原因．

④ 空気中の酸素濃度が15～16%程度の酸素欠乏状態では一般に頭痛，吐き気などの症状がみられ，6%では瞬時に昏倒，呼吸停止となり6分で死亡する．酸素濃度がゼロの空気は一息で即死する．

(2) 気道が閉塞した場合の救助法と処置法

① 土砂等に埋没した場合

- 埋没者を救出するときは，位置を確認し，頭のほうから先に掘り出していく．
- 埋没者に対する処置としては，まず，口，鼻，咽頭に詰まっている土砂をぬぐい出す．
- 次に，呼吸が止まっていれば，人工呼吸を行う．心臓が止まっているときは，胸骨圧迫も行う．さらにAEDも行う．

●骨折等をしていれば，その処置も行う．

わかるわかる! **埋没者の救出**

▶埋没者の呼吸確保を第一に考え，まず頭のほうから掘り出していく．傷をつけないようスコップ等で十分注意して行う．

② 溺水した場合

●溺れは，肺に水が入っていなければ，呼吸が止まった窒息状態になっていても蘇生の可能性は高い．

●溺水者を救助するには，浮き輪，棒，ロープ，木の枝，板等を差し出すか投げてやるとよい．

●それができない状況のときは，後方から近寄り，両手で頭をはさんで，背泳ぎで陸に運ぶ．

●溺水者に対する人工呼吸は，口対口呼気吹込み法により行うとよい．

わかるわかる! **溺水者の救助**

▶溺れて，水を急に飲み込むと，気管支や肺に水が入り込まないようにするために声門が自然と閉じてくれる．しかし,これにより窒息の状態になってしまうので，早く救助して人工呼吸をすることが大切である．あまり窒息状態（呼吸停止）での時間が経ちすぎると脳に酸素が行かなくなり，意識がなくなり，声門も開いてしまう．こうなると，肺の中に水が入っていき「水びたし」の状態になってしまう．この状態になると，もう蘇生するのが難しい．

▶あわてて泳いで救助に行くと，溺れている人は無我夢中で救助者にしがみついてくるため，自分も一緒に溺れてしまうおそれがある．そのため，上記のように，後方から近寄り，溺水者にしがみつかれないようにしなければならない．

(3) 酸素不足の空気と有毒ガスを吸入した場合の救助

給気式呼吸用保護具を使用して，救助に行く．

わかるわかる! **酸欠空気と有毒ガス吸入時の救助**

▶防毒マスクはろ過式であるので，酸欠場所では使用してはならない（本編6.1節(5)項④（303ページ））．

給気式呼吸用保護具の使用が必要．

(4) ハイムリック法（上腹部圧迫法）

異物（食物，吐物など）が口の中やのどなどに詰まっている状態のときに行われる異物除去方法の1つである．処置法は次のとおり．

① 傷病者を座位にする．
② 腕を後ろから抱えるように回す．
③ 片手で握りこぶしを作り，傷病者のみぞおちのやや下方に当てる．
④ その上をもう一方の手で握り，すばやく内上方に向かって圧迫するように押し上げる．

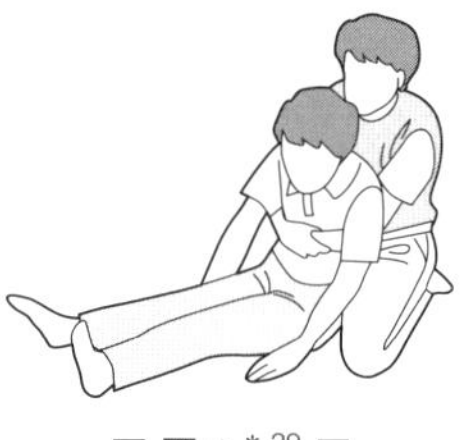

□ 図8[*29] □

過去出題問題

1（ ）窒息は，気道が閉塞した場合，酸素不足の空気を吸入した場合，有害ガスを吸入した場合に起こり，意識喪失，けいれん，大小便の失禁等が見られる．
2（ ）窒息は，酸素不足の空気を吸入した場合にも起こり，意識喪失，痙攣等の症状がみられる．
3（ ）空気中の酸素濃度が 15 ～ 16%程度の酸素欠乏状態では，一般に頭痛，吐き気などの症状がみられる．
4（ ）窒素ガスで置換したタンク内の空気など，ほとんど無酸素状態の空気を吸入すると徐々に窒息の状態になり，この状態が5分程度継続すると呼吸停止する．
5（ ）埋没者を救出するときは，位置を確認し，頭のほうから先に掘り出していく．
6（ ）埋没者に対する処置としては，まず，口，鼻，咽頭につまった土砂をぬぐい出す．
7（ ）溺れは，肺に水が入っていなくても，空気の出入りが止まり窒息状態になると蘇生は困難である．
8（ ）溺水者を救助するときは，後方から近寄り，両手で頭をはさんで，背泳で陸に運ぶ．
9（ ）溺水者に対する人工呼吸は，口対口呼気吹込み法により行うとよい．
10（ ）疲労の他覚的症状をとらえるためには，ハイムリック法などが用いられる．

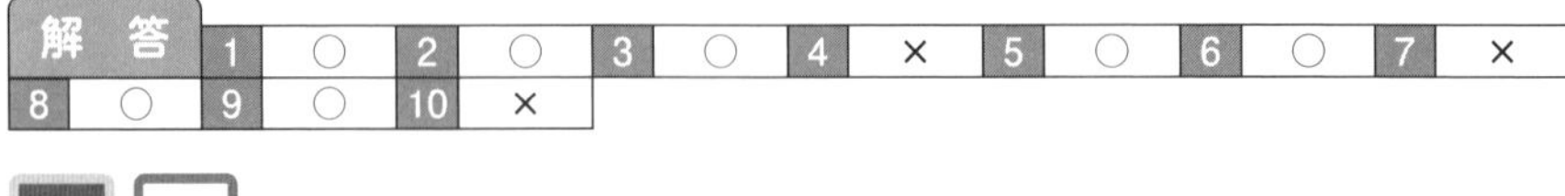

解答														
1	○	2	○	3	○	4	×	5	○	6	○	7	×
8	○	9	○	10	×								

解説

4▶ 窒素ガスで置換したタンク内の空気など，ほとんど無酸素状態の空気を吸入した場合，例えば，6%では瞬時に昏倒，呼吸停止となり6分で死亡する．酸素濃度がゼロの空気は一息で即死する．ほとんど無酸素状態の空気を吸入した場合は「徐々に」なるのではなく，「瞬時に」なる．

7▶溺れは，肺に水が入っていなければ，呼吸が止まった窒息状態になっていても蘇生の可能性は高い．

10▶ハイムリック法は，のどなどに異物が詰まったときの救命法である．

9.8 熱中症

(1) 熱中症

熱中症とは，高温環境下において，体内の水分及び塩分（ナトリウム等）のバランスが崩れたり，体内の調整機能が破綻したりすること等により発症する障害の総称である．

(2) 熱中症の症状と分類

症状，重症度に応じてⅠ度，Ⅱ度，Ⅲ度に分類する（表2）．

□表2□

分類	症状	重症度
Ⅰ度	●めまい・失神 （「立ちくらみ」という状態で，脳への血流が瞬間的に不十分になったことを示し，「**熱失神**」と呼ぶこともある．） ●筋肉痛・筋肉の硬直 （筋肉の「こむら返り」のことで，その部分の痛みを伴う．発汗に伴う塩分（ナトリウム等）の欠乏により生じる．これを「**熱痙攣**」と呼ぶこともある．）	小 ↓
Ⅱ度	●頭痛・気分の不快・吐き気・嘔吐・倦怠感・虚脱感 （体がぐったりする，力が入らないなど，従来から「**熱疲労**」といわれていた状態である．）	↓
Ⅲ度	●意識障害・痙攣・手足の運動障害 （呼びかけや刺激への反応がおかしい，体にガクガクと引きつけがある，真直ぐに走れない・歩けないなど．） ●高体温 （体に触ると熱いという感触がある．従来から「**熱射病**」や「**重度の日射病**」といわれていたものがこれに相当する．）	↓ 大

わかるわかる! 熱中症を度数で分類

▶症状・重症度に応じて，厚生労働省の通達では，熱中症をⅠ度，Ⅱ度，Ⅲ度と分類している（表2）．また，病態生理学に基づいた国際分類では，熱失神，熱痙攣，熱疲労，熱射病の用語が用いられている．

▶Ⅰ度は立ちくらみやこむら返りの症状であるが，これがさらに進むとⅡ度の症状が出てくる．最後に意識障害等が現れるとⅢ度の症状となる．基本的には，Ⅱ度，Ⅲ度になると医師の診断が必要となる．

(3) 熱失神，熱虚脱

体内にこもった熱を放熱しようとして皮膚の血管（末梢血管）が広がることにより血圧が下がり，その結果，脳へ流れる血流量が減少し，一時的な立ちくらみ，めまいを起こす症状を熱失神という．体温は正常．また，さらに脳へ流れる血流量が減少すると，代償的に心拍数がさらに増加する（心拍数が100を超える状態を頻脈という）ことにより，全身の倦怠感，脱力感，めまい，頻脈などの症状を起こす．体温の上昇はほとんど見られない．これを熱虚脱という．いずれの場合も，涼しい場所で休養させるとともに水分を補給する．

(4) 熱痙攣（けいれん）

多量の汗をかき，水分だけを補給し塩分の補給が不十分な場合に，血液中の塩分濃度が不足し，手，足（ふくらはぎ）に筋肉痙攣を起こす症状をいう．体温は正常．涼しい場所で安静にするとともに，塩分と水分を補給する．

(5) 熱疲労

さらに多量の発汗状態が続き，水分と塩分の補給が追いつかずに脱水症状になったときに発生する．体温は正常であるが，顔面は蒼白し，頭痛，気分の不快，めまい，吐き気，嘔吐，倦怠感，虚脱感の症状を起こす．塩分と水分を補給するとともに，涼しい場所に移し，衣服をゆるめて，やや足を高くし，頭を低くして寝かせる．症状が1時間以上も続くときは，救急車を要請するか医療機関に搬送する．

(6) 熱射病

さらに長時間高温下にさらされると，体温調節中枢の変調をきたし，熱が体にこもってしまう状態となる．発汗停止，意識障害，呼吸困難等が見られ，体温が急上昇する．熱中症のうち最も重症度が高く，死亡に至る場合がある．早急に体温を下げるよう応急措置をした後（氷で冷やしたり，冷水をかけたりする等），直ちに救急車を要請する．

(7) 熱中症の救急処置（現場での応急処置）

① 「熱中症を疑う症状」の有無の確認．←疑う症状については，前記(2)項（表2）による．

② 症状がある場合は，「意識の確認」をする．

③ 意識がない場合（呼びかけに応じない，返事がおかしい，全身が痛いなど）

は，救急車を要請し，到着するまでの間は，涼しい環境への避難をし，かつ脱衣と冷却をする．

④ 意識が清明である場合は，涼しい環境への避難をし，かつ脱衣と冷却をする．次に「水分を自力で摂取できるか」を確認する．摂取ができれば水分・塩分の摂取をさせる．摂取しても回復しない場合又は摂取できない状態であれば，医療機関へ搬送する．

過去出題問題

1（ ）熱中症は，高温環境下で発生する障害を総称した疾病で，熱射病や熱けいれん等が含まれる．

2（ ）高温環境への適応ができず，許容の限界を超えた場合に発症する障害を総称して熱中症という．

3（ ）熱中症は，暑熱環境下におけるエネルギー消費量の多い労働や運動で起こる急性障害の総称である．

4（ ）熱失神は，高温環境下での労働において，皮膚の血管に血液がたまり，脳への血液の流れが少なくなることにより発生し，めまい，失神などの症状がみられる．

5（ ）熱虚脱は，暑熱環境下で脳へ供給される血液量が増加したとき，代償的に心拍数が減少することにより生じ，発熱，徐脈，めまいなどの症状がみられる．

6（ ）熱けいれんとは，多量の発汗により失われた水分の補給が不十分なため，血液中の塩分濃度が上昇し，発熱とともに筋肉けいれんを起こす症状をいう．

7（ ）熱けいれんでは，涼しいところで安静にさせ，食塩と水をとらせるとよい．

8（ ）熱射病（日射病）は，高温環境下での体温調節中枢の変調による重篤な熱中症，発汗停止，体温上昇，意識障害，呼吸困難等がみられる．

9（ ）熱射病では，早急に体温を下げる処置を行う．

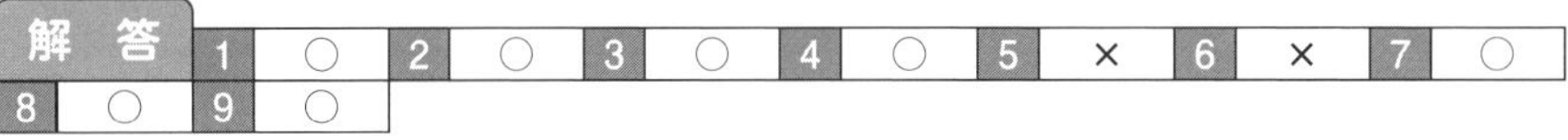

解答														
	1	○	2	○	3	○	4	○	5	×	6	×	7	○
8	○	9	○											

解説

5▶熱虚脱とは，暑熱環境下で脳へ供給される血液量が減少したとき，代償的に心拍数が増加することにより生じ，頻脈，めまいなどの症状がみられるが，体温の上昇はほとんどみられない．

6▶熱けいれんとは，多量の発汗により失われた塩分の補給が不十分なため，血液中の塩分濃度が低下し，筋肉けいれんを起こす症状（発熱はない）をいう．

第10章 食中毒

10.1 食中毒

(1) 食中毒の原因

① 細菌性食中毒

② 化学物質による食中毒

③ 自然毒によるもの

(2) 細菌性食中毒

細菌性食中毒は，次の2つに分けられる．

1. 感染型…食物に付着している細菌そのものの感染によって起こる食中毒.
2. 毒素型…食物に細菌が付着して増殖する際に発生する毒素によって起こる食中毒.

① 感染型食中毒の代表的なものは，腸炎ビブリオとサルモネラ菌である．

●腸炎ビブリオは，病原性好塩菌ともいい，食中毒は海産の魚介類が原因となる．潜伏期はおおむね10～20時間であり，症状は胃痙攣（けいれん）様の腹痛，水様下痢などである．

●サルモネラ菌食中毒は，糞尿により汚染された食肉や鶏卵が原因となることが多い．

わかるわかる！ 腸炎ビブリオ，サルモネラ菌

▶腸炎ビブリオは，病原性好塩菌ともいい，塩水が好きな菌であり，塩水の中でよく増殖する．それゆえ，海の魚介類に発生する．熱に弱い菌である．

▶サルモネラ菌は，ネズミ，鶏，家畜等の糞尿中に発生する．熱に弱い菌である．

② 毒素型食中毒の代表的なものは，黄色（おうしょく）ブドウ球菌（ブドウ球菌ともいう）とボツリヌス菌である．

●黄色ブドウ球菌は，皮膚等でよく見られ，傷口で化膿を起こすのは，この細菌である．この黄色ブドウ球菌が食物の中に入って増殖し，毒素（エンテロトキシン）を作る．この毒素を含んだ食物が食中毒の原因となる．この黄色ブドウ球菌による毒素は，熱に強いのが特徴である．

●ボツリヌス菌は，酸素のないところ（缶詰等の中）で毒素を作る．この毒素を含んだ食物が食中毒の原因となる．このボツリヌス菌による毒素は神経毒であり，発生頻度は少ないが致死率は高い．又，この毒素は熱には強く，120℃で4分間(又は100℃で6時間)以上の加熱をしなければ完全に死滅しない．

③ ウェルシュ菌，セレウス菌，カンピロバクターなどは細菌性食中毒の原因菌である．

●カンピロバクターは，鶏，牛，豚などの腸管内に存在している細菌で，これにより汚染された食品などを介して人に感染する（細菌性食中毒）．腹痛，下痢，嘔吐などを起こす．

わかるわかる！ 黄色ブドウ球菌，ボツリヌス菌

▶黄色ブドウ球菌は，顕微鏡で見ると，ブドウの房のように集まっていることから，この名前が付けられている．

▶黄色ブドウ球菌が，食物の中で作る毒素は，エンテロトキシンという毒素である．

▶黄色ブドウ球菌は人の皮膚にもいるので，おにぎりや弁当等にも入り込みやすい．

▶調理人が負傷して傷口が化膿している場合は，調理した食品に黄色ブドウ球菌による毒素（エンテロトキシン）が入り込みやすい．この毒素は熱に強いため，加熱しても効果がない．

▶毒素名称の末尾は「～トキシン」となっているが，これは，toxinと書き，「毒素」という意味である．

▶ボツリヌス菌は，嫌気性菌（けんきせいきん）といって酸素を嫌う菌である．すなわち，酸素がない状態の缶詰，びん詰，ハム・ソーセージの中で増殖し，毒素（ボツリヌストキシン）を作る．

(3) 代表的な細菌性食中毒のまとめ

□ 表1 □

	菌	毒素	主な原因食品	備考
感染型	腸炎ビブリオ	なし	魚介類	菌は病原性好塩菌
	サルモネラ菌	なし	糞尿による汚染食肉や鶏卵	—
毒素型	黄色ブドウ球菌	エンテロトキシン	おにぎり，弁当	毒素は熱に強い
	ボツリヌス菌	ボツリヌストキシン	缶詰，びん詰め，ハム・ソーセージ	毒素は神経毒

(4) 化学物質による食中毒の原因

カビが作り出すアフラトキシンという毒素は，発がん物質である．

(5) 自然毒による食中毒

ふぐ中毒の原因となる毒素は，テトロドトキシンという．手足のしびれや呼吸麻痺（まひ）を起こす．

(6) ノロウイルス

- ノロウイルスは，急性胃腸炎を引き起こすウイルスである．
- 発症する主な原因としては，次の2ケースがあげられる．①ウイルスが付着した食品を摂食することにより，ヒトの腸管で増殖して発症する．②感染したヒトの糞便や嘔吐物などからの経口感染により発症する．
- 主な症状は，嘔吐，下痢，発熱（38℃程度）である．経口感染が多い．
- 潜伏期間は1～2日間であり，発生時期は冬季が多い．
- ノロウイルスの失活化には，エタノールや逆性石鹸(けん)はあまり効果がない．
- ノロウイルスの殺菌には，煮沸消毒又は塩素系の消毒剤が効果的である．

(7) O-157，O-111などの腸管出血性大腸菌

- 人の大腸の中にいるほとんどの大腸菌は，人に害を与えない．ところが，O-157やO-111といった大腸菌が体内に入ると，腸管内で，ベロ毒素という出血性下痢の原因となる毒素を作るため，これらの菌は腸管出血性大腸菌といわれる．
- O-157やO-111は，加熱不足の食肉などから摂取され，潜伏期間は3～5日である．この毒素は，75℃以上の加熱で死滅させることができる．腹痛や出血を伴う水様性の下痢などを起こす．

(8) ヒスタミン

- マグロなどの赤身魚，肉，チーズなどに含まれるヒスチジンが，室温で放置されると細菌によりヒスタミンを生成し，数時間後に腹痛，下痢，嘔吐などを発生することがある．ヒスタミンは，加熱しても分解されにくいため，低温保存が重要である．

過去出題問題

1（　）感染型食中毒は，食物に付着した細菌そのものの感染による中毒で，代表的なものとして腸炎ビブリオやサルモネラ菌によるものがある．

2（　）感染型食中毒は，食物に付着している細菌そのものの感染によって起こる食中毒で，代表的なものとしてボツリヌス菌がある．

3（　）毒素型中毒は，食物に細菌が付着して増殖する際に発生する毒素によって起こ

る食中毒で，代表的なものとして黄色ブドウ球菌やボツリヌス菌によるものがある．

4（　）腸炎ビブリオによる食中毒は，糞便により汚染された食肉，鶏卵等が原因となることが多い．

5（　）新鮮な魚介類からは，腸炎ビブリオによる中毒は発生しない．

6（　）腸炎ビブリオは，病原性好塩菌ともいわれ，感染型食中毒の病原菌である．

7（　）腸炎ビブリオの潜伏期は，概ね 10 ～ 20 時間である．

8（　）腸炎ビブリオの症状は，胃痙攣様の腹痛，水様下痢などである．

9（　）腸炎ビブリオの原因菌は，エンテロトキシン毒素を産生する．

10（　）サルモネラ菌食中毒は，毒素型である．

11（　）サルモネラ菌は，病原性好塩菌ともいわれる．

12（　）サルモネラ菌による食中毒は，主に神経症状を呈し，致死率が高い．

13（　）黄色ブドウ球菌による毒素は熱に弱い．

14（　）黄色ブドウ球菌による食中毒は感染型である．

15（　）ボツリヌス菌による食中毒は神経毒である．

16（　）ボツリヌス菌は，缶詰や真空パックなど酸素のない密封食品中でも増殖するが，熱には弱く，80℃程度で殺菌することができる．

17（　）ウェルシュ菌，セレウス菌，カンピロバクターなどは，細菌性食中毒の原因菌である．

18（　）カンピロバクターは，カビの産生する毒素で，腹痛や下痢を起こす．

19（　）アフラトキシンは，感染型食中毒の病原菌である．

20（　）食中毒の原因となる自然毒の 1 つであるフグ毒をエンテロトキシンといい，手足のしびれや呼吸麻痺を起こす．

21（　）テトロドトキシンは，感染型食中毒の病原菌である．

22（　）ノロウイルスによる食中毒は，冬季に集団食中毒として発生することが多い．

23（　）ノロウイルスによる食中毒は，食品に付着したウイルスが食品中で増殖し，ウイルスが産生した毒素により発症する．

24（　）ノロウイルスの失活化には，エタノールや逆性石鹸はあまり効果がない．

25（　）ノロウイルスの潜伏期間は，2 ～ 3 時間であり，発生時期は，夏季が多い．

26（　）ノロウイルスによる食中毒の症状は，筋肉の麻痺などの神経症状が特徴である．

27（　）ノロウイルスの感染性は，長時間煮沸しても失われない．

28（　）ノロウイルスの殺菌には，エタノールはあまり効果がなく，煮沸消毒又は塩素系の消毒剤が効果的である．

29（　）O-157 は，腸管出血性大腸菌の一種で，加熱不足の食肉などから摂取され，潜伏期間は 3 ～ 5 日である．

30（ ）O-157 や O-111 による食中毒は，ベロ毒素という赤痢菌の毒素と類似の毒素を産生する大腸菌による食中毒で，腹痛，出血を伴う水様性の下痢などを呈する．

31（ ）魚，チーズなどに含まれるヒスチジンが細菌により分解されて生成するヒスタミンは，加熱により分解される．

（注）「黄色ブドウ球菌」は「ブドウ球菌」の文言で出題されることがある．

解答		1	○	2	×	3	○	4	×	5	×	6	○	7	○
8	○	9	×	10	×	11	×	12	×	13	×	14	×	15	○
16	×	17	○	18	×	19	×	20	×	21	×	22	○	23	×
24	○	25	×	26	×	27	×	28	○	29	○	30	○	31	×

解説

2 ▶ 感染型食中毒は，食物に付着している細菌そのものの感染によって起こる食中毒で，代表的なものとして腸炎ビブリオやサルモネラ菌によるものがある．

4 ▶ サルモネラ菌食中毒は，糞便により汚染された食肉，鶏卵等が原因となることが多い．

5 ▶ 新鮮な魚介類からも，腸炎ビブリオによる中毒は発生する．

9 ▶ 腸炎ビブリオは，感染型であり毒素は産生しない．原因菌は病原性好塩菌である．

10 ▶ サルモネラ菌食中毒は，感染型である．

11 ▶ 腸炎ビブリオは病原性好塩菌ともいわれる．

12 ▶ ボツリヌス菌による食中毒は，主に神経症状を呈し，致死率が高い．

13 ▶ 黄色ブドウ球菌による毒素は熱に強い．

14 ▶ 黄色ブドウ球菌による食中毒は毒素型である．

16 ▶ ボツリヌス菌は，缶詰や真空パックなど酸素のない密封食品中でも増殖するが，熱には強く，120℃で 4 分間（又は 100℃で 6 時間）以上の加熱をしなければ完全に死滅しない．

18 ▶ カンピロバクターは，鶏，牛，豚などの腸管内に存在している細菌で，腹痛，下痢，嘔吐などを起こす．設問の，カビが産生する毒素はアフラトキシンで，発がん物質（肝臓がん）である．

19▶アフラトキシンは，カビが作り出す毒素であり，感染型食中毒の病原菌ではない．

20▶食中毒の原因となる自然毒の１つであるフグ毒をテトロドトキシンという．

21▶テトロドトキシンは，ふぐ中毒の原因となる毒素であり，感染型食中毒の病原菌ではない．

23▶ノロウイルスが付着した食品を摂食することにより，ヒトの腸管で増殖して発症する．毒素型食中毒ではない．

25▶潜伏期間は，１～２日であり，発生時期は，冬季が多い．

26▶食中毒の主な症状は，嘔吐，下痢，発熱（38℃程度）である．

27▶ノロウイルスの感染性は，長時間煮沸すると，完全に失われる．

31▶魚，チーズなどに含まれるヒスチジンが細菌により分解されて生成するヒスタミンは，加熱により分解されにくい．

第3編　労働生理

【攻略のポイント】

1　出題傾向として，最も新出問題が多いのは労働生理である．しかし，だからといって，出題されていない箇所を徹底的に学習するのは疑問である．というのは，学習範囲が非常に広いため，非効率になるからである．それよりも，本書で過去出題問題を徹底的に学習したほうがはるかに効率的である．

2　労働生理の過去出題問題は，出題文自体がいつも同じ言い回しが多いので，過去出題問題をしっかりと押さえておくことが大切．また，文の一部を変えた問題がよく出るので文末まできっちり押さえておくことが必要．

3　**わかるわかる!** 欄に，重要事項をイメージ的に捉えやすくできるように記載しているので，理解と記憶するときの「助」としていただきたい．

4　労働生理は，日常の業務と関連が少ない受験者が多く，とっつき難いとされているが，試験の面からみると非常に得点しやすい科目である．それは，問題のパターンが決まっており，出題内容を理解すれば（本書を読めば容易に理解できる），混同しやすい項目が少ないため記憶もしやすいからである．是非，得点を稼いでいただきたい．

5　出題頻度が特に高いのは，循環器系及び血液，呼吸器系，腎臓・尿及び泌尿器系，感覚器系，筋肉，神経系である．試験直前対策として，重点的に見直したりする等の参考としていただきたい．

第1章 循環器系及び血液

人体のすみずみまで血液を介して酸素と栄養を供給する役目を持っているのが循環器系である．この循環器系の最大の原動力になっているのが心臓である．

1.1 血液の循環及び心臓

(1) 身体中の血液の循環を，模式図で示す（図1）．

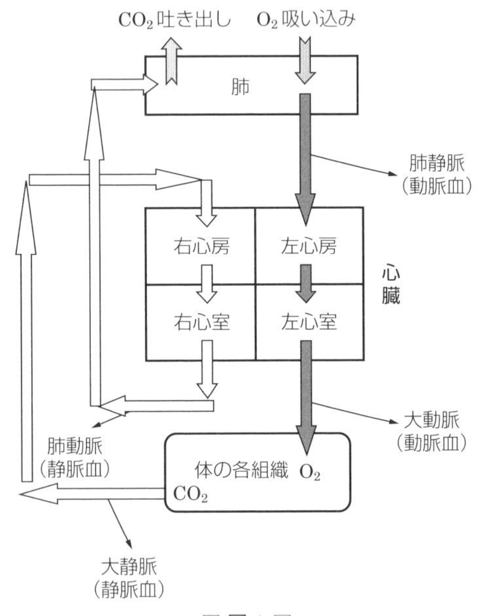

□ 図1 □

① 血液の循環

肺で酸素を吸い込んできれいになった血液は，心臓に入り，左心房，左心室を通って，体の各組織へ毛細管を通じて行き，酸素（O_2）を供給する．と同時に，各組織から不要の二酸化炭素（CO_2）を取り込み，もう一度心臓に戻る．心臓内では右心房，右心室を通って，肺に行き，呼吸とともに二酸化炭素（CO_2）を吐き出す．

② このように血液は循環をしているが，循環は体循環と肺循環の2つの循環系に分けられる．

●体循環（大循環ともいう）

左心室から，大動脈を通り，体の各組織に行く．その後大静脈を通って右心房に戻るまでの経路．これは体を中心とした経路であるので，体循環という．

●肺循環

右心室から，肺動脈を経て，肺の毛細血管に行く．その後，肺静脈を経て左心房に戻るまでの経路．これは肺を中心とした経路であるので，肺循環という．

③　体循環の動脈系により，酸素，栄養物，ホルモン，ビタミンなどが生体の諸器官・臓器に供給される．

わかるわかる!　○動脈，動脈血・静脈血

▶心臓から出ていく血液を，「○動脈」という．

・左心室から出て行く血液は，大動脈という．

・右心室から出て行く血液は，肺動脈という．

▶一方，動脈血と静脈血については，酸素と栄養の多い血液を動脈血，二酸化炭素（炭酸ガス）と老廃物の多い血液を静脈血という．

＊それゆえ，肺から出て左心房に行く血液は，肺静脈というが，動脈血である．右心室から出て肺に行く血液は，肺動脈というが，静脈血である．

(2) 心臓

①　心臓は心筋という筋肉で構成されていて，左胸部にあり，大きさは握りこぶしよりやや大きい程度のもので，重量は 200 ～ 300 g である．

②　心臓は，左心房，左心室，右心房，右心室の 4 つの部屋に分かれている．左心房と左心室の間には左心房から左心室に行った血液が逆流しないように，僧帽弁という逆止弁がある．同様に右心房と右心室との間にも，三尖弁という逆止弁がある．

③　心臓は，身体中に血液を送るポンプの役目をしている．左右の心房がほぼ同時に収縮し，その後わずかに時間をずらして，左右の心室がほぼ同時に収縮し，心臓から血液を送り出す働きをしている（正確には，心臓の収縮と拡張の繰り返しによって血液を循環しているが，詳細は省略する）．

④　心臓の収縮，拡張を拍動という．1 分間のその数を心拍数（又は拍動数）という．拍動は，自律神経の支配を受けており，交感神経は心臓の働きを促進し，副交感神経は抑制している（421 ページ　表 1）．

⑤　1 回の血液拍出量は，平均 60 ～ 80 ml であるが重労働時には増加する．

わかるわかる!　拍　動

▶拍動の「拍」は,「打つ」や「たたく」という意味である.

⑥　右心房の中にある洞房結節(どうぼうけっせつ)(洞結節ともいう)で発生した刺激が,刺激伝導系を介して心筋に伝わることにより,規則正しく収縮と拡張を繰り返す.

わかるわかる!　洞房結節と拍動

▶右心房にある洞房結節が,微量の電気信号を規則的に発生している.この信号が,心臓内に張りめぐらされた刺激伝導系という経路を通って,心筋に伝えられて規則正しく拍動しているわけである.

⑦　心臓自体(心筋)への酸素や栄養は心臓の中を流れる血液から供給を受けているのではない.大動脈の起始部より出る冠状動脈という動脈が心臓の外表面を走っており,心筋はこの動脈から供給を受けているのである.

わかるわかる!　狭心症と心筋梗塞

▶心筋に血液を供給する冠状動脈が狭くなって供給が著しく不足すると,胸の痛みや狭心発作を起こす.これを狭心症という.さらに動脈が詰まり血流量が不足することにより,心筋が壊死してしまった状態を心筋梗塞という.

過去出題問題

1(　)体循環では,血液は左心室から大動脈に入り全身に供給され,静脈血となって右心房に戻ってくる.

2(　)右心室に流れている血液は静脈血であり,左心室に流れている血液は動脈血である.

3(　)体循環の動脈系により,酸素,栄養物,ホルモン,ビタミンなどが生体の諸器官・臓器に供給される.

4(　)各組織の毛細血管を通過する血液の循環を,大循環という.

5(　)各組織の毛細血管を通過する血液の流れは,体循環の一部である.

6(　)肺を除く各組織の毛細血管を通過する血液の流れは,体循環の一部である.

7(　)大動脈及び肺動脈を流れる血液は,酸素に富む動脈血である.

8(　)肺循環では,血液は右心房から肺静脈を経て肺の毛細血管に入り,肺動脈を経て左心房に戻る.

9(　)肺循環により左心房に戻ってきた血液は,左心室に押し出される.

10(　)心臓の血液拍出量は,普通1回に平均60 ml 程度である.

11（　）心臓は，自律神経の中枢で発生した刺激が刺激伝導系を介して心筋に伝わることにより，規則正しく収縮と拡張を繰り返す．

12（　）心臓自体は，大動脈の起始部より出る冠状動脈によって酸素や栄養物の供給を受けている．

13（　）心臓の中にある洞結節（洞房結節）で発生した刺激が，刺激伝導系を介して心筋に伝わることにより，心臓は規則正しく収縮と拡張を繰り返す．

14（　）心臓の拍動は，自律神経の支配を受けている．

解答

1	○	2	○	3	○	4	○	5	○	6	○	7	×
8	×	9	○	10	○	11	×	12	○	13	○	14	○

解説

7▶大動脈及び肺静脈を流れる血液は，酸素に富む動脈血である．

8▶肺循環では，血液は右心室から肺動脈を経て肺の毛細血管に入り，肺静脈を経て左心房に戻る．

11▶心臓は，右心房の中にある洞房結節で発生した刺激によって，収縮と拡張を繰り返す．

1.2 血　液

血液を分類すると，次のようになる．

(1) 血液は，有形成分である血球（小さい粒）と液体成分である栄養分等を含んだ血漿とに分けられる．有形成分は，血液全体のうち45%を占め，一方，液体成分は55%を占める．

血液量は，体重の1/13～1/10を占めている．したがって，体重60 kgの人

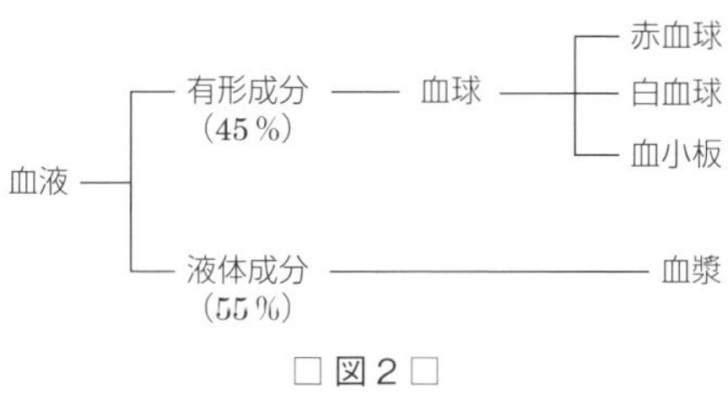

□ 図2 □

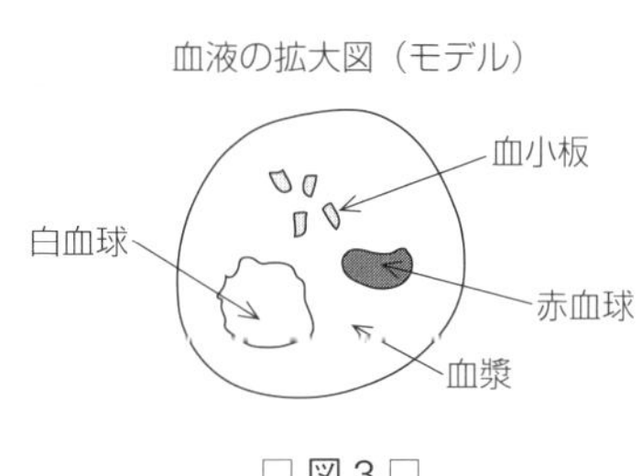

□ 図3 □

は，約 5 ～ 6 kg の血液が体内を流れていることになる．

(2) 血球には，赤血球，白血球，血小板があり，各々次の特徴，働きをしている．

① 赤血球

- 有形成分の大部分を占める．また，全血液の体積の約 40 ～ 45％（男性が多い）を占める．
- 核のない円板状の細胞で，骨髄の中で作られる．血液 1 mm^3 中に男性は約 500 万個，女性は約 450 万個含まれ（男女差がある），寿命は約 120 日である．
- 赤血球中のヘモグロビンによって酸素や二酸化炭素を運搬することが主な役目である．このヘモグロビンが赤いため，血液が赤く見える．
- ヘモグロビンが正常以下の状態を貧血というが，これを判定する指標の 1 つとしてヘマトクリット値を用いる．ヘマトクリットとは血液の容積に対する赤血球の相対的容積をいう．男女により差があり，一般に男性のほうが多い．

② 白血球

- 白血球の寿命は，約 3 ～ 4 日であり，赤血球に比べて極めて短い．
- 白血球の個数は，男女差がない．
- 白血球は，好中球，好塩基球，好酸球，単球，リンパ球等の細胞からなり，これらの白血球が協働して，体内に侵入してきた細菌などの異物を防御する働きなどをしている．
- 好中球は，白血球の約 60％を占め，偽足を出してアメーバ様運動を行い，体内に侵入してきた細菌や異物を取り込む（貪(どん)食という＝むさぼり食うこと）働きをしている．
- 単球が分化した細胞をマクロファージというが，この細胞も体内に侵入した細菌などの異物を貪食し，かつ，その異物の免疫情報を T リンパ球に伝える役目もしている．
- リンパ球は，白血球の約 30％を占め，細菌や異物を認識する T リンパ球（T 細胞ともいう）と抗体を産生する B リンパ球（B 細胞ともいう）があり，いずれも免疫反応に関与している．

③ 免疫

- 我々の体には，病原体や異物などが体内に侵入してきた場合や，自分の体内で発生するがん細胞などのように，身体に害を及ぼす様々なものから免れるための機能が備わっている．これを免疫という．

●抗原とは，免疫に関する細胞によって，異物として認識される物質である．例えば，細菌などがある．

●抗体とは，抗原が体内に侵入したときにそれと対抗するために作られた免疫グロブリンという（本節⑤「血漿」（384ページ））蛋白質の物質である．抗体は体液性免疫において作られる．

●リンパ球には，細菌や異物を認識するTリンパ球（T細胞ともいう）と，抗体を産生するBリンパ球（B細胞ともいう）があり，いずれも免疫反応に関与している．

●免疫には2種類あって，Tリンパ球が抗原を直接排除する細胞性免疫と，Bリンパ球が抗体を作って抗原を排除する体液性免疫である．

●体内に侵入した病原体などの異物を，リンパ球が，抗原と認識し，その抗原に対してだけ反応する抗体を血漿中に放出する．この抗体が抗原に特異的に結合し抗原の働きを抑制して体を防御するしくみを体液性免疫と呼ぶ．これに対し，リンパ球が直接，病原体などの異物を攻撃する免疫反応もあり，これを細胞性免疫と呼ぶ．

わかるわかる! 抗原・抗体，免疫

▶ごくわかりやすくいえば，抗原は体内に侵入してくる病原体などといった敵であり，抗体はその敵が体内に侵入してきても悪さをしないように守ってくれる強い味方といえる．

▶免疫には2種類がある．その違いで注目する点は，抗体を作るか否か，もう1つは，働きをするリンパ球の種類が異なることである．すなわち，細胞性免疫は，抗体を作らずに，リンパ球（Tリンパ球）自体が，直接に抗原を排除する反応をいう．一方，体液性免疫は，リンパ球（Bリンパ球）が抗体を作り，その抗体が外から侵入してきた抗原と特異的に反応（抗原抗体反応という）をし，外来抗原を排除する反応をいう．

④　血小板

●血小板は，直径2～3マイクロメートル（μm）の核を持たない不定形細胞であり，止血作用をもつ．

●血小板の役目は，傷口での出血を凝固させるという止血作用である．血小板は，血液が血管外に出るとすぐに破れて血液凝固作用を促進する．

●血液の凝固は，血漿中の水溶性蛋白質のフィブリノーゲン（線維素原）が不溶性のフィブリン（線維素）に変化する現象である．

わかるわかる! **止血のメカニズム**

▶傷口の出血したところに，血小板がくっつき合って集まってきて血小板血栓という血の固まりができる．さらに，この血栓が，血漿中にあるフィブリノーゲン（血液凝固因子である）に作用しフィブリンに変化させる．このフィブリンは線維性の網状のものであり，これで血栓を包み込むようになり，その結果完全に止血することができる．

⑤　血漿

●血漿の 91％は水で占める．その他は蛋(たん)白質（約 7％），糖質，脂質等であり，水の中に溶けている．これらの栄養素を全身の細胞に運ぶのが血漿の役目である．

●血漿の中には，アルブミン，グロブリン，フィブリノーゲンという蛋白質が含まれている．

わかるわかる! **アルブミン，グロブリン**

▶アルブミンは肝臓で作られる蛋白質であり，高濃度で血漿中に存在し，血液の浸透圧を維持調節する働きをする．

▶グロブリンは，α, β, γ の 3 種類があるが，このうち γ- グロブリンは免疫性を持っているため，免疫グロブリンといわれている（本節③「免疫」（382 ページ））．

各々の役目のまとめ

・赤血球…ヘモグロビンが酸素を肺から全身に運ぶ役目．
・白血球…体内に侵入してきた細菌や異物を取り込んで，処理する役目．
・血小板…傷等で出血すると，傷口で血液を凝固させる役目．
・血漿……栄養素を全身の細胞へ運搬，浸透圧の維持調節，免疫の役目．

(3) 血液型

血液型は 4 種類あり，日本人の血液型は多い順に，A 型（40％），O 型（30％），B 型（20％），AB 型（10％）である．

(4) 血液の凝集

ある人の赤血球中の凝集原と別の人の血清中の凝集素との間で生じる反応を血液の凝集という．血液を試験管の中に採取して，しばらくそのままにしておくと 2 つに分かれる．沈むほうには赤血球，白血球，血小板などがあり，このうち赤

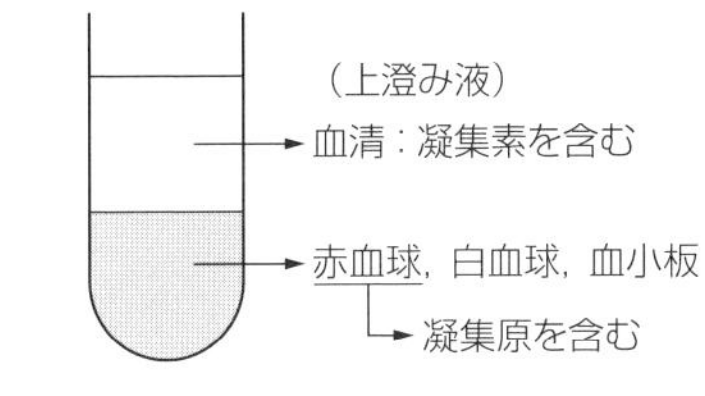

□図4　凝集原と凝集素□

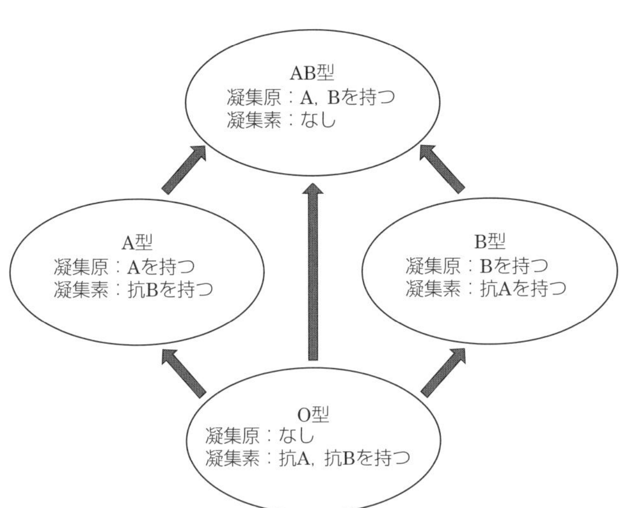

□図5　異なった血液型同士での輸血可能の血液型（➡で示す）□

血球は凝集原を含んでいる．一方，上澄み液を血清といい凝集素を含んでいる（図4）．凝集原にはAとBの2種類があり，凝集原Aを持つ人の血液型をA型，凝集原Bを持つ人をB型，AとBを持つ人をAB型，いずれも持たない人をO型という．一方，血清中の凝集素については，A型の人は抗B凝集素を持ち，B型の人は抗A凝集素，AB型の人は凝集素なし，O型の人は抗A凝集素と抗B凝集素を持つ．同種の凝集原と凝集素（例えば，凝集原Aと抗A凝集素，凝集原Bと抗B凝集素）とが混合されると凝集反応が起こるので，輸血することができない．例えば，A型の人（凝集原Aを持つ）がB型の人（抗A凝集素を持つ）に輸血ができないわけである（図5）．なお，血液の凝固（383ページ④）と血液の凝集とは全く異なるものであるので，混同しないこと．

わかるわかる! 輸血ができない血液型同士

▶輸血したほうの血液が，患者の血液に凝集されないかどうかに観点をおくことがポイントである．すなわち，ある型の凝集素を持った患者に，同種の凝集原を持った人の血液を輸血すると，輸血したほうの血液が凝集してしまうので輸血してはいけない．

過去出題問題

1（　）人体の血液量は，体重の 1/13 ～ 1/10 を占めている．

2（　）赤血球は，核のない円板状の細胞で，血液 1 mm^3 中に 450 万～ 500 万個程度含まれ，寿命は約 120 日である．全血液の体積の約 40%を占めている．

3（　）骨髄中で産生された赤血球の寿命は約 120 日で，白血球の寿命に比べて長い．

4（　）赤血球は，その中に含まれているヘモグロビンによって酸素を肺から各組織へ運搬する．

5（　）血液の容積に対する血小板の相対的容積をヘマトクリットといい，その値は男女による差がない．

6（　）赤血球の寿命は，白血球に比べて極めて短く，約 3 ～ 4 日である．

7（　）白血球数は，正常値に男女による差はない．

8（　）白血球の一種であるリンパ球は，白血球の約 30%を占め，「細菌や異物を認識する B リンパ球と抗体を産生する T リンパ球」があり，免疫反応に関与している．

類題 a（　）「細菌や異物を認識する T リンパ球と抗体を産生する B リンパ球」では？

9（　）抗体とは，体内に入ってきた抗原に対して体液性免疫において作られるアルブミンと呼ばれる蛋白質のことで，抗原に特異的に結合し，抗原の働きを抑える働きがある．

10（　）免疫についての次の文中の［　　］内に入れる A から E の語句の組合せとして，正しいものは（1）～（5）のうちどれか．

「体内に侵入した病原体などの異物を，［A］が，［B］と認識し，その［B］に対してだけ反応する［C］を血漿中に放出する．この［C］が［B］に特異的に結合し［B］の働きを抑制して体を防御するしくみを［D］免疫と呼ぶ．これに対し，［A］が直接，病原体などの異物を攻撃する免疫反応もあり，これを［E］免疫と呼ぶ．」

	A	B	C	D	E
(1)	リンパ球	抗原	抗体	細胞性	体液性
(2)	リンパ球	抗原	抗体	体液性	細胞性
(3)	リンパ球	抗体	抗原	体液性	細胞性
(4)	血小板	抗原	抗体	細胞性	体液性
(5)	血小板	抗体	抗原	細胞性	体液性

11（　）血小板は，核を持たない不定形の細胞で，体内に侵入してきた細菌やウイルスを貪食する働きがある．

12（　）血小板は，血液が血管外に出るとすぐに破れて血液凝固作用を促進する．

13（　）血液の有形成分には，赤血球，白血球及び血小板があり，赤血球は酸素を組織に供給し，白血球は体内への細菌や異物の侵入を防御し，血小板は止血の機能を有する．

14（　）血液の凝固は，血漿中のフィブリノーゲン（線維素原）が不溶性のフィブリン（線維素）に変化する現象である．

15（　）血液は，血漿と有形成分から成り，血液の容積の55%程度を占める血漿中には，アルブミン，グロブリンなどの蛋白質が含まれている．

16（　）血液は血漿と有形成分から成り，血漿の中には，アルブミン，グロブリンなどの蛋白質が含まれている．

17（　）血漿中の蛋白質のうち，アルブミンは，免疫物質の抗体を含んでいる．

18（　）血液の凝集反応とは，白血球中の凝集原と血小板中の凝集素との反応である．

19（　）ある人の血漿中のフィブリン（線維素）と別の人の血清中のフィブリノーゲン（線維素原）との間で生じる反応を血液の凝集という．

20（　）好中球は，偽足を出してアメーバ様運動を行い，体内に侵入してきた細菌などを貪食する．

21（　）ABO式血液型は，赤血球による血液型分類の一つで，A型血液の血清は抗B抗体をもつ．

解答

1	○	2	○	3	○	4	○	5	×	6	×	7	○
8	×	a	○	9	×	10	(2)	11	×	12	○	13	○	14	○
15	○	16	○	17	×	18	×	19	×	20	○	21	○

解説

5▶ 血液の容積に対する赤血球の相対的容積をヘマトクリットといい，その値は男女による差がある．

6▶ 白血球の寿命は，赤血球に比べて極めて短く，約3～4日である．

8▶ 白血球の一種であるリンパ球は，白血球の約30％を占め，細菌や異物を認識するTリンパ球と抗体を産生するBリンパ球があり，免疫反応に関与している（Tリンパ球とBリンパ球が逆である）．

9▶ 抗体とは，体内に入ってきた抗原に対して体液性免疫において作られる免疫グロブリンと呼ばれる蛋(たん)白質のことで，抗原に特異的に結合し，抗原の働きを抑える働きがある．

11▶ 血小板は，核を持たない不定形の細胞で，傷口での出血に対して凝固作用を促進させる働きがある．

17▶ 血漿中の蛋白質のうち，アルブミンは，血液の浸透圧を維持調節する働きをする．なお，設問の，免疫物質の抗体はグロブリンである．

18▶ 血液の凝集反応とは，赤血球中の凝集原と血清中の凝集素との反応である．

19▶ ある人の赤血球中の凝集原と別の人の血清中の凝集素との間で生じる反応を血液の凝集という．

1.3 血　圧

(1) 心臓から動脈に血液が送り出されるが，このときの血管（動脈）の内圧を血圧という．

わかるわかる! 高血圧症

▶血管内にコレステロールなどがたまっていると，血液が流れにくくなるため，これに打ち勝つように圧力を高くしてやらなければ，全身に必要な血液が行かなくなる．こういう状態が高血圧症である．

(2) 血圧は，血液が血管の側面を押し広げる力であり，高血圧の状態が続くと，血管壁の厚さは内圧に耐えるため増加していく．血管壁が厚くなると，血管内にプラーク（動脈内に溜まる脂質など）ができやすくなり，動脈硬化が生じやすくなる．

(3) 最大血圧，最小血圧

① 動脈の血圧は，心室が収縮したときに最も高くなる．このときを最大血圧という．一方，心室が拡張したときに最も低くなる．このときを最小血圧という．成人における血圧のギリギリの正常範囲（正常高値血圧）は最大血圧で 139 mmHg 以下，最小血圧で 89 mmHg 以下とされている．このいずれかを超えると高血圧症と診断される．

② 最大血圧と最小血圧との差を脈圧という．

(4) 血圧は条件により変化する

① 睡眠中は血圧は最も低い（副交感神経が優位になるため）．午前より午後のほうが高くなる．

② 運動した後は，血圧は高くなる．

③ 入浴後や気温が高いとき，血圧は低くなる（血管が拡張するため）．

④ たばこはニコチンに血管の収縮作用があるため，血圧は高くなる．

⑤ 適度の飲酒時は血圧が低下する．アルコールには血管の拡張作用があるためである．

⑥ 塩分のとりすぎにより，血圧が高くなる．

過去出題問題

1（　）血圧は，血液が血管の側面を押し広げる力であり，高血圧の状態が続くと，血管壁の厚さは減少していく．

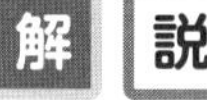

1	×

解説

1 ▶ 血圧は，血液が血管の側面を押し広げる力であり，高血圧の状態が続くと，血管壁の厚さは増加していく．

第2章 呼吸器系

2.1 呼吸器系

人間が生きていくためには，酸素を必要とする．呼吸により大気中の酸素を取り込み，代謝物として二酸化炭素を排出している．

このシステムを一括して，呼吸器系という．

(1) 空気の通路（図1左側）

① 空気は咽頭を通って，気管，左右に分岐した気管支を経てさらに分岐して細気管支へと進む．

② 鼻腔，口腔，咽頭を上気道といい，気管，気管支，細気管支を下気道という．

(2) 肺でのガス交換

① 吸入した空気中の酸素を血液中に取り入れ，血液中の二酸化炭素を追い出すこと（これをガス交換という）が肺の役割である．

② 肺でのガス交換は，肺胞で行われている．この肺胞は細気管支の先端にある直径0.1 mm未満の小さな袋状のもので，全部で3億個もあるといわれている．

③ ガス交換で，主要な役目を果たすのが，赤血球中に含まれているヘモグロビンである．

④ 肺でのガス交換は，次のようなしくみになっている．

肺胞の周りには毛細血管が巻きついている（図1右側）．人が空気を吸い込むと，肺胞の中は酸素がいっぱいになる．毛細血管中のヘモグロビンが，この酸素を肺胞から血管中に取り込み，かつ，二酸化炭素を肺胞へ追い出す

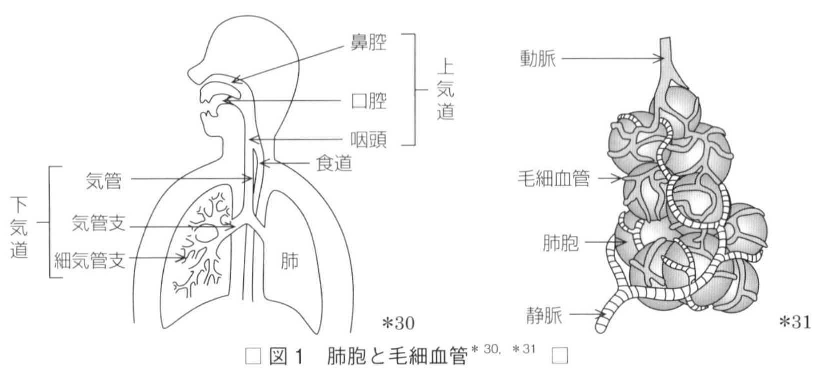

図1 肺胞と毛細血管＊30, ＊31

（肺胞と毛細血管の壁は非常に薄く，かつ，酸素と二酸化炭素の分子は自由に通り抜けすることができるようになっている）．

(3) 呼吸運動

① 呼吸には，内呼吸と外呼吸とがある．内呼吸とは，人体の組織細胞と血液（毛細血管）の間で行われるガス交換をいう．一方，外呼吸とは肺で行われる空気と血液とのガス交換をいう．一般に呼吸といっているのは後者のほうである．

② 言い換えると，外呼吸は，肺胞内の空気と肺胞を取り巻く毛細血管中の血液との間で行われるガス交換をいう．

③ 呼吸運動は，肺自体に運動能力がないため，主として呼吸筋（肋間筋）と横隔膜の協調運動によって胸郭内容積を周期的に増減し，それに伴って肺を伸縮させることにより行われる．

④ 成人の呼吸数は1分間に平均18回である．年齢が若いほど多い．又，運動，入浴，興奮，食事のときは増加する．

⑤ 呼吸によって体内に取り入れられる酸素の量は，1分間に約4lである．

⑥ 通常の呼吸の場合の呼気には，酸素が約16％，二酸化炭素が約4％含まれる．

わかるわかる！ 呼吸運動のしくみ

▶肺が自分自身でふくらんだり，縮んだりして呼吸しているわけではなく，肋間筋という胸の筋肉（肋骨の間にある）と，横隔膜という胸と腹を横に隔てている膜の働きにより肺を伸縮させている．

▶息を吸うときは，肋間筋が肋骨を上方へ引き上げるため胸郭が広がり，横隔膜は下がるためさらに胸郭（きょうかく）が広がる．一方，息を吐くときは，反対の動きをし，胸郭を収縮する．このように，肋間筋と横隔膜の協調運動によって胸郭内容積を周期的に増減している．

▶胸郭とは，12対の肋骨や胸骨等から構成されている，胸をとりまく骨格のことである．

▶呼吸運動のしくみを簡単にいえば，息を吸うと胸郭が広がるのでそれにつれて胸郭の中に入っている肺もふくらみ，肺内に空気がたまることになるわけである．

▶この模式図を右図に示す．

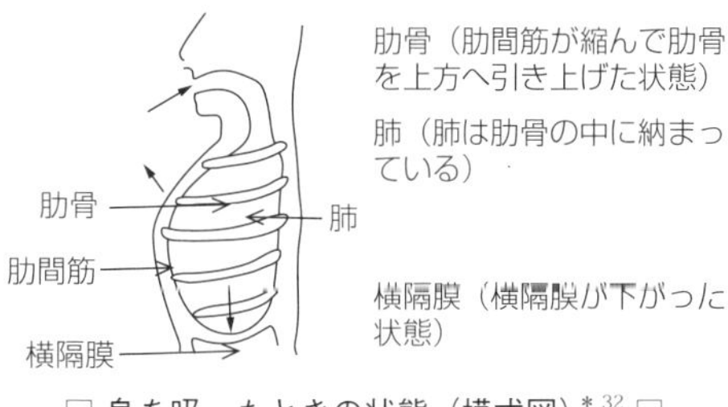

□ 息を吸ったときの状態（模式図）[*32] □

(4) 呼吸のコントロール

① 呼吸中枢は延髄にあり，ここからの刺激によって呼吸に関する筋肉は支配されている．

② 呼吸中枢は，血液中の二酸化炭素によって刺激され，このため呼吸運動が激しくなる．

③ 身体活動時には，血液中の二酸化炭素分圧の上昇により呼吸中枢が刺激され，1 回換気量及び呼吸数が増加する．

④ 呼吸中枢がその興奮性を維持するためには，常に一定量以上の二酸化炭素が血液中に含まれていることが必要である．

わかるわかる！ 呼吸のコントロール

▶呼吸の最大の目的は，酸素を取り入れて二酸化炭素を排出することである．その呼吸をコントロールしている呼吸中枢は脳の延髄にあり，血液中の二酸化炭素濃度（酸素濃度ではない！）によりコントロールしている．すなわち，二酸化炭素濃度が高くなると，呼吸中枢はこれをキャッチして，二酸化炭素を排出せよ（呼吸せよ！）という指令を出すわけである．

(5) 呼吸の異常

① チェーン・ストークス呼吸

- 小さい呼吸から次第に呼吸が深まっていき，大きな呼吸になった後に，再度次第に小さな呼吸になり，やがて呼吸停止（10 ～ 20 秒程度の無呼吸）をし，その後，再び同じパターンを繰り返す呼吸をいう．
- 脳への酸素供給が不十分になっており，延髄の呼吸中枢の機能が衰えることが原因である．

わかるわかる！ チェーン・ストークス呼吸の名称由来

▶この呼吸の発見者である英国の内科医チェーンとアイルランドの内科医ストークスの両名が由来である．

② 睡眠時無呼吸症候群

- 睡眠時に，無意識に無呼吸になる（10 秒以上停止）病気である．
- 睡眠中に上気道が閉塞することが原因である．

(6) 肺活量

肺活量が多い人は，肺でのガス交換面積が広く，一般に激しい肉体労働をするのに有利である．

わかるわかる! 肺活量

▶肺活量とは，深呼吸により，肺から吐き出せる空気量である．

▶激しい肉体労働をすると，筋肉の酸素消費量や二酸化炭素排出量が多くなり，これに応じて肺でのガス交換の量を多くしなければならない．それゆえ，肺活量の多い人は肺でのガス交換面積が広い人であるから，激しい労働には有利となる．

過去出題問題

1（ ）呼吸は，体内に酸素を取り入れ，二酸化炭素（炭酸ガス）を放出する作用である．

2（ ）酸素は赤血球の中に含まれているヘモグロビンによって，肺から各組織へ運ばれる．

3（ ）呼吸により血液中に取り込まれた酸素は，「赤血球の中のヘモグロビンと結合して」全身の組織に運ばれる．

類題 a（ ）「血漿中に溶解して」では？

4（ ）呼吸には，肺で行われるもののほかに，組織細胞とそれをとりまく毛細血管中の血液との間で行われるものがある．

5（ ）肺胞内の空気と肺胞を取り巻く毛細血管中の血液との間で行われる呼吸を内呼吸という．

6（ ）呼吸運動は，肺自体が能動的に収縮，弛緩を繰り返すことにより行われる．

7（ ）呼吸運動は，肺自体に運動能力がないため，主として呼吸筋（肋間筋）と横隔膜の協調運動によって胸郭内容積を周期的に増減し，それに伴って肺を伸縮させることにより行われる．

8（ ）胸腔（きょうこう）が広がり内圧が低くなるにつれ，鼻腔や気道を経て肺内へ流れ込む空気が吸気である．

9（ ）吸気とは，胸腔が広がり内圧が低くなるにつれ，鼻腔や気道を経て肺内へ流れ込む空気のことである．

わかるわかる! 胸腔（きょうこう）

▶胸腔とは，横隔膜より上部の胸の内部をいう．すなわち，肺の意味である．

10（ ）胸郭内容積が増すと，その内圧が高くなるため，肺はその弾性により収縮する．

11（ ）成人の呼吸数は，通常，1分間に16～20回であるが，食事，入浴や発熱によって減少する.

12（　）呼吸中枢は延髄にあり，ここからの刺激によって呼吸に関する筋肉は支配されている.

13（　）呼吸に関する筋肉は，小脳にある呼吸中枢によって支配されている.

14（　）呼吸中枢は，血液中の酸素によって刺激され，このため呼吸運動が激しくなる.

15（　）呼吸中枢がその興奮性を維持するためには，常に一定量以上の二酸化炭素（炭酸ガス）が血液中に含まれていることが必要である.

16（　）肉体労働をすると呼吸が激しくなるのは，筋肉内に吸収された吸気中の窒素の作用により，呼吸中枢が刺激されるためである.

17（　）血液中に二酸化炭素が増加してくると，呼吸中枢が抑制されて呼吸数が減少するため，血液の pH は上昇する.

18（　）身体活動時には，血液中の二酸化炭素分圧の上昇などにより呼吸中枢が刺激され，1 回換気量及び呼吸数が増加する.

19（　）肺活量が多い人は呼吸数が少なくてよい.

20（　）肺活量が多い人は，肺でのガス交換面積が広く，一般に激しい肉体労働をするのに有利である.

21（　）通常の呼吸の場合の呼気には，酸素が約 16%，二酸化炭素が約 4%，それぞれ含まれる.

解答													
1	○	2	○	3	○	a	×	4	○	5	×	6	×
7	○	8	○	9	○	10	×	11	×	12	○	13	×
14	×	15	○	16	×	17	×	18	○	19	○	20	○
21	○												

解説

5▶ 肺胞内の空気と肺胞を取り巻く毛細血管中の血液との間で行われる呼吸を外呼吸という.

6▶ 呼吸運動は，肺自体に運動能力がないため，呼吸筋と横隔膜の協調運動によって行われる.

10▶ 胸郭内容積が増すと，その内圧が低くなるため，肺はその弾性により拡張する.

11▶ 食事，入浴や発熱によって増加する.

13▶ 呼吸に関する筋肉は，延髄にある呼吸中枢によって支配されている.

14▶ 呼吸中枢は，血液中の二酸化炭素によって刺激され，このため呼吸運動が激しくなる.

16 ▶ 肉体労働をすると呼吸が激しくなるのは，血液中の二酸化炭素濃度が高くなることにより，肺でのガス交換が多くなるからである.

17 ▶ 血液中に二酸化炭素が増加してくると，呼吸中枢が刺激されて呼吸数が増加し，血液の pH は低下する（酸性である二酸化炭素が血液中で増加すると，血液は酸性に傾くため pH は低下する．pH については，わかるわかる!（413 ページ）を参照.

第3章 筋　肉

3.1 筋　肉

(1) 筋肉の種類

筋肉は，筋線維（細長い線維状のもの）が集まって束になったものであり，外観上（顕微鏡的外観であるが），横紋筋と平滑筋に分けられる．又，筋組織の面からは，骨格筋，心筋，内臓筋の３つに分けられる．さらに，自分の意志で動かすことができるかどうかによって，随意筋と不随意筋に分けられる．

□ 表１ □

外観上	筋組織の面	自分の意志で?
横紋筋	骨格筋	随意筋(体性神経支配)
	心筋	不随意筋(自律神経支配)
平滑筋	内臓筋	

(2) 横紋筋

① 筋線維を顕微鏡で見ると，横縞が入っているのが見えることから，横紋筋という．横紋筋には骨格筋と心筋がある．

② 骨格筋

- 腕，足等の骨格についている筋肉であり，この筋肉を伸縮させて身体を動かすことができる．
- 骨格筋は，体性神経により支配されている横紋筋で，自分の意志で動かすことができるので随意筋である．

③ 心筋

- 心臓の壁を構成している筋肉であり，この筋肉の収縮・弛緩により，心臓が動いているわけである．
- 心筋は，自律神経により支配されている横紋筋で，自分の意志とは無関係に動くので不随意筋である．

(3) 平滑筋

① 平滑筋は，横縞が入っていないことから，横紋筋と区別される．平滑筋は内臓筋とも呼ばれている．

② 平滑筋は，胃，腸などの内臓の壁を構成している筋肉であり，内臓筋とも呼ばれている．例えば胃や腸の蠕動（ぜんどう）運動（消化管の内容物を先へ送る動き）は，

この平滑筋の働きのためである．

③　平滑筋も，自分の意志とは無関係に動くので不随意筋である．

(4) 筋肉の収縮

人が労働するときは，筋肉の収縮が行われている．例えば「重い物を持て」という指令が脳から発せられると，神経を介して送られてくる刺激によって筋肉は収縮する．筋肉自体が収縮して出す最大筋力は，筋肉の断面積 1 cm^2 当たりの平均値をとると，性差，年齢差がほとんどない．したがって，筋肉の太い人ほど筋力が強いといえる．

収縮の形態には次の 2 種類がある．

①　等尺性収縮

- 手で荷物を同じ位置で持ち続けたり，鉄棒にぶら下がったりしているときには，筋肉の長さは変わらずに筋力を発生させる等尺性収縮が生じている．
- 人が直立しているとき，姿勢保持の筋肉は，等尺性収縮を常に起こしている．
- これらの場合，筋肉は収縮するが（筋力の発生はあるので），動かないため筋肉の長さは変化しない（等尺）ので，等尺性収縮という．
- 長時間の姿勢保持を伴う VDT 作業などでは等尺性収縮が主体となる．等尺性収縮は，持続的な筋収縮を必要とするため，血行不良や筋疲労が生じやすい．

②　等張性収縮

- 荷物を持ち上げたり，屈伸運動をするときに起こる筋肉の収縮である．
- この場合，腕の上げ幅に応じて筋肉の長さは変化するが，張力は変化しない（一定重量の荷物の持上げを前提としている）ので等張性収縮という．なお，等張性収縮には，短縮性収縮と伸張性収縮との 2 つがあるが，荷物を持ち上げようとしているが，荷物の重さに負けて持ち上がらない場合は，筋肉が引き伸ばされながら力を出しているので等張性収縮のうち伸張性収縮となる．

(5) 反射

①　刺激に対して意識とは無関係に起こる定型的な反応を反射という．

②　最も単純な反射には膝蓋腱（しつがいけん）反射（膝の下の腱を叩くと，下腿が前に蹴り出される反射）などの伸張反射がある．

(6) 労働時の筋肉

①　筋肉が引き上げることのできる物の重さは，筋肉の太さ（筋線維の数と太さ）に比例する．

筋肉は，1本当たり直径10～100μmの筋線維が束になって構成されているが，運動や労働によって個々の筋線維が太くなっていく．そして，太い筋肉ほど収縮によって生ずる力は大きい．

② 筋力トレーニングをすると，1本1本の筋線維が太くなる．

③ 強い力を必要とする運動を続けていると，筋肉を構成する個々の筋線維の太さが太くなることで，筋力が増強する．

④ 筋肉が物を引き上げる高さは，筋肉の長さ（筋線維の長さ）に比例する．

⑤ 筋肉は，収縮しようとする瞬間にいちばん大きな作業能力を現す（いちばん大きい力を出す）．

⑥ 筋肉は，負荷が適当なときにいちばん仕事量が大きい．

⑦ 筋肉の縮む速さが適当なときに，仕事の効率が最も良くなる．

⑧ 運動することによって筋肉が太くなることを筋肉の活動性肥大という．

わかるわかる！ 筋肉の収縮

▶筋肉が力を出すのは，収縮するときだけである．歩く，走る，投げるなどは，骨格筋の収縮によるものである．

(7) 筋収縮時のエネルギー

① 筋肉が収縮するときは，グリコーゲン，りん酸化合物などのエネルギー源が必要であるが，特に，直接のエネルギー源は筋肉中のアデノシン三リン酸（ATP）の分解（加水分解）によってまかなわれる．

② ただし，このATPは筋肉内にわずかしかないため，長時間労働するとなくなってしまう．そこで，筋肉中あるいは肝臓中のグリコーゲンが分解してATPを再合成する役目を担うことになる．

③ 又，筋肉中のクレアチンリン酸が分解したときのエネルギーもATPを再合成する際に使われる．

わかるわかる！ エネルギー源とエネルギー再合成

▶直接のエネルギー源は，筋肉中のアデノシン三リン酸（ATP）が分解するときに出るエネルギーである．

▶ただし，このATPは筋肉中のストックが少ないため，やがてなくなってしまう．そこで，筋肉中あるいは肝臓中に豊富にあるグリコーゲンや筋肉中にあるクレアチンリン酸の出番となってくる．これらが分解して，ATPが再び作られる（再合成）わけである．

(8) 筋肉の疲労

① 長時間労働を続けると，筋肉は収縮しなくなり，弛緩してしまう．これを筋肉の疲労という．筋肉は神経に比べて疲労しやすい．

② 疲労現象は次のとおりである．

- 疲労現象は，筋肉中に乳酸（疲労物質）が増加してくると，グリコーゲンの分解が妨げられるためにATPの再合成ができなくなってしまい，筋肉の収縮力が弱くなってくる現象である．
- 筋肉中のグリコーゲンは，筋肉の収縮時に，酸素が十分補給されるときは水と二酸化炭素（炭酸ガス）に分解され十分なエネルギーを生ずるが，疲労してきて酸素の供給が不十分であると，水と二酸化炭素（炭酸ガス）にまで分解されず乳酸になり，これが蓄積されてしまう．
- 疲労したときに休憩をすると，乳酸はなくなり（水と二酸化炭素（炭酸ガス）に分解されてしまうため），ATPも増え，疲労は回復してくる．

わかるわかる! 元気いっぱい・疲労・休憩後の快復

▶このメカニズムは次のとおり．

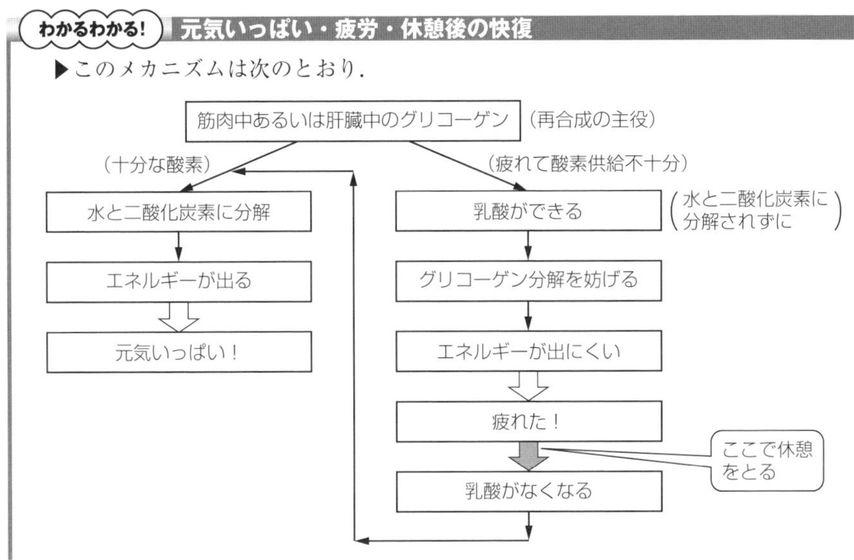

過去出題問題

1（ ）筋肉には，横紋筋と平滑筋があるが，心筋は横紋筋である．

2（　）骨格筋は，体性神経により支配されている横紋筋で，自分の意志によって動かすことができる随意筋である．

3（　）横紋筋は，骨に付着して身体の運動の原動力となる筋肉で意志によって動かすことができるが，平滑筋は，心筋などの内臓に存在する筋肉で意志によって動かすことができない．

4（　）心筋は，自律神経により支配されている横紋筋で，意志によって動かすことができない不随意筋である．

5（　）平滑筋は，主に内臓に存在するため内臓筋とも呼ばれ，意志によって動かすことのできない不随意筋に属する．

6（　）筋肉は，神経から送られてくる刺激によって収縮する．

7（　）筋肉自体が収縮して出す最大筋力は，筋肉の断面積 1cm^2 当たりの平均値をとると，性差又は年齢差がほとんどない．

8（　）筋肉の収縮様式のうち，筋肉の長さは変わらないが，筋力の発生があるものを等尺性収縮という．

9（　）手で荷物を同じ位置で持ち続けたり，鉄棒にぶら下がったりしているときには，筋肉の長さは変わらずに筋力を発生させる等尺性収縮が生じている．

10（　）長時間の姿勢保持を伴う VDT 作業などでは，持続的な筋収縮を必要とする等張性収縮が主体となるため，血行不良や筋疲労が生じやすい．

11（　）人が直立しているとき，姿勢保持の筋肉は，伸張性収縮を常に起こしている．

12（　）荷物を持ち上げたり屈伸運動をするとき，関節運動に関与する筋肉には，等張性収縮が生じている．

13（　）刺激に対して意識とは無関係に起こる定型的な反応を反射といい，最も単純な反射には膝蓋腱反射などの伸張反射がある．

14（　）筋肉が引き上げることのできる物の重さは，筋肉の太さ（筋線維数）に比例する．

15（　）筋肉が物を引き上げる高さは，筋肉の長さ（筋線維の長さ）に比例する．

16（　）筋肉は，収縮しようとする瞬間にいちばん大きな作業能力を現す（いちばん大きい力を出す）．

17（　）筋肉は，負荷が適当なときにいちばん仕事量が大きい．

18（　）筋肉の縮む速さが大きければ大きいほど，仕事の効率は上昇する．

19（　）運動することによって筋肉が太くなることを筋肉の活動性肥大という．

20（　）筋収縮の直接のエネルギーは，筋肉中の ATP（アデノシン三リン酸）が分解することによってまかなわれる．

21（　）筋肉は，神経から送られてくる刺激によって収縮するが，神経に比べて疲労しやすい.

22（ ）筋肉の疲労現象は，筋肉中に乳酸が増加して，グリコーゲンの分解が妨げられることにより生じる.

23（ ）筋肉中のグリコーゲンは，筋肉の収縮時に酸素の供給が不十分であると，水と二酸化炭素（炭酸ガス）にまで分解されず乳酸になる.

24（ ）筋肉中のグリコーゲンは，酸素が十分与えられると完全に分解され，最後に乳酸になる.

25（ ）強い力を必要とする運動を続けていると，筋肉を構成する個々の筋線維の太さは変わらないが，その数が増えることによって筋肉が太くなり筋力が増強する.

26（ ）筋肉が収縮するには，グリコーゲン，りん酸化合物などのエネルギー源が必要で，特に，直接のエネルギーはATPの加水分解によってまかなわれる.

解答

1	○	2	○	3	×	4	○	5	○	6	○	7	○
8	○	9	○	10	×	11	×	12	○	13	○	14	○
15	○	16	○	17	○	18	×	19	○	20	○	21	○
22	○	23	○	24	×	25	×	26	○				

解説

3▶横紋筋のうち，骨格筋は骨に付着して身体の運動の原動力となる筋肉で意志によって動かすことができるが，平滑筋は，胃，腸などの内臓の壁を構成している筋肉で意志によって動かすことができない．なお，横紋筋のうち，心筋は，心臓の壁を構成している筋肉で意志によって動かすことができない.

10▶長時間の姿勢保持を伴うVDT作業などでは，持続的な筋収縮を必要とする等尺性収縮が主体となるため，血行不良や筋疲労が生じやすい.

11▶人が直立しているとき，姿勢保持の筋肉は，等尺性収縮を常に起こしている.

18▶筋肉の縮む速さが適当なときに，仕事の効率が最も良くなる.

24▶酸素が十分に与えられると完全に分解され，水と二酸化炭素になる（乳酸にならない）.

25▶強い力を必要とする運動を続けていると，筋肉を構成する個々の筋線維の太さが太くなることで筋力が増強する.

第4章 消化器系及び肝臓

我々は，必要な栄養素を食物により体内に取り入れている．この食物は消化器によって消化され，必要な栄養素として血管などにより全身に運ばれていく．このシステムを消化器系という．

4.1 食物の経路及び各消化器の役目

(1) 消化器

消化器は，消化管と消化腺がある．前者は，食物を摂取し，消化･吸収した後，大便として排泄するまでに通る器官をいう．後者は食物の栄養素を消化するために必要な酵素を分泌する器官をいう．

(2) 消化管

消化管には，食物の通る順に，口腔，咽頭，食道，胃，小腸（十二指腸，空腸，回腸），大腸（盲腸，虫垂，結腸（上行結腸，横行結腸，下行結腸，S 状結腸），直腸），肛門がある．一方，消化腺には，肝臓，胆のう，膵（すい）臓，胃腺などがある（図 1）．

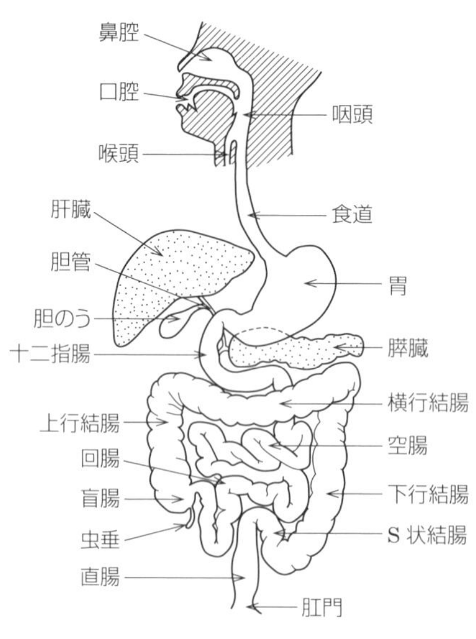

□ 図 1　消化器系の構造*[33] □

(3) 食物の栄養素の消化，吸収

① 人間の生命活動に必要なエネルギー源となる炭水化物（糖質），蛋白質，脂質を三大栄養素といい，これにビタミン類，ミネラル（無機塩類）を加えて，五大栄養素ともいう．

●糖質には，砂糖などの糖だけでなく，米などに含まれるでんぷんも含まれる．

② これらの多くは，そのままでは体内へ吸収されないので，小腸を通過する間に，消化酵素により分解されて吸収可能な形に変えられる．炭水化物はブドウ糖に，蛋白質はアミノ酸に，脂肪（脂質のうち大部分が中性脂肪）は脂肪酸とグリセリンに分解され，小腸の腸壁から吸収される．ビタミン，塩分，水分などは分解されず，そのまま小腸の腸壁から吸収される．

③ 蛋白質は，約 20 種類のアミノ酸が結合してできており，内臓，筋肉，皮膚など人体の臓器等を構成する主成分である．蛋白質は，②で述べたようにアミノ酸に分解され小腸から吸収され肝臓に送られる．その後，血液循環に入ったアミノ酸は，体内の各組織において蛋白質に再合成される．

④ 小腸から吸収された栄養分は，門脈を通って肝臓に送られる．その後，肝臓による代謝（406 ページ）なども経て，血液によって体内各組織に運搬される．

わかるわかる！ 蛋白質とアミノ酸

▶アミノ酸の種類は，500 種類以上もあるが，そのうち，人の体を作るために必要なアミノ酸は約 20 種類である．この 20 種類のアミノ酸を複雑に組み合わせることにより，体を構成する様々な（約 10 万種類）蛋白質ができている．それら蛋白質が，内臓，筋肉，皮膚，神経など人体の臓器などを構成する主成分となっている．つまり，我々の体はアミノ酸でできているわけである．

▶蛋白質は，アミノ酸の分子がつながって構成されている物質である．

▶我々が，肉や魚を食べると，その蛋白質は約 20 種類のアミノ酸に分解され，小腸で吸収され，肝臓に送られる．一部のアミノ酸は肝臓で蛋白質（血漿蛋白）に再合成され（407 ページ），ほかは血液によって体内の各組織に運ばれ，その場その場に適した蛋白質に再合成される．

(4) 胃

① 食道から食物が送られてくると，胃壁表面の粘膜層から大量の胃液が分泌される．胃液は，塩酸（胃酸ともいう），粘液及びペプシノーゲンの 3 種類から成る．塩酸（胃酸）は，強酸性で外来の細菌を殺す働きがあり，粘液は

塩酸により内壁が損傷しないように保護する役目をする．ペプシノーゲンは，胃酸によってペプシンという消化酵素になり，蛋白質を分解する．

② 胃液による化学的消化と胃壁自体の蠕動（ぜんどう）運動などによる機械的消化により，食物はすりつぶされて，どろどろの状態（粥状）になる．その粥状になった食物を，十二指腸に送り出す．

③ 胃では，栄養素の吸収は行われない．

(5) 小腸

① 胃から送られてきた食物に含まれる栄養素を，分解しほとんど吸収しているのが小腸である．小腸は十二指腸，空腸，回腸の総称である．

② 十二指腸

● 十二指腸には，図1でわかるように，胆のう，膵臓（すい）からの管がつながっていて，それぞれ胆汁（たんじゅう），膵液という消化酵素を分泌し，食物を本格的に消化する．なお，肝臓で胆汁を作り，胆のうへ送っている．

● 下記の消化酵素により，三大栄養素はつぎのように変わる．

a. 炭水化物は，消化酵素のアミラーゼにより分解されてブドウ糖に変わる．

b. 蛋白質は，消化酵素のトリプシンにより分解されてアミノ酸に変わる．

c. 脂肪は，胆汁と混合して乳化した後，消化酵素のリパーゼにより分解されて脂肪酸とグリセリンに変わる．

わかるわかる！ 膵液は様々な消化酵素をもっている

▶膵液は，三大栄養素のすべてを消化する酵素を有している．例えば，アミラーゼは炭水化物をブドウ糖に分解する消化酵素であり，トリプシンは蛋白質をアミノ酸に分解し，リパーゼは胆汁で乳化された脂肪を分解する消化酵素である．

③ 空腸，回腸

● 小腸の中で，十二指腸に続く箇所である．

● 腸の内面にビロード状の絨毛（じゅうもう）という無数の小突起がある．この絨毛の中にある毛細血管を通じて栄養分が吸収され，その後，門脈を通って肝臓に送られる．

わかるわかる！ 小腸の役目

▶十二指腸は分解・消化の中心工場であり，空腸・回腸は吸収の中心工場といえる．

(6) 大腸

大腸の役目は，小腸で消化，吸収された残りのものから水分を抜き取って固形化し，大便を作ることである．

過去出題問題

1（　）食物中の糖質，蛋白質，脂肪は，消化管を通過する間に分解され，吸収可能な形に変えられる．

2（　）食物中のデンプン（糖質）は，酵素により分解されてブドウ糖に変わり，腸壁から吸収される．

3（　）食物中の蛋白質は，酵素により分解されてアミノ酸に変わり，腸壁から吸収される．

4（　）食物中の脂肪は，十二指腸で胆汁と混合して乳化された後，酵素により脂肪酸とグリセリンに分解され，腸壁から吸収される．

5（　）無機塩，ビタミン類は，酵素により分解されて，吸収可能な形に変わり，腸壁から吸収される．

6（　）ペプシノーゲンは，胃酸によってペプシンという消化酵素になり，蛋白質を分解する．

7（　）小腸の内壁はビロード状の絨毛で覆われ，栄養素の吸収の能率を上げるために役立っている．

8（　）蛋白質は，約 20 種類のアミノ酸が結合してできており，内臓，筋肉，皮膚など人体の臓器等を構成する主成分である．

9（　）血液循環に入ったアミノ酸は，体内の各組織において蛋白質に再合成される．

10（　）蛋白質は，膵臓から分泌される消化酵素である膵リパーゼなどによりアミノ酸に分解され，小腸から吸収される．

11（　）蛋白質の消化に関与しているものは，トリプシンとアミラーゼである．

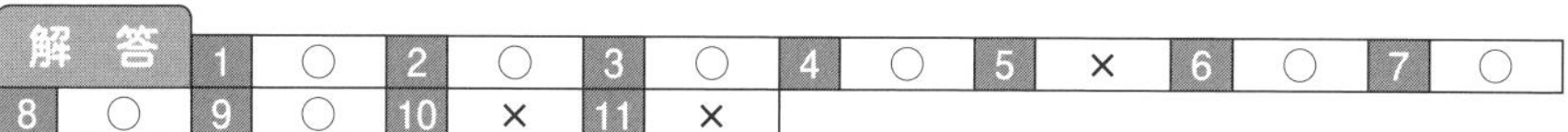

解答

1	2	3	4	5	6	7	8	9	10	11
○	○	○	○	×	○	○	○	○	×	×

解説

5▶無機塩，ビタミン類は，分解されなくて，腸壁から吸収される．

10▶蛋白質の消化酵素は，トリプシンである．

11▶トリプシンとペプシンである．なお，アミラーゼは炭水化物をブドウ糖に分解する消化酵素である．

4.2 膵　臓

① 膵臓は，消化酵素を含む膵液を十二指腸に分泌する消化腺である．消化酵素については，わかるわかる!（404 ページ）を参照.

② もう 1 つの働きとして，インスリンなどのホルモンを血液中に分泌して血糖値を調節している.

膵臓には，ランゲルハンス島という組織があり，血糖値を低下させるインスリンや，血糖値を上昇させるグルカゴンというホルモンを分泌して，血液中の糖分を調節している.

わかるわかる!　糖尿病

▶これらホルモンの調節機能が破たんして，血液中の糖分が異常に高くなるのが糖尿病である.

4.3 肝　臓

(1) 肝臓

肝臓は，重量が約 1.2 kg あり，人体の中で最大の臓器である.

(2) 肝臓への血液の流れ

肝臓には門脈と肝動脈の 2 つから血液が入ってくる.

① 門脈からは，小腸などの消化器から吸収された栄養素が肝臓に運ばれてくる.

② 肝動脈からは，心臓から出た酸素に富んだ動脈血が枝分かれして肝臓に入ってくる.

(3) 肝臓の役目

肝臓は，非常に重要な臓器であり，次の役目をしている.

① 代謝

② 胆汁の分泌

③ 解毒作用

④ 血液凝固物質や血液凝固阻止物質の生成

(4) 代謝

① 栄養素は小腸から吸収された後に，肝臓において，体内で利用できる形に

作り変えたり（合成），貯蔵したり，必要に応じて分解したりする．この働きを代謝という．

② 炭水化物，蛋白質，脂質の三大栄養素の代謝については，次のとおり．

●糖質代謝（炭水化物）

a. ブドウ糖→グリコーゲン→ブドウ糖

ごはん，パンなどから摂取する炭水化物は，ブドウ糖（グルコースともいう）に分解された後，腸で吸収され（403, 404 ページ），門脈から肝臓に運ばれる．このブドウ糖は，肝臓では貯蔵に適していないので，グリコーゲンに変えて貯蔵される．そして，血液中のブドウ糖が不足すると，貯蔵しているグリコーゲンを再度ブドウ糖に変えて血液中に送り出す．

b. 糖新生

飢餓時や絶食などによりブドウ糖が不足すると，肝臓は血液中のアミノ酸からブドウ糖を合成する．これを糖新生という．

●蛋白質代謝

a. 肝臓は，血漿蛋白などの合成をする．

肉や魚などから摂取する蛋白質は，アミノ酸に分解された後，腸で吸収され（403，404 ページ），肝臓に運ばれる．肝臓では，このアミノ酸を，血漿蛋白や体内で利用できるようなほかのアミノ酸に変え（合成する），血液中に送り出す．なお，血漿蛋白には，アルブミン，グロブリンなどがある．

b. 肝臓は，余分なアミノ酸を分解して尿素にする．

肝臓では，このアミノ酸から様々な蛋白質を合成している．そして，使われない余分なアミノ酸を分解して尿素とし，尿中に排泄する．

●脂質代謝（脂肪）

a. 肝臓は，脂肪酸を分解したりコレステロールを合成したりする．

油・バター・肉類から摂取する脂肪は，脂肪酸とグリセリンに分解され，腸で吸収された（403, 404 ページ）後，肝臓に運ばれる．肝臓では，その脂肪酸を分解し，コレステロールやリン脂質，中性脂肪の合成を行い，血液中に送り出す．

③ 肝臓は，古くなった赤血球中のヘモグロビンを分解して，茶色のビリルビンにする．その後，腸に送られ便とともに排出される．便の色が茶色であるのは，このビリルビンが混ざっているからである．

(5) 胆汁の分泌

① 胆汁は，肝細胞から分泌されるアルカリ性の液である．

② 胆汁は，消化酵素は含まないが，脂肪を乳化させ分解を助ける働きがある．乳化された後，酵素（リパーゼ）により分解されて，脂肪酸とグリセリンに変わることは，前述のとおり（本編 4.1 節 (5) 項 ②（404 ページ）．

わかるわかる! 「脂肪の分解」と「脂肪酸の分解」を混同しないこと

▶脂肪は，腸で，脂肪酸とグリセリンに分解される（胆汁の助けを借り，リパーゼによって）．

▶肝臓は，脂肪酸を分解して，コレステロールやリン脂質，中性脂肪に変える（合成する）．

(6) 解毒作用

肝臓には，解毒作用があり，血液中の有害物質（アルコール，薬等）を分解して，無害の物質に変える．

(7) 血液凝固物質や血液凝固阻止物質の生成

血液凝固物質（フィブリノーゲンなど）や血液凝固阻止物質（ヘパリンなど）を生成する．

(8) 肝機能検査

肝機能検査については，次の 3 つが法定実施項目として定められている．

① γ-GTP

アルコール性肝障害の指標とされる γ-GTP は，正常な肝細胞に含まれる酵素で，肝細胞が障害を受けると血液中に流れ出し，特にアルコールの摂取で高値を示す特徴がある．

② GOT 及び GPT

- GOT も GPT もいずれも肝細胞にある酵素である．
- 肝疾患があると，これらの酵素が血液中に流れ出てくるため，検査値は上昇する．
- GOT と GPT が，国際的組織により，それぞれ AST，ALT に名称を変更された．しかし，まだ十分に統一・浸透されていなく，健診機関が行う検査項目には，AST（GOT），ALT（GPT）と併記されていることが多く見受けられるのが実状である．

過去出題問題

1（　）肝臓は，門脈血に含まれるブドウ糖をグリコーゲンに変えて蓄え，血液中のブドウ糖が不足すると，グリコーゲンをブドウ糖に分解して血液中に送り出す．

2（　）成人のヒトの肝臓の機能として，「アミノ酸からのブドウ糖の合成」がある．

類題　a（　）「グリコーゲンの合成及び分解」では？

b（　）「赤血球の合成及び分解」では？

3（　）飢餓時には，肝臓などでアミノ酸などからブドウ糖を生成する糖新生が行われる．

4（　）肝臓はアルブミンを生成する．

5（　）肝臓では，アミノ酸から多くの血漿蛋白質が合成される．

6（　）肝臓は，余分の脂肪を分解して尿素にする．

7（　）肝臓は，脂肪酸を分解したりコレステロールを合成する．

8（　）肝臓は脂肪を分解する酵素であるペプシンを分泌する．

9（　）肝細胞から分泌される胆汁は，消化酵素は含まないが，脂肪を乳化させる働きがある．

10（　）肝臓は肝細胞から酸性の消化液である胆汁を分泌し，蛋白質を分解する．

11（　）肝臓は，血液中の有害物質を無害の物質に変える（解毒作用がある）．

12（　）肝臓は，血液凝固物質や血液凝固阻止物質を生成する．

13（　）γ-GTP はアルコール性肝障害の指標とされる．

14（　）γ-GTP は，正常な肝細胞に含まれている酵素で，肝細胞が障害を受けると血液中に流れ出し，特にアルコールの摂取で高値を示す特徴がある．

解答

1	○	2	○	a	○	b	×	3	○	4	○	5	○
6	×	7	○	8	×	9	○	10	×	11	○	12	○
13	○	14	○										

解説

2b ▶ 赤血球の合成は骨髄で行われている．なお，肝臓は，古くなった赤血球中のヘモグロビンを分解しビリルビンを生成しているので，設問の「分解」については正しい記述である．

6 ▶ 肝臓は，余分のアミノ酸を分解して尿素にする．

8 ▶ 肝臓は，脂肪を乳化させ分解を助ける働きがある胆汁を分泌する．

10▶肝臓は，肝細胞からアルカリ性の消化液である胆汁を分泌し，脂肪を乳化させ分解を助ける．なお，乳化した脂肪を分解するのは，膵臓から分泌されるリパーゼという酵素である．

第5章 腎臓，尿及び泌尿器系

泌尿器系とは，尿の生成と排泄(せつ)に関する器官をいい，腎臓（左右２つある），尿管（左右２つある），膀胱(ぼうこう)，尿道からなる．

5.1 腎臓，尿及び泌尿器系

(1) 腎臓

腎臓は，背骨の両側に左右一対あり，それぞれの腎臓から１本ずつ尿管が出て，膀胱につながっている．そら豆に似た形をしている．

(2) 腎臓の役目

腎臓の主な役目としては，血液のクリーニングと尿の生成である．

① 腎臓は，心臓から送られてきた血液に含まれる余分な水や老廃物を，ここで濾(ろ)過して，尿を生成している．そして，膀胱を通って，体外へ排泄される．

② 図１の腎小体は，毛細血管の集合体である糸球体とそれを包み込んでいるボウマン嚢(のう)からなる．

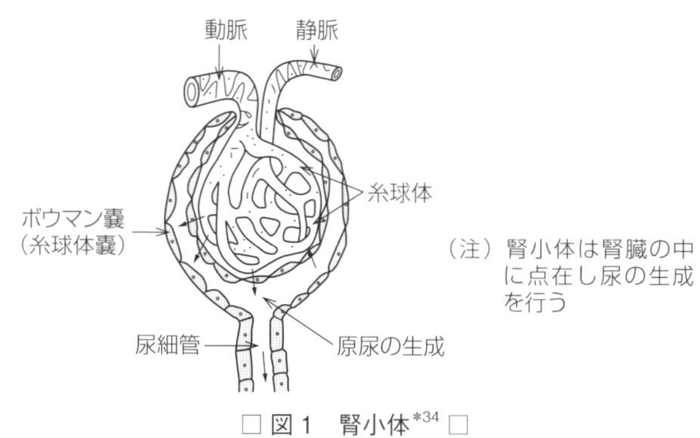

□ 図１　腎小体*34 □

③ 腎臓は，腎小体と尿細管からなる．１個の腎小体とそれに続く１本の尿細管を合わせて，ネフロン（腎単位）といい，尿を生成する単位構造である．１個の腎臓中に，ネフロンは約 100 万個ある．

④ 尿の生成と排泄について，少し詳しく見ていこう．

a. 腎小体を通る血液中の血球及び蛋白質以外の成分は，糸球体からボウマン嚢に濾過されて原尿が生成される．

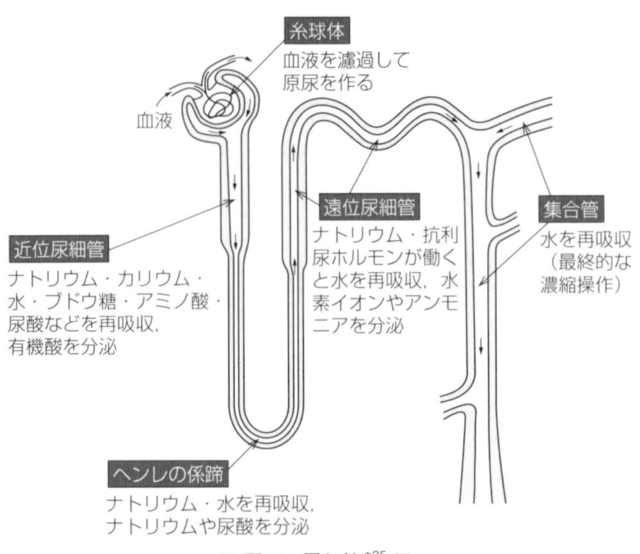

□ 図２　尿細管*35 □

b.　図２の尿細管において，原尿に含まれる大部分の水分，電解質（ナトリウム，カリウム），糖などの栄養物質が血液中に再吸収される．

c.　原尿のうち尿細管で再吸収されなかった成分が尿となり，腎盂を経て膀胱に送られ体外へ排泄される（なお，腎盂とは腎臓と尿管とをつなぐ漏斗状に広がっている部分で，腎臓からの尿がいったん集まる所である）．

d.　すなわち，尿を生成することにより，体内の水分の量やナトリウムなどの電解質の濃度を調節したり，また，尿を排出することにより生命活動によって生じた不要な物質を排泄したりしている．

わかるわかる！　腎臓のしくみ

▶糸球体は，毛細血管の集合体であり，あたかも糸が絡まって球の形をしているところからこの名称がつけられている．

▶心臓から腎臓に送られてきた血液は，まず腎臓を構成する１つである腎小体に運ばれる．腎小体は，糸球体とこれを包んでいるボウマン嚢から成っている．血液はこの糸球体で濾過され，ボウマン嚢内にしみ出てくる．このしみ出てきたものを原尿（糸球体尿ともいう）というが，このあと尿細管に送られる．一方，血液中の血球や蛋白質など分子の大きいものは濾過されずに血液中に残り，血液として再利用されていく．

▶次は尿細管の出番．ここでは，原尿（糸球体尿）の中から，体に必要なまだ使える糖，アミノ酸，電解質や水分を血液中へ戻す（再吸収という）役目をする．一方，尿細管に残った尿は，尿管を通り，膀胱にためられ，尿道を経て体外に排泄される．

▶糸球体で濾過された尿（原尿）は，通常 1 日に約 150 リットルにもなるが，このうち，尿として排出するのは，通常 1 日に約 1.5 リットルにすぎない．すなわち，尿細管で 99％が再吸収されていることになる．

▶このように，腎臓は尿の生成や再吸収や排出により，体内の水分と電解質のバランスをコントロールしている．

▶腎臓の機能が不全になった人に行う人工透析は，腎臓機能を人工的に代替する療法である．

(3) 尿

① 尿は淡黄色の液体で，弱酸性（pH 5 ～ 7）である．

② 1 日の尿の量は，通常約 1 500 m*l* である．

③ 尿の比重は 1.02 程度であり，水よりも少し大きい．水分摂取量を多くすると，尿中の水のウエイトが増すため比重は小さくなる．

④ 尿の 95％は水で，残りは固形物である．

⑤ 尿検査は，簡単にでき，かつ，全身状態をかなり反映できるため，健康診断ではよく実施される．労働安全衛生法で法定検査項目に指定されているのは，尿蛋白，尿糖，尿潜血である．

⑥ 尿蛋白検査

陽性（＋）のときは，腎臓，膀胱又は尿道の病気などが疑われる．慢性腎炎やネフローゼでは，その病態が重いほど尿中蛋白量が増加する．

わかるわかる! pH，ネフローゼ

▶ pH とは，ペーハー又はピーエッチといい，アルカリ性，酸性を表す指標になっている．pH は 1 ～ 14 までの段階があり，pH ＝ 7 が中性，それより大きい値がアルカリ性，小さい値が酸性となる．尿は 5 ～ 7 であるので，平均値を 6 とすると弱酸性となる．

▶ネフローゼとは，尿中に大量の蛋白が出ていくために血中の蛋白質が少なくなる病気である．そのため身体にむくみが生ずる．

⑦ 尿潜血検査

尿潜血とは，尿にごくわずか血が混じっていることをいう．腎臓や膀胱腫瘍の場合は，尿潜血検査が陽性となることがある．

⑧ 尿糖検査

●尿糖検査で陽性のときは，糖尿病か腎性糖尿の病気が疑われる．

●腎性糖尿というのは，血糖値が正常であっても，体質的に腎臓から糖がもれて，尿糖が陽性になる病気をいう．

(4) 尿検査以外の腎臓機能検査

腎臓機能の検査として，血液中の尿素窒素（BUN）の検査がある．腎臓の機能が低下すると，血液中の尿素窒素が増加する．尿素窒素は，腎臓から排出される老廃物であるが，腎臓機能が低下すると尿中には排出されなくなり，その結果血液中の尿素窒素が高い検査値を示すことになる．

過去出題問題

1（ ）腎臓は，背骨の両側に左右一対あり，それぞれの腎臓から複数の尿管が出て，膀胱につながっている．

2（ ）ネフロン（腎小体）は，尿を生成する単位構造で，1 個の腎小体とそれに続く 1 本の尿細管から成り，1 個の腎臓中に約 100 万個ある．また，腎小体は，毛細血管の集合体である糸球体とそれを包み込んでいるボウマン嚢からなる．

3（ ）血中の老廃物は，尿細管から原尿中に漉し出される．

4（ ）血中の蛋白質は，糸球体から原尿中に漉し出される．

5（ ）血中のグルコースは，糸球体から原尿中に漉し出される．

6（ ）糸球体では，血液中の血球を除くすべての成分がボウマン嚢中に濾し出され，原尿が生成される．

7（ ）原尿中に漉し出された電解質の多くは，ボウマン嚢から血中に再吸収される．

8（ ）尿細管では，原尿に含まれる大部分の水分，電解質，栄養物質が血液中に再吸収され，残りが尿として生成される．

9（ ）尿の生成・排出により，体内の水分の量やナトリウムなどの電解質の濃度を調節するとともに，生命活動によって生じた不要な物質を排泄する．

10（ ）原尿中に漉し出された水分の大部分は，そのまま尿として排出される．

11（ ）原尿のうち尿細管で再吸収されなかった成分が尿となり，腎盂を経て膀胱に送られ排泄される．

12（ ）腎臓で尿の生成に関する次の文中の［　　］内に入れる A から D の語句の

組合せとして，正しいものは（1）～（5）のうちどれか.

腎小体を通る血液中の血球及び［ A ］以外の成分は，糸球体から［ B ］に濾過されて原尿になる.

原尿中の水分，電解質，［ C ］などの成分が［ D ］において血液中に再吸収され，生成された尿は膀胱（ぼうこう）にたまり体外に排泄（せつ）される.

	A	B	C	D
(1)	蛋白質	尿細管	糖	ボウマン嚢
(2)	糖	ボウマン嚢	蛋白質	尿細管
(3)	糖	ボウマン嚢	アミノ酸	尿細管
(4)	糖	尿細管	蛋白質	ボウマン嚢
(5)	蛋白質	ボウマン嚢	糖	尿細管

13（ ）尿は，通常アルカリ性である.

14（ ）尿の比重は，水分摂取量が多いと小さくなる.

15（ ）尿は，その90%は水分で，残りの10%が固形物であるが，その成分が全身の健康状態をよく反映するので，尿検査は健康診断などで広く行われている.

16（ ）尿蛋白が陽性のときは，腎臓，膀胱又は尿道の病気等が疑われる.

17（ ）慢性腎炎やネフローゼでは，その病態が重いほど尿中蛋白量が増加する.

18（ ）腎臓や膀胱の腫瘍で，尿潜血が陽性となることがある.

19（ ）血糖値が正常であっても，体質的に腎臓から糖がもれて，尿糖が陽性になる場合を腎性糖尿という.

20（ ）尿素窒素は，腎臓から排泄される老廃物の一種で，腎臓の働きが低下すると尿中へ排泄されず，血液中の値が高くなる.

21（ ）下の図は，ヒトの血液循環の経路を模式的に表したものであるが，図中の血管ア～エを流れる血液に含まれるものの特徴に関する次の文中の［　　］内に入れるAからCの語句の組合せとして正しいものは（1）～（5）のうちどれか.

血管ア～エを流れる血液のうち，［ A ］が最も多く含まれる血液は，血管アを流れる血液である.

血管イを流れる血液には，血管エを流れる血液に比べて尿素が［ B ］含まれる.

血管ア～エを流れる血液のうち，食後，［ C ］が最も多く含まれる血液は，血管ウを流れる血液である.

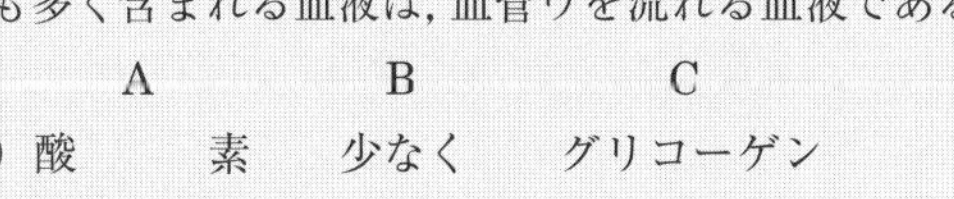

	A	B	C
(1)	酸　　素	少なく	グリコーゲン
(2)	二酸化炭素	多　く	ブドウ糖

(3) 酸　　　素　　少なく　　ブドウ糖
(4) 二酸化炭素　　少なく　　アミノ酸
(5) 酸　　　素　　多　く　　ブドウ糖

22（　）下図は，ヒトの血液循環の経路を模式的に表したものであるが，図中の血管ア～カを流れる血液に関する（1）～（5）の記述のうち誤っているものはどれか．

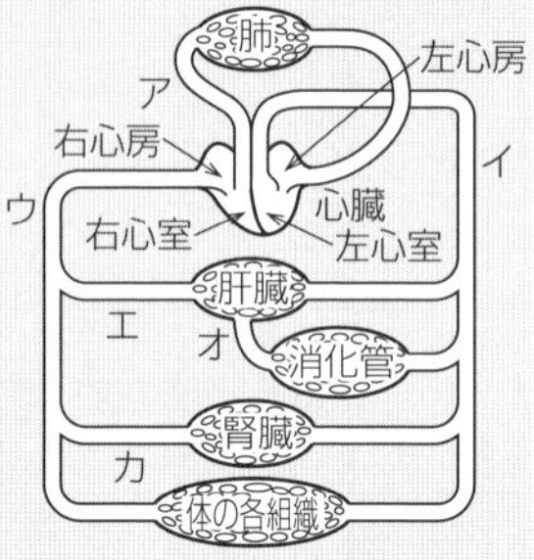

(1) 血管ア及び血管イはいずれも動脈であるが，血管アには静脈血が流れる．
(2) 血管ア～カを流れる血液のうち，酸素が最も多く含まれる血液は，血管イを流れる血液である．
(3) 血管ウを流れる血液には，血管イを流れる血液に比べて二酸化炭素が多く含まれる．
(4) 血管カを流れる血液には，血管エを流れる血液に比べて尿素が多く含まれる．
(5) 血管ア～カを流れる血液のうち，食後，ブドウ糖が最も多く含まれる血液は，血管オを流れる血液である．

(注)「ボウマン嚢」は，「ボーマン嚢」の文言で出題されることがある．

解答													
1	×	2	○	3	×	4	×	5	○	6	×	7	×
8	○	9	○	10	×	11	○	12	(5)	13	×	14	○
15	×	16	○	17	○	18	○	19	○	20	○	21	(5)
22	(4)												

解説

1▶腎臓は，背骨の両側に左右一対あり，それぞれの腎臓から1本ずつ尿管が出て，膀胱につながっている．

3▶血中の老廃物は，糸球体からボウマン嚢に漉し出され原尿になる．

4▶血中の蛋白質と血球は，漉し出されず血液中に残り再利用されていく．

5▶（注：血中の蛋白質と血球だけが漉し出されないので，それ以外のグルコース（ブドウ糖）は糸球体からボウマン嚢に漉し出され原尿になる.）

6▶糸球体では，血液中の血球及び蛋白質を除くすべての成分がボウマン嚢中に濾し出され，原尿が生成される．要するに，血球と蛋白質は濾し出されない．

7▶原尿中に漉し出された電解質の多くは，尿細管から血中に再吸収される．

10▶原尿中に漉し出された水分の大部分は，尿細管にて血液中に戻される（再吸収）．尿として排出されるのは，原尿中の1％に満たない．

13 ▶ 尿は，通常弱酸性である．

15 ▶ 尿は，その95％は水分で，残りの5％が固形物であるが，その成分が全身の健康状態をよく反映するので，尿検査は健康診断などで広く行われている．

21 ▶ A）心臓の左心室から出た血液であるから，酸素が最も多く含まれている．

B）肝臓は余分なアミノ酸を分解して尿素にする働きがあるが，イは肝臓から出た場所であるので，尿素が多く含まれる．一方，尿素は腎臓で濾過され尿として排泄されるが，血管エは，腎臓から出た場所（尿素が濾過された後の血液が流れている場所）であるので，尿素は少ない．よって，血管イを流れる血液のほうに尿素が多く含まれる．

C）食事をすると，消化管（小腸）で炭水化物はブドウ糖に，蛋白質はアミノ酸にそれぞれ分解され，それにつながる門脈血（血管ウ）として肝臓に入ってくる．よって，ブドウ糖やアミノ酸は，血液ア～エのうちで血液ウに最も多く含まれている．

よって，A，B，Cのいずれにも該当するのは，（5）である．

22 ▶（1）血管アは，肺動脈であり静脈血が流れる．なお，血管イは大動脈であり，動脈血が流れる．

（2）酸素が最も多く流れるのは，肺から酸素を吸い込んだ直後の血管イである．

（3）血管ウは人体の各組織から不要の二酸化炭素を多く取り込んでいる．一方，血管イは肺から酸素を吸い込んだ直後であるので酸素が豊富である．

（4）（誤り）血管エは肝臓から出た場所であるので尿素が多く含まれる（肝臓は余分のアミノ酸を分解して尿素にする働きがあるので）．一方，尿素は腎臓で濾過され尿として排泄されるが，血管カは，腎臓から出た場所（尿素が濾過された後の血液が流れている場所）であるので，尿素は少ない．よって，血管エを流れる血液のほうに尿素が多く含まれる．

（5）血管ア～カを流れる血液のうち，食後，ブドウ糖が最も多く含まれる血液は，血管オを流れる血液である．食事をすると，消化管（小腸）で炭水化物はブドウ糖に分解され，それにつながる門脈血（血管オ）として肝臓に入ってくる．よって，ブドウ糖は，血管オに最も多く含まれている．

第6章 神 経 系

6.1 神 経 系

神経系は，身体の各器官での情報を中枢に伝達し，これをもとに命令を出し，各器官の働きをコントロールする役割をしている．

(1) 神経系の分類

神経系は，大きく中枢神経系と末梢神経系に分けられる．中枢神経系は，脳と脊髄からなる．末梢神経系は中枢神経から出て体のすみずみにまで分布しており，体性神経と自律神経からなる．さらに体性神経には知覚神経（感覚神経ともいう）と運動神経があり，自律神経には交感神経と副交感神経がある．

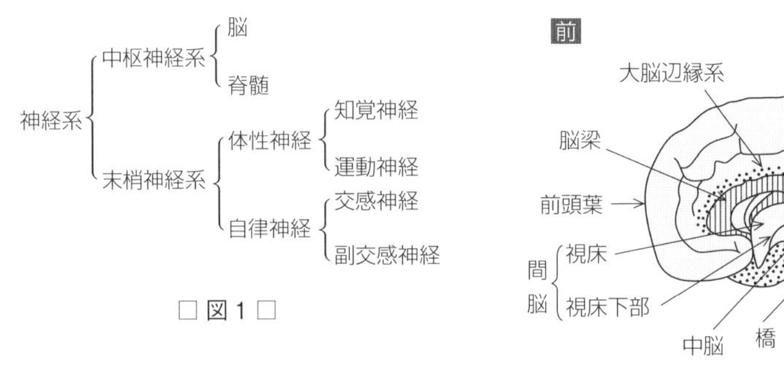

□ 図1 □

□ 図2　脳の正中断面図*36 □

(2) 中枢神経系

中枢神経は，脳と脊髄からなる．

① 脳

● 脳は，図2のように大脳，脳幹，小脳からなる．間脳，中脳，橋（きょう），延髄を合わせて脳幹という．また，間脳は視床と視床下部からなる．

● 脳は，非常に軟らかいため，頭蓋骨などで守られている．

② 大脳

大脳の表面は，多数のしわを有した大脳皮質という組織に覆われており，大脳皮質は前頭葉，頭頂葉，後頭葉に分かれている．

大脳皮質は，神経細胞の細胞体が集合した灰白質で，運動，感覚（知覚，聴覚，視覚，味覚），言語などの作用を支配する中枢がある．そして，これらの中枢は，どの中枢が大脳のどこの位置（前頭葉, 後頭葉など）にあるかが決まっている.

なお，言語中枢はさらに次の3つに分けられる.

a.　運動性言語中枢

言語運動に必要な筋に命令を出す中枢神経であり，この中枢に障害を受けた人は, 声は出せても, まとまった言葉として話せなくなる（発語が困難になる).

b.　聴覚性言語中枢

言語理解の中枢神経であり，この中枢神経に障害を受けると，相手の言葉を音として聴くことはできても，その意味を理解することができなくなる.

c.　視覚性言語中枢

文字理解の中枢神経であり，この中枢神経に障害を受けると，文字が見えても意味が理解できなくなる.

③　小脳

●運動及び平衡機能を調節する中枢がある.

わかるわかる!　命令を出す中枢機能は大脳

▶脳の中には，大脳，小脳，中脳等いろいろあるが，命令を出す中枢機能は，大脳である.

●したがって，小脳を侵されると運動失調を起こし，歩行困難になったり，平衡バランスが悪くなったりする.

④　脊髄

脊髄は，背骨（脊柱）の中を走っており，骨によって保護されている．なお，脊髄と脳は独立したものではなく，お互い連結されている.

わかるわかる!　背骨（脊柱）と脊髄

▶背骨の芯は，縦方向に空洞になっており，その中に脊髄が通っている．大事な中枢神経を構成する脳が頭蓋骨で守られているように，脊髄は丈夫な背骨（脊柱）で守られている.

(3)　末梢神経系

末梢神経は，体性神経と自律神経からなる.

①　体性神経……外部からの刺激を受けて，運動を起こす神経である.

a.　体性神経をハードウェア（構成）の面からとらえると，脳神経と脊髄神経がある.

●脳神経とは，脳から出る末梢神経であって，左右12対ある（合計24本).

嗅神経，視神経，動眼神経，顔面神経などがある．

● 脊髄神経とは，脊髄から出る末梢神経であって，左右 31 対ある（合計 62 本）．頚神経，胸神経等がある．そして，これらの神経は，それぞれ筋肉や内臓につながっている．

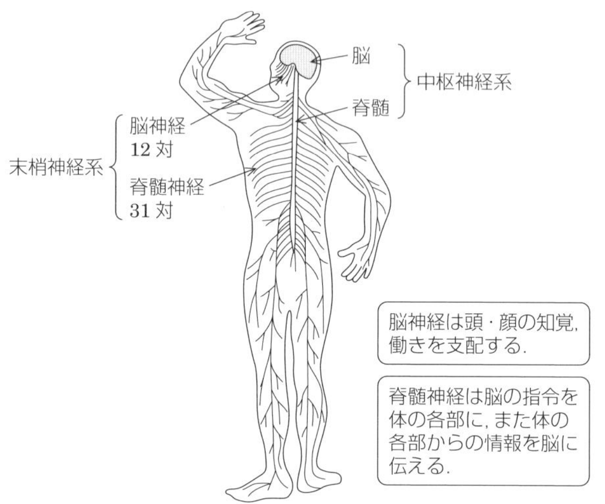

□ 図 3　中枢神経と末梢神経[*37] □

b.　一方，ソフトウェア（働き）の面からとらえると，感覚器からの情報を中枢神経に伝達する知覚神経（感覚神経ともいう）と，中枢神経からの命令を運動器官に伝達する運動神経がある．

例えば，手を機械にはさんだ場合，人体中の情報の流れは，図 4 に示すように各々異なった経路を流れる．

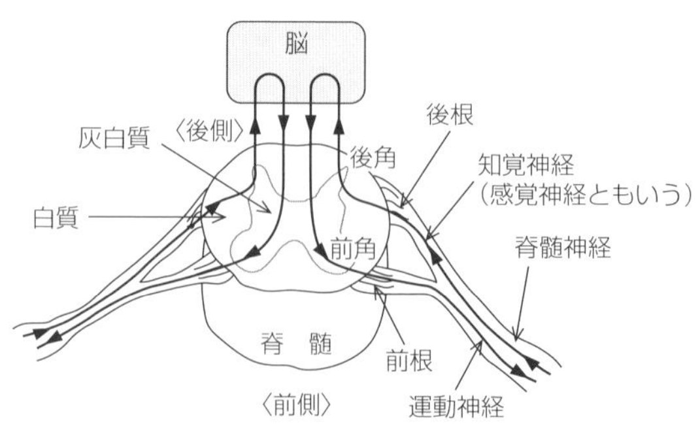

□ 図 4　知覚神経→脊髄→脳→脊髄→運動神経という情報の流れ[*38] □

●感覚器（痛い！と感じた）から知覚神経（感覚神経ともいう）を走ってきた情報は，後根（こうこん）を通じて脊髄の後角（こうかく）に入り，さらに脳へ伝達される．

●「早く手を抜け！」という脳からの運動命令は，脊髄の前角に行き（運動神経がある）前根を通じて手の筋肉へ送り出され，手を抜く動作をするようになる．

わかるわかる！ 情報のルートは一方通行

▶図4でわかるように，知覚神経を流れる情報は脊髄の後側（後根→脊髄の後角）から入り，運動神経を流れる情報は脊髄の前側（脊髄の前角→前根）から送り出される．このように，各々の神経における情報が流れるルートは，一方通行で決まっている．

② 自律神経

●自律神経は，内臓（心臓，胃，肝臓など），血管，腺（ホルモンを分泌する）などの不随意筋に分布して，生命維持に必要ないろいろな作用を無意識的・反射的に調節するものである．

●自律神経は呼吸，循環などに関与し，体性神経は運動と感覚に関与する．

●自律神経の中枢は，脳幹及び延髄にあり，交感神経と副交感神経がある．

交感神経は脊髄から出て心臓，胃，肝臓，腸などの内臓につながっていて，内臓を動かす働きをしている．なお，この交感神経は，脊髄から出ているが，脊髄神経や脳神経とは別個に独立したものである．

副交感神経は，脳幹（中脳や延髄）から出て同一の内臓，血管，腺とつながっており，交感神経とまったく反対の働きをして，バランスをとっている．

●交感神経と副交感神経の働きぶりを例示すると，表1のようになる．

なお，一般に昼間は交感神経が働き，夜間には副交感神経が働く（昼間は活発に動き，夜間は静かに休養するときであるので）．

□ 表1 □

対　象	交感神経	副交感神経
心拍数	増やす	減らす
血　圧	上げる	下げる
胃や腸の分泌,運動	休める	活発にする

→ 心臓の働きを促進するのは交感神経で，抑制するのが副交感神経である（379ページ）．

わかるわかる！ 体性神経と自律神経

▶体性神経は痛い・熱いなどを感じる知覚神経（感覚神経ともいう）と，手や足を動かす運動神経があり，これらは脳から指令が出され，自分の意志でコントロールができる神経である．ところが，自律神経は内臓や血管などを支配し，脳から無意識に指令が出され，自分の意志でコントロールができない神経である．これは交感神経と副交感神経の２つの神経で構成されているが，まったく反対の働きをすることにより，体のバランス（内臓や血圧などの生命活動の維持や調節）をとっている．

わかるわかる！ 交感神経と副交感神経

▶昼間は活発な行動ができるよう，無意識のうちに交感神経が優位に働き，心臓の働きが増し（血液をより多く全身に送るため）心拍数が増加．また，血管を収縮させるため血圧も上昇する．

▶夜間の睡眠中は，無意識のうちに副交感神経が優位に働き，心拍数が減少．胃や腸の消化液の分泌が増加，蠕動運動が促進され，胃での消化，小腸での吸収が活発になる．

(4) 灰白質（かいはくしつ）と白質

① 図４（420 ページ）に見られるように，脊髄の神経細胞には，中心部の灰白質と外側の白質とがある．神経細胞が多数集合した部分は灰色に見えるので灰白質といわれ，神経線維の多い部分は，白く見えるので白質といわれる．

② 一方，大脳にも同様に灰白質と白質があり，大脳皮質が灰白質で，内側の髄質が白質である．

わかるわかる！ 皮質と髄質

▶器官が覆われるような形状をしているとき，外側で覆うほうを皮質，内側で覆われるほうを髄質という．

(5) 神経の疲労

神経は，筋肉に比べると疲労しにくいが，酸素の供給が乏しいと速やかに疲労する．

(6) ニューロン

神経系を構成する基本的な単位である神経細胞は，通常，１個の細胞体，１本の軸索，複数の樹状突起から成り，ニューロン（図５）ともいわれる．ニューロンは，脳の中に数百億個もあるといわれており，このニューロンどうしが

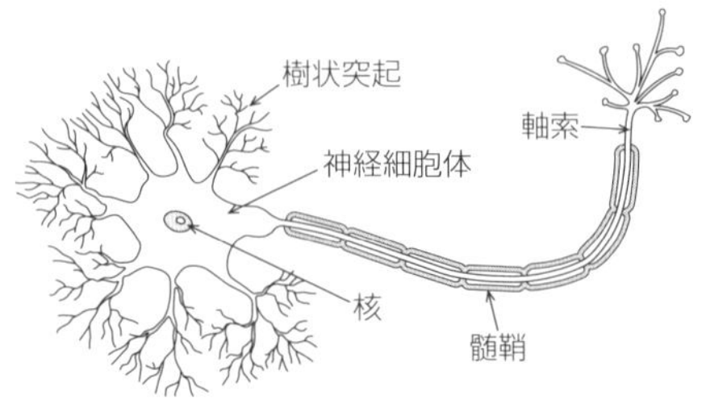

□図５　ニューロン（神経細胞）*39 □

情報を伝達するしくみになっている．

ニューロン（神経細胞）の軸索が髄鞘（ずいしょう）という鞘（さや）で覆われているものを有髄神経線維といい，髄鞘で覆われていない無髄神経線維に比べ，神経伝導速度が速い．なお，軸索とその鞘を含めて神経線維という．

また，神経細胞の細胞体が集合している部分を，中枢神経系では神経核といい，末梢神経系では神経節という．

過去出題問題

1（ ）神経系は，中枢神経系と末梢神経系に大別され，中枢神経系は脳と脊髄からなる．

2（ ）中枢神経は，脳と脊髄で構成され，末梢神経は，体性神経と自律神経からなる．

3（ ）体性神経は，運動と感覚に関与し，自律神経は，呼吸，循環などに関与する．

4（ ）脳は，大脳，脳幹，小脳からなる．

5（ ）大脳皮質は，神経細胞の細胞体が集合した灰白質で，感覚，運動，思考などの作用を支配する中枢である．

6（ ）大脳皮質の運動性言語中枢に障害を受けると，声は出せても，まとまった言葉として話せなくなる（発語が困難になる）．

7（ ）大脳皮質の聴覚性言語中枢に障害を受けると，相手の言葉を音として聴くことはできても，その意味を理解することができなくなる．

8（ ）自律神経の中枢は，脳幹及び脊髄にある．

9（ ）小脳には，心臓中枢及び体温調節中枢がある．

10（ ）小脳を侵されると，運動失調を起こす．

11（ ）体性神経には，感覚器官からの刺激を中枢に伝える感覚神経と，中枢からの命令を運動器官に伝える運動神経がある．

12（ ）体性神経は，感覚器官からの情報を脊髄などの中枢に伝え，自律神経は中枢からの命令を運動器官に伝える．

13（ ）脊髄では，運動神経が後角から後根を通じて送り出され，知覚神経は前根を通じて前角に入る．

14（ ）脊髄から前根を通って出る神経が運動神経である．

15（ ）神経系に関する次の文及び図中の［　　］内に入れるAからCの語句の組合せとして，正しいものは（1）～（5）のうちどれか．なお，図は，ヒトの体が刺激を受けて反応するときの，信号が伝わる経路を模式的に表したものである．

神経系は中枢神経系と末梢神経系に大別されるが，末梢神経系のうち［ A ］神経系は［ B ］神経と［ C ］神経から成り，図のような経路で刺激が伝えられ反応が引き起こされる．

	A	B	C
(1)	自　律	副交感	交　感
(2)	体　性	運　動	感　覚
(3)	自　律	交　感	副交感
(4)	自　律	感　覚	運　動
(5)	体　性	感　覚	運　動

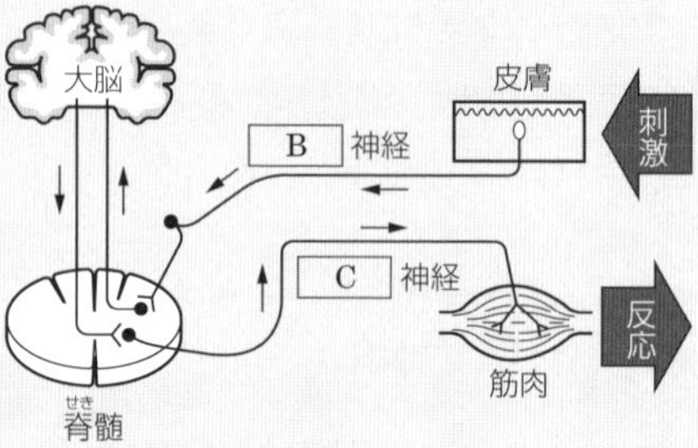

大脳
皮膚
刺激
B 神経
C 神経
反応
筋肉
脊髄

16（　）自律神経系は，内臓，血管，腺などの不随意筋に分布している．

17（　）自律神経は，随意筋に分布して，生命維持に必要ないろいろな作用を無意識的・反射的に調節する．

18（　）自律神経は，運動と感覚に関与し，体性神経は，呼吸，循環などに関与する．

19（　）一般に昼間は交感神経が緊張し，夜間には副交感神経が緊張する．

20（　）自律神経系である交感神経と副交感神経は，同一器官に分布していても，その作用は正反対である．

21　（　）心臓に対しては，交感神経の亢進は心拍数を増加させ，副交感神経の亢進は心拍数を減少させる．

22　（　）消化管に対しては，交感神経の亢進は運動を促進させ，副交感神経の亢進は運動を抑制させる．

23　（　）神経細胞が多数集合した部分は，肉眼的に灰色に見えるので灰白質といわれ，神経線維が多い部分は，白色に見えるので白質といわれる．

24（　）大脳の内側の髄質は灰白質であり，中枢としての働きを行う部分で，感覚，運動，思考等の作用を支配する．

25（　）大脳は，白質である外側の皮質と灰白質である内側の髄質からなる．

26（　）神経は，筋肉に比べて疲労しにくいが，酸素の供給が乏しいと速やかに疲労する．

27（　）神経細胞とその突起を合わせたものは，神経系を構成する基本的な単位でありニューロンといわれる．

28（　）神経系を構成する基本的な単位である神経細胞は，通常，1 個の細胞体，1 本の軸索，複数の樹状突起から成り，ニューロンともいわれる．

29（　）有髄神経線維は，無髄神経線維より神経伝導速度が速い．

30（　）末梢神経系において神経細胞の細胞体が集合している部分を神経節という.

解答		1	○	2	○	3	○	4	○	5	○	6	○	7	○
8	○	9	×	10	○	11	○	12	×	13	×	14	○	15	(5)
16	○	17	×	18	×	19	○	20	○	21	○	22	×	23	○
24	×	25	×	26	○	27	○	28	○	29	○	30	○		

解説

9 ▶ 小脳には，運動及び平衡機能を調節する中枢がある.

12 ▶ 知覚神経は，感覚器官からの情報を脊髄などの中枢に伝え，運動神経は，中枢からの命令を運動器官に伝える.

13 ▶ 脊髄では，運動神経は前角から前根を通じて送り出され，知覚神経は後根を通じて後角に入る.

17 ▶ 自律神経は，不随意筋に分布して，生命維持に必要ないろいろな作用を無意識的・反射的に調節する.

18 ▶ 体性神経は，運動と感覚に関与し，自律神経は，呼吸，循環などに関与する.

22 ▶ 消化管に対しては，交感神経の亢進は運動を抑制させ，副交感神経の亢進は運動を促進させる.

24 ▶ 大脳の外側の皮質は灰白質であり，中枢としての働きを行う部分で，感覚，運動，思考等の作用を支配する.

25 ▶ 大脳は，灰白質である外側の皮質と白質である内側の髄質からなる.

第7章 内分泌系

7.1 内分泌系

(1) 人体をうまく働くように調節しているものは2つあって，1つは神経系で，もう1つが内分泌系である．内分泌腺から分泌される化学物質をホルモンという．

(2) ホルモンを分泌する器官は，視床下部，下垂体，副腎，甲状腺，膵臓，胃，性腺などであり，それぞれ特有のホルモンを分泌している．

(3) 各器官から分泌されるホルモンは，特定の器官に対してのみ有効に働く．この対象となる特定器官を標的器官という．例えば，アドレナリンというホルモンの標的器官は，心臓，血管，呼吸に関する筋肉，肝臓，消化器官などである．

(4) アドレナリンは，副腎髄質から分泌されるホルモンであり，次の働きをする．

① アドレナリンは，心臓の自動中枢に作用して，心拍出量を増加させる．

② アドレナリンは，肝臓のグリコーゲン分解作用を促進し，血液中の糖の濃度を上昇させる．

③ アドレナリンは，筋活動が円滑に遂行されるように身体の態勢を整える．

わかるわかる! **アドレナリンも人体の調節作用をしている**

▶交感神経と同じような働きを，アドレナリンというホルモンでも行っている．人体のバランスをうまくとっていくために，この2つで2重のバックアップ体制をとっていることになる．

(5) 筋労作時には，副腎髄質からのアドレナリンの分泌が増加する．

(6) 膵臓から分泌されるホルモンは，インスリンやグルカゴンがある．この働きについては，本編 4.2 節②（406 ページ）を参照されたい．

(7) 血糖値を下げるホルモンは，インスリンのみであるが，血糖値を上げるホルモンは，コルチゾール（452 ページ），アドレナリン，グルカゴンなど複数ある．

(8) 体内に摂取された塩分（NaCl）は，腎臓の機能によって塩分濃度が一定に保たれているが，そのとき尿細管で再吸収（412 ページ）される際に分泌されるのがアルドステロンである．

(9) パラソルモンは，血液中のカルシウム濃度を一定に保つために，骨の構成成分であるリン酸とカルシウムを，骨から溶出させるホルモンである．

(10) セクレチンは，酸性の胃内容物が十二指腸に入ることによって十二指腸のpHが低下する(酸性に傾く)と分泌されるホルモンである．このセクレチンは，中和するために重炭酸塩に富む膵液（消化液）の分泌を促進する．

(11) ガストリンは，食事などの刺激により，胃酸分泌を増加させるホルモンである．

(12) メラトニンは，体内時計の調節に関係し，睡眠と覚醒のリズムを調節するホルモンである．すなわち，明るい光により分泌が抑制され，暗くなると分泌が増加するという日内変動を示し，睡眠覚醒サイクルなどのサーカディアンリズム（453ページ）調節に重要な役割を果たしている．

(13) ホルモン，その内分泌器官及びその働きを，表1でまとめる．

□ 表1 □

ホルモン	内分泌器官	働き
アドレナリン	副腎髄質	心拍出量増加，血糖上昇
インスリン	膵臓	血糖量の減少
グルカゴン	膵臓	血糖量の増加
コルチゾール	副腎皮質	血糖量の増加
アルドステロン	副腎皮質	体液中の塩分バランスの調節
パラソルモン	副甲状腺	体液中のカルシウムバランスの調節
セクレチン	十二指腸	消化液（膵液）分泌促進
ガストリン	胃粘膜	胃酸分泌刺激
メラトニン	脳の松果体	睡眠と覚醒のリズムの調節

過去出題問題

1 (　) アドレナリンは，副腎髄質から分泌されるホルモンである．
2 (　) アドレナリンは，心臓の自動中枢に作用して，心拍出量を増加させる．
3 (　) アドレナリンは，肝臓のグリコーゲン分解を抑制する．
4 (　) アドレナリンは，筋活動が円滑に遂行されるように身体の態勢を整える．
5 (　) アドレナリンは，血液中の糖の濃度を上昇させる．
6 (　) 筋労作時には，副腎髄質からのアドレナリンの分泌が増加する．
7 (　) アドレナリンは，蛋白質を消化する．
8 (　) アドレナリンは，成長を促進する．
9 (　) ヒトのホルモン，その内分泌器官及びその働きの組合せとして，誤っているものは次のうちどれか．

	ホルモン	働き	内分泌器官
(1)	コルチゾール	血糖量の増加	副腎皮質
(2)	アルドステロン	体液中の塩類バランスの調節	副腎皮質
(3)	アドレナリン	体液中のカルシウムバランスの調節	副甲状腺
(4)	インスリン	血糖量の減少	膵臓
(5)	グルカゴン	血糖量の増加	膵臓

10 (　) 松果体から分泌されるメラトニンは，睡眠を促進する.

11 (　) 胃粘膜から分泌されるガストリンは，胃酸の分泌を刺激する.

12 (　) パラソルモンは，副甲状腺から分泌され，体液中のカルシウムバランスの調節を行う.

13 (　) セクレチンは，十二指腸で分泌され，消化液分泌を促進する.

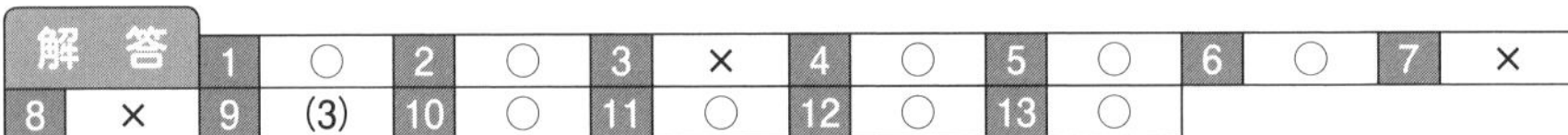

解答

1	○	2	○	3	×	4	○	5	○	6	○	7	×
8	×	9	(3)	10	○	11	○	12	○	13	○		

解説

3▶アドレナリンは，肝臓のグリコーゲン分解を促進する.

7▶蛋白質を消化するのはトリプシンである（404 ページ）.

8▶アドレナリンは成長ホルモンではない.

9▶アドレナリンは，内分泌器官は副腎髄質で，働きは心拍出量増加，血糖上昇などである．設問(3) のホルモンはパラソルモンである.

第8章 代謝系

8.1 代謝

(1) 代謝，同化，異化

① 栄養素は体内に吸収され，さまざまな過程を経て排泄されるが，この過程を代謝という．また，次の同化と異化を合わせて代謝という．

② 体内に摂取された栄養素が，種々の化学反応によって，生体に必要な物質に合成されることを同化という．なお，同化の化学反応を起こすためにはエネルギーが必要であるが，ATP（398 ページ）に蓄えられたエネルギーが用いられる．

③ 一方，同化によって得られた物質を分解することにより，生体に必要なエネルギーが発生し，ATP が合成されることを異化という．

④ 代謝は血液循環によって行われている．新鮮な栄養素や酸素は身体のすみずみまで血液によって運ばれ，古い不要なものはこれまた血液によって排泄されていく．

⑤ 体内には細胞が 60 兆個もあるが，この代謝作用により常に生まれ変わるため，我々は新鮮な身体を維持することができる．

(2) 呼吸商

① 呼吸商は次の式で表される．

呼吸商＝(一定時間中に排出された二酸化炭素量) / (一定時間中に消費される酸素量)

なお，この場合の呼吸とは，本編 2.1 節 (3)項 ①（391 ページ）で述べた「内呼吸」のことである．

② 例えば，脂肪（パルミチン酸）が分解（代謝）する場合，次の化学反応式で表される．

$$C_{16}H_{32}O_2 + 23O_2 \rightarrow 16CO_2 + 16H_2O$$

この場合の呼吸商は，反応にあずかった CO_2 と O_2 との容積比であるので，16/23 ＝ 0.7 となる．

8.2 基礎代謝量等

(1) 人間が生きていくために必要なエネルギーは，栄養素の酸化によって作られるが，そのエネルギーは寝ているときでもじっと安静にしているときでも消費されている．

基礎代謝量とは，生命を保持（心臓の拍動，呼吸運動，消化器官の活動，体温の維持など）するために，最低限必要なエネルギー消費量のことである．これは覚醒（目を覚ましているとき），横臥，安静時の測定値で示されることになっている．

(2) 基礎代謝量でエネルギー消費が最も多いのは，筋肉である．筋肉が収縮するときにエネルギーを消費することは，本編 3.1 節（7）項（398 ページ）で述べた．そのため筋肉質の人は，エネルギー消費量が多い．つまり，基礎代謝量が多いといえる．

それゆえ，一般に男性は女性よりも筋肉質（女性は皮下脂肪が多い）のため，基礎代謝量が多い．

1 日当たりの基礎代謝量は，成年男性で約 1 500 kcal，女性で約 1 250 kcal である．

又，年齢的に見ると，16 ～ 18 歳の人が基礎代謝量が最も多い．これもこの年齢層の人の筋肉が最も活発であるためである．

人種の面から見ても，筋肉質の人種は，基礎代謝量が多い．

(3) 基礎代謝量は，同性，同年齢であれば，体表面積にほぼ正比例する．

基礎代謝のほとんどが，体表面から放散される体熱の補充にあてられるため，体表面積が大きい人ほど基礎代謝量は多くなる．

(4) 睡眠時の代謝量は，覚醒時の代謝量（基礎代謝量のこと）より，約 5 ～ 10％少ない．

(5) 特別に作業しなくても，ただじっと座っているだけで代謝量は基礎代謝量の 1.2 倍になる．

これは，座る姿勢を保つために筋肉が少し使われ，消費エネルギーが増えるからである．

(6) 労働時の代謝量は，作業強度が強ければ強いほど多くなり，重労働では基礎代謝量の 10 倍以上になることがある．

わかるわかる! 基礎代謝量とダイエット

▶基礎代謝量が多い人は，動かないときでもエネルギー消費量が多いということであり，"太りにくい身体" といえる．すなわち，ダイエットの面からいえば，「基礎代謝量の多い身体づくり」が大切である．このためには，筋肉をつけるとよい（ほかにもいろいろな方法があるだろうが）．

8.3 エネルギー代謝率（RMR）

(1) 作業の強度を表す指標として，エネルギー代謝率（RMR：Relative Metabolic Rate）があり，次の式で表される．

RMR ＝仕事に要したエネルギー量 / 基礎代謝量 ＝（仕事中の総消費エネルギー量－安静時の代謝量）/ 基礎代謝量 ＝（仕事中の総消費エネルギー量－基礎代謝量× 1.2）/ 基礎代謝量

分子は，仕事をしたために，安静時に比べて増加した消費エネルギー量である．

すなわち，エネルギー代謝率とは，仕事に要したエネルギー量が，その人の基礎代謝量の何倍に当たるかを示す数値である．

(2) エネルギー代謝率は，動的筋作業の強度をよく表す指標である．

なお，静的作業ではこのエネルギー代謝率という指標は適さない．総消費エネルギー量が少ないため，分子がマイナス値になることがあるためである．

(3) エネルギー代謝率で表した作業強度は，性・年齢・体格によって大きな開きがなく，同じ作業ならばほぼ同じ値となる．その理由は，上式の分子の「仕事に要したエネルギー量」だけでは，性・年齢・体格によって差が生ずるので，分母の基礎代謝量で除することによって，個人差をかなり除けるようになったためである．

わかるわかる! エネルギー代謝率は，個人差がかなり除かれる

▶体重の重い人は，自分の体を動かすためにエネルギーを多く必要とするので，ただ，エネルギー量の大小のみによって作業強度を表すわけにはいかない．そこで，その人の基礎代謝量で割った値にすると（すなわち，エネルギー代謝率），個人差がかなり除かれ，性・年齢・体格によって大きな開きがなく，同じ作業ならほぼ同じ値となる．

過去出題問題

1（ ）栄養素は体内に吸収され，さまざまな過程を経て排泄されるが，この過程を代謝という．

2（ ）代謝において，体内に摂取された栄養素が，種々の化学反応によって，ATP に蓄えられたエネルギーを用いて，細胞を構成する蛋白質などの生体に必要な物質に合成されることを異化という．

3（ ）代謝において，細胞に取り入れられた体脂肪やグリコーゲンなどが分解されてエネルギーを発生し，ATP が合成されることを同化という．

4（ ）エネルギー代謝率は，体内で一定時間中に消費される酸素と排出される二酸化炭素（炭酸ガス）との容積比を表している．

5（ ）基礎代謝とは，心拍，呼吸，体温保持など，生命維持に不可欠な最小限の活動に必要な代謝をいう．

6（ ）基礎代謝量は，睡眠中の測定値で示される．

7（ ）成人男性の基礎代謝量は，一般に女性より大きい．

8（ ）基礎代謝量は，人種，体格，年齢，性等で異なる．

9（ ）基礎代謝量は，同性，同年齢であれば，体表面積にほぼ正比例する．

10（ ）特別に作業しなくても，ただじっと座っているだけで代謝量は基礎代謝量の 1.2 倍になる．

11（ ）エネルギー代謝率は，作業に要したエネルギー量が基礎代謝量の何倍に当たるかを示す数値である．

12（ ）エネルギー代謝率は，動的筋作業の強度をよく表す指標として役立つ．

13（ ）エネルギー代謝率で表した作業強度は，性・年齢・体格によって大きな開きがある．

14（ ）精神的作業のエネルギー代謝率は，作業内容によってかなり異なる．

15（ ）作業を行わず，ただじっと座っているだけの場合のエネルギー代謝率は 1.2 である．

16（ ）作業時間中の総消費エネルギーを基礎代謝量で割った値が，エネルギー代謝率である．

解答

1	○	2	×	3	×	4	×	5	○	6	×	7	○
8	○	9	○	10	○	11	○	12	○	13	×	14	×	15	×
16	×												

解説

2▶設問は，同化についての説明文である

3▶設問は，異化についての説明文である．

4▶この設問は，エネルギー代謝率ではなく，呼吸商の説明である．

6▶基礎代謝量は，覚醒，横臥，安静時の測定値で示される．

13▶エネルギー代謝率で表した作業強度は，性・年齢・体格によって大きな開きがない．

14▶精神的作業では，エネルギー代謝率という指標そのものが適さない．

15▶作業を行わず，ただじっと座っているだけの場合の代謝量は，基礎代謝量の 1.2 倍である．

16▶作業時間中の仕事に要したエネルギー（総消費エネルギーから安静にしていた場合の消費エネルギーを差し引いたもの）を基礎代謝量で割った値が，エネルギー代謝率である．

第9章 体 温

9.1 体 温

(1) 人間が栄養分を消化・吸収するときは，酸化燃焼又は分解などの化学反応が行われている．この化学反応の大部分は発熱反応であるため，体内で熱の発生をする．

(2) 体内で発生した熱は，発汗やふく射（放射），伝導，蒸発などの物理的な過程で放熱される．

(3) 体温の調節中枢は，間脳の視床下部（418ページ図2）にあり，産熱と放熱とのバランスを維持し，体温を一定に保つよう機能している．例えば外気の温度が低くなると，皮膚（センサーの役目）が，その温度変化を視床下部に伝え，これに基づき視床下部から，皮膚の血管を収縮するよう命令を出す．

血管が収縮すると血流量が減少するため，体外への熱の放散が減って体温の低下を防ぐことができるようになる．

(4) 逆に，外気の温度が高くなると，皮膚の血管を拡張させて血流量を増加させることにより体外への放散熱を増やすとともに，汗腺の活動を活発にして発汗量を増やすことにより，熱の放散を増やしたりしている．

(5) 発汗には，体熱を放散する役割を果たす温熱性発汗と，精神的緊張や感動による精神的発汗とがあり，労働時には一般にこの両方が現れる．温熱性発汗は，手のひらと足の裏を除く全身でみられる．

わかるわかる! 精神的発汗

▶極度に緊張したときなどに顔，手のひら，わきの下など限られたところから出る汗で，あぶら汗ともいわれている．

(6) 放熱は，放射（ふく射），伝導，蒸発などの物理的な過程で行われ，蒸発には，発汗と不感蒸泄（ふかんじょうせつ）によるものがある．

(7) 発汗していない状態でも皮膚及び呼吸器から1日約850gの水が蒸発しており，これを不感蒸泄という．水分の蒸発に伴う放熱は，全放熱量の約25%を占める．

わかるわかる! 不感蒸泄

▶何もしないでじっとしていても，知らないうちに（不感），皮膚の表面から出ている水分と，吐いている息の中に含まれる蒸気とを合わせて，1日当たり約850 g の水分が身体から排出されている．

(8) 生体恒常性（ホメオスタシス）とは，体温調節に見られるように，外部環境などが変化しても身体内部の状態を一定に保つしくみをいう．

① 外気温が低下したら血管を収縮させ，体温を一定にさせる，というように，人間の身体には，「身体を常に一定の状態に保とうとする力」が備わっている．これをホメオスタシスという．

② ホメオスタシスは，神経系，内分泌（ホルモン）などの相互作用によって維持されている．

過去出題問題

1（ ）体内での産熱は，主に栄養素の酸化燃焼又は分解等の化学的反応によって行われ，放熱は，ふく射（放射），伝導，蒸発などの物理的な過程で行われる．

2（ ）体温調節中枢は小脳にある．

3（ ）体温調節中枢は，間脳の視床下部にあり，産熱と放熱とのバランスを維持し，体温を一定に保つよう機能している．

4（ ）寒冷にさらされた体温が正常以下になると，皮膚の血管が拡張して血流量が増し，皮膚温を上昇させる．

5（ ）高温にさらされ，体温が正常以上に上昇すると，内臓の血流量が増加し体内の代謝活動が亢(こう)進することにより，人体からの放熱が促進される．

6（ ）発汗には，体熱を放散する役割を果たす温熱性発汗と，精神的緊張や感動による精神的発汗とがあり，労働時には一般にこの両方が現れる．

7（ ）放熱は，放射（ふく射），伝導，蒸発などの物理的な過程で行われ，蒸発には，発汗と不感蒸泄によるものがある．

8（ ）発汗していない状態でも皮膚及び呼吸器から1日約850 g の水が蒸発しており，これを不感蒸泄という．

9（ ）発汗していない状態でも皮膚及び呼吸器から若干の水分の蒸発がみられるが，これに伴う放熱は全放熱量の10%以下である．

10（ ）生体恒常性（ホメオスタシス）とは，体温調節に見られるように，外部環境等が変化しても身体内部の状態を一定に保つしくみをいう．

11（ ）体温調節のように，外部環境が変化しても身体内部の状態を一定に保つ生体のしくみを同調性といい，筋肉と神経系により調整されている．

12（　）発汗量が著しく多いときは，体内の水分が減少し血液中の塩分濃度が増加するため，痙攣を起こすことがあるので，十分な水分補給が必要である．

13（　）計算上，100 g の汗が体重 70 kg の人の体表面から蒸発すると，気化熱が奪われ，体温を約 1℃下げることができる．

14（　）温熱性発汗は，手のひらと足の裏を除く全身でみられる．

解答

1	○	2	×	3	○	4	×	5	×	6	○	7	○
8	○	9	×	10	○	11	×	12	×	13	○	14	○

解説

2▶ 体温調節中枢は視床下部にある．

4▶ 寒冷にさらされた体温が正常以下になると，皮膚の血管が収縮して血流量が減少するため，体外への熱の放散が減って体温の低下を防ぐ．

5▶ 高温にさらされ，体温が正常以上に上昇すると，皮膚の血管が拡張して血流量が増加し人体からの放熱が促進され，また体内の代謝活動を抑制することにより産熱量が減少する．

9▶ 発汗していない状態でも皮膚及び呼吸器から若干の蒸発がみられるが，これに伴う放熱は全放熱量の約 25 %である．

11▶ 体温調節のように，外部環境が変化しても身体内部の状態を一定に保つ生体の仕組みを生体恒常性（ホメオスタシス）といい，内分泌系と神経系により調節されている．

12▶ 発汗量が著しく多いときは，体内の水分と塩分が減少するので，水分のみを補給すると血液中の塩分濃度が減少するため，痙攣を起こすことがあるので，十分な水分と塩分の補給が必要である．

13▶（注：皮膚表面から水 1 g が蒸発すると，0.58 kcal の気化熱が奪われる．それゆえ，100 g の汗（水）が蒸発すると 58 kcal の気化熱が奪われることになる．そこで，気化熱が奪われた分が体温低下になると考える．一方，人体の比熱は約 0.83 であることから，体重 70 kg の人の熱容量は $0.83 \times 70 = 58.1$ kcal である．それゆえ，体温の低下温度を α℃とすると，$58.1 \times \alpha = 58$ により，$\alpha \fallingdotseq 1$℃となる．よって，計算上，体温低下は約 1℃となる．）

第10章 感覚器系

眼（視覚器），耳（聴覚器），鼻（嗅覚器），舌（味覚器），皮膚という器官を通して情報を脳と神経系に伝え，これにより，我々は五感を得ることができる．

10.1 視　覚

(1) 眼の機能

眼球の断面図を図1に示す．

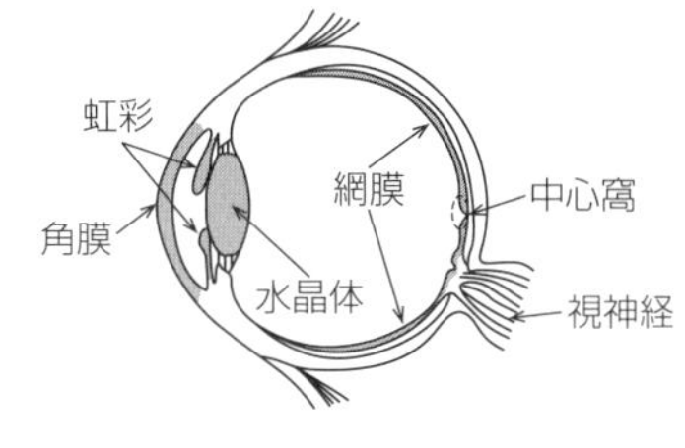

□ 図1　眼球の構造 □

① 角膜は厚さが約0.5 mmの透明な膜で，円形で皿状をしている．眼の表面にあるため傷つきやすい．

② 瞳孔は，虹彩（こうさい）によって周囲を囲まれた孔をいい，水晶体の前方に位置する．瞳孔が大きいと大きな黒目に見える．

③ 明るい所では眼に入る光の量を減らすため虹彩という筋肉が縮むことにより瞳孔を小さくする．逆に暗い所では虹彩が伸びて瞳孔を大きくする．

④ 眼に入ってきた光は，水晶体（レンズ）を通り，網膜に物体の像を結ぶことになるが，このとき毛様体という筋肉の収縮度合いによって水晶体の厚さを変えることにより，ピントが合わされる．遠くを見る場合には水晶体は薄くなる，これが，眼の遠近調節作用である．

⑤ 網膜の中心窩（か）は，網膜がくぼんでいる部位で，錐状体細胞（438ページ）が最も多く分布しているため視力の鋭敏な部位（網膜の中で最もよく見える部位）である．

⑥ 眼は，よくカメラにたとえられる．角膜はフィルター，虹彩は絞り，水晶体はレンズ，網膜はフィルムに相当する．

(2) 近視眼，遠視眼及び乱視

① 眼に入ってきた平行光線が，水晶体で屈折し，網膜上に正しく像を結ぶ場合を正視眼という（図2）が，近視眼や遠視眼の場合は，網膜上に正しく像を結ぶことができない（図3及び図4）．

② 眼球の長軸が長すぎるために，平行光線が網膜の前方で像を結ぶものを近

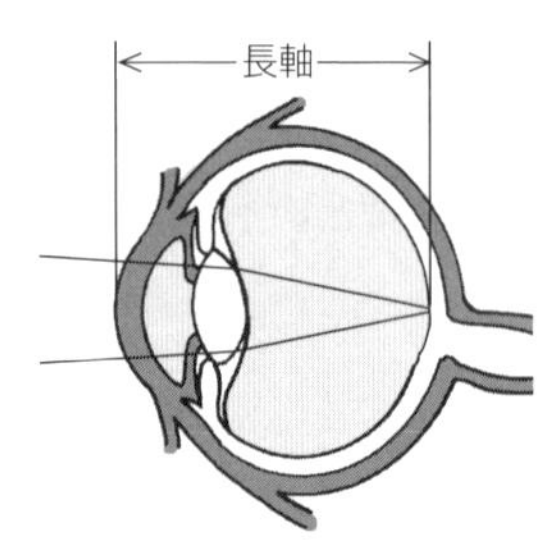

□ 図2　正視眼 □

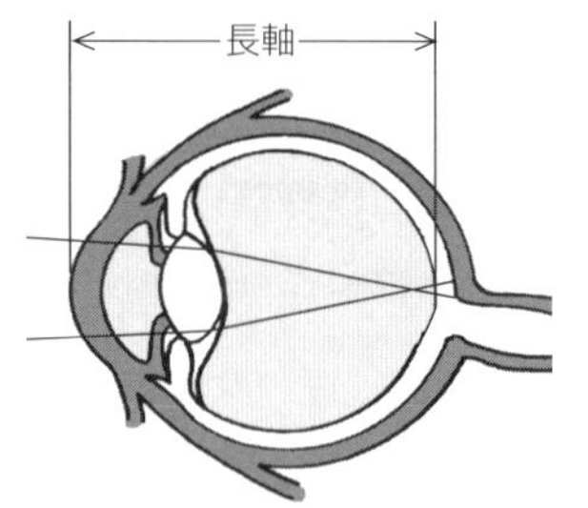

□ 図3　近視眼 □

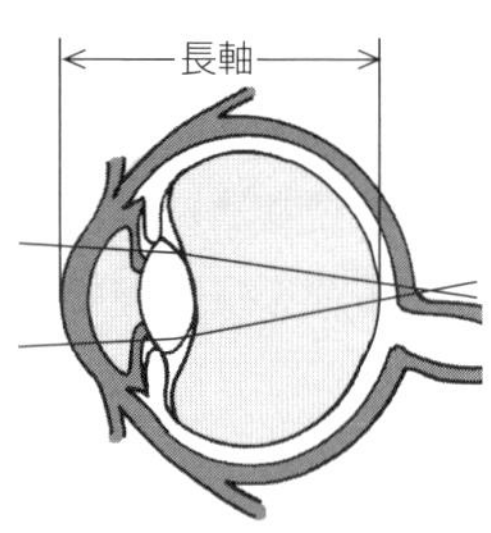

□ 図4　遠視眼 □

視眼という（図3）．このため，ぼやけた状態で網膜に映ることになる．近視眼の矯正には凹レンズを使用する．

③　眼球の長軸が短すぎるために，平行光線が網膜の後方で像を結ぶものを遠視眼という（図4）．このため，ぼやけた状態で網膜に映ることになる．遠視眼の矯正には凸レンズを使用する．

④　角膜が歪んでいたり，表面に凹凸があるために，眼軸などに異常がなくても，物体の像が網膜上に正しく結ばないものを乱視という．

(3) 視覚のしくみと網膜

①　我々がものを見ることができるのは，眼に入った光を網膜にある視細胞が受け取り，視神経を経由して大脳に情報が送られる．大脳は脳内で処理して画像イメージとして認識するからである．

②　網膜には光を受容する2つの細胞がある．

1つは杆(かん)状体細胞（「杆」とは太い棒という意味であり，文字どおり棒状の細胞）という明暗を感じる細胞である．もう1つは，錐(すい)状体細胞（円錐状をなしている）という色を感じる細胞である．

③　網膜の明順応のほうが暗順応よりも順応が速い．

明るい作業場に入ると短時間（40秒から1分）で順応（明順応という）するが，暗い作業場に入ると順応（暗順応という）が遅くて見えるまでに30分から1時間を要する．明順応は錐状体細胞が，暗順応は杆状体細胞がつかさどっている．

わかるわかる!　杆状体細胞と錐状体細胞

▶杆状体細胞は，色の区別はできないが，弱い光でも受け入れて情報として送り出すことができる．そのため，暗いところで形を見るのに役立つ細胞である．

▶錐状体細胞は，色を区別できる細胞であり，光の 3 原色である赤，緑，青を識別する 3 種類の細胞がある．

(4) 眼精疲労等

① まばゆい場所や照明不足の場所で眼を使う作業を継続していると，眼の疲れがひどくなってきて，休息してもなかなか回復しない症状を眼精疲労という．さらにひどくなってくると，肩こり，吐き気，嘔吐，いらいらなど，眼以外の症状を伴ってくる．

② パソコンなどの VDT 作業により，眼精疲労を訴える人が増えているので，作業方法，作業環境の改善に留意する必要がある（第 2 編 6.2 節（309 ページ））．

③ 視作業の継続により，前額部の圧迫感，頭痛，複視，吐き気，嘔吐などの眼精疲労を生じ，作業の継続が困難になることがある．

④ 遠距離視力検査は，一般に，5 m の距離で実施する．

過去出題問題

1（ ）下の図は眼球の水平断面図であるが，図中に ▭ 又は ⬭ で示す A から E の部位に関する次の記述のうち，誤っているものはどれか．

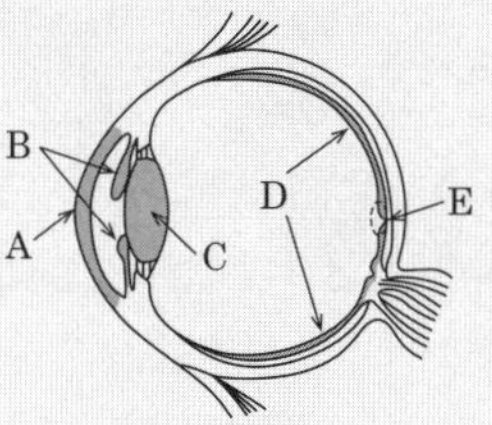

(1) A の ▭ 部分は角膜で，これが歪んでいたり，表面に凹凸があるために，見た物体の像が網膜上に正しく結ばないものを乱視という．

(2) B の ▭ 部分は虹彩で，光量に応じて瞳孔の径を変える．

(3) C の ▭ 部分は硝子体で，これの厚さを変えることにより焦点距離を調節して網膜上に像を結ぶようにしている．

(4) D の ▭ 部分は網膜で，ここには，明るい所で働き色を感じる錐状体と，暗い所で働き弱い光を感じる杆状体の 2 種類の視細胞がある．

(5) E の ⬭ 部分は中心窩で，視力の鋭敏な部位である．

2（ ）眼は，周りの明るさによって瞳孔の大きさが変化して眼に入る光量が調節され，暗い場合には瞳孔が広がる．

3（ ）眼は，硝子体の厚さを変えることにより焦点距離を調節して網膜の上に像を結ぶようにしている．

4（　）眼の水晶体は，周りの明るさによって厚さが変化して眼に入る光量を調節しており，暗い場合には水晶体は薄くなる．

5（　）眼をカメラにたとえると，虹彩はしぼりの働きをする．

6（　）眼球の長軸が短すぎるために，平行光線が網膜の後方で像を結ぶものを遠視眼という．

7（　）眼球の長軸が長すぎるために，平行光線が網膜の前方で像を結ぶものを近視眼という．

8（　）角膜が歪んでいたり，表面に凹凸があるために，眼軸などに異常がなくても，物体の像が網膜上に正しく結ばないものを乱視という．

9（　）網膜には色を感じる杆状体と明暗を感じる錐状体の２種の視細胞がある．

10（　）網膜には，明るい所で働き色を感じる錐状体と，暗い所で働き弱い光を感じる杆状体の２種類の視細胞がある．

11（　）網膜は，暗所には短時間で順応するが，明るい光に順応するには30分から１時間を要する．

12（　）明るい所から急に暗い所に入ると，初めは見えにくいが徐々に見えやすくなることを暗順応という．

13（　）視作業の継続により，前額部の圧迫感，頭痛，複視，吐き気，嘔吐（おう）などの眼精疲労を生じ，作業の継続が困難になることがある．

14（　）遠距離視力検査は，一般に，５mの距離で実施する．

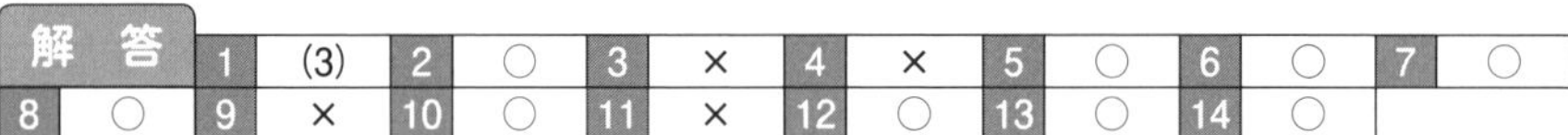

解答

1	(3)	2	○	3	×	4	×	5	○	6	○	7	○
8	○	9	×	10	○	11	×	12	○	13	○	14	○

解説

1▶(3)．Cは水晶体で，これの厚さを変えることにより焦点距離を調節して網膜上に像を結ぶようにしている．

3▶眼は，水晶体の厚さを変えることにより焦点距離を調節して網膜の上に像を結ぶようにしている．

4▶眼の水晶体は，見る物との距離によって厚さが変化して，網膜上にうまく結像させるように調節しており，遠くを見る場合には水晶体は薄くなる．

9▶網膜には色を感じる錐状体と明暗を感じる杆状体の２種の視細胞がある．

11▶網膜は，暗所には30分から１時間という長時間を要するが，明るい光には短時間（40秒から１分）で順応する．説明が逆になっている．

10.2 聴覚及び平衡感覚

(1) 耳は，聴覚と平衡感覚をつかさどる器官で，図5に示すとおり，外耳，中耳，内耳の3部に分けられる．

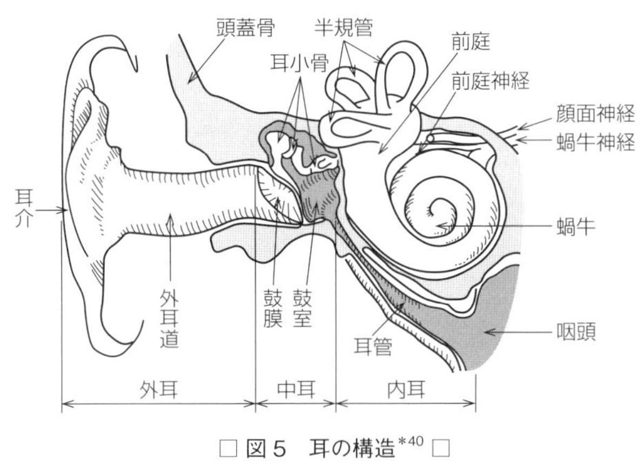

□ 図5　耳の構造*40 □

① 鼓膜を境に，外側を外耳，内側を中耳という．さらに奥に内耳がある．

② 鼓膜の内側には，鼓室と呼ばれる空洞があり，その中の3個の耳小骨（ツチ骨，キヌタ骨，アブミ骨）と合わせて，中耳という．

③ 鼓室は，耳管によって咽頭（いん）に通じており，その内圧は外気圧と等しく保たれている．

④ 外耳で集められた音は，中耳との境にある鼓膜を振動させ，その振動は耳小骨によって増幅され，内耳に伝えられる．

⑤ 内耳は，蝸牛（かぎゅう），前庭（ぜんてい），半規管からなり，このうち，蝸牛というカタツムリの形をした器官が音の情報を受けて，内耳神経（前庭神経と蝸牛神経が合流した神経．図示なし）を経由して大脳に伝え，音を感じることができる．

⑥ 内耳は，側頭骨内にあって，聴覚及び平衡感覚をつかさどる器官である．

(2) **平衡感覚**

① もう1つの耳の大事な役目は平衡感覚である．この役割を果たしているのが内耳の中の前庭と半規管である．

② 前庭は体の傾き方向などを感じ，半規管は体の回転方向や速度を感じる平衡感覚器官である．

(3) 耳で感じとれる音の振動数は，20 ～ 20 000 Hz（ヘルツ）であり，このうち，会話音域は 500 ～ 2 000 Hz である．なお，振動数の少ない音を低く感じる．

わかるわかる! **キーンという高い音**

▶キーンという高い音は，約 20 000 Hz の音である．

(4) 騒音性難聴

騒音性難聴については，第 2 編 3.8 節 (5) 項（255 ページ）を参照されたい．

過去出題問題

1（ ）耳は，聴覚と平衡感覚をつかさどる器官で，外耳，中耳，内耳の 3 部に分けられる．

2（ ）鼓膜は，中耳と内耳の中間にある．

3（ ）鼓室は，耳管によって咽頭に通じており，その内圧は外気圧と等しく保たれている．

4（ ）外耳で集められた音は，中耳との境にある鼓膜を振動させ，その振動は耳小骨によって増幅され，内耳に伝えられる．

5（ ）内耳は，側頭骨内にあって，聴覚及び平衡感覚をつかさどる器官である．

6（ ）内耳は，前庭，半規管，蝸牛（うずまき管）の 3 部からなり，前庭と半規管が平衡感覚，蝸牛が聴覚を分担している．

7（ ）中耳の半規管は，体の傾きの方向や大きさを感じ，前庭は体の回転の方向や速度を感じる平衡感覚器である．

8（ ）聴覚は，振動数の少ない音を高く感じる．

解答	1	2	3	4	5	6	7	8
	○	×	○	○	○	○	×	×

解説

2▶鼓膜は，外耳と中耳の中間にある．

7▶内耳の前庭は，体の傾きの方向や大きさを感じ，半規管は体の回転の方向や速度を感じる平衡感覚器である．

8▶聴覚は，振動数の少ない音を低く感じる．

10.3 味覚及び嗅覚

(1) 味覚と嗅覚の感覚

味覚及び嗅覚は化学感覚に分類され，物質の化学的性質を認識する感覚である．

(2) 味覚

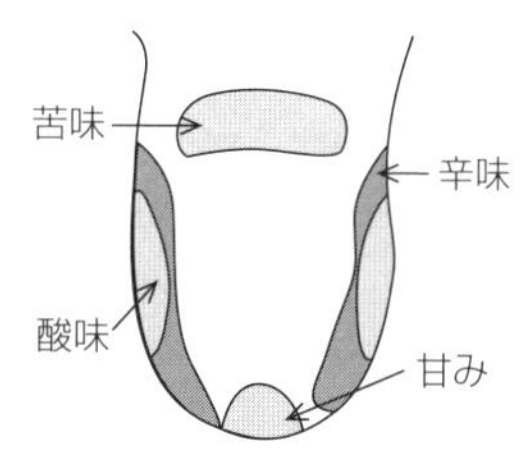

□ 図6　味覚の認識部位 □

① 舌の表面に分布している味蕾（みらい）という受容体の中にある味細胞が味の情報を受け取り，神経を経由して大脳に伝え，味を感じることができる．

② 味覚には甘み，酸味，苦味，辛味の4種があるが，舌の部位によって感じる味覚が異なる（図6）．甘みは舌の先端，酸味は両側，苦味は舌根，辛味は先端から両側である．

(3) 嗅覚

① 空気中に存在する匂いの情報を，鼻腔の奥にある嗅細胞がとらえ，神経を経由して大脳に伝え，匂いを感じることができる．

② 人の嗅覚は，わずかな匂いでも感じるほど鋭敏であるが，同一臭気に対しては疲労しやすい．したがって，有毒ガスが発生した場合に，最初微量のうちから気づくことができるが，慣れてしまって鈍感になってくるので注意が必要である．

③ 物理化学的な刺激の量と人間が意識する感覚の強度とは，直線的な比例関係になく，閾値（いきち）がある関係である．たとえば，嗅覚の場合，人間が意識する感覚の感じ方（感覚強度）は，匂いの量（物理化学的な刺激の量）がある量（閾値）に達したときに初めて匂いがあると感じる．その後は，匂いの量の増加とともに感じ方も強くなっていく．

過去出題問題

1（　）味覚及び嗅覚は化学感覚ともいわれ，物質の化学的性質を認知する感覚である．

2（　）嗅覚は，わずかな匂いでも感じるほど鋭敏であるが，同一臭気に対して疲労しにくい．

3（　）物理化学的な刺激の量と人間が意識する感覚の強度とは，直線的な比例関係にある．

解答	1	○	2	×	3	×

解説

2▶嗅覚は，わずかな匂いでも感じるほど鋭敏であるが，同一臭気に対しては疲労しやすい．容易に疲労してその臭気に慣れ，感覚を失うようになる．

3▶物理化学的な刺激の量と人間が意識する感覚の強度とは，直線的な比例関係になく，閾値がある関係である．

10.4 皮　膚

(1) 皮膚で感じる感覚は，触覚（触った感じ），痛覚（痛み），圧覚（圧迫された感じ），温度感覚（温かさ，冷たさ）などがある．温度感覚は，温覚と冷覚に分かれる．

(2) 温度感覚は，皮膚のほかに口腔や食道などの粘膜にも存在する．

(3) 皮膚における感覚点の中では，痛覚点が最も密度が大きい．また，痛覚は体のいたるところに広く分布している．

(4) 温度感覚は，一般に冷覚のほうが温覚よりも鋭敏である．したがって，温かさは徐々に感じるが，冷たさはすぐに感じる．

過去出題問題

1（　）皮膚における感覚点の中では，温覚点が最も密度が大きい．

2（　）温度感覚は，皮膚のほか口腔などの粘膜にも存在し，一般に温覚の方が冷覚よりも鋭敏である．

3（　）皮膚感覚には，触圧覚，痛覚，温度感覚（温覚・冷覚）などがあり，これらのうち冷覚を感じる冷覚点の密度は他の感覚点に比べて高い．

解答	1	×	2	×	3	×

解 説

1▶ 皮膚における感覚点の中では，痛覚点が最も密度が大きい．

2▶ 温度感覚は，皮膚のほか口腔などの粘膜にも存在し，一般に冷覚のほうが温覚よりも鋭敏である．

3▶ 皮膚感覚には，触圧覚，痛覚，温度感覚（温覚・冷覚）などがあり，これらのうち痛覚を感じる痛覚点の密度は他の感覚点に比べて高い．

10.5 深部感覚

深部感覚とは，皮膚感覚に対するものであり，筋肉や腱など身体の深部にある受容器から得られる身体各部の位置や運動などの感覚をいう．この感覚によって，目を閉じていても手足の位置や運動状態，重量感を知ることができる．なお，受容器とは，内外の刺激を最初に感知する細胞をいう．

過去出題問題

1（　）深部感覚は，筋肉や腱など身体深部にある受容器から得られる身体各部の位置や運動などの感覚である．

解 答

1	○

第11章 疲労，ストレス及び睡眠等

11.1 疲　労

(1) 疲労

① 「疲れた」と感じるときは，精神機能も生理機能も低下しており，こういうときは作業能率が低下する．

② 「疲れた」と感じるときは，「心身が働きすぎているので活動を止めて休息しなさい」というシグナルを身体が発している，ということでもある．

③ 疲労は，分類の仕方によって身体的疲労と精神的疲労，動的疲労と静的疲労，全身疲労と局所疲労，急性疲労と慢性疲労などに分けられる．

(2) 精神的疲労

① 最近は，ストレスに起因する精神的疲労を感じる人が増加しており，メンタルヘルス面からの対処が大切になってきている．精神的疲労対策としては，全身を安静にして単に休息すればよいというものではなく，休日や余暇活動により気持ちをリフレッシュしたり，人間関係を円滑にしていくことなどのほうが効果的な疲労対策といえる．

② 近年の職場では，長時間の同一姿勢保持に伴う静的疲労，身体の一部だけの局所疲労，精神的な活動による精神的疲労などが課題となっている．

(3) 静的疲労

最近，職場のOA化などの進展により，静的疲労が非常に増加しており，特にVDT作業による疲労の問題が多い．

(4) 局所疲労

VDT作業による局所疲労が増え，特に眼や筋肉，神経の疲労の問題が多い．

(5) 産業疲労

① 働くことが原因となって生じた疲労を産業疲労という．

② 産業疲労は，生体に対する労働負荷が大きすぎることによって引き起こされるが，その回復や蓄積は日常生活ともかかわっている．

③ 産業疲労は，疲労徴候の現れ方により，急性疲労，慢性疲労，日周性疲労などに分類することができる．

④ 作業の各局面で生じる疲労を後へ持ち越さないようにすることは，産業疲

労の対策として大切なことである．

(6) 疲労の測定方法と評価

① 疲労の測定は，疲労そのものが複雑であるため，いくつかの検査を組み合わせて，総合的に判断することが望ましい．

② 測定方法としては，調査表を用いて行う自覚症状調査のほか，他覚的症状をとらえるための検査として，フリッカー検査，2点弁別閾（いき）検査，クレペリンテスト，心拍変動（HRV）解析などがある．

③ 心拍変動（HRV）解析により自律神経の機能を調べる方法が，疲労度の判定指標の1つとして使われている．心拍計で心拍数の変動を測定・解析することにより，自律神経の働きを把握することができる．自律神経機能は，疲労度が大きくなると不安定になるからである．

④ 身体活動強度（METs，メッツ）は，身体活動の強さを表す指標である．座って安静にしている状態が1メッツで，普通歩行が3メッツである．動的筋作業の負荷の尺度としても用いられる．

⑤ 疲労を自覚的に測定するには，厚生労働省が公開している「労働者の疲労蓄積度自己診断チェックリスト」などの調査表が用いられる．

わかるわかる！ フリッカー検査，2点弁別閾検査

▶ある1点の光源を点滅させると，ちらついて見える．この点滅頻度を多くしていき，ちらつき感が消えるときの点滅頻度をフリッカー値という．疲れたときのほうがこの値は低くなる．

▶2点弁別閾検査は，皮膚表面の近接した2点に機械的刺激を与えたとき，別々の刺激によるものと識別できる最小の距離を測る方法である．疲労度が大きくなると，感覚神経の機能が鈍くなり，2点弁別閾（2点間の距離）が大きくなる．

過去出題問題

1（ ）疲労によって生理機能が低下した状態では，作業能率が低下する．

2（ ）疲労には，心身の過度の働きを制限し，活動を止めて休息をとらせようとする役割がある．

3（ ）精神的疲労では，全身を安静に保つことが最も効果的な疲労回復対策である．

4（ ）産業疲労は，生体に対する労働負荷が大きすぎることによって引き起こされるが，その回復や蓄積は日常生活ともかかわっている．

5（　）産業疲労は，疲労徴候の現れ方により，急性疲労，慢性疲労，日周性疲労などに分類することができる．

6（　）作業の各局面で生じる疲労を後へ持ち越さないようにすることは，産業疲労の対策として大切なことである．

7（　）疲労の評価にあたっては，いくつかの検査を組み合わせて，総合的に判断することが望ましい．

8（　）疲労の他覚的症状をとらえるための検査として，フリッカー検査，2点弁別閾検査などがある．

9（　）疲労の他覚的症状をとらえるには，ハイムリック法などが用いられる．

10（　）疲労の自覚症状を客観的にとらえるには，調査表を用いるとよい．

11（　）職場における疲労の予防のためには，作業を分析して，その原因に応じた対策が必要である．

12（　）疲労の自覚的症状又は他覚的症状を捉えるために用いられる方法として，「厚生労働省の“労働者の疲労蓄積度自己診断チェックリスト”などの調査表により自覚的症状を調べる方法」がある．

類題 a（　）「BMI測定により健康状態を調べる方法」では？

b（　）「単位時間当たりの作業量などにより作業能率を調べる方法」では？

c（　）「2点弁別閾検査により感覚神経の機能を調べる方法」では？

d（　）「心拍変動（HRV）解析により自律神経の機能を調べる方法」では？

13（　）身体活動強度（METs，メッツ）は，身体活動の強さを表す指標で，歩行している状態が1メッツである．

解答

1	○	2	○	3	×	4	○	5	○	6	○	7	○
8	○	9	×	10	○	11	○	12	○	a	×	b	○	c	○
d	○	13	×										

解説

3▶精神的疲労では，全身を安静に保つことが最も効果的な疲労回復対策ではない．休日や余暇活動により気持をリフレッシュしたり，人間関係を円滑にしていくことなどのほうが効果的な疲労対策といえる．

9▶疲労の他覚的症状をとらえるための検査として，フリッカー検査，2点弁別閾検査などがある．なお，ハイムリック法とは救命法であり，詳細は第2編9.7節(4)項（365ページ）を参照されたい．

13 ▶ 身体活動強度（METs，メッツ）は，身体活動の強さを表す指標で，座って安静にしている状態が1メッツである．

11.2 ストレス

(1) ストレスとは，外部からの刺激（ストレッサー）に対し，心身ともに順応しようとする反応である．

なお，生体にストレスを与える外部からの刺激をストレッサーという．

(2) 外部からの刺激（ストレッサー）

ストレッサーとしては，次のものがある（例示）．

① 物理的要因：光，音，温度（暑熱，寒冷），放射線など

② 化学的要因：有機溶剤，各種の金属，薬物，食品添加物，たばこ，アルコールなど

③ 生物学的要因：細菌，ウイルス，花粉など

④ 社会的要因：職場の問題（人間関係，仕事の質の問題など），失業，家族の問題など

(3) ストレッサーに対する，人間の適応は自律神経系と内分泌系を介して営まれている．自律神経系にはカテコールアミン（アドレナリン，ノルアドレナリン）が，内分泌系には副腎皮質ホルモンが深く関与し，それぞれ，ストレッサーの強弱や質に応じて分泌が亢（こう）進，あるいは減少する．これにより，生体の恒常性（ホメオスタシス）を保持することになっている．それゆえ，ストレスによって，自律神経系や内分泌系によるホメオスタシスの維持ができなくなり，心身の健康障害が発生することがある．

(4) ストレスによる症状

① ストレスにより，発汗，手足の震えなど自律神経系の障害が生じることがある．

② ストレスにより，副腎髄質からアドレナリン，ノルアドレナリンを分泌し，副腎皮質から副腎皮質ホルモンを分泌する．

③ ストレスによる内科的疾患として，高血圧症，狭心症，十二指腸潰瘍（かいよう）などの疾患が発生することがある．

④ ストレスによる精神神経科的疾患として，抑うつ，神経症などがある．

⑤ 同じ環境下にあっても，ストレス反応は個人差が大きい．

(5) 昇進，昇格や転勤，配置替えがストレスの原因となることがある．

(6) 職場環境の騒音，気温，湿度，悪臭などがストレスの原因となることがある．

わかるわかる! **ストレス，ストレス反応**

▶ストレスとは？――例えば，ゴム風船に空気を入れていく（これがストレッサー）と，空気の圧力で風船のゴムが伸びて風船は膨らんでいく．このとき，風船のゴムとしては，入ってきた空気を外へ押し出し（ストレス反応）て元の状態に戻ろうとする．まさにこの状態がストレスである．

▶人間の場合も同様に，外部からの刺激（ストレッサー）を受けると，その刺激に対して，身体面，心理面，行動面にいろいろな反応（ストレス反応）が生じる．その結果，高血圧症，狭心症，十二指腸潰瘍，抑うつなどを生じることになる．

過去出題問題

1（　）ストレスは，外部からの刺激（ストレッサー）に対し，心身ともに順応しようとする反応である．

2（　）生体にストレスを与える外部からの刺激をストレッサーという．

3（　）ストレスにより，発汗，手足の震えなど，自律神経系の障害が生じることがある．

4（　）昇進や昇格，転勤，配置替えなどがストレスの原因となることがある．

5（　）典型的なストレス反応として，副腎皮質ホルモンの分泌の著しい減少がある．

6（　）ストレスによる分泌物として，アドレナリンが副腎髄質から分泌される．

7（　）ストレスに伴う心身の反応には，ノルアドレナリン，アドレナリンなどのカテコールアミンや副腎皮質ホルモンが深く関与している．

8（　）ストレスによって，自律神経系や内分泌系によるホメオスタシスの維持ができなくなり，心身の健康障害が発生することがある．

9（　）ストレスによる内科的疾患として，高血圧症，狭心症，十二指腸潰瘍などの疾患が発生することがある．

10（　）ストレスによる精神神経科的疾患として，抑うつ，神経症などがある．

11（　）外部からの刺激すなわちストレッサーは，その強弱や質にかかわらず，自律神経系と内分泌系を介して，心身の活動を抑圧することになる．

12（　）職場環境の騒音，気温，湿度，悪臭などがストレスの原因となることがある．
13（　）個人の能力や感性に適合しないストレッサーは，心理的には不安，焦燥感，抑うつ感などを，身体的には疲労を生じることがある．

解答													
1	○	2	○	3	○	4	○	5	×	6	○	7	○
8	○	9	○	10	○	11	×	12	○	13	○		

解説

5▶副腎皮質ホルモンの分泌の著しい増加がある．

11▶ストレッサーに対する人間の適応は，自律神経系と内分泌系を介して営まれている．自律神経系にはカテコールアミン（アドレナリン，ノルアドレナリン）が，内分泌系には副腎皮質ホルモンが深く関与し，それぞれ，ストレッサーの強弱や質に応じて分泌が亢進，あるいは減少する．これにより，生体の恒常性を保持することになっている．

11.3 睡　眠

(1) 睡眠は，人間が生命を維持していくために欠くことのできないものであり，1日8時間，少なくとも6時間程度の睡眠時間が必要とされている．睡眠が不足すると，感覚機能や集中力が低下し，作業能率も落ち，労働災害も起きやすい状態になる．

(2) 人間は，朝起きて昼間活動し夜就寝するという身体リズムを生まれながら持っているので，深夜勤務を含む交替制勤務者や航空機の乗務員などに対しては，特に睡眠確保に配慮する必要がある．

(3) 副交感神経は，夜間に活発になるので，このときに睡眠をとると，睡眠効果は良くなる．逆に深夜勤務者は交感神経の活発な時間帯に睡眠しなければならないため，睡眠確保に配慮が必要となる．

(4) 睡眠中には副交感神経の働きが活発になり，心拍数の減少，呼吸数の減少，新陳代謝が低下し，体温の低下が見られる．

(5) 睡眠は，疲労やストレスの解消に極めて有効な対策である．疲労したときは，ビタミン剤や栄養剤よりも睡眠がいちばんの特効薬である．

(6) 睡眠は，疲労の回復に有効であるが，寝つけない場合，体を横たえて安静を保つのみでも，疲労はある程度回復する．

(7) 睡眠が不足すると，感覚機能や集中力は低下し，作業能率が落ち，周囲の刺激に対する反応も鈍り，災害の発生しやすい状況となる．

(8) 睡眠と食事は深く関係しているため，就寝直前の過食は肥満のほか不眠を招くことになる．

(9) 睡眠は，睡眠中の眼の動きなどによって，レム睡眠とノンレム睡眠に分類される．レム睡眠では，脳が活発に働いており，眠っていても眼球が活発に動いている，浅い眠りの状態．ノンレム睡眠は，この逆で，脳が休んでおり，眼球が動かなく，安らかな眠りの状態である．ノンレム睡眠は脳や体の疲労回復のためには重要であるとされている．レムとは Rapid Eye Movement（急速眼球運動）の略称である．

(10) ナルコレプシーとは，日中において急に強い眠気に襲われ，数十分眠るとさわやかな気分になるが，又2～3時間後に繰り返してこの症状が発生する睡眠障害をいう．

(11) コルチゾールは，血糖値の調節などの働きをするホルモン（426ページ）で，起床ホルモンともいわれ，明け方，起きる前に自動的に分泌され始め，起床前後で最大となり，その後しだいに減少していく．コルチゾールの分泌が起床後急増することにより，体内にある糖分をエネルギーとして使える形に取り出すことが促進され，夜間に何も食べていない後の，朝の血糖値の低下を防いでいる．

過去出題問題

1（　）睡眠が不足すると，感覚機能や集中力は低下する．

2（　）深夜勤務を含む交替制勤務者や航空機の乗務員等に対しては，特に睡眠確保に配慮する必要がある．

3（　）睡眠中には副交感神経の働きが活発になり，心拍数は減少する．

4（　）睡眠中には新陳代謝が盛んになる．

5（　）睡眠中には体温の低下が見られる．

6（　）睡眠は，疲労やストレスの解消に極めて有効な対策である．

7（　）睡眠は，疲労の回復に有効であるが，寝つけない場合，体を横たえて安静を保つのみでも，疲労はある程度回復する．

8（　）睡眠が不足すると，感覚機能や集中力は低下し，作業能率が落ち，周囲の刺激に対する反応も鈍り，災害の発生しやすい状況となる．

9（　）睡眠と食事は深く関係しているため，就寝直前の過食は肥満のほか不眠を招くことになる．

10（　）睡眠は，睡眠中の眼の動きなどによって，レム睡眠とノンレム睡眠に分類される．

11（　）レム睡眠は，安らかな眠りで，この間に脳は休んだ状態になっている．

12（　）コルチゾールは，血糖値の調節などの働きをするホルモンで，通常，その分泌量は明け方から増加し始め，起床前後で最大となる．

13（　）睡眠中のエネルギー消費量が，基礎代謝量である．

解答

1	2	3	4	5	6	7	8	9	10	11	12	13
○	○	○	×	○	○	○	○	○	○	×	○	×

解説

4▶睡眠中には新陳代謝が低下する．

11▶レム睡眠は，浅い眠りで，この間に脳は活発に動いている状態になっている．設問は，ノンレム睡眠についての説明である．

13▶睡眠中のエネルギー消費量は，睡眠時の代謝量という．（本編 8.2 節(4)項．430 ページ）である．なお，覚醒時で横臥，安静時のエネルギー消費量が基礎代謝量である．

11.4 サーカディアンリズム（概日（がいじつ）リズム）

(1) サーカディアンリズムとは，circadian と書き，circa（サーカ）は「おおよそ」，dian は「1 日」を意味し，「おおよそ 1 日のリズム」をいう．また，「概日」の「概」は「おおよそ」という意味である．人間は，朝起きて，昼間活動し，夜は寝るというおおよそ 1 日周期の体内時計をもっているといわれている．

ところが，このサーカディアンリズムは，あくまでもおおよそ 1 日であり，実はヒトの場合は，25 時間と考えられている．地球の周期とは，毎日 1 時間ずつずれていくはずであるが，実際には毎日決まった時間に起きて決まった時間に寝ることができている．この理由は「同調因子」が，毎日1時間の体内時計のずれを修正してくれているからである．同調因子として代表的なものは，朝の太陽の光であり，その他食事や通勤などの毎日の定例的習慣がある．

(2) この25時間という体内時計の周期を，外界の24時間周期（地球の自転による24時間の明暗の周期）に適切に同調することができないために生じる睡眠の障害をサーカディアンリズム（概日リズム）睡眠障害という．

(3) 深夜勤務などは，サーカディアンリズムに反することになり，身体の不調になる人がいるのはこのためである．

(4) 夜間に働いた後の昼間に睡眠する場合は，一般に，就寝から入眠までの時間が長くなり，睡眠時間が短縮し，睡眠の質も低下する．

過去出題問題

1（　）睡眠と覚醒のリズムは，体内時計により約1日の周期に調節されており，体内時計の周期を外界の24時間周期に適切に同調させることができないために生じる睡眠の障害を，サーカディアンリズム（概日リズム）睡眠障害という．

2（　）夜間に働いた後の昼間に睡眠する場合は，一般に，就寝から入眠までの時間が長くなり，睡眠時間が短縮し，睡眠の質も低下する．

3（　）体内時計の周期は，一般に，約25時間であり，外界の24時間周期に同調して，約1時間のずれが修正される．

4（　）メラトニンは，睡眠に関与しているホルモンである．

解答	1	○	2	○	3	○	4	○

解説

4▶（注：メラトニンについては，本編7.1節(12)(427ページ)を参照されたい．

第12章 運動機能検査等

12.1 運動機能検査

健康測定の概要については，第2編7.4節(6)項（329ページ）で述べたが，ここではこのうちの運動機能検査について説明する．

運動機能検査の項目として，筋力，筋持久力，柔軟性，敏捷性，平衡性，全身持久力がある．

① 筋力…握力（握力計による）

② 筋持久力…上体起こし（腹筋運動）

③ 柔軟性…体前屈

④ 敏捷性…全身反応時間

⑤ 平衡性…閉眼片足立ち

⑥ 全身持久性…自転車エルゴメーターによる最大酸素摂取量間接測定法

わかるわかる! 全身反応時間

▶どれだけすばやく身体を動かすことができるかを測定する検査である．

▶いつでも動ける姿勢で静止し，目の前の発光器で光が光った瞬間から身体が動き始めるまでの反応時間と，両足が地面を離れるまでの時間を測定し，両者を合計したものを全身反応時間とする．

わかるわかる! 自転車エルゴメーターによる最大酸素摂取量間接測定法

▶直接，最大酸素摂取量を測定する方式ではなく，自転車の負荷を徐々に上げていきながら，心拍数を測って最大酸素摂取量を推定する簡易方式である．心電図検査を同時に行う．

過去出題問題

健康測定における運動機能検査項目と測定法について，関係性の正しいものはどれか．

1（　）筋力……握力

2（　）平衡性…閉眼片足立ち

3（　）敏捷性…全身反応時間

4（　）柔軟性…上体起こし

5（　）全身持久性…自転車エルゴメーターによる最大酸素摂取量間接測定法

解答	1	○	2	○	3	○	4	×	5	○

解説

4▶ 柔軟性…体前屈

12.2 体力増強程度の判定

体力増強程度の判定の指標として，ここでは代表的な 2 つを取り上げて説明する．

(1) 最大酸素摂取量

最大酸素摂取量とは，1 分間当たり身体の中に取り入れることのできる酸素の最大量をいう．

心肺機能を推定するのに適した指標である．又，持久力の大小を測定するための指標でもあり，最大酸素摂取量が大きい人ほど持久力も大きい．

(2) 肺活量

肺機能検査には，肺活量の測定がある．

過去出題問題

体力増強程度の判定に直接関係ないものはどれか．

(1)（　）エネルギー代謝率
(2)（　）最大酸素摂取量
(3)（　）フリッカー値
(4)（　）肺活量
(5)（　）握力
(6)（　）背筋力

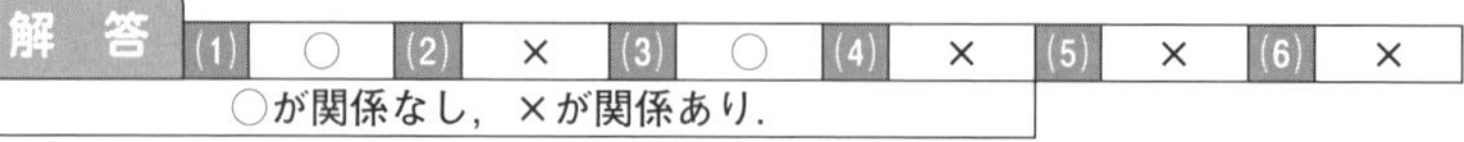

解答	(1)	○	(2)	×	(3)	○	(4)	×	(5)	×	(6)	×

○が関係なし，×が関係あり．

解 説

(1) ▶（注：エネルギー代謝率は，動的筋作業の強度を表す指標であるので，関係ない.）

(2) ▶最大酸素摂取量は，例えば，ジョギング等の有酸素運動を続けると摂取量は増えるので，関係がある.

(3) ▶（注：フリッカー値は，疲労の程度を他覚的にとらえる検査であるので，関係ない.）

(4) ▶肺活量は，ジョギングなどの有酸素運動を続けると増やすことができるので，関係がある.

(5) ▶握力は，手の筋力トレーニングにより増強できるので，関係がある.

(6) ▶背筋力は，背筋力トレーニングにより増強できるので，関係がある.

引用・参考文献

▶引用文献・サイト

＊1　佐藤計量器製作所ホームページ：https://www.sksato.co.jp/

＊2　株式会社安藤計器製工所ホームページ：https://www.andokeiki.co.jp/

＊3　日本学術会議ホームページ：https://www.scj.go.jp/ja/member/iinkai/shinsai/pdf/housya-k0502-4.pdf

＊4　中央労働災害防止協会：衛生管理（上）《第一種用》，p.376，中央労働災害防止協会（2010）

＊5　厚生労働省化学物質調査課編：有機溶剤作業主任者テキスト，p.173，中央労働災害防止協会（2001）

＊6　労働安全衛生部労働衛生課編：新 / 衛生管理（上）第 1 種用，p.146，中央労働災害防止協会（2009）

＊7　労働安全衛生部労働衛生課編：新 / 衛生管理（上）第 1 種用，p.147，中央労働災害防止協会（2009）

＊8　谷沢製作所：タニザワ総合カタログ No.20，p.30（2003）

＊9　労働安全衛生部労働衛生課編：新 / 衛生管理（上）第 1 種用，p.149，中央労働災害防止協会（2009）

＊10　中央労働災害防止協会編：衛生管理（上）第 1 種用，p.136，中央労働災害防止協会（2019）

＊11　厚生労働省化学物質調査課編：有機溶剤作業主任者テキスト，p.155，中央労働災害防止協会（2001）

＊12　労働省環境改善室編：局所排気装置・空気清浄装置の標準設計と保守管理（上），p.56，中央労働災害防止協会（2000）

＊13　労働省労働衛生課編：局所排気装置及び除じん装置の定期自主検査指針の解説，p.84，中央労働災害防止協会（2000）

＊14　労働省労働衛生課編：局所排気装置及び除じん装置の定期自主検査指針の解説，p.87，中央労働災害防止協会（2000）

＊15　興研：サカキ式労働安全衛生保護具総合ガイド，p.5（2003）

＊16　株式会社重松製作所ホームページ：https://www.sts-japan.com/

＊17　谷沢製作所：タニザワ総合カタログ No.20，p.14（2003）

＊18　興研：サカキ式労働安全衛生保護具総合ガイド，p.10（2003）

＊19 興研：サカヰ式労働安全衛生保護具総合ガイド，p.12（2003）
＊20 興研：サカヰ式労働安全衛生保護具総合ガイド，p.14（2003）
＊21 興研：サカヰ式労働安全衛生保護具総合ガイド，p.16（2003）
＊22 一般社団法人 日本蘇生協議会：JRC蘇生ガイドライン2015オンライン版：https://www.japanresuscitationcouncil.org/wp-ontent/uploads/2016/04/1327fc7d4e9a5dcd73732eb04c159a7b.pdf
＊23 岡村正明：症状からみた救急処置・－外科的処置－，p.39，ぎょうせい（1983）
＊24 姫路市消防局ホームページ：https://www.city.himeji.lg.jp/syoubou/（出典：http://www.city.himeji.lg.jp/syoubou/teate/sinpai/kidou/）
＊25 日本赤十字社ホームページ：https://www.jrc.or.jp/
＊26 神戸市消防局ホームページ：https://www.city.kobe.lg.jp/safety/fire/
＊27 厚生労働省労働安全衛生部労働衛生課 編：新/衛生管理（上）第1種用，p.350，中央労働災害防止協会（2000）
＊28 厚生労働省労働安全衛生部労働衛生課 編：新/衛生管理（上）第1種用，p.350，中央労働災害防止協会（2000）
＊29 宮古地区広域行政組合消防本部ホームページ：https://www.fire.miyako.iwate.jp/frame-07.html
＊30 安藤幸夫 監修：からだのしくみ事典，p.96，日本実業出版社（2001）
＊31 加藤征治：からだの不思議，p.91，ナツメ社（2001）
＊32 安藤幸夫 監修：からだのしくみ事典，p.100，日本実業出版社（2001）
＊33 中央労働災害防止協会：衛生管理（上）《第一種用》，p.354，中央労働災害防止協会（2010）
＊34 中央労働災害防止協会：衛生管理（上）《第一種用》，p.363，中央労働災害防止協会（2010）
＊35 旭化成ファーマ株式会社ホームページ：https://www.asahikasei-pharma.co.jp/health/kidney/working.html
＊36 厚生労働省労働安全衛生部労働衛生課 編：新/衛生管理（上）第1種用，p.361，中央労働災害防止協会（2000）
＊37 安藤幸夫 監修：からだのしくみ事典，p.42，日本実業出版社（2001）
＊38 土田隆：からだのしくみ 解剖生理，p.158，早稲田教育出版（1999）
＊39 土田隆：からだのしくみ 解剖生理，p.158，早稲田教育出版（1999）
＊40 中央労働災害防止協会：衛生管理（上）《第一種用》，p.376，中央労働災害防止協会（2010）

▶参考文献・サイト

- 厚生労働省安全衛生部労働衛生課 編：新/衛生管理（上）第1種用，中央労働災害防止協会（2000）
- 厚生労働省化学物質調査課 編：有機溶剤作業主任者テキスト，中央労働災害防止協会（2001）
- 労働省環境改善室 編：局所排気装置・空気清浄装置の標準設計と保守管理（上），中央労働災害防止協会（2000）
- 安藤幸夫監修：からだのしくみ事典，日本実業出版社（2001）
- 加藤征治：からだの不思議，ナツメ社（2001）
- 岡村正明：症状からみた救急処置Ⅱ －外科的処置－，ぎょうせい（1983）
- 土田隆：からだのしくみ 解剖生理，早稲田教育出版（1999）
- 谷沢製作所：タニザワ総合カタログ No.20（2003）
- 興研：サカキ式労働安全衛生保護具総合ガイド（2003）
- 安全衛生技術試験協会ホームページ 公表試験問題：https://www.exam.or.jp/exmn/H_kohyomenkyo.htm
- 中央労働災害防止協会編：メンタルヘルス指針基礎研修テキスト，中央労働災害防止協会（2002）
- 【公表】JRC 蘇生ガイドライン 2015．変更点など6つのポイントまとめ：https://aed-blog.com/jrc-guideline2015

索 引

サ行

タ行

ナ行

ハ行

〈著者略歴〉
大 江 秀 人（おおえ　ひでと）
名古屋工業大学を卒業後，2000 年大江労務安全衛生事務所開業．
社会保険労務士，第一種衛生管理者，衛生工学衛生管理者，安全管理者選任時研修講師，RST トレーナー，有機溶剤業務従事者インストラクター，心理相談員など，労務・安全衛生関係を主に多数の資格を取得．
社会保険労務士として，主に企業の労務管理・安全衛生管理の指導・教育に携わってきた．また，（公社）岐阜県労働基準協会連合会等主催の各種安全衛生講習会の講師を歴任．
著書に「図解　第一種衛生管理者過去問題完全攻略」（オーム社）「わかるわかる！第二種衛生管理者試験」（オーム社）など

わかるわかる！　第一種衛生管理者試験（改訂 2 版）

2013 年 3 月 15 日　　第 1 版第 1 刷発行
2020 年 7 月 10 日　　改訂 2 版第 1 刷発行
2024 年 6 月 10 日　　改訂 2 版第 3 刷発行

著　者　大 江 秀 人
発行者　村 上 和 夫
発行所　株式会社 オーム社
郵便番号　101-8460
東京都千代田区神田錦町 3-1
電話　03(3233)0641(代表)
URL　https://www.ohmsha.co.jp/

組版　徳保企画　　印刷・製本　壮光舎印刷
ISBN978-4-274-22574-1　Printed in Japan